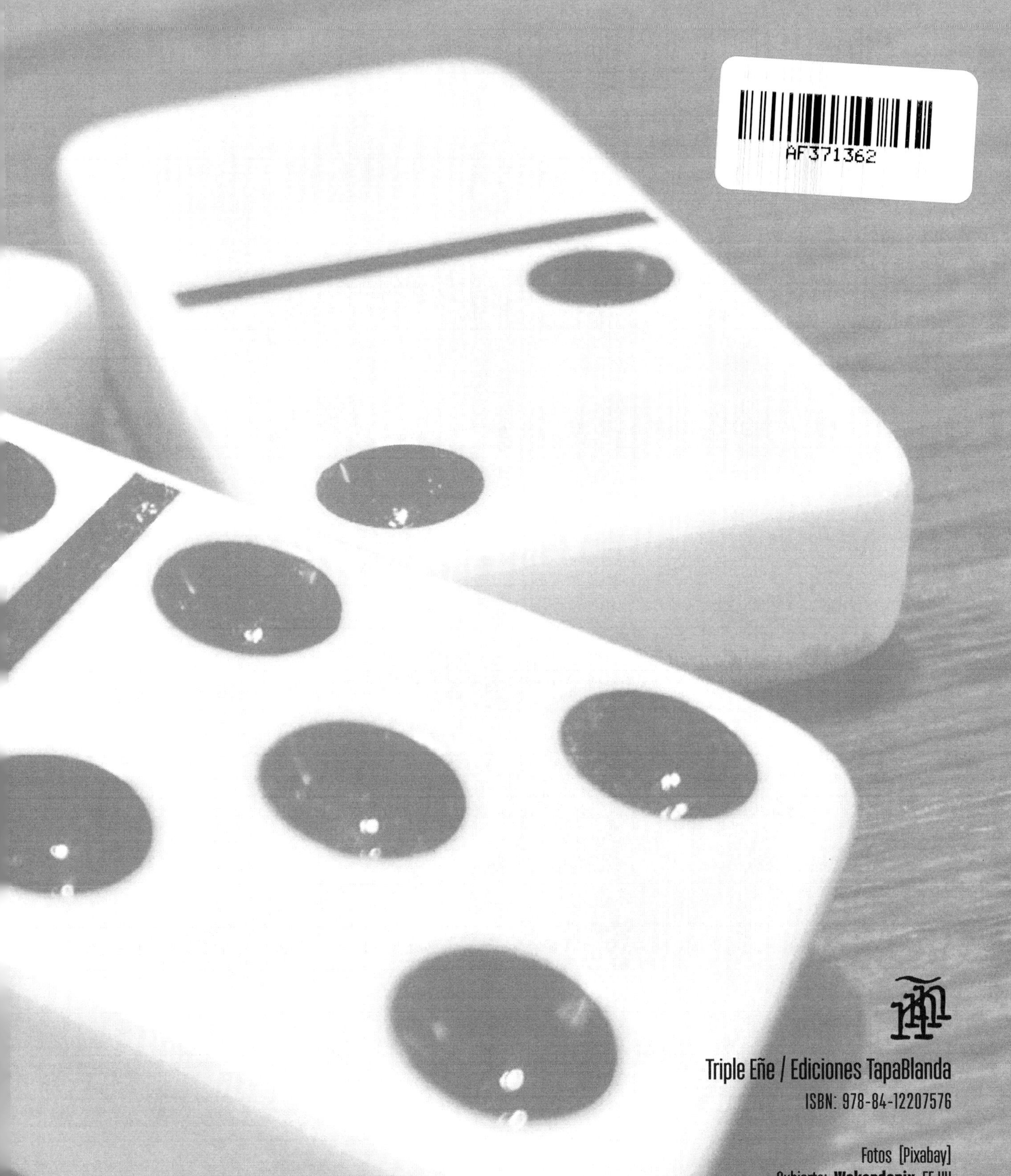
Triple Eñe / Ediciones TapaBlanda
ISBN: 978-84-12207576

Fotos [Pixabay]
Cubierta: **Wokandapix** EE UU
Interior: **Sutulo** Minsk - Bielorrusia

Diseño y maquetación:
Daniel García [www.daninet.net]

Última modificación:
7 de marzo de 2025

ÍNDICE

Exámenes íntegros

		FECHA EXAMEN	PÁG.
1.	Junta de **Extremadura**	22 de abril de **2021**	6
2.	Servicio **Murciano** de la Salud	16 de febrero de **2020**	11
3.	Servicio **Aragonés** de Salud	27 de septiembre de **2020**	19
4.	Servicio **Aragonés** de Salud [EXTRAORD.]	26 de octubre de **2020**	26
5.	Servicio Navarro de Salud / **Osasunbidea**	7 de diciembre de **2019**	33
6.	Gobierno de **Castilla-La Mancha**	29 de septiembre de **2019**	39
7.	Gobierno de **Castilla-La Mancha** [EXTRAORD.]	30 de octubre de **2019**	44
8.	Servicio **Andaluz** de Salud	3 de febrero de **2019**	50
		[CASOS PRÁCTICOS]	57
9.	Servicio **Murciano** de la Salud	25 de noviembre de **2018**	63
10.	Servicio de Salud de **Castilla-La Mancha**	14 de abril de **2018**	71
11.	Gobierno de **Castilla-La Mancha**	8 de octubre de **2017**	78
12.	Gobierno de **Castilla-La Mancha** [EXTRAORD.]	24 de octubre de **2017**	84
13.	Junta de **Extremadura**	1 de julio de **2017**	90
14.	Junta de **Extremadura**	26 de septiembre de **2016**	95
15.	Servicio **Gallego** de Salud	29 de mayo de **2016**	100
16.	Junta de **Extremadura**	6 de junio de **2015**	109
17.	Ayuntamiento de **Madrid**	27 de marzo de **2014**	115
18.	Servicio **Canario** de la Salud	30 de septiembre de **2012**	118
19.	Servicio Vasco de Salud / **Osakidetza**	15 de julio de **2012**	127
20.	Junta de **Extremadura**	16 de abril de **2011**	133
21.	Servicio **Andaluz** de Salud	10 de febrero de **2008**	137
		[CASOS PRÁCTICOS]	143

TAMBIÉN PUEDEN INTERESARTE:

Fisioterapia

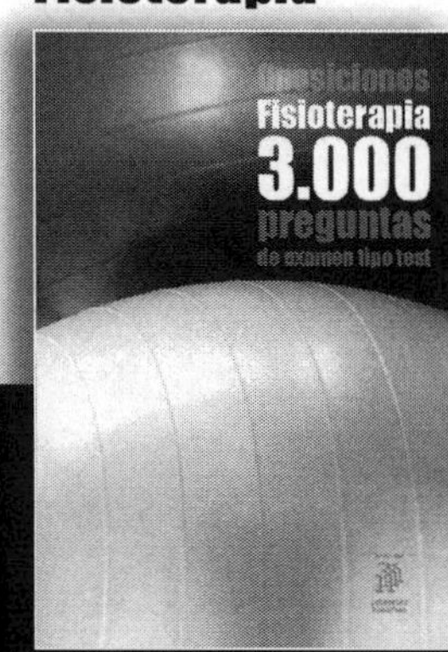

3.000 preguntas

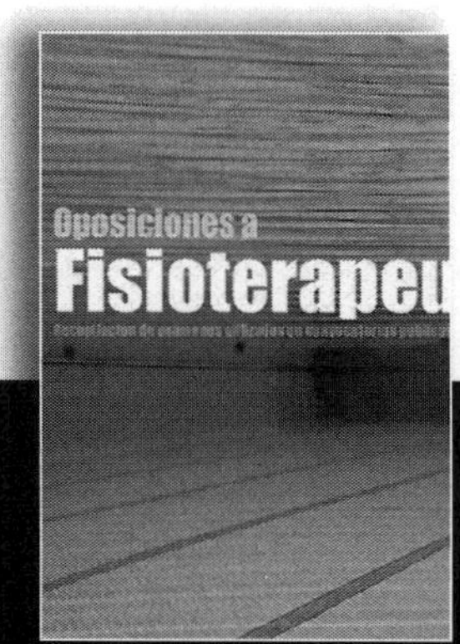

2.700 preguntas

Enfermería / Auxiliar

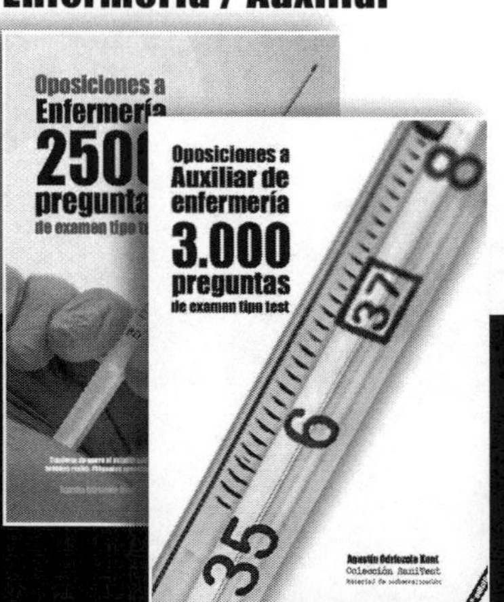

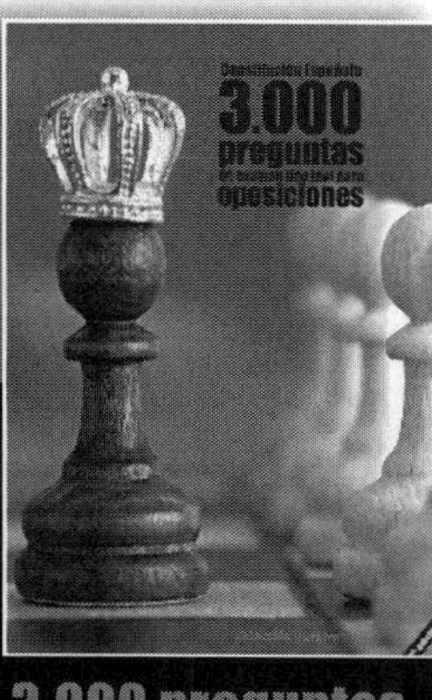

Constitución

3.000 preguntas

OTROS: TÉCNICO DE LABORATORIO, RAYOS CELADOR Y MÁS, EN AMAZON Y EN:
WWW.CACAHUETEST.COM/SHOP

PÁG.

PLANTILLA DE RESPUESTAS 157-158

1. **Historia y desarrollo** de la Terapia Ocupacional 159
2. Principios básicos y **código deontológico** de la terapia ocupacional 160
3. **Modelos teórico**s para terapia ocupacional 161
4. Metodología y diseños de **investigación** en terapia ocupacional 162
5. **Marcos** de referencia de terapia ocupacional 163
6. **La actividad** como herramienta en terapia ocupacional 164
7. Terapia ocupacional en **actividades básicas de la vida diaria** 166
8. Terapia ocupacional y **cuidados del cuidador/a** 167
9. **Subsistemas**: volitivo, habituacional y ejecutivo 168
10. Análisis y **adaptación de actividades** y del entorno 169
11. **Neuropsicología**: funciones del Sistema Nervioso Central 171
12. Los **procesos cognitivos básicos**: percepción, atención y memoria 172
13. **La entrevista** como instrumento de terapia ocupacional 173
14. Terapia ocupacional y las **teorías del aprendizaje** y aprendizaje social 175
15. Terapia ocupacional y las **habilidades de competencia social** y asertividad 177
16. Conceptos básicos de las técnicas de **modificación de conducta** 178
17. Intervención con los **modelos cognitivos** y cognitivoconductuales 179
18. Intervención con la familia de personas con **discapacidad intelectual** 180
19. Evolución de los **enfoques de intervención** en el retraso mental 181
20. Intervención ocupacional en el **retraso mental** 183
21. La **integración** de las personas con discapacidad intelectual 184
22. Las personas con **discapacidad intelectual gravemente afectadas** 185
23. Los **trastornos generalizados** del desarrollo 187
24. Terapia ocupacional en pacientes con **daño cerebral adquirido** 188
25. Terapia ocupacional en el **autismo** 190
26. Terapia ocupacional en la **parálisis cerebral** 191
27. Intervención en **Centros de Desarrollo Infantil y Atención Temprana** 192
28. **Ayudas técnicas y adaptaciones** 194
29. Valoración **geriátrica** desde terapia ocupacional 195
30. Fisiopatología y aspectos psicológicos del **envejecimiento** 196
31. Terapia ocupacional y enfermedad de **Parkinson** 197
32. Terapia ocupacional y **demencias** 199
33. Terapia ocupacional y **Enfermedad Pulmonar Obstructiva Crónica** (EPOC) 200
34. Terapia ocupacional y **actividad física en mayores:** 201
35. Terapia ocupacional y **accidentes cerebrovasculares** 203
36. Terapia ocupacional y **patología osteoarticular** 204
37. Terapia ocupacional e **incontinencias** 205
38. Terapia ocupacional y **caídas y accidentes** 207
39. Terapia ocupacional y **síndrome de inmovilidad** 208
40. Conceptos básicos sobre **drogodependencias** 209

TOTAL INCLUIDAS EN ESTE EJEMPLAR: **3.243 PREGUNTAS**

Porque no somos perfectos...

Hemos invertido mucho tiempo, cariño y esfuerzo en la compilación y revisión de este volumen.
Si aún así detectas que alguna pregunta sería impugnable, se ha quedado obsoleta o contiene
cualquier otro tipo de error puedes comunicarnoslo vía: **agustinodriozolakent@gmail.com**

Aunque se ha respetado la literalidad de la mayor parte de los enunciados originales, sobre muchos
otros ha sido necesario realizar correcciones tanto ortográficas y redaccionales como de puntuación
o formateo, así como una homogeneización de estilo y otras pequeñas mejoras.

En todos esos casos se ha editado atendiendo al fin último de esta monografía, que es didáctico,
y procurando respetar siempre un equilibrio entre la esencia del contenido original y las necesidades,
más pragmáticas, del opositor.

Para hacerlo hemos contado con la colaboración del profesor de la Universidad del País Vasco Daniel García,
experto en la redacción de exámenes de opción múltiple, formador de examinadores y autor de

'Diez Comodines: Cómo redactar mejores exámenes tipo test'

Oposiciones a Terapeuta Ocupacional

3.200 preguntas de examen tipo test

Yo también pasé por ello...

Estimado/a opositor/a; este volumen pretende ayudarte en tu tarea de estudio.
Recopila convocatorias de exámenes reales como repaso

Puedes hacernos llegar cualquier sugerencia de mejora que estimes oportuna

Yo también recorrí el duro camino del opositor y ahora sólo espero
humildemente haber podido facilitarte el tuyo

Agustín Odriozola Kent

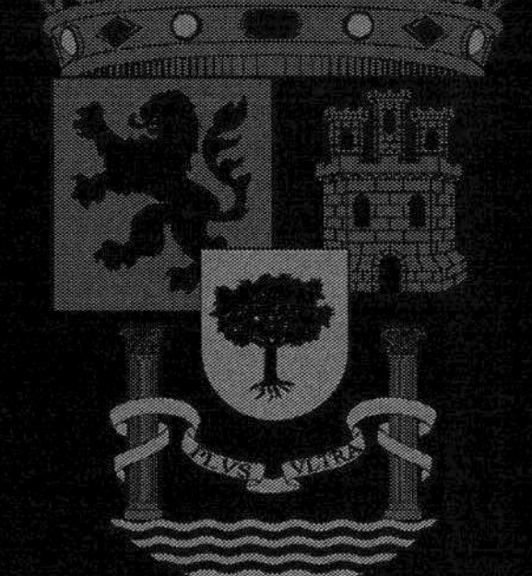
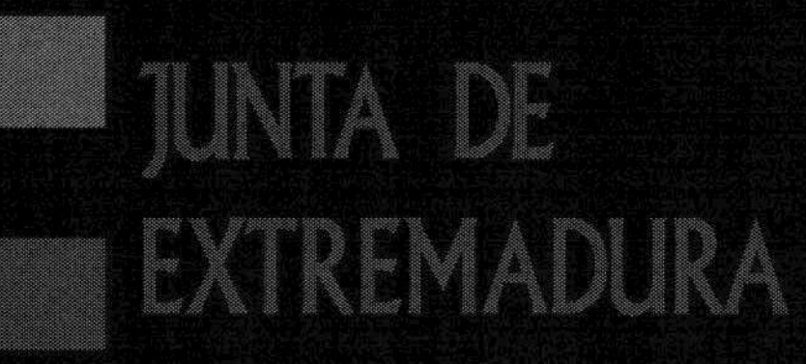

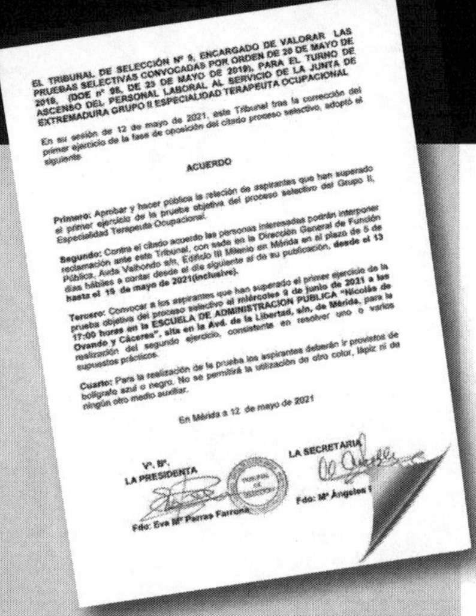

EXAMEN:

22 DE ABRIL DE 2021

CLAVE DE RESPUESTAS

1 **C**	31 **D**	61 **D**
2 **B**	32 **A**	62 **A**
3 **A**	33 **D**	63 **B**
4 **C**	34 **C**	64 **D**
5 **C**	35 **D**	65 **A**
6 **A**	36 **D**	66 **D**
7 **C**	37 **C**	67 **B**
8 **A**	38 **A**	68 **A**
9 **C**	39 **B**	69 **D**
10 **D**	40 **B**	70 **D**
11 **D**	41 **A**	71 **D**
12 **C**	42 **A**	72 **C**
13 **A**	43 **B**	73 **D**
14 **B**	44 **B**	74 **A**
15 **B**	45 **C**	75 **C**
16 **C**	46 **D**	76 **C**
17 **D**	47 **A**	77 **B**
18 **A**	48 **D**	78 **B**
19 **C**	49 **B**	79 **C**
20 **A**	50 **C**	80 **C**
21 **C**	51 **A**	81 **C**
22 **C**	52 **C**	82 **C**
23 **A**	53 **A**	83 **B**
24 **D**	54 **A**	84 **D**
25 **C**	55 **C**	85 **A**
26 **C**	56 **A**	86 **B**
27 **A**	57 **D**	87 **B**
28 **D**	58 **D**	88 **B**
29 **B**	59 **D**	89 **A**
30 **B**	60 **A**	90 **B**

1. Según el MADEX, serán usuarios del servicio de Terapia Ocupacional las personas con discapacidad que tengan reconocido un grado de minusvalía igual o superior al:

a. 50% y mayores de 65 años

b. 33% y mayores de 65 años

c. 33% y mayores de 6 años y menores de 65

d. 50% y mayores de 6 años y menores de 65

2. Real Decreto por el que se aprueba el baremo de valoración de la situación de dependencia establecida por la Ley de Promoción de la Autonomía Personal y Atención a las personas en situación de dependencia. BVD y EVE:

a. RD 173/2012, de 11 de febrero

b. RD174/2011, de 11 de febrero

c. RD178/2014, de 11 de febrero

d. RD 176/2010, de 11 de febrero

3. 'Terapia Ocupacional' fue acuñado a principios del siglo XX por:

a. George E. Barton

b. Mary Reilly

c. Philippe Pinel

d. Willard y Spackman

4. Ley por la que se crea el Colegio Profesional de Terapeutas Ocupacionales en Extremadura y se constituye como una Corporación de Derecho Público, con responsabilidad jurídica propia y con capacidad para el cumplimiento de sus fines:

a. 5/1996, de 13 de mayo

b. 3/ 2002, de 2 de abril

c. 4/2006, de 10 de octubre

d. 4/ 2016, de 27 de noviembre

5. La terapia a través del movimiento fue desarrollada como un enfoque del tratamiento de los problemas motores de la hemiplejia por:

a. Berta y Karel Bobath

b. Herman Kabat

c. Signe Brunnstrom

d. Margaret Rood

6. El método para promover o aumentar la respuesta de los mecanismos neuromusculares, a través de la estimulación de los propioceptores se denomina:

a. Facilitación neuromuscular propioceptiva

b. Método Bobath

c. Estimulación neurosensorial

d. Integración sensorial

7. La teoría de Integración sensorial, definida como el procesamiento de la información, fue introducida por:

a. Jean Piaget

b. Arnold Gesell

c. Jean A. Ayres

d. Margaret Rood

8. Cuál de estas premisas tiene que ver con el abordaje del control motor según Bobath:

a. El control postural y la estabilidad son esenciales para el movimiento

b. Se deben favorecer los patrones extensores de movimiento en el miembro superior y flexores en el miembro inferior, así como la estimulación de las reacciones asociadas

c. Las habilidades complejas deben aprenderse o mejorarse antes que las básicas

d. Hay que potenciar los reflejos anormales, las sinergias inapropiadas y el tono muscular anormal

9. El Modelo Canadiense del Desempeño Ocupacional se originó centrando su desarrollo en un abordaje centrado en la persona y tomando como referencia el modelo:

a. de la Ocupación Humana de Kielhofner

b. de las habilidades adaptativas de Mosey

c. de Desempeño Ocupacional de Reed y Sanderson

d. de las actividades de salud de Cynkin y Robinson

10. El Modelo de las habilidades adaptativas de Mosey está especialmente dirigido a la atención de los problemas de la función:

a. Física

b. Cognitiva

c. Sensorial

d. Psicosocial

11. La Asociación Americana de Terapia Ocupacional (AOTA) en el Marco de trabajo para la práctica de TO considera descanso y sueño como:

a. Una actividad básica de la vida diaria
b. Una actividad instrumental de la vida diaria
c. Una actividad dentro del ocio o tiempo libre
d. Una de las áreas de ocupación del ser humano

12. En el Código ético de Terapia Ocupacional: 'protegerá toda información privilegiada, ya sea escrita, verbal o electrónica obtenida a partir de actividades educativas, práctica o investigación, a menos que exista un mandamiento en contra' corresponde al principio de:

a. Veracidad
b. Beneficiencia
c. Confidencialidad
d. Justicia

13. La actividad sexual se considera una actividad de la vida diaria:

a. Básica
b. Instrumental
c. Avanzada
d. Relacional

14. Es un procedimiento formal de evaluación en Terapia Ocupacional:

a. Entrevista
b. Test estandarizado
c. Observación
d. Revisión de historia clínica

15. Los estadíos de 'organizar la información, establecer metas y objetivos y diseñar el programa' pertenecen a la fase de:

a. Valoración
b. Planificación del tratamiento
c. Implementación del tratamiento
d. Reevaluación

16. Entre las capacidades de las que debe disponer el TO se encuentra el análisis y adaptación de actividades, considerándose ésta como una habilidad o destreza:

a. General
b. Específica
c. Experta
d. Nuclear

17. Cuál se denomina articulación en 'silla de montar':

a. Radiocubital distal
b. Interfalágica
c. Codo
d. Carpometacarpiana del pulgar

18. Es responsable de la sensibilidad de un tercio interno de la palma de la mano, de todo el dedo meñique y de la mitad interna dorsal y palmar del dedo anular:

a. Nervio cubital
b. Nervio mediano
c. Nervioradial
d. Plexo braquial

19. En la evaluación sensitiva de la mano se utiliza un test que distingue dos puntos dinámicos, el cual consiste en contactar con dos puntos la superficie de la piel de forma rápida y continua (utilizando los extremos de un clip). Nos referimos al:

a. Picking-up test de Moberg
b. Test de Minnesota
c. Test de Dellon
d. Monofilamentos de Semmes y Weinstein

20. En relación al tratamiento de Terapia Ocupacional en amputaciones:

a. Puesto que puede ocurrir a cualquier edad, debido a esta variable, el marco de referencia a utilizar va a ser diferente
b. Siempre se va a tratar con el marco de referencia rehabilitador
c. El marco de referencia más adecuado es el biomecánico
d. El marco de referencia más adecuado es el del neurodesarrollo

21. Tras una amputación pueden ocurrir complicaciones postquirúrgicas de la piel como ulceraciones, infecciones, reacciones alérgicas, etc. éstas pueden ser:

a. En la fase preprotésica
b. En la fase protésica
c. En la fase preprotésica y en la protésica
d. Unidas a la sensación de miembro fantasma

22. Dentro del Marco de referencia biomecánico, la economía articular corresponde al abordaje:

a. Mediante actividades graduadas
b. Mediante actividades de la vida diaria
c. Compensatorio
d. Podemos incluirla dentro de los tres abordajes anteriores

23. Si en la artritis reumatoide existe tendencia a la flexión palmar de la muñeca, según los principios de economía articular en Terapia Ocupacional:

a. Evitar las posturas de reposo que colocan la mano péndula con la muñeca doblada, como cruzarse de brazos
b. Utilizar partes más distales para la manipulación de objetos
c. Realizar ejercicios para disminuir la rigidez articular
d. Adoptar posiciones de reposo con el antebrazo en supinación

24. En la clasificación según la extensión de la lesión medular, la que afecta a las raíces nerviosas lumbosacras dentro del canal neural y produce una arreflexia en la vejiga, intestino y miembros inferiores, se refiere a:

a. Síndrome anterior
b. Síndrome posterior
c. Síndrome de conomedular
d. Síndrome de cola de caballo

25. Qué escala valora el grado de espasticidad tan frecuente en la lesión medular:

a. Escala ASIA
b. MIF
c. Escala de Asworth
d. Índice de Kenny

26. Sobre la esclerosis múltiple:

a. Afecta entre dos y tres veces más a los hombres que a las mujeres
b. Es la principal causa de discapacidad en los mayores de 65 años
c. Es una enfermedad autoinmune que afecta al sistema nervioso central
d. Es una enfermedad con poco impacto social y sanitario en España

27. Si hablamos de daño cerebral, respecto al programa cuyo principal objetivo es mejorar capacidades como la atención, memoria, lenguaje, comunicación, habilidades visoperceptivas y visoconstructivas, funciones ejecutivas, etc. para conseguir la mayor independencia funcional, nos estamos refiriendo a:

a. Rehabilitación cognitiva
b. Psicoestimulación cognitiva
c. Orientación a la realidad
d. Modificación de conducta

28. La dificultad para acceder a la información previa al daño cerebral se denomina:

a. Memoria anterógrada
b. Amnesia anterógrada
c. Memoria retrógrada
d. Amnesia retrógrada

29. La hemianopsia, considerada una de las principales manifestaciones clínicas del accidente cerebrovascular, es un trastorno:

a. Sensitivo-motor
b. Perceptivo
c. Cognitivo
d. De comunicación

30. En relación a la clasificación del accidente cerebrovascular, señale la respuesta correcta:

a. La isquemia cerebral puede ser intracraneal, intracerebral, intraventricular, subaracnoidea, subdural y epidural
b. La isquemia cerebral focal se divide en accidente isquémico transitorio e infarto cerebral
c. Según la evolución de las manifestaciones clínicas, el infarto cerebral puede ser trombótico y embólico
d. Todas son correctas

31. Con respecto a la enfermedad de Parkinson:

a. Aparece de forma brusca
b. El temblor intencional es uno de los signos de alerta
c. La voz grave se considera un signo de alerta
d. Al inicio suele ser de predominio unilateral

32. Según Hoehn y Yahr, el grado de afectación de una persona con enfermedad de Parkinson que es capaz de caminar o permanecer de pie sin ayuda, pero necesita ayuda o supervisión para las actividades básicas de la vida diaria sería Estadio:

a. 4   b. 5   c. 6   d. 7

33. Trastorno caracterizado por movimientos lentos, reptantes, de torsión, continuos e involuntarios, sobre todo del cuello, el rostro y las extremidades:

a. Ataxia
b. Temblor
c. Distonía
d. Atetosis

34. El signo de Romberg es:

a. La falta de un reflejo de control para detener un movimiento y evitar golpear algo en el trayecto de ese movimiento
b. La disminución de la capacidad para realizar suavemente movimientos alternantes rápidos
c. La incapacidad para mantener el equilibrio con los pies juntos y los ojos cerrados
d. La falta de acción sinérgica entre agonistas y antagonistas que produce movimientos en sacudidas

35. Sería indicador de disfunción cerebelosa:

a. Temblor de reposo
b. Distonía
c. Bradicinesia
d. Marcha atáxica

36. Cuál estaría excluido de ser un objetivo propio de atención temprana:

a. Reducir los efectos de una deficiencia o déficit sobre el conjunto global del desarrollo del niño
b. Optimizar, en la medida de lo posible, el curso del desarrollo del niño
c. Atender y cubrir las necesidades y demandas de la familia y del medio en el que vive el niño
d. Considerar al niño como sujeto pasivo de la intervención

37. NO estaría incluido en 'parálisis cerebral':

a. Trastorno del movimiento
b. Trastorno de la postura
c. Anomalía progresiva del cerebro inmaduro
d. Se origina durante el periodo prenatal, perinatal o posnatal

38. La persona con parálisis cerebral sufre espasticidad por lesión de:

a. La corteza motora
b. El cerebelo
c. Los ganglios basales
d. La médula espinal

39. Distrofia muscular que nos podemos encontrar con más frecuencia:

a. Distrofia muscular del anillo óseo
b. Distrofia muscular de Duchenne
c. Distrofia muscular miotónica o enfermedad de Steiner
d. Distrofia muscular de Becker

40. Podemos decir en relación a los niños con espina bífida que:

a. Un alto porcentaje llevan asociado discapacidad intelectual
b. Un alto porcentaje tienen una inteligencia normal o casi normal
c. La mayoría son usuarios de silla de ruedas
d. Tienen una menor esperanza de vida

41. En la clínica de la Esclerosis Lateral Amiotrófica, si encontramos trastorno en la fonación, disartria, disfagia, sialorrea y risa/llanto incontrolado, sabemos que son síntomas característicos de afectación:

a. Bulbar
b. De la motoneurona superior
c. De la motoneurona inferior
d. De la segunda motoneurona

42. Trastorno hereditario no inflamatorio caracterizado por degeneración y debilidad progresivas del músculo esquelético, que se diagnostica en general, cuando el niño tiene 18-36 meses:

a. Distrofia muscular
b. Atrogriposis
c. Osteogénesis imperfecta
d. Esclerosis múltiple

43. Tipo más común de espina bífida:

a. Meningocele
b. Mielomeningocele
c. Lipomeningocele
d. Raquisquisis

44. En relación a los Trastornos del espectro autista y su clasificación, según el DSM V:

a. Dentro de los trastornos del espectro autista podemos encontrar: trastorno autista, síndrome de Asperger y trastorno generalizado del desarrollo
b. Desaparecen los subtipos de autismo para quedar englobados en una única nomenclatura de Trastornos del espectro autista
c. Los trastornos del espectro autista se dividen en: Trastorno autista y Trastorno generalizado del desarrollo
d. Se consideran tres categorías: Trastorno del espectro autista, Síndrome de Asperger y Síndrome de Rett

45. Sería un criterio ERRÓNEO de diagnóstico de los trastornos del espectro autista, según el DSM V

a. Fracaso en la conversación normal en ambos sentidos
b. Frases idiosincráticas
c. Acercamiento social normal
d. Cambio de lugar de los objetos

46. Cuál de estos ítems estaría excluido al realizar una evaluación cognitiva a un niño con discapacidad intelectual:

a. Respuesta a la frustración
b. Capacidad para resolver problemas
c. Anticipación de peligro
d. Respuesta a la estimulación sensorial

47. Herramienta para niños entres seis meses y siete años, que ofrece información útil acerca de lo que el niño es capaz de hacer o no hacer en su propio contexto y qué nivel de asistencia y/o modificaciones ambientales se requieren para completar una tarea funcional:

a. PEDI (Pediatric Evaluation of Disability Inventory)
b. SFA (School Function Assement)
c. AMPS (Assessment of Motor an Process Skills)
d. Sensory Profile Checklist

48. En Discapacidad intelectual, la tarea del Terapeuta Ocupacional de 'fomentar la autonomía en actividades instrumentales y avanzadas' se sitúa en el siguiente recurso:

a. Empleo con Apoyo
b. Centro Especial de Empleo
c. Centro Ocupacional
d. Vivienda Tutelada

49. Se considera ceguera legal cuando la visión en el mejor ojo y con la mejor corrección es menor de:

a. 20/40 o 0,2
b. 20/200 o 0,1
c. 20/ 80 o 0,4
d. 20/50 o 0,25

50. Una pérdida de audición de 85 dB se considera:

a. Deficiencia auditiva leve
b. Deficiencia auditiva media
c. Deficiencia auditiva severa
d. Deficiencia profunda

51. 'Nokia Magnifier' es:

a. Una aplicación para personas con baja visión
b. Un producto de apoyo para personas ciegas
c. Un amplificador de voz para personas con déficit auditivo
d. Un teléfono que permite conversaciones de forma escrita

52. Algo tan sencillo como una acumulación de cera en el oído, que impide que las ondas sonoras hagan vibrar los tímpanos, podría provocar qué tipo de sordera:

a. neurosensorial
b. de obstrucción
c. de conducción
d. de perforación

53. De los siguientes determinantes patomecánicos cuál de ellos está vinculado a las caídas en personas mayores:

a. Menor elevación de los pies
b. Aumento del grado de flexión de la rodilla en la fase del prebalanceo
c. Marcha con pasos largos
d. Aumento de la extensión de la cadera

54. Qué tres parámetros mide la Escala de Glasgow:

a. Respuesta apertura ocular, respuesta verbal, respuesta motora
b. Nivel de conciencia, nivel de expresión, nivel de movimiento
c. Respuesta verbal, respuesta intelectual, respuesta motora
d. Nivel de conciencia, reacción pupilar, umbral del dolor

55. La pluridiscapacidad es una discapacidad grave de origen:

a. Orgánico
b. Psíquico
c. Neurológico
d. Cognitivo

56. Cuál de estas funciones estaría indicado trabajar en un espacio Snoezelen:

a. Relajación
b. Promover la capacidad de indecisión
c. Enlentecer el tiempo de respuesta
d. Disminuir el tiempo de concentración

57. Según el DSM V, con cuál de los siguientes estaríamos equivocados si lo consideramos un trastorno depresivo:

a. Trastorno de depresión mayor
b. Trastorno depresivo persistente (distimia)
c. Trastorno disfórico premenstrual
d. Trastorno bipolar

58. Cuál de las siguientes dimensiones está excluida de la definición del trastorno mental grave:

a. Diagnóstico
b. Duración de la enfermedad y del tratamiento
c. Presencia de discapacidad
d. Existencia de un entorno favorecedor

59. Cuál de estos modelos de atención es el que se dirige a la consecución de mejoras en todos los ámbitos de la calidad de vida y el bienestar de la persona, partiendo del respeto pleno a su dignidad y derechos, de sus intereses y preferencias y contando con su participación efectiva:

a. Modelo de la Ocupación Humana
b. Modelo Canadiense del Desempeño Ocupacional
c. Modelo de Adaptación a través de la Ocupación
d. Modelo de Atención Integral y Centrada en la Persona

60. Sobre las obsesiones en el trastorno obsesivo compulsivo:

a. Se trata de ideas, pensamientos, impulsos o imágenes recurrentes y persistentes
b. Se reducen a preocupaciones excesivas sobre problemas reales
c. Tienen carácter intermitente
d. Provocan ligera ansiedad o malestar

61. NO está relacionado con las características de presentación de la enfermedad en las personas mayores:

a. Pluripatología
b. Enlentecimiento de la respuesta al tratamiento
c. Presentación de forma subaguda y solapada
d. Cuadros sindrómicos específicos

62. Según el Modelo de rehabilitación cognitiva de Allen, una persona cuya atención está dirigida a estímulos internos subliminales (tales como gusto, hambre, olfato) y no responde, generalmente, a estímulos externos está en el nivel

a. 1   b. 2   c. 5   d. 6

63. Entre sus funciones están: recuperar el mayor grado posible de autonomía de la persona mayor, mejorar su calidad de vida, aliviar a sus cuidadores en la atención permanente y evitar ingresos institucionales:

a. Hospital de día
b. Centro de día
c. Teleasistencia
d. Centro residencial

64. Es un cambio en las funciones neuropsicológicas que se asocia al envejecimiento:

a. La personalidad se modifica de manera importante
b. Se pierde la memoria primaria y de evocación
c. La inteligencia desaparece
d. Disminuye la memoria sensorial y de fijación

65. Sobre la técnica de orientación a la realidad:

a. Se basa en la ejecución de técnicas de repetición de consignas, estímulos y actos que deben reforzar la percepción del enfermo
b. Se estimulan los niveles cognitivos perdidos y capacidades de respuesta deteriorados
c. Se trabaja siempre en sesiones estructuradas
d. Es una de las técnicas de tratamiento no farmacológico que se dedica a la adquisición de conocimientos nuevos

66. En qué área del cerebro empiezan los primeros daños que causan la enfermedad de Alzheimer:

a. Lóbulo Occipital
b. Lóbulo Temporal
c. Lóbulo Parietal
d. Hipocampo

67. A qué tipo de demencia corresponden las manifestaciones principales de cognición fluctuante, alucinaciones visuales bien formadas recurrentes y parkinsonismo espontáneo:

a. Demencia vascular
b. Demencia por cuerpos de Lewy
c. Demencia fronto-temporal
d. Demencia inducida por tóxicos

68. El tipo de apraxia que se caracteriza por la alteración en la sucesión de gestos simples con los brazos y manos para el manejo de objetos, se denomina 'apraxia...:

a. ideatoria
b. ideomotora
c. psicomotora
d. gesticular

69. Cuál de estos síntomas de la Enfermedad de Alzheimer responde mejor a las intervenciones conductuales:

a. Alucinaciones
b. Delirios
c. Incontinencia urinaria
d. Deambulación errática

70. Atendiendo al papel del TO en los programas de prevención de caídas en geriatría, sería INCORRECTO:

a. Reforzar la función musculoesquelética mediante actividades
b. Realizar actividades que integren los diferentes sistemas de mantenimiento del equilibrio
c. Reeducación en las actividades de la vida diaria
d. Eliminar los desplazamientos para evitar riesgos

71. Cuál de esto factores de riesgo de caídas en personas mayores se puede considerar un factor extrínseco:

a. Padecimiento de una discapacidad visual
b. Poseer deterioro cognitivo
c. Padecimiento de incontinencia
d. Obstáculos al caminar

72. La psicomotricidad engloba:

a. El estudio de las desviaciones y trastornos que puedan producirse en el movimiento corporal atípico
b. El diseño y aplicación de técnicas y programas que dificulten el desarrollo motor normal
c. El diseño y aplicación de técnicas que mejoren las posibles desviaciones que puedan producirse
d. Todas son correctas

73. Lateralidad en la que existe una predominancia total de un lado del cuerpo (ojo, oído, mano y pie):

a. Lateralidad cruzada
b. Lateralidad mixta
c. Ambidextralidad
d. Lateralidad homogénea

74. Qué puntuación máxima en el índice de Barthel puede obtener una persona que vaya en silla de ruedas y la maneje de forma independiente:

a. 90 puntos
b. 95 puntos
c. 85 puntos
d. 100 puntos

75. La participación en deportes se considera una actividad de la vida diaria:

a. Básica
b. Instrumental
c. Avanzada
d. Cognitiva

76. NO es un instrumento que se utiliza para evaluar las actividades instrumentales de la vida diaria:

a. Escala de evaluación rápida de la incapacidad (RDRS-2)
b. Escala de Lawton y Brody
c. Escala de Klein-Bell
d. AMPS

77. En los principios generales del tratamiento de agnosias visuales con personas con daño cerebral, se debe tener en cuenta:

a. Comenzar por aquellos objetos de baja frecuencia perceptiva
b. Ir disminuyendo el tiempo de exposición del estímulo a medida que avanza el tratamiento
c. Comenzar por fotos degradadas y terminar con objetos reales con color
d. Es importante que la persona no tenga conciencia de sus déficits

78. Valores normales de amplitud del movimiento de flexión de la articulación de la cadera:

a. Si la rodilla está extendida, la flexión de la cadera es mayor que cuando la rodilla está flexionada
b. Cuando la rodilla está extendida, la flexión de la cadera no supera los 90º
c. Cuando la rodilla está flexionada, la flexión de la cadera alcanza los 140º
d. Se realiza en el eje antero-posterior del cuerpo

79. Plano vertical que se extiende desde la posición anterior a posterior y divide el cuerpo en las porciones derecha e izquierda:

a. Frontal
b. Transverso
c. Sagital
d. Coronal

80. Cuál de estas es la posición funcional de la mano:

a. Muñeca: 20º-30º de flexión, articulaciones MCF: 45º flexión, articulaciones IF proximales: 30º flexión, articulaciones IF distales: 20º flexión y el pulgar abducido
b. Muñeca: 45º de extensión, articulaciones MCF 30º flexión, articulaciones IF proximales: 30º flexión, articulaciones IF distales: 20º flexión y el pulgar abducido
c. Muñeca: 20º-30º de extensión, articulaciones MCF: 45º flexión, articulaciones IF proximales: 30º flexión, articulaciones IF distales: 20º flexión y el pulgar abducido
d. Muñeca: 45º de flexión, articulaciones MCF:45º flexión, articulaciones IF proximales: 30º flexión, articulaciones IF distales: 20º flexión y el pulgar aducido

81. Cuál de los siguientes ítems valora la escala de Kolman de actividades de la vida diaria (KELS):

a. Responsabilidad sobre medicación
b. Preparación de la comida
c. Transporte y teléfono
d. Los tres

82. Se relaciona con el origen del concepto de psicomotricidad en el campo patológico:

a. Vayer
b. Ajuriaguerra
c. Dupré
d. Wallon

83. Sobre la batería de Evaluación Cognitiva Loewenstein Occupational Therapy Cognitive Assessment (LOTCA):

a. La LOTCA-G es una modificación de la evaluación original que se emplea en pacientes geriátricos con lesiones físicas
b. La LOTCA puede predecir el desempeño de las ABVD y AIVD de los pacientes con ACV en el hemisferio derecho
c. La DOTCA-ch está basado en el LOTCAy está indicado para niños entre 6 y 18 años
d. La LOTCA 2a Edición (2000) es una versión revisada del LOTCA 1a edición aplicable también a personas entre 6 y 99 años

84. Según la Ley 39/2006, de 14 de diciembre, de Promoción de la Autonomía Personal y Atención a las personas en situación de dependencia, al cometer la infracción se produce reincidencia cuando el sujeto hubiera sido ya sancionado por esa misma falta, o por otra de gravedad igual o mayor o por dos o más infracciones de gravedad inferior, durante:

a. El último mes
b. Los últimos dos meses
c. El último año
d. Los dos últimos años

85. Según el Plan integral de atención socio-sanitaria al deterioro cognitivo en Extremadura, teniendo en cuenta la clasificación por topografía lesional en las demencias, las que se caracterizan por alteración en la retención mnésica, apraxia, afasia y agnosia, serían las demencias:

a. Corticales
b. Mixtas
c. Subcorticales
d. Ninguna de las anteriores

86. En relación a los niveles cognitivos de Allen dentro del Modelo de discapacidad cognitiva:

a. Nivel 1: coma
b. Nivel 2: acciones posturales y movimiento
c. Nivel 3: acciones exploratorias
d. Nivel 6: acciones manuales y repetitivas

87. Si hablamos de un método terapéutico que se utiliza en alteraciones motoras neurológicas o en déficits posturales, que estimula de forma refleja la actividad muscular que aparece espontáneamente en el desarrollo motor normal, para conseguir patrones motores normales, nos referimos al:

a. Método de Rood
b. Método Vojta
c. Método Kabat
d. Método Bobath

88. El Marco de trabajo para la práctica de Terapia Ocupacional de la AOTA de 2014 fue su edición número:

a. 2   b. 3   c. 4   d. 1

89. La autoeficacia está vinculada con el modo en que uno utiliza la capacidad para impactar en lo que sucede en la vida. Según Kielhofner, dentro de qué subsistema estaría incluida:

a. Volición
b. Habituación
c. Desempeño
d. Entorno

90. Durante la intervención sobre las actividades de la vida diaria con daño cerebral adquirido, hacer un cambio de dominancia manual sería un abordaje de:

a. Recuperación
b. Sustitución
c. Compensación o adaptación
d. Multicontexto

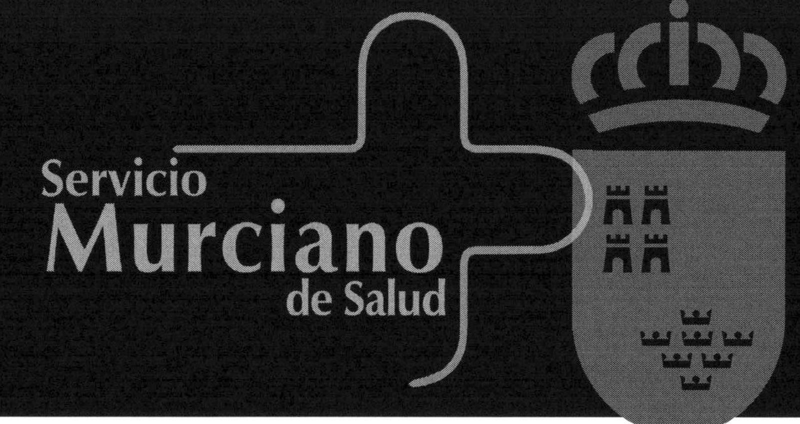

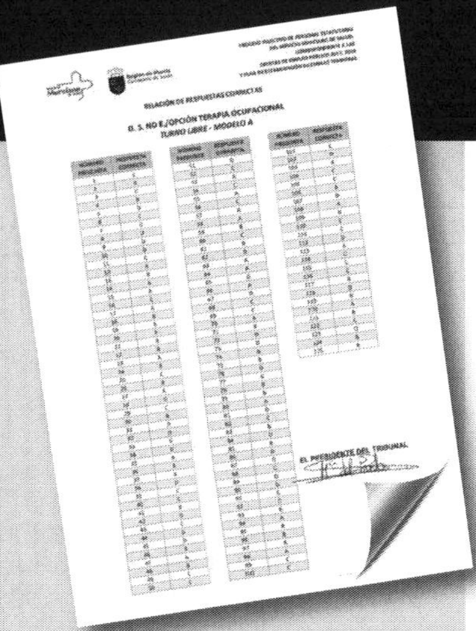

EXAMEN:

16 DE FEBRERO DE 2020

CLAVE DE RESPUESTAS

1 C	33 D	65 D	97 B
2 B	34 D	66 A	98 A*
3 C	35 A	67 D	99 C
4 B	36 A	68 C	100 C
5 D	37 A	69 C	101 C
6 C	38 D	70 A	102 D
7 C	39 C	71 B	103 A
8 D	40 C	72 D	104 C
9 D	41 B*	73 D	105 C
10 D	42 D	74 B	106 A
11 C	43 C	75 B	107 D
12 A	44 D	76 D	108 A
13 B	45 D	77 C	109 B
14 B	46 B	78 B	110 C
15 A	47 A	79 B	111 C
16 C	48 B	80 A	112 D
17 A	49 C	81 D	113 A
18 B	50 C	82 C	114 C
19 B	51 D	83 B	115 C
20 B	52 C	84 D	116 C
21 B	53 B	85 B	117 A
22 B*	54 C	86 D	118 D
23 A	55 A	87 D	119 B
24 B	56 C	88 C	120 A
25 C	57 A	89 D	121 B
26 B*	58 A	90 D	122 C
27 A	59 B	91 C	123 D
28 D	60 C	92 C	124 B
29 C*	61 B	93 B	125 B
30 B	62 D	94 A	
31 D	63 A	95 B	
32 D	64 A	96 B	

*CINCO PREGUNTAS ANULADAS

1. Sobre los marcos de referencia aplicados a la disfunción física, es FALSO:

a. el Cognitivo-Perceptual está relacionado con los mecanismos de percepción e interpretación del entorno
b. el Biomecánico está relacionado con el aparato locomotor y el movimiento del cuerpo humano
c. el Cognitivo-Conductual está relacionado con el conductismo y bases biológicas del movimiento y la interpretación del entorno
d. el de Neurodesarrollo está relacionado con el desarrollo motor

2. Qué normativa legal regula nuestras competencias a nivel profesional:

a. Ley 44/2015 de 30 de Noviembre de Ordenación de las Profesiones
b. Ley 44/2003 de 21 de Noviembre de Ordenación de las Profesiones
c. Real Decreto 1400/1980 del Plan de Estudios de Terapia Ocupacional
d. Ley 8/2013, de Rehabilitación, regeneración y renovación ambiental

3. Sobre las técnicas de control estimular, es FALSO:

a. Pueden utilizarse en el control de conductas adictivas
b. Son útiles al inicio de los cambios de conducta cuando el individuo todavía carece de estrategias de afrontamiento
c. Producen por sí solas cambios estables y duraderos
d. Van encaminadas a planificar el medio social y físico en el que se desenvuelve el sujeto

4. 'Conjunto de profesionales sanitarios y no sanitarios con actuación en la Zona de Salud':

a. Zona Básica de Salud
b. Equipo de Atención Primaria
c. Equipo multidisciplinar con actuación en la zona de salud
d. Ninguna de las anteriores es correcta

5. Sobre la Terapia Ocupacional en Atención Primaria:

a. se centra en la búsqueda de la salud a través de actividades curativas
b. se presta fundamentalmente a demanda del usuario
c. La responsabilidad sobre la salud es sobre todo del terapeuta
d. El paciente participa en el proceso de toma de decisiones sobre su salud

6. Sobre la violencia de género:

a. Es una cuestión doméstica y motivada por factores concretos
b. Afecta a las mujeres de algunos países
c. Está basada en ideología patriarcal y ha sido tolerada por la sociedad
d. Es una cuestión biológica, no aprendida

7. NO se refiere a las Actividades de la vida diaria:

a. 'Aquellas tareas ocupacionales que una persona lleva a cabo diariamente para prepararse o como auxiliar en las tareas propias de su rol'
b. 'Tareas vitales típicas necesarias para el cuidado de sí mismo y el automantenimiento'
c. 'Todas aquellas acciones observables concretas dirigidas a una meta'
d. 'Las tareas que una persona debe ser capaz de realizar a razón de cuidarse a sí misma de forma independiente'

8. Qué pruebas estandarizadas se utilizan en los traumatismos de extremidades superiores:

a. Prueba de herramientas manuales de Bennett; que evalúa la habilidad de colocar, dar la vuelta a la ficha con una mano
b. Prueba de velocidad manipulativa de Minnesota; que mide la destreza de dos partes, usando pinzas, alfileres, tornillos, etc
c. Prueba de O'Conner; que utiliza una selección de objetos de la vida diaria para evaluar las tareas con las dos manos
d. Prueba de clavijas de Purdue; que está formada por cinco subpruebas que evalúan la habilidad de montar y ensamblar

9. En la esquizofrenia, incapacidad para iniciar y persistir en una actividad dirigida a un fin:

a. Alogia
b. Afectividad aplanada
c. Anhedonia
d. Abulia

10. La disartria y el vértigo son síntomas en la esclerosis múltiple que se manifiestan cuando está afectado:

a. Médula
b. Nervio óptico
c. Hemisferios cerebrales
d. Cerebelo, tronco encéfalo

11. Valora las Actividades de la Vida Diaria Instrumentales:

a. Índice de Katz
b. Índice de Barthel
c. Índice de Lawton
d. SET-test de Isaac

12. Intervención del Terapeuta Ocupacional en rehabilitación pulmonar:

a. Entrenamiento en conservación de la energía con los labios fruncidos
b. Disminución del dolor y la inflamación
c. Evitar o minimizar deformidades
d. Entrenamiento en las distintas posiciones: de pie, sentado, agachado y estirado

13. Cuál de estos modelos de intervención en demencias se centra en la reestructuración del ambiente no físico proporcionando oportunidades que favorezcan la función social de la persona:

a. Terapia de orientación a la realidad
b. Terapia Milieu
c. Terapia de validación
d. Terapia de remotivación

14. La Ley 3/2009 de derechos y deberes de los usuarios del sistema sanitario de Murcia garantiza diversos ámbitos de protección, que se concretan en el reconocimiento de varios derechos. Cuáles NO:

a. Derechos en materia de información y participación sanitaria
b. Derechos relativos a la autonomía del profesional/paciente
c. Derechos en materia de documentación sanitaria
d. Derechos relacionados con la intimidad y confidencialidad

15. Sobre las actividades de búsqueda activa de empleo, es FALSO:

a. Constituyen las actividades específicas de cada profesión
b. Se definen así todas las actividades que pone en marcha una persona a la hora de buscar o conseguir un empleo
c. Incluyen el conocimiento de recursos comunitarios útiles para la búsqueda de los empleos de su elección
d. Incluyen realización de cartas de presentación y currículum apropiado al proceso

16. En la Esclerosis Múltiple el uso de muñequeras con peso para reducir el temblor, qué tipo de intervención es:

a. Ejercicios para corregir malos hábitos funcionales
b. Entrenamiento en el uso de ayudas técnicas
c. Técnica de compensación
d. Asesoramiento a familias

17. Los productos de apoyo deben:

a. ser sencillos, guardar una estética y estar ajustados a las necesidades individuales
b. estar estandarizados, no evolutivos y fabricados de serie
c. estar asegurados, financiados y de uso temporal
d. poder ser utilizados sin necesidad de prescripción, entrenamiento ni mantenimiento

18. Acerca del liderazgo, es FALSO:

a. Según la teoría del liderazgo situacional, es más eficaz aquel que mejor se adapte a los colaboradores en cada situación
b. El líder comunica, para motivar a las personas, exclusivamente información
c. El líder transformacional es capaz de llevar a cabo un cambio dentro de una organización
d. El líder transformacional fomenta con determinación la creatividad

19. Para atender a personas con problemas de control motor se puede utilizar el enfoque de neurodesarrollo de Bobath. Con qué supuestos cuenta este enfoque:

a. Normalizar el tono muscular a través de estímulos sensoriales que provocan una respuesta muscular adecuada
b. El tratamiento debe seguir la secuencia normal del desarrollo neurológico
c. Los estímulos utilizados son propioceptivos y exteroceptivos que facilitan las sinergias
d. La motivación intrínseca a participar en actividades sensoriomotrices

20. Planteó la teoría psicosocial del desarrollo:

a. Vygotsky
b. Erikson
c. Freud
d. Piaget

21. Entre las técnicas y estrategias de terapia ocupacional con relación a las actividades vocacionales-ocupacionales NO está:

a. Orientación y entrenamiento familiar para el apoyo para la rehabilitación de las actividades formativo-laborales
b. Ergonomía aplicada del producto
c. Diseño, gestión y organización de recursos socioeducativos ocupacionales
d. Colaborar en la orientación vocacional

22. [ANULADA] El Programa de atención a la Salud Mental de Adultos:

a. Atiende a la población mayor de 15 años
b. Se desarrolla en las Unidades de Hospitalización Breve, entre otros
c. Cuenta con el subprograma de Atención a la dependencia de alcohol
d. Cuenta desde 2017 con equipos de Tratamiento Asertivo Comunitario implantados en todas las Áreas de Salud

23. Las recomendaciones para las rampas de acceso a una vivienda son:

a. Para un recorrido inferior a 3 m, una pendiente longitudinal máxima de 10%
b. Para un recorrido inferior a 3 m, una pendiente longitudinal máxima del 6%
c. Para un recorrido entre 6-10 m, una pendiente máxima del 8%
d. Para un recorrido entre 6-10 m, una pendiente máxima del 10%

24. Sobre el desempeño ocupacional de un niño de 5 años, atendiendo a su nivel de retraso mental, es FALSO:

a. Con un nivel moderado; será independiente para orinar, independiente en la alimentación
b. Con un nivel moderado; será independiente para el aseo personal, con supervisión participa en cocina y rutinas de mantenimiento del hogar
c. Con un nivel moderado; para el vestido necesita ayuda una vez que lo inicia, aprende rutinas en clase y reconoce formas
d. Con un nivel moderado; realiza juegos simples, aprende rutinas en clase y reconoce formas

25. En el tratamiento de adicciones, en qué fase del ciclo de cambio (Prochaska y Diclemente) la persona no se plantea que tenga un problema o no considera necesario hacer ningún cambio:

a. Determinación
b. Negación
c. Precontemplación
d. Contemplación

26. [ANULADA] La ausencia de bipedestación es un signo de alarma en el niño en edades comprendidas entre:

a. 6-9 meses
b. 9-12 meses
c. 12-18 meses
d. 18-24 meses

27. Sobre el comportamiento que podemos observar en un niño con hipersensibilidad táctil:

a. Pueden situarse los últimos de la fila para evitar el contacto físico con otros niños
b. Buscan experiencias de tacto ligero o superficial como caricias, para cubrir su necesidad de estímulos táctiles
c. Las mantas con un poco de peso están contraindicadas en estos casos
d. Buscan relajarse tocando diferentes texturas y materiales

28. Sobre las bases conceptuales de la Terapia ocupacional:

a. A lo largo de la historia el concepto de paradigma ha sido consensuado por los diferentes autores

b. Según los autores Mosey y Reed el termino paradigma hace referencia a los Marcos de referencia aplicados o abordajes de terapia ocupacional

c. Todos los autores coinciden en el concepto de paradigma como un conjunto de teorías que organizan un conocimiento de un determinado modelo de práctica

d. Kielhofner y Hagedorn coinciden en su visión de paradigma como descripción del objeto de estudio de la disciplina y está directamente vinculado con la identidad y unidad profesional

29. [ANULADA] NO es una ayuda técnica para el juego:

a. Dominó con seis texturas distintas fácilmente perceptibles al tacto

b. Sujeta-cartas semicircular con una hendidura central para colocarlas

c. Soporte para colocar tijeras especiales

d. Pasa páginas con ángulo adaptable

30. Periodo en que entra la Terapia Ocupacional en el mundo del enfoque científico de la discapacidad física:

a. Tras la Primera Guerra Mundial

b. Tras la Segunda Guerra Mundial

c. En la década de los 60

d. En la década de los 80

31. Dentro del ámbito de actuación comunitaria de la Región de Murcia, cuál es el elemento básico de la Red Asistencial de Salud Mental:

a. La Unidad de Hospitalización Breve

b. El Hospital psiquiátrico de área

c. El equipo básico de salud mental de atención primaria

d. El Centro de Salud Mental

32. Terapeuta Ocupacional que comenzó a impartir la formación específica en la antigua escuela de Terapia Ocupacional en Madrid:

a. Ana Forns

b. Alicia Chapinal

c. Margot Fulton

d. Mercedes Abella

33. Según el estudio de Riveros (2003) una de las características del perfil ocupacional de la población adicta es:

a. Imagen global de una persona con muchas oportunidades de realizar actividades con significado para sí misma

b. Mayor capacidad de la persona para identificar y asumir responsabilidades y roles

c. Baja tolerancia a la frustración y buena capacidad de planificación

d. Baja autoestima, trastornos de atención y memoria, poca tolerancia a la rutina

34. Los programas que pueden realizar el terapeuta ocupacional con pacientes con cáncer son:

a. Programa de adaptación del entorno y Programa de asesoramiento y entrenamiento de familiares/cuidadores

b. Programa de asesoramiento, realización, adaptación y/o entrenamiento de prótesis y ortesis

c. Programa de rehabilitación funcional y sensorio-motora en miembros superiores y entrenamiento de control motor

d. Todas son válidas

35. El Terapeuta Ocupacional que diseña un plan de refuerzos determinado ante la emisión de una conducta, está utilizando una técnica del Marco de referencia:

a. Marco de Referencia Conductual

b. Marco de Referencia Aplicado Biomédico

c. Marco de Referencia Psicoanalítico

d. Marco de Referencia Humanista

36. Los Centros Especiales de Empleo:

a. Están constituidos por trabajadores con discapacidad que reciben una remuneración

b. Emplean personas con discapacidad intelectual y física de forma exclusiva

c. Emplean personas que no encuentran trabajo en el mercado ordinario a pesar de disponer de competencias suficientes para ello

d. Emplean de forma indefinida a personas que no pueden incorporarse de forma ordinaria al mercado de trabajo

37. Cuáles de los siguientes aspectos a tener en cuenta en el entrenamiento de las habilidades sociales son componentes no verbales y paraverbales de la conducta social:

a. Contacto ocular, expresión facial y volumen del habla

b. Recibir cumplidos y sonreír

c. Saludo e inicio de una conversación

d. Hacer peticiones, expresión de opiniones y postura

38. Según el Modelo de Ocupación Humana (MOHO), las habilidades:

a. Hacen referencia a las formas de actuar adquiridas

b. Son las capacidades tanto objetivas como subjetivas, dirigidas a un objetivo

c. Son las capacidades innatas para realizar acciones de manera adecuada

d. Son las acciones observables y dirigidas a un objetivo

39. Las ayudas técnicas o productos de apoyo son utilizados por y para personas con discapacidad y son destinadas para:

a. Dar apoyo a personas con deficiencias

b. Facilitar la participación de personas con minusvalías

c. Prevenir deficiencias, limitaciones en la actividad o restricciones en la participación

d. Proteger a personas con discapacidad

40. En los cuidados paliativos de un paciente con xerostomía, puede aliviar este síntoma:

a. Beber grandes cantidades de agua

b. Evitar la higiene bucal frecuente porque aumenta esta sensación

c. Chupar piña natural que aumenta la producción de saliva

d. Evitar el uso de geles y antisépticos específicos

41. [ANULADA] En una vivienda adaptada, medida mínima recomendada para una escalera accesible:

a. 1 m   b. 1,10 m   c. 1,20 m   d. 1,30 m

42. Las características de cada familia y la enfermedad afectan a la convivencia diaria, esto hace que la intervención se pueda hacer desde diferentes ángulos:

a. Mejorar la comunicación familiar y reducir la conflictividad

b. La familia como fomento de la autonomía para la recuperación y la calidad de vida de la persona

c. La familia, amigos y conocidos de su entorno inmediato son los ejes principales para la recuperación

d. Son correctas A y B

43. El Presidente de la Comunidad Autónoma de Murcia es elegido por la Asamblea Regional:

a. Por mayoría absoluta de los miembros de la Asamblea en cualquier convocatoria

b. Por mayoría simple de los miembros de la Asamblea en cualquier convocatoria

c. Por mayoría absoluta de los miembros de la Asamblea, en primera convocatoria

d. Por mayoría simple de los miembros de la Asamblea, en primera convocatoria

44. La investigación es importante en terapia ocupacional por tres razones:

a. Desarrolla y amplía la base de conocimiento de la profesión

b. Contribuye al desarrollo y validación de las evaluaciones y mediciones de terapia ocupacional

c. Documenta la efectividad de las intervenciones de terapia ocupacional

d. Todas son ciertas

45. Los nódulos de Heberden son:

a. Engrosamiento de las bandas de la aponeurosis palmar limitando la movilidad del 4° y 5° dedo

b. Una deformación del dedo en flexión de la articulación interfalángica proximal no dolorosa

c. Alteración de los elementos blandos que provoca hiperextensión de la articulación interfalángica proximal y flexión de la articulación interfalángica distal

d. Engrosamientos óseos que aparecen en las articulaciones interfalángicas distales de los dedos que tienden a colocarse en ligera flexión y que provocan dolor

46. En la Esclerosis Múltiple:

a. Puede existir remielinación en todas sus formas y etapas

b. La remielinación puede producirse después de un episodio desmielinizante inflamatorio agudo y, aunque siempre parece más fina que la mielina original, puede permitir la recuperación funcional

c. La remielinación puede producirse después de un episodio desmielinizante inflamatorio agudo con una capa más fina que la mielina original que no permite la recuperación funcional

d. Son correctas A y C

47. La escala de valoración para las actividades instrumentales de la vida diaria de Lawton y Brody:

a. Mide 8 ítems con un máximo de 8 puntos donde a más puntuación mayor independencia

b. Mide 18 ítems y 7 niveles donde a más puntuación mayor dependencia

c. Mide 8 ítems con un máximo de 20 puntos donde a mayor puntuación mayor dependencia

d. Mide 18 ítems con un máximo de 100 puntos donde a mayor puntuación mayor independencia

48. En la intervención de la esquizofrenia, cuando predomina el lenguaje y comportamiento desorganizado es útil:

a. Secuencias variables de actividad

b. Posibilitar la participación en actividades que requieran principalmente comunicaciones motrices

c. Ofrecer ambientes enriquecedores con mucha variedad estimular

d. Actividades grupales donde prime la comunicación

49. Cuál de estos instrumentos estandarizados NO sirve para evaluar el ocio:

a. Listado de intereses de Matsutsuyo

b. Leisure Satisfaction Scale (LSS)

c. Routine Task Inventory (RTI)

d. Medida Canadiense del Desempeño Ocupacional (COMP)

50. Según Nott (2005) el Terapeuta Ocupacional debe identificar los problemas que están presentes entre las personas con trastorno de personalidad tras su aparente funcionalidad, como:

a. Capacidad para establecer relaciones

b. Alta estabilidad emocional

c. Sentimiento de soledad

d. Fuerte identidad ocupacional

51. Áreas que debe contemplar un programa de entrenamiento en habilidades para la búsqueda de empleo son:

a. Análisis y autoconocimiento a nivel formativo-laboral

b. Conocimiento del mercado laboral; entrenamiento para el acceso y selección de información laboral

c. Búsqueda activa de empleo

d. Todas son válidas

52. Forman parte de las habilidades generales del terapeuta ocupacional:

a. El uso terapéutico del yo y graduación de actividad

b. Análisis de la ocupación y adaptación del entorno

c. Habilidades de observación y habilidades de comunicación

d. Habilidades de razonamiento clínico y adaptación de la actividad

53. Conforme a lo establecido en el Estatuto Marco del personal estatutario de los servicios de salud, el personal NO se clasifica atendiendo a:

a. A la función desarrollada

b. Al tipo de contrato

c. Al tipo de su nombramiento

d. Al nivel del título exigido para el ingreso

54. El corsé de Boston está indicado en:

a. Escoliosis torácicas cuyo ápex esté a la altura de T4

b. Escoliosis torácicas dobles por debajo de T4

c. Escoliosis lumbares

d. Escoliosis tóraco-lumbares cuyo ápex está generalmente entre T5 y T6

55. La OMS, en su Clasificación Internacional del Funcionamiento (2001):

a. Establece una clasificación de componentes de salud

b. Establece la clasificación de los signos y síntomas de las enfermedades

c. Clasifica las consecuencias de las enfermedades

d. Clasifica los estados de salud desde un marco basado en la etiología

56. La elección de actividades en las personas con Trastorno de la Conducta Alimentaria se suelen caracterizar por:

a. Ser flexibles

b. Realizar actividades satisfactorias

c. Realizar elecciones ocupacionales muy influenciadas por el ambiente cultural y social

d. Escasa dedicación al tiempo de estudio

57. En la recogida de datos para la valoración de un paciente con traumatismo de extremidades superiores es esencial:

a. Respecto a sus síntomas; tendremos en cuenta si hay edema, dolor, cicatrices, disminución de la capacidad de movimiento

b. Sobre el análisis de las condiciones laborales; tendremos en cuenta el puesto de trabajo, relaciones sociales

c. Sobre el diagnóstico; tendremos en cuenta el tipo de lesión, otros problemas médicos, necesidades laborales

d. Respecto a su estado psicológico; tendremos en cuenta la motivación, estado mental, ocupaciones en casa

58. 'Apraxia' es la pérdida de la capacidad de:

a. llevar a cabo movimientos con propósito aprendidos o familiares

b. comunicarse mediante lenguaje

c. reconocer e identificar las informaciones que llegan a través de

d. reconocer o recordar los nombres de las cosas

59. NO es una función del terapeuta ocupacional:

a. Entrenamiento en el uso de prótesis, ortesis y productos de apoyo

b. Aplicación de tratamientos con medios físicos

c. Análisis y adaptación del entorno

d. Aplicación de técnicas que tiendan a potenciar o suplir funciones disminuidas o perdidas

60. Cuando hablamos de graduación de la actividad (indique la FALSA):

a. El individuo debe conocer y comprender por qué se le requiere que realice la actividad de forma no habitual

b. Podemos graduar una actividad modificando la resistencia, posicionamiento, destreza, complejidad y creatividad

c. En la graduación de la actividad son elementos no manipulables las técnicas y herramientas, el grado de desarrollo y de participación

d. Comprende el aumento o disminución gradual de uno o más criterios medibles de una actividad

61. Ante una lesión medular en la fase de sedestación, entre los objetivos de terapia ocupacional NO está:

a. Aumentar la tolerancia al esfuerzo

b. Fomentar actividades en la calle como realizar compras

c. Mejorar el control del tronco y el equilibrio

d. Incrementar la resistencia y la fuerza muscular

62. Según el Marco de Trabajo para la Práctica de Terapia Ocupacional (Ávila, et al., 2010), se considera actividad 'productiva':

a. El desempeño de un puesto de trabajo
b. El desempeño de una labor de voluntariado
c. La formación no académica
d. Todas son correctas

63. Cuando valoramos la sensibilidad: 'Pruebas que tienen como objetivo medir el mínimo estímulo que puede ser percibido por un sujeto':

a. Test de Umbrales
b. Test Funcionales
c. Test Provocativos
d. Test de stress

64. Entre los factores de riesgo intrínseco de caída en el anciano está:

a. Alteraciones cognitivas y reducción de la movilidad
b. Aumento de sobrecarga familiar
c. Dependencia y aislamiento social
d. Uso de productos de apoyo por deterioro de las AVD

65. Sobre la discapacidad intelectual, es FALSO:

a. Un enfoque conductual utiliza los principios de aprendizaje y manejo de comportamiento para enseñar destrezas funcionales
b. Un enfoque conductual utiliza reforzadores, que incluyen cualquier objeto o actividad deseado que sea una recompensa para la persona
c. Un enfoque conductual cuando las destrezas ya están presentes, utiliza métodos de reforzamiento para motivar al niño a utilizarlos de forma funcional
d. Un enfoque conductual cuando las destrezas ya están presentes, no deben utilizarse métodos de reforzamiento, ya que no es eficaz

66. Cuál de las siguientes evaluaciones pertenece al marco de referencia psicodinámico:

a. Fidler Battery
b. Test de creencias irracionales de Ellis
c. Evaluación Comprensiva de Terapia Ocupacional
d. Guía de evaluación de actividad estructurada en terapia ocupacional

67. La comunicación por medio de lenguaje de signos donde el receptor interpreta los signos a través del tacto es utilizada por personas con:

a. hipoacusia neurosensorial
b. pérdida auditiva grave de conducción
c. deficiencia auditiva severa prelocutiva
d. deficiencia auditiva y visual graves

68. La Evaluación Final de terapia ocupacional valora una serie de aspectos. Cuál NO:

a. La calidad de la intervención y sus resultados
b. Decide el alta, la derivación a otro dispositivo o la continuación de la intervención
c. La utilización de instrumentos estandarizados de evaluación y entrevistas futuras
d. La organización de las sesiones y la utilización adecuada de los recursos disponibles

69. Sobre el uso de prótesis mioeléctricas:

a. Una pequeña contracción de la musculatura extensora sobre el electrodo produce el cierre de la pinza
b. Son un tipo de prótesis funcional de propulsión muscular
c. El entrenamiento debe ser minucioso porque la persona debe concentrarse para saber qué musculatura contraer
d. Tienen una autonomía ilimitada y esto es una de sus ventajas

70. En la Fase II de los Programas de Rehabilitación Cardíaca, el Terapeuta Ocupacional facilitará un listado de actividades:

a. Permitidas sin restricción: por debajo del 40% de la capacidad funcional
b. Prohibidas: por encima del 60% de la capacidad funcional
c. Prohibidas: por encima del 30%
d. Ninguna es correcta

71. La jubilación del personal estatutario, según el art. 26 del Estatuto Marco, será:

a. Forzosa en todo caso
b. Forzosa o voluntaria
c. Voluntaria sólo para determinadas categorías
d. Voluntaria en todo caso

72. Sobre los equipos de Atención Temprana:

a. La figura del Terapeuta Ocupacional está incluida en estos equipos de una forma homogénea en todo el territorio Nacional
b. Los equipos de atención temprana actúan solo en el ámbito familiar
c. Los equipos de Atención temprana se constituyen a través de Sanidad
d. Prestan atención a la infancia en niños en edades entre 0 a 6 años

73. Entre las funciones del Terapeuta Ocupacional en inserción socio laboral está:

a. Elaboración de la historia ocupacional
b. Diagnóstico ocupacional
c. Diseño de entrenamientos en el puesto de trabajo
d. Todas son correctas

74. Según el artículo 66 de la ley 55/2003 del Estatuto Marco del personal estatutario de los servicios de salud, a quienes presten servicios en otra categoría de personal estatutario, como funcionario o como personal laboral, en cualquiera de las Administraciones Públicas, salvo que hubiera obtenido la oportuna autorización de compatibilidad, procederá declararles en:

a. Servicios bajo otro régimen jurídico
b. Excedencia por prestar servicios en el sector público
c. Servicios de gestión clínica
d. Excedencia voluntaria

75. Sobre la espasticidad:

a. Es un trastorno motor con origen en una alteración del sistema nervioso periférico
b. Es un trastorno motor con origen en una alteración del sistema nervioso central
c. Afecta especialmente a músculos extensores de los dedos
d. Afecta especialmente a músculos abductores del hombro

76. Los ejes de intervención con familias desde la terapia ocupacional son:

a. Objetivos o metas de la familia con relación al familiar con enfermedad mental
b. Intervención
c. Factores familiares en el diagnóstico ocupacional
d. Todas son verdaderas

77. Sobre el índice de Barthel, es FALSO:

a. Valora si la persona es capaz de cortar un filete
b. Valora si la persona es capaz de comer por sí mismo
c. Valora si la persona planea la comida de forma adecuada
d. Valora si la persona necesita ser alimentado por otra persona

78. Cuál de los siguientes sistemas de comunicación alternativo es un sistema de lecto-escritura:

a. Tablero de pictogramas
b. Sistema Braille
c. Método de Takoma
d. Sistema Bimodal

79. Fundó 'The Consolation House':

a. William Rush Dunton
b. George Edward Barton
c. Eleanor Clarke Slagle
d. William Tuke

80. En lo que se refiere a la relación con el cuidador, es FALSO:

a. Debemos establecer una buena relación personal y resolver todas sus demandas

b. Cuidaremos aspectos de la comunicación especialmente importantes como comunicación no verbal, brevedad y claridad del mensaje que expresamos

c. Es necesario conocer técnicas de comunicación para lograr hacer partícipe al cuidador

d. Los cuidadores deben estar correctamente informados de las intervenciones que llevamos a cabo

81. Sobre el test de Minnesota, es FALSO:

a. Valora destrezas manipulativas de forma estandarizada

b. Consta de un tablero rectangular con 60 orificios

c. La prueba completa es larga de aplicar y a veces requiere dos o más sesiones

d. Consta de dos subpruebas

82. Son instrumentos de evaluación de actividades instrumentales de la vida diaria:

a. MIF (Medida de independencia funcional) y OARS (Older American Resource Scale)

b. Índice de Barthel e Índice de Katz

c. AMPS (Assessment of Motor and Process Skills) y SAILS (Structured Assessment of Independent Living Skills)

d. Escala de Klein-Bell y Escala de Tinetti

83. Sobre la Valoración en terapia ocupacional:

a. Consiste en una serie de pruebas utilizadas para medir las habilidades y déficit del paciente

b. Es la suma de los resultados de las evaluaciones utilizadas, que proporcionan una visión exacta del nivel funcional de la persona

c. Sirve al terapeuta ocupacional para actualizar su trabajo y modificar la línea terapéutica

d. Se miden capacidades y déficit del paciente y determina la eficacia del tratamiento

84. El tratamiento de Terapia Ocupacional de la Parálisis Braquial Obstétrica tiene como objetivo:

a. Alineación de las articulaciones afectadas mediante una férula de Von Rosen

b. Adquisición de las destrezas perceptivomotoras acorde a su edad

c. Rehabilitación de la función sensitivomotora

d. Son correctas las respuestas B y C

85. En el Programa de Integración Comunitaria que se realiza en unidades de Rehabilitación Psicosocial, es FALSO:

a. Su fin es que el usuario se desenvuelva de la manera más autónoma y activa posible en su entorno

b. Pretende que el usuario desarrolle habilidades y estrategias de autocontrol en comportamientos inadecuados en su entorno junto a los amigos

c. Implica la participación en actividades comunitarias y la utilización eficaz y adecuada de los recursos existentes

d. Se entrena al usuario en la adquisición de habilidades para el empleo de transporte y el dinero, búsqueda de empleo, y ajuste laboral

86. Es una técnica de intervención en Daño Cerebral Adquirido:

a. Reaprendizaje motor orientado a tareas

b. Tareas de entrenamiento repetitivo

c. Terapia de movimiento inducido por restricción de lado sano

d. Todas son correctas

87. Para programar una intervención, es necesario tener en cuenta una serie de factores para que la persona participe o no en una actividad, como:

a. Que pueda realizar la actividad, según sus conocimientos, destrezas, se organizará dependiendo de sus hábitos y rutinas

b. Que quiera y se sienta capaz, según sus intereses, valores, sentido de capacidad y eficacia

c. Que tenga la oportunidad de realizarla, según el ambiente físico y social

d. Todas son correctas

88. Pinzas aconsejada para un paciente con rizartrosis:

a. Pinza término terminal

b. Pinza subtérmino-terminal

c. Pinza interdigital latero-lateral del 2° y 3° dedo

d. Pinza tetradigital

89. Técnica de condicionamiento operante basada en dejar de estimular el apetito tras una conducta determinada:

a. Premio

b. Castigo

c. Evitación o escape

d. Omisión

90. En salud mental, el entrenamiento en percepción social se integra dentro de los programas de:

a. Entrenamiento en habilidades control de síntomas

b. Entrenamiento en manejo de recursos comunitarios

c. Entrenamiento en juego, ocio y participación social

d. Entrenamiento en habilidades sociales

91. En investigación: 'diseños en los que se utilizan dos o más variables independientes en un solo experimento':

a. Diseños de Comparación Múltiple

b. Diseños Intragrupos

c. Diseños Factoriales

d. Diseños Solomon

92. Cuál de estos aspectos NO pertenece a la intervención con personas ciegas o con déficit visual grave:

a. Desarrollo de destrezas motoras

b. Entrenamiento sensorial

c. Entrenamiento en técnicas de comunicación visuogestual

d. Movilidad con bastones largos y perros guías

93. En cuanto a las competencias generales del terapeuta ocupacional en un equipo interdisciplinar, es FALSO:

a. Capacidad para adaptarse a nuevas situaciones

b. Conocimiento y capacidad para aplicar nuevas tecnologías

c. Capacidad de comunicarse con personas no expertas en la materia

d. Capacidad de generar nuevas ideas

94. Según la Ley General de las Personas con Discapacidad, la cuota de reserva para trabajadores con discapacidad, es del:

a. 2% en las de más de 50 trabajadores

b. 4% en las de más de 50 trabajadores

c. 4% en las de más de 80 trabajadores

d. 6% en las de más de 80 trabajadores

95. El Marco de referencia Biomecánico se basa en 4 suposiciones. Cuál NO:

a. La actividad como objetivo, que permite tratar la pérdida del arco de movimiento, la fuerza y la resistencia

b. El tratamiento debe seguir la secuencia normal del desarrollo neurológico

c. El principio de reposo y estrés, para la recuperación del arco articular, fuerza y resistencia

d. Mayor beneficio a personas con el sistema central intacto

96. Cuando hablamos de prevención, el diagnóstico precoz de una enfermedad y tratamiento oportuno, sería:

a. Prevención Primaria

b. Prevención Secundaria

c. Prevención Terciaria

d. Ninguna de las tres

97. Sobre los principios de la intervención de terapia ocupacional en los trastornos de la personalidad, es FALSO:

a. Construir identidad ocupacional, habilidades funcionales y control de patrones de conducta inadaptados para facilitar las elecciones ocupacionales y significativas

b. Proteger a los demás usuarios de sus conductas agresoras y reforzar las conductas evitativas para que se repitan

c. Orientar el desarrollo educativo-formativo-laboral como estructura diaria

d. Centrar la intervención en el comportamiento satisfactorio y saludable y no en la explicación del mismo

98. [ANULADA] Respecto a los programas psicoeducativos:

a. Responden al derecho de ser informados, según Ley 4/2002 de 14 de noviembre

b. Son menos eficaces si se incorporan las familias, ya que en parte no pueden expresarse libremente

c. En formato grupal convienen que sean dirigidas por profesionales de una sola disciplina

d. El objetivo general de estos programas es integrar al paciente en roles familiares, sociales y laborales

99. Sobre el signo de Tinel, es FALSO:

a. Es una prueba que ayuda al Terapeuta Ocupacional a valorar el estado de Regeneración Nerviosa

b. El signo de Tinel positivo se considera cuando aparece sensación de hormigueo o electricidad

c. El signo de Tinel positivo nos indica el punto más avanzado de la regeneración

d. Este signo se determina con percusión directa de distal a proximal a lo largo del tronco nervioso

100. Respecto a que los programas de Terapia Ocupacional en Atención Primaria deben estar centrados en la persona, es FALSO:

a. Deben tener en cuenta el contexto sociocultural de la persona

b. Se interesan por la evolución de las enfermedades y por la vivencia de los problemas de salud

c. El objetivo será atender los motivos por los que acude el usuario a la consulta

d. Las enfermedades son procesos interrelacionados y la morbilidad son combinación de enfermedades

101. Según la Ley 31/1995, de Prevención de Riesgos Laborales, en su artículo 19, establece que la formación de los trabajadores en dicha materia deberá impartirse:

a. Siempre en horario dentro de la jornada de trabajo

b. Siempre fuera del horario de la jornada de trabajo

c. Siempre que sea posible en horario dentro de la jornada de trabajo o, en su defecto en otras horas, pero con el descuento en aquélla del tiempo invertido en la formación

d. Dentro o fuera del horario de trabajo indistintamente sin compensación por el tiempo cuando se imparta fuera del horario de la jornada de trabajo

102. Es un mecanismo de participación comunitaria:

a. Las Comisiones de salud comunitaria

b. El Consejo de Salud

c. Educación Sanitaria

d. Los tres

103. El modelo Ocupacional de Trombly propone como niveles de funcionamiento, entre otros:

a. Las tareas que están compuestas por actividades

b. El sustrato cognitivo-neurológico

c. Las actividades, como por ejemplo trabajar

d. Las habilidades de procesamiento

104. Sobre el desarrollo psicomotor, es FALSO:

a. Un ambiente pobre en estímulos puede provocar retraso del desarrollo psicomotor

b. Los signos de alarma son un retraso significativo en la adquisición de habilidades o persistencia de patrones que deberían haber desaparecido

c. La secuencia en el desarrollo varía dependiendo de la maduración del niño

d. La aparición de las habilidades se realiza en sentido céfalo-caudal y próximo-distal

105. Según la norma ISO 9999 2011, una pinza de largo alcance se encuentra entre los productos de apoyo para:

a. El cuidado y la protección personal

b. El entrenamiento y aprendizaje de habilidades

c. Manipular objetos y dispositivos

d. Actividades domésticas

106. Método más conocido para medir la extensión de las quemaduras:

a. Regla de Wallace

b. Prueba de Tinel

c. Método de los sietes

d. Test de Apgar

107. Qué programa en la Región de Murcia favorece la inserción laboral de las personas con enfermedad mental grave:

a. Horizonte

b. Red Empleo Eures

c. Arco Iris

d. Euroempleo

108. La habituación según el Modelo de Gary Kielhofner:

a. Está compuesto por los hábitos y los roles

b. Se trata de un patrón de comportamiento automático

c. Está compuesto por los valores y los intereses

d. Ninguna es correcta

109. En cuanto a los procedimientos formales de evaluación, es FALSO:

a. Son los instrumentos estandarizados y no estandarizados que evalúan el desempeño ocupacional de forma precisa y objetiva

b. El terapeuta ocupacional observando reconoce los componentes funcionales deficitarios que serán objeto de intervención

c. Permiten cuantificar el grado exacto de deterioro, evalúa la calidad de los cuidados y mide los progresos de tratamiento a lo largo del tiempo

d. Si el componente afectado pertenece al área cognitiva, se realizarán evaluaciones de la función cognitiva, de memoria

110. El modelo del Control Motor en Parálisis Cerebral Infantil tiene como estrategias:

a. Motivar para mejorar la autonomía

b. Prevenir las contracturas

c. Enfocar la atención sobre el objetivo de la actividad

d. La compensación del movimiento limitado

111. Un aspecto indispensable en el entrenamiento en habilidades sociales, para considerar cumplidos los objetivos es:

a. La realización de role-playing basados en las necesidades de los miembros del grupo

b. El contexto grupal del entrenamiento

c. La generalización de comportamientos entrenados

d. El trabajo de modelado

112. Sobre el enfoque de Rehabilitación Basado en la Comunidad (RBC):

a. El concepto surge por primera vez en 1978 en la conferencia de Alma Ata (Organización Mundial de la Salud)

b. La Organización Mundial de Terapia Ocupacional (WOFT) apoya y promueve el desarrollo y divulgación de los programas de RBC

c. La RBC se aplica a través del esfuerzo combinado de las personas con discapacidad, sus familias y comunidades y los sistemas de salud, educación, formación vocacional y servicios sociales

d. Todas son correctas

113. Según Foster y Turner el modelo de análisis de actividad detallado:

a. Una vez definidos el objetivo, secuencia y otros aspectos esenciales de la actividad, desgrana las demandas o exigencias necesarias para realizar la actividad

b. Propone un análisis de actividad a partir del marco de referencia desde el cual se lleve a cabo la intervención

c. Responde a seis cuestiones básicas; qué, por qué, dónde, cuándo, cómo y quién

d. Incluye el análisis existencial y de la participación

114. Según el artículo 70 de la Ley 55/2003, de 16 de diciembre, del Estatuto Marco del personal estatutario de los servicios de salud, el personal estatutario incurrirá en responsabilidad disciplinaria por las faltas que cometa. Cuál de estas faltas se considera muy grave:

a. La grave desconsideración con los superiores, compañeros, subordinados o usuarios

b. Los daños o el deterioro de las instalaciones, equipamiento, instrumental o documentación, cuando se produzcan por negligencia inexcusable

c. El incumplimiento de las normas sobre incompatibilidades, cuando suponga el mantenimiento de una situación de incompatibilidad

d. El incumplimiento injustificado de la jornada de trabajo que, acumulado, suponga más de 20 horas al mes

115. Son consecuencias físicas del maltrato en la mujer:

a. Abuso de alcohol y drogas, alteraciones de la salud sexual y reproductiva

b. Aislamiento social, depresión y estrés posttraumático

c. Dolor crónico, trastornos gastrointestinales, alteraciones músculo-esqueléticas

d. Trastornos de sueño y alimentación, fobias y ansiedad

116. Ante una lesión medular en la fase aguda los objetivos de terapia ocupacional que nos planteamos son (señale la opción FALSA):

a. Inmovilizar a la persona para estabilizar la columna vertebral

b. Evitar la aparición de ulceras por presión

c. Pasar a sedestación durante 15 minutos con semiinclinación del respaldo de la silla

d. Mantener el arco de movimiento normal en extremidades superiores

117. Ante una persona en una fase activa de su enfermedad mental es útil que pueda participar en programas y/o actividades relacionadas con (indique la FALSA):

a. Actividades de mantenimiento doméstico y formativas. Para desviar su atención de sus pensamientos

b. Actividades creativas que sean de su interés y valoradas

c. Actividades que le resulten cotidianas y que se relacionan con los roles actuales y pasados

d. Actividades relacionadas con el mantenimiento de hábitos de higiene

118. Características de las familias con alta emoción expresada:

a. Desprotección, tolerancia, hostilidad, criticismo

b. Cooperación, sensibilidad, tolerancia y protección

c. Tolerancia, falta de implicación y sobreprotección

d. Hostilidad, sobreprotección, intolerancia, criticismo

119. Ante una lesión de nervios periféricos en extremidades superiores y dificultades sensitivas, según Callahan (1995) se aconseja educar al paciente para que sepa cómo cuidar el miembro afectado y hace hincapié en los siguientes puntos (señale la FALSA):

a. Evitar la exposición solar excesiva; cambiar de actividad para no realizar movimientos repetitivos mucho tiempo

b. Evitar mantener un objeto agarrado insuficiente tiempo; cuidar la piel de la zona afectada

c. A y B son falsas

d. Observar regularmente la piel para ver si hay cambios en su coloración y tamaño

120. En la intervención postoperatoria en amputaciones quirúrgicas el Terapeuta Ocupacional tendrá en cuenta una serie de factores. Cuál NO:

a. Los ejercicios activos del muñón se realizarán siempre antes de retirar el vendaje del mismo

b. El daño psicológico es más profundo cuando la amputación es imprevista y radica en la mano

c. Si la pérdida es del miembro dominante habrá que realizar un cambio de dominancia

d. Desde las 48 horas aproximadamente de la intervención se iniciarán movilizaciones pasivas del muñón y contracciones isométricas del mismo

121. Cuál de estos aspectos NO es específico de la intervención de terapia ocupacional en patología dual:

a. Actividades grupales de carácter creativo y expresivo

b. Mejorar aspectos cognitivos y emocionales a través de terapias de reminiscencia y validación

c. Entrenamiento en habilidades prelaborales como el uso adecuado del equipo y material

d. Apoyar la recuperación del desempeño de roles

122. Sobre las cicatrices hipertróficas en pacientes quemados, es FALSO:

a. Son más frecuentes en zonas móviles como cara y cuello

b. Su presencia aumenta el riesgo de limitación funcional

c. El vendaje compresivo puede utilizarse de proximal a distal

d. Evolucionan de forma más imprevisible en menores de 30 años

123. El Programa Drogodependencias en la Región de Murcia va dirigido a la población con problemas de:

a. Ludopatía

b. Abuso y dependencia de tabaco

c. Abuso y dependencia de alcohol

d. Todas son correctas

124. Sobre el Tribunal Constitucional, es FALSO:

a. Se compone de 12 miembros

b. Se regula en el Título VII de la Constitución

c. Tiene asignadas competencias respecto de los conflictos entre los órganos constitucionales del Estado

d. Sus miembros son nombrados por el Rey

125. Sobre las secuelas del daño cerebral adquirido, es FALSO:

a. Puede aparecer afasia de predominio sensitivo

b. Puede aparecer el Síndrome Mallory-Weiss

c. Puede aparecer desinhibición

d. Puede aparecer anosmia

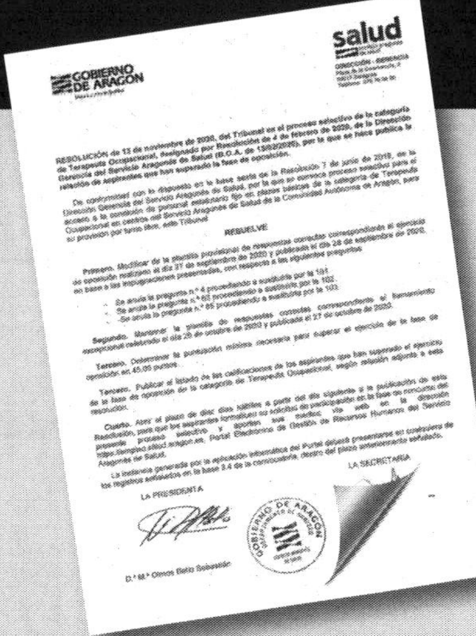

EXAMEN:

27 DE SEPTIEMBRE DE 2020

CLAVE DE RESPUESTAS

[...]	39 B	64 A	89 B
15 C	40 A	65 A	90 B
16 D	41 B	66 A	91 B
17 C	42 B	67 D	92 B
18 B	43 D	68 A	93 B
19 B	44 D	69 C	94 C
20 B	45 B	70 C	95 C
21 C	46 D	71 B	96 B
22 C	47 A	72 C	97 D
23 A	48 B	73 A	98 D
24 B	49 C	74 A	99 D
25 B	50 D	75 D	100 C
26 D	51 B	76 B	101 B
27 A	52 B	77 D	102 B
28 B	53 B	78 C	103 A
29 A	54 D	79 A	104 D
30 B	55 C	80 A	105 B
31 B	56 B	81 B	106 D
32 B	57 C	82 C	107 B
33 D	58 D	83 D	108 C
34 A	59 D	84 D	109 D
35 A	60 A	85 A*	110 B
36 A	61 A	86 A	
37 D	62 D	87 A	
38 C	63 C*	88 B	

*DOS PREGUNTAS ANULADAS

[Preguntas 1 a 14 no específicas]

15. Sobre el uso, conservación y custodia de la historia clínica:

a. Los centros sanitarios tienen obligación de conservar la documentación clínica como mínimo diez años

b. El derecho de acceso del paciente a la historia clínica no puede ejercerse en ningún caso por representantes acreditados

c. El personal de administración y gestión de los centros sanitarios solo puede acceder a los datos de la historia clínica relacionados con sus propias funciones

d. En la conservación de la historia clínica nunca se guardará la información sobre el informe de urgencias

16. Sobre la investigación cuantitativa, es FALSO:

a. Una población es un grupo bien definido de personas u objetos que satisfacen los criterios establecidos por el investigador

b. Una muestra es un pequeño sub-conjunto de la población diseñada para ser representativa de la población

c. La investigación experimental implica la manipulación de la variable independiente (tratamiento); el control o mantenimiento constante de todas las demás variables y la observación de los efectos de la manipulación de la variable independiente sobre la variable dependiente

d. El Control no es un concepto fundamental en la investigación experimental

17. Para la reeducación de las funciones ejecutivas cuál de éstas actividades sería INCORRECTA:

a. Pedir al paciente que enumere los pasos para seguir una tarea

b. Planificar una actividad para realizar en grupo, por ejemplo, preparar una fiesta

c. Utilización de alarmas como función recordatoria

d. Revisión de planes (tenemos una cita médica y nos encontramos en un atasco)

18. En los niños con mielomeningocele dónde se producen las fracturas más frecuentemente tras las inmovilizaciones con yeso:

a. Húmero y peroné   b. Fémur y tibia
c. Atlas y axis   d. Coxis y Fémur

19. En la PCI es necesario el uso de órtesis y ayudas técnicas, en cuál de estas etapas NO sería necesaria:

a. Atención temprana
b. Neonatología
c. Etapa escolar
d. Todas son incorrectas

20. Cuál de las siguientes muestras es la más adecuada para la exploración de la praxis constructiva:

a. Reproducción de memoria
b. Copia del modelo
c. Imitación diacrónica
d. Reproducción por ideación

21. La edad de un niño con distrofia muscular de Duchenne está relacionada con diferentes etapas de su desarrollo (motor y emocional) y de la evolución de la enfermedad:

a. En los primeros años de vida el niño ya presenta dificultades específicas relacionadas con la enfermedad en esta etapa, por lo que habría que remitirle a un terapeuta ocupacional y/o a un fisioterapeuta como apoyo en los aspectos motores

b. En preescolar, el niño es activo y explora el mundo a su alrededor, aunque ya presenta un importante retraso en sus habilidades motoras

c. En la Escuela Primaria, es la etapa en la que los cambios son más drásticos. Sobre los cinco años se cae con frecuencia y sobre los ocho o nueve años empieza a utilizar una silla de ruedas manual. Esta nueva situación afecta al acceso al entorno del hogar y de la escuela, así como a las actividades sociales

d. En el instituto, normalmente suelen ser independientes y no precisan productos de apoyo

22. Qué aspecto importante influye en la incorporación al colegio del niño con síndrome de Down:

a. La socialización
b. El nivel de retraso mental
c. El control de esfínteres vesical y rectal
d. La independencia en el vestido

23. Entre las habilidades de comunicación que debe tener el terapeuta ocupacional está:

a. Habilidades de comunicación telefónica
b. Coordinación del trabajo con otros
c. Capacidad para motivar al grupo
d. Habilidad de solución de problemas

24. En la fobia de contacto o delirio de tocar:

a. La persona cree que podría hacer daño a alguien sin querer
b. La persona manifiesta claras obsesiones de limpieza
c. La persona necesita revisar una y otra vez los grifos
d. La persona busca constantemente simetría

25. Señale la INCORRECTA. Los programas asistenciales interniveles:

a. Son un conjunto de servicios integrados y longitudinales que afectan a grupos diana de pacientes
b. Se basan en la actuación individualizada de los profesionales para lograr la provisión de la atención
c. Incluyen la acción integrada de varios profesionales y en los diferentes niveles asistenciales
d. Uno de sus objetivos es garantizar la continuidad asistencial de los pacientes

26. Sobre la ceguera y la sordera, es FALSO

a. Tanto la visión como la audición son sentidos a distancia o distantes
b. La causa primaria de sordo ceguera es el síndrome de Usher
c. La aparición simultanea de deficiencia visual y auditiva graves es relativamente rara
d. Las deficiencias dobles como la sordoceguera están coordinadas cronológicamente

27. La Parte 1 de la CIF, Funcionamiento y Discapacidad, tiene estos dos componentes:

a. Funciones y Estructuras Corporales/ Actividades y Participación
b. Integridad Funcional y Estructural / Actividades y Participación
c. Deficiencial / Participación
d. Integridad Funcional y Estructural / Áreas vitales

28. En un paciente con patología cardiaca, para calcular el costo metabólico de una actividad se utilizan los MET y las calorías. Qué actividades de las siguientes requiere más MET:

a. Conducir un coche
b. Bajar escaleras
c. Comer sentado
d. Tender la ropa en posición de pie, agachándose ligeramente a recogerla del barreño

29. Es una actividad para la memoria operativa:

a. Ordenación mental por orden alfabético de un listado de palabras
b. Identificación de figuras superpuestas
c. Recuerdo de un listado de números en el mismo orden en que se le dicen
d. Recuerdo de mensajes con avisos para ser realizados o notas importantes

30. La regla de los 9 nos da información sobre:

a. El tamaño de una superficie quemada en niños y adultos
b. El tamaño de la superficie corporal quemada en adultos
c. La profundidad de la quemadura:
d. Todas son correctas

31. NO es un principio de adaptación para las limitaciones funcionales en las AVD instrumentales:

a. En el caso de limitación del rango articular se aumenta la capacidad de alcance del paciente mediante alargadores o pinzas de mango largo
b. En alteraciones visuales se estabilizan las articulaciones proximales para reducir los grados de libertad de movimiento
c. Cuando hay debilidad muscular y baja tolerancia al esfuerzo se utilizan materiales ligeros e instrumentos eléctricos que faciliten las tareas
d. En el caso de dificultades cognitivas se utilizan ayudas visuales y auditivas para la memoria y la organización del día a día

32. Para valorar la memoria procedimental:

a. Escala de memoria de Weschler-III
b. Test conductual de memoria de Rivermead
c. Cuestionario de fallos de memoria (Sunderland)
d. Cuestionario de metamemoria para adultos (Dixon)

33. Ante una lesión de nervio periférico, podemos utilizar las siguientes evaluaciones, EXCEPTO:

a. DASH
b. Prueba de discriminación de dos puntos
c. Escala analógica visual
d. SCIM

34. Una directriz en el tratamiento de terapia ocupacional en la primera fase de una Demencia es:

a. Entrenar en el uso de ayudas y dispositivos de memoria y orientación temporoespacial
b. No informar a la familia de la situación real del paciente
c. Informar y asesorar al entorno familiar sobre recursos existentes
d. Ninguna es correcta

35. Según la Federación Mundial de Terapia Ocupacional, definición de 'Terapia Ocupacional':

a. Profesión sanitaria centrada en el usuario, a la cual le concierne la promoción de la salud y el bienestar a través de la ocupación. La finalidad primordial de la Terapia Ocupacional es posibilitar la participación de las personas en las actividades de la vida cotidiana
b. Conjunto de técnicas, métodos y actuaciones que, a través de actividades aplicadas con fines terapéuticos, previene y mantiene la salud, favorece la restauración de la función, suple los déficits invalidantes y valora los supuestos comportamentales y su significación profunda para conseguir la mayor independencia y reinserción posible del individuo en todos sus aspectos: laboral, mental, físico y social
c. Es la utilización terapéutica de las actividades de autocuidado, trabajo y lúdicas para incrementar la función independiente, mejorar el desarrollo y prevenir la discapacidad. Puede incluir la adaptación de las tareas o el ambiente para lograr la máxima independencia y mejorar la calidad de vida
d. Disciplina socio-sanitaria que evalúa la capacidad de la persona para desempeñar las actividades de la vida cotidiana e interviene cuando dicha capacidad corre un riesgo o está dañada por cualquier causa

36. Sobre el tratamiento de la artritis de la articulación glenohumeral:

a. Se puede comenzar un programa progresivo de ejercicios, con ejercicios en péndulo (de Codman) para progresar hasta las poleas recíprocas, 'deambulación' con dedos en pared y ejercicios con 'varas'
b. Se recomienda comenzar por ejercicios isométricos para deltoides y rotadores internos y externos
c. Se debe instruir al paciente en ejercicios de extensión por encima de la cabeza, y movimientos que impliquen la limpieza, el barrido, etc
d. Las contracturas de la cápsula de la articulación glenohumeral aparecen en una fase tardía; siempre que sea posible es preciso evitarlas y tan pronto como se detecten se debe intentar revertirlas

37. Sobre el periodo preprotésico del miembro superior, es FALSO:

a. Se debe iniciar lo antes posible un programa para reobtener y/o mantener la fuerza muscular y el rango de movimientos en todas articulaciones adyacentes
b. Los vendajes elásticos del muñón se aplican de forma que la presión sea mayor a nivel distal y menor presión a nivel proximal
c. El vendaje al colocarlo no debe ser estirado totalmente, porque el resultado sería que está muy apretado al colocarlo y por lo tanto provocaremos que el extremo distal del muñón se inflame
d. Para controlar el edema y acelerar la conformación del muñón debe ser vendado una vez al día

38. La estimulación de las dinámicas grupales positivas por parte del Terapeuta Ocupacional en drogodependencias, en torno a una o a varias actividades resulta una herramienta que ha demostrado su gran utilidad en una serie de aspectos como los siguientes:

a. El grupo es capaz de dar apoyo y seguridad a sus miembros en momentos de gran fragilidad o vulnerabilidad del paciente, en especial en las etapas finales del tratamiento

b. La intervención grupal constituye un fin en sí mismo

c. La actividad ocupacional grupal favorece en los pacientes la percepción de sí mismos y de su situación a través de la actividad y del espejo que suponen los otros y facilita la reflexión realista acerca de su situación y posibilidades

d. Los vínculos que se generan solamente entre los miembros del grupo provocan sentimiento de pertenencia y autoconfianza a través de las actividades desarrolladas, ayudando a superar los momentos más negativos o faltos de motivación

39. La esclerosis múltiple es diagnosticada con mayor frecuencia en:

a. La adolescencia
b. Adultos jóvenes de entre 20 y 40 años
c. Personas mayores de 50 años
d. Personas mayores de 60 años

40. En artritis reumatoide las deformidades más frecuentes que se deben prevenir son:

a. Flexión de muñeca, aducción de pulgar y desviación cubital en racimo
b. Flexión de muñeca, abducción de pulgar y desviación cubital en racimo
c. Desviación radial de muñeca y separación de dedos
d. Flexión IF del pulgar

41. En una quemadura en la cara dorsal de la mano:

a. Está indicada una manopla en extensión
b. Está indicada la férula intrinsic-plus
c. Está indicada una férula cock-up dorsal
d. No está indicada ninguna férula

42. Sobre la evaluación en niños con PCI. Señale la respuesta INCORRECTA:

a. En un niño con PCI la evaluación que más herramientas de observación nos dará es el enfoque del neurodesarrollo.:

b. En un niño con PCI la evaluación que más herramientas de observación nos dará son las teorías de integración sensorial, conductuales y cognitivas

c. Se pueden utilizar varios enfoques al mismo tiempo

d. En toda evaluación hay que incluir la información proporcionada por los padres acerca del juego, AVD, problemas funcionales, medición de habilidades

43. Sobre la adaptación de baños, es FALSO:

a. Todos los accesorios del baño (jabonera, toallero, etc...) deben ir instalados a una altura no superior a 120 cms del suelo

b. El lavamanos no debe tener pedestal ni mobiliario inferior que impida la aproximación de una silla de ruedas hasta su borde. En la parte inferior del lavabo dejaremos libre 85-90 cms

c. El WC debe estar a una altura entre 45-50 cms desde el nivel del suelo

d. El espejo se colocará con un ángulo de inclinación de 20° con respecto a la vertical

44. En la clasificación de los trastornos del comportamiento alimentario del DSM-5 se encuentran:

a. Dentro de los trastornos de la infancia y adolescencia la pica, el trastorno de rumiación y trastorno de evitación/restricción de la ingesta de alimentos

b. Atracones y anorexia nerviosa

c. Solo se encuentran la anorexia nerviosa y la bulimia nerviosa

d. Anorexia nerviosa, Bulimia nerviosa, pica, trastornos de rumiación y trastorno de evitación/restricción de la ingesta de alimentos

45. Sobre la información sensitiva registrada, es FALSO:

a. Si la sensación para el tacto ligero se encuentra afectada, en ocasiones, la sensación de presión puede ayudar en la ejecución de algunas actividades de la vida diaria

b. El sujeto que presenta alteraciones en la percepción de sensibilidad superficial, también presenta alteraciones a nivel de sensibilidad profunda

c. Con respecto al dolor, el paciente que carece de ésta sensación, tiene muchas posibilidades de sufrir lesiones moderadas o severas

d. Hay pacientes que presentan déficits cognitivos, perceptivos etc., y pueden tener dificultades para comprender las instrucciones de los test y que esto influya de forma negativa en los resultados obtenidos

46. Un criterio de inclusión en las minirresidencias en el ámbito de la salud mental es:

a. Padecer una enfermedad mental en estado agudo

b. Tener entre 16 y 65 años

c. Imposibilidad de participar en los programas de atención de los servicios de salud mental del área sanitaria de referencia y ser remitido por ellos. :

d. Ninguna es correcta

47. Alienación ocupacional es:

a. Falta de satisfacción en el ejercicio de una actividad
b. Falta de equilibrio en las áreas de desempeño
c. Lo mismo que deprivación ocupacional
d. Lo contrario que justicia ocupacional

48. En cuanto a las implicaciones del trastorno bipolar para la terapia ocupacional:

a. Las personas con manía e hipomanía suelen ser poco creativas y productivas

b. Puede ser imposible que participen en una actividad con un propósito

c. El profesional de terapia ocupacional y el paciente pueden abordar los patrones de la vida diarios para evaluar las rutinas y los hábitos, aun cuando los síntomas maniacos están presentes

d. Ninguna es correcta

49. La terapia por restricción del lado sano (CIMT):

a. Se puede utilizar en fases agudas sea cual sea el estado de la lesión tras un ictus

b. Para su utilización no influyen aspectos como la comprensión o la memoria

c. Se basa en el entrenamiento de la extremidad parética en fases de dificultad progresiva durante 6 a 8 horas

d. Todas las anteriores son correctas

50. Señala la INCORRECTA. Los hábitos de desempeño y los hábitos de rutina son importantes porque:

a. Reducen la fatiga
b. Aumentan la destreza en la acción
c. Permiten realizar acciones sin tener que recordar los pasos explícitamente
d. Permiten ejecutar acciones con una iniciativa consciente

51. Áreas que valora el LOTCA:

a. Percepción visual y espacial, organización visomotora y operaciones de pensamiento

b. Orientación, percepción visual y espacial, organización visomotora y operaciones de pensamiento

c. Orientación, percepción visual y espacial, organización visomotora y memoria

d. Orientación, memoria, atención y lenguaje

52. Sobre la psicomotricidad en el trabajo con la esquizofrenia, es FALSO:

a. Nos permite paliar los trastornos motores, como pueden ser los referidos a la actitud o posturales

b. No nos permite reeducar la percepción, ni la sociabilidad

c. Nos permite trabajar el desarrollo cognitivo (áreas como la memoria y la atención)

d. Nos permite reeducar la expresión corporal, para que el lenguaje corporal vuelva a ser instrumento de comunicación con los demás y en general con el mundo que rodea a la persona

53. Primer sistema que se utilizó en comunicación alternativa:

a. Sistema SPC
b. Sistema Bliss
c. Sistema Rebus
d. Ninguna es correcta

54. En pacientes en fase de manía del trastorno bipolar:

a. Hay un contraste entre la autoevaluación (SAOF) y la valoración objetiva (como el cuestionario volicional -QV-o los cuestionarios de destrezas -AMPS, ACIS-) de sus posibilidades. ocupacionales, siendo siempre inferior la autoevaluación

b. Tienen tendencia a elegir actividades placenteras, predominando las actividades de tipo narcisista con resultados inmediatos, actividades con objetivos a corto plazo

c. En el marco de referencia psicoterápico, estos pacientes presentan una autoestima elevada. Se intentará trabajar con el 'self' actitudinal para que el resultado de las tareas intelectuales y de control del medio contribuya a una aproximación al sentido de la realidad

d. Tienen actitudes de liderazgo con grandiosidad y expansividad, siendo necesario señalar los límites personales entre el terapeuta y el paciente por la tendencia de este a incluir al primero en sus proyectos

55. Algunas herramientas para evaluar el funcionamiento ocupacional global en salud mental son (señale la FALSA):

a. Medida Canadiense del Rendimiento Ocupacional (COPM)

b. Entrevista Histórica de la Ejecución Ocupacional (OPHI-II)

c. Programa de evaluación de necesidades de atención (NFCAS)

d. Evaluación del Funcionamiento Ocupacional (AOF)

56. Sobre el síndrome de Rett como trastorno generalizado de desarrollo:

a. Su tratamiento se centra en trabajar la hiperactividad

b. Se caracteriza por tratarse la independencia en el baño, el uso del inodoro así como los problemas de deambulación y equilibrio

c. Se observa una menor habilidad social, existiendo dificultades para hacer amigos

d. Puede tratarse su discapacidad visual

57. La Terapia Ocupacional es un eslabón importante dentro de la cadena de cuidados y tratamientos que necesita el paciente durante la fase aguda de la lesión cervical. Qué tratamiento puede ser la clave para conseguir funcionalidad, además de evitar complicaciones que podrían provocar dolor y malestar:

a. El tratamiento a través de la realización de actividades significativas que le permitirán la reintegración laboral

b. El tratamiento compensador seleccionando las adaptaciones y productos de apoyo

c. El tratamiento postural

d. La evaluación de los intereses, roles y motivaciones personales para establecer la intervención ocupacional

58. Sobre las disfunciones de origen neurológico:

a. Si la persona camina no hay que entrenar los volteos

b. La extensión con rotación de los miembros inferiores facilita la rotación de tronco

c. El giro de la cabeza no interfiere en el resto del cuerpo

d. Los reflejos vestibulares permiten ponerse de lado y cambiar de postura en posición decúbito

59. Según el Modelo de ocupación Humana en la Demencia:

a. La Teoría de Orientación en la Realidad se dirige fundamentalmente a actuar sobre los déficits de memoria y sobre la desorientación temporo-espacial

b. Tiene un comienzo que puede tener una localización neuronal

c. No hay pérdida progresiva del autoconcepto positivo

d. Existe una alteración del subsistema de habilidades y destrezas, especialmente en el área cognitiva de procesamiento y de comunicación e interacción

60. En la destreza para la comunicación tenemos unas modalidades con unas características:

a. El lenguaje verbal se instaura sobre el lenguaje tónico-afectivo y sobre el visuogestual, no anulando a los anteriores y siendo coherente con ellos

b. A partir de los 2 meses de edad los mecanismos neuro oftalmológicos del niño ya están preparados para la comunicación visuo-gestual, que viene a añadirse a la comunicación tónico-afectiva ya existente

c. En el adulto la comunicación visuo-gestual no es un componente esencial de la comunicación

d. El factor tónico y rítmico no se mantiene en el adulto como mecanismo de comunicación

61. Evaluar los ambientes social y físico para identificar necesidades y recursos:

a. Es un objetivo de la evaluación de terapia ocupacional en los casos de maltrato infantil conocidos o sospechosos

b. Es un indicador de calidad en adultos con trastornos de ansiedad. . '

c. Es un indicador de calidad en las enfermedades que cursan con movilidad reducida

d. Es un factor estresante externo en la recuperación funcional

62. Sobre el baremo DASH (Disabilities of the Arm, Shoulder and Hand), es FALSO:

a. Se trata de un cuestionario autoadministrado para la valoración funcional global de la extremidad superior

b. Permite valorar la limitación percibida por la misma persona para llevar a cabo diversas actividades, incluidas las AVD, y síntomas como el dolor, la rigidez y la pérdida de fuerza

c. Existe una versión abreviada denominada Quick-DASH, con 11 preguntas, que permite una valoración más rápida del resultado. Se ha encontrado una elevada correlación entre las puntuaciones de los cuestionarios DASH y Quick-DASH

d. No está validado al castellano

64. Una estas Comisiones Centrales obligatorias NO lo es a nivel de hospital:

a. Comisión Central de Formación Continuada y desarrollo profesional

b. Comisión Central de gestión clínica y calidad asistencial

c. Comisión Central de historias y documentación clínica

d. Comisión de docencia

65. La actividad 'vestirse' implica lo siguiente, EXCEPTO:

a. Transferirse desde la cama hasta la silla

b. Seleccionar prendas y accesorios apropiados para la ocasión y el clima

c. Vestirse y desvestirse en una secuencia determinada

d. En los casos que se requiera, colocarse y quitarse las prótesis o las férulas

66. Si alguien pone la cafetera sin agua, después de haberla llenado de café:

a. Puede ser una apraxia, un error por omisión

b. No se puede tratar de una apraxia, ya que el gesto de poner la cafetera sí lo tiene

c. Es una apraxia, un error por sustitución

d. Es un fallo en el manejo del objeto

67. NO es un recurso específico de Terapia Ocupacional para buscar evidencia:

a. OTdatabase

b. OTseeker

c. OTevidence

d. OTbase

68. Según Mulligan, a qué edad desaparece el patrón de reflejo primitivo de 'Prensión palmar' en el que, ante el estímulo de presionar con el dedo dentro de la palma de la mano, los dedos del niño se flexionan en una garra apretada:

a. 3-4 meses
b. 12 meses
c. 18 meses
d. 24 meses

69. Qué sucesora de Mary Reilly se involucró en la promoción activa de la investigación y lideró el desarrollo de la ciencia ocupacional como disciplina académica y fundamento para la práctica:

a. Florence Clark
b. Claudia Allen
c. Elizabeth Yerxa
d. Ann Wilcock

70. Es un instrumento observacional que se usa para evaluar el área del juego en niños de 0 a 6 años, en cuatro dimensiones (manejo del espacio, manejo de los objetos, imitación/simbólico y participación) y establece 12 categorías de comportamientos en el juego, de manera que el terapeuta puede describir el perfil de juego del niño:

a. Barthel
b. Takata
c. Escala del juego de Knox
d. DASH

71. Puede ser útil en el campo de actuación del TCE:

a. Escala de Knox
b. Glasgow Coma Scale
c. PRWE
d. SIPT

72. Escala elaborada por Terapeutas Ocupacionales pertenecientes al Instituto de Adicciones, que han mostrado su utilidad para el trabajo clínico con los pacientes con drogodependencias:

a. Escala de OPHI-11
b. Escala de MOCA
c. EAVDA
d. EAVDD

73. En la neurapraxia:

a. El nervio está indemne pero no puede transmitir impulsos
b. El axón está dañado o destruido, pero la mayor parte de la envoltura del tejido conectivo está indemne
c. El tronco nervioso está afectado
d. Todas son correctas

74. En los procesos traumatológicos, cuando el edema perdura, la intervención en terapia ocupacional debe 'romper' el ciclo que se establece entre el dolor, el edema y el acortamiento de los tejidos que llevará a la pérdida de la movilidad. Según Sánchez Cabeza, qué estrategias podemos emplear: Señale la INCORRECTA

a. Utilizar la ocupación como intervención específica de fortalecimiento muscular
b. Prevenir o disminuir el edema mediante la aplicación de frío o la elevación del segmento anatómico
c. Prevenir las contracturas musculares mediante el posicionamiento y el uso de órtesis
d. Facilitar el movimiento articular tanto como sea posible siempre que no esté contraindicado

75. Contar, cantar, recitar, apoyar primero el talón, tomar como referencia puntos de la habitación, visualizar líneas del suelo y concentrarse en el braceo pueden ayudar a mejorar la movilidad funcional de personas que sufren:

a. Parálisis cerebral
b. Sordo ceguera
c. Lesiones de la médula espinal
d. Enfermedad de Parkinson

76. Sobre la Fibromialgia:

a. Se trata de un síndrome crónico de clara etiología, de evolución variable y compleja, definido por un estado doloroso generalizado no articular de al menos tres meses de duración e hiperalgesia a la palpación digital en determinados puntos
b. La evolución de la fibromialgia es variable, ya que en algunos pacientes los síntomas aparecen y desaparecen a intervalos, pero otros tienen dolores y fatiga continua independientemente del tratamiento
c. La gran mayoría de las personas con síndrome de fibromialgia son mujeres, en una proporción aproximada de 50 mujeres por cada varón
d. Existe un pico de prevalencia entre los 30 y 39 años

77. Según el Modelo de Ocupación Humana, sería 'hábito de rutina':

a. Comer en el sofá
b. Poner la televisión mientras se está comiendo
c. Usar el móvil cuando se está comiendo
d. Ducharse cada día

78. Sobre los principios generales para la aplicación del Modelo de Ocupación humana, es FALSO:

a. La terapia ocupacional ayuda al individuo a producir el cambio más adaptativo a su situación o circunstancias
b. La terapia ocupacional debe dar la posibilidad de experimentar o practicar para encontrar la mejor solución
c. Los cambios inicialmente no pueden producir desorden. La terapia ocupacional incluirá periodos de transformaciones que no pueden ser 'dramáticas' ni 'dolorosas'
d. Los cambios no son lineales, a lo largo del tratamiento puede haber momentos de progreso y así como estancamientos

79. En los niños con problemas en el cálculo de las distancias, el ajuste preciso del plan motriz general y del movimiento terminal a las mismas debe trabajarse en terapia ocupacional:

a. El espacio concreto
b. El espacio verbal
c. La somatognosia
d. El semiótico

80. Sobre la deficiencia auditiva, es FALSO:

a. La edad de inicio no es importante, en términos de capacidades de audición y en términos de lenguaje
b. Se dice que una persona que pierde la audición antes de desarrollar el lenguaje es un sordo prelingual
c. La pérdida auditiva de conducción comprende el daño de los mecanismos que transmiten la energía sonora a la cóclea
d. La hipoacusia neurosensorial afecta al oído interno y a las vías nerviosas dentro del cerebro

81. La mayoría de las mujeres víctimas de violencia de género pasan por los servicios de salud sin ser detectadas como tales. En este sentido se recogen varios procesos que dificultarían la comprensión, el reconocimiento y la respuesta a la violencia de género:

a. La individualización, legitimización y aceptación de la violencia
b. La invisibilización, legitimización y naturalización de la violencia
c. La invisibilización, justificación y negación de la violencia
d. La individualización, negación y naturalización de la violencia

82. La Medida Global de capacidad funcional ('Global Measure of Functional Capacity'):

a. Es un cuestionario descriptivo formado por 7 preguntas
b. Evalúa 9 actividades de la vida diaria básicas e instrumentales
c. Uno de los ítems que evalúa es 'peinarse o afeitarse'
d. Uno de los ítems que evalúa es la continencia urinaria

83. Sobre el programa de rehabilitación cardiaca, es FALSO:

a. Es ordenado por el médico, y es él quién debe aprobar el inicio y la continuación en el programa

b. Se divide en varias fases y cada una de ellas pide mayor demanda sobre la función cardiaca del paciente

c. Todo el personal del programa debe tener su titulación oficial de la respectiva categoría, experiencia en los aspectos concretos de cada profesión en relación con este programa y curso de RCP básico y preferentemente avanzado

d. El programa de ejercicios en pacientes externos se inicia con actividades de autoatención y diversión para incrementar la capacidad cardiaca

84. El terapeuta ocupacional intervendrá en los trastornos del aprendizaje en cuanto a la:

a. Expresión, percepción y control del movimiento

b. Escritura y juego

c. Movilidad, escritura y cálculo

d. Escritura, lectura y cálculo

85. [ANULADA] Respecto a la tarjeta sanitaria es FALSO:

a. En el reverso de la tarjeta sanitaria figura el CITE que es el código que identifica que este documento pertenece al Sistema de Salud de Aragón

b. Figura el código de identificación automática (CIA) que está formado por las letras AR +9 dígitos secuenciales +letra de control

c. Figura el número de la seguridad social

d. En el anverso se detalla el tipo de prestación sanitaria que tiene cada usuario

86. Sobre el marco del neurodesarrollo:

a. Las respuestas motoras conducen a contracciones musculares, según esquemas coordinados de acción; no se puede superponer el movimiento normal a un tono muscular anormal

b. Es adecuado para pacientes que presentan trastornos ortopédicos, pero que tienen íntegro el sistema nervioso central

c. Es adecuado para pacientes que controlan el movimiento aislado y patrones específicos de movimiento, pero presentan debilidad muscular o limitaciones articulares

d. Los métodos de tratamiento en el marco del neurodesarrollo son la adaptación del entorno, provisión de ayudas técnicas y la ergonomía

87. Sobre el trastorno de hiperactividad con déficit de atención en los niños, es FALSO:

a. Las características más sobresalientes del trastorno de hiperactividad con déficit de atención no varían con la edad

b. El trastorno de hiperactividad con déficit de atención es más prevalente en varones que en mujeres

c. Los niños con trastorno de hiperactividad con déficit de atención son tratados típicamente en tres dimensiones: 1. Medicación, 2. Adaptación del programa escolar, 3. Técnicas del comportamiento

d. A menudo tienen dificultad para llevarse bien con los compañeros

88. Ortesis construida sobre un molde positivo obtenido del paciente, con dos valvas, que generalmente va forrada, cuyo apoyo inferior es en la parrilla costal, pero puede alargarse hasta donde se desee y a veces se realiza en las crestas ilíacas. El apoyo superior es occipital y mentoniano, con sistema de cierre:

a. Ortesis cervical con apoyo occipital y mentoniano

b. Minerva larga sobre molde

c. Chaleco para halo

d. Minerva larga prefabricada

89. Si la amputación de la extremidad superior es de la mano dominante:

a. La extremidad superior no dominante no debe asumir la función de la extremidad superior dominante

b. Será necesario un programa para aumentar la habilidad y la coordinación de la extremidad superior no dominante

c. La extremidad protésica puede y debe actuar como extremidad dominante con un buen adiestramiento

d. La prótesis no debe actuar solo como extremidad de apoyo

90. La estadística descriptiva:

a. Se apoya en el cálculo de probabilidades y a partir de datos muestrales, efectúa decisiones, predicciones u otras generalizaciones sobre un conjunto mayor de datos del que fue extraída la muestra

b. Describe, analiza y representa un grupo de datos utilizando métodos numéricos y gráficos que resumen y presentan la información contenida en ellos

c. Se apoya en el cálculo de probabilidades y a partir de datos muestrales, efectúa estimaciones, decisiones, predicciones y otras generalizaciones sobre un conjunto menor de datos del que fue extraída la muestra

d. Es el valor de la variable caracterizado por superar a cierto porcentaje de observaciones en la población

91. En el caso de las personas con síndrome de Down, es FALSO:

a. La realización de ciertas tareas o actividades significativas de la vida diaria se considera como un método de rehabilitación y de readaptación de la persona con síndrome de Down

b. Entre las habilidades que requieren una ayuda más directa están las actividades básicas de la vida diaria

c. La sobreprotección puede dificultar el mantenimiento de la independencia y ocasionar problemas de conducta o depresión

d. Para las personas con síndrome de Down, los hábitos les ayudan a manejarse y a afrontar el estrés y la tensión de su vida diaria

92. El Índice de Katz:

a. Fue creado por Shah en 1981

b. Se diseñó para evaluar la ejecución de las AVD en pacientes con fractura de cadera

c. Contempla 7 AVDB

d. Utiliza letras para describir el nivel de independencia, donde la 'A' es la máxima dependencia

93. En cuanto al Hospital de Día en el ámbito de la Salud Mental:

a. Recibe pacientes con una franja de edad comprendida entre los 16 y los 65 años

b. Es muy frecuente atender a población con cuadros agudos y subagudos, con síntomas en remisión, derivados de Unidades de Hospitalización Breve (UHB) al recibir el alta

c. Los sujetos admitidos se caracterizan por presentar una patología mental grave, con diagnósticos homogéneos

d. Son criterios de exclusión la presencia de pródromos, recaídas o descompensaciones

94. Sobre las modificaciones y las adaptaciones en el hogar, es FALSO:

a. Antes de realizar cualquier tipo de modificación el terapeuta ocupacional debe realizar una valoración exhaustiva del usuario y de todos aquellos aspectos que le rodean

b. Hay que evitar la complejidad y la sofisticación del entorno

c. No es importante respetar los gustos y prioridades del individuo y su familia

d. Debemos simplificar los espacios y facilitar la operatividad de los mismos ajustando estos al máximo nivel de funcionalidad

95. Son escalas de valoración de Actividades de la Vida Diaria:

a. Cruz Roja, MEC, GDS

b. Barthel, Pfeiffer, Lawton

c. Barthel, Katz, PACE

d. Listado de roles y listado de intereses

96. En las destrezas definidas por el Marco de trabajo de la AOTA en la anorexia nerviosa pueden encontrarse las siguientes características:

a. Hiposensibilidad a estímulos vestibulares y táctiles

b. Hipercinesia, inquietud con tendencia al movimiento improductivo y tono muscular elevado

c. Tienden a perder el control ante situaciones que les generan ansiedad

d. Se desorganizan con facilidad y necesitan a otro que les ayude a orientarse y motivarse en la consecución y término de las actividades

97. 'Marginación y discriminación de mujeres, niños y minorías' es:

a. Pobreza de afecto

b. Pobreza de identidad

c. Pobreza de protección

d. Pobreza de participación

98. Sobre los tipos de intervenciones de Terapia Ocupacional diferenciados por Fisher, es FALSO:

a. INTERVENCIÓN CENTRADA EN LA OCUPACION: Relevancia central de la ocupación en el razonamiento clínico que guía la práctica de Terapia Ocupacional

b. INTERVENCIÓN BASADA EN LA OCUPACIÓN: Requiere implicar a la persona en la realización de una ocupación de modo que ésta sea el método para la evaluación y la intervención

c. INTERVENCIÓN FOCALIZADA EN LA OCUPACIÓN: Indica que el foco inmediato. está en evaluar o cambiar la calidad del desempeño ocupacional en el momento de la intervención

d. INTERVENCIÓN SIN OCUPACIÓN: Consiste en entablar una relación terapéutica con la persona y recopilar su historia de vida

99. Sobre los trastornos de ansiedad, es FALSO:

a. Dan una respuesta ineficaz a una determinada situación, causando disfunción ocupacional

b. Impiden la adaptación funcional de la persona a su entorno

c. Provocan una reacción desmesurada a un estímulo

d. La disfunción ocupacional en la persona con trastorno de ansiedad no impide la adaptación funcional

100. Dependiendo de los objetivos, las ayudas técnicas se clasifican en:

a. Compatibles, accesibles y adaptables

b. Universal, accesible y compatible

c. Preventivas, facilitadoras y compensadoras

d. Producto fabricado, adaptado o a medida

101. En la rizartrosis:

a. Es conveniente hacer ganchillo o punto

b. Hay que evitar la excesiva tensión en la articulación trapeciometacarpiana

c. Hay que evitar tensión en la articulación metacarpofalangica

d. No conviene llevar férulas

102. Sobre los niveles de déficit intelectual o retraso mental:

a. Leve, de 60-65 a 70

b. Moderado, de 35-40 a 50-55

c. Profundo, por debajo de 35-40

d. Severo de 40 a 60-65

103. Indique la correcta:

a. El inventario de tareas rutinarias es una herramienta de evaluación basada en el Modelo de Discapacidad Cognitiva de Allen

b. El Modelo de Discapacidad Cognitiva de Allen puntúa en razón de 3 niveles: 1, 2 y 3

c. Las siglas en inglés de la Medida Canadiense del Desempeño Ocupacional son (MCDO)

d. La Medida Canadiense del Desempeño Ocupacional identifica lo que la persona quiere, necesita o tiene que hacer en las 5 áreas de desempeño ocupacional propuestas por el modelo canadiense: autocuidado, trabajo, tiempo libre, espiritualidad, socialización

104. La estructura de los grupos en salud mental se pueden clasificar o contemplar desde varios criterios. Cuál NO:

a. Estructura por características

b. Estructura por tamaño grupal

c. Estructura por Roles

d. Estructura por diagnostico

105. Sobre el trabajo en equipo, es FALSO:

a. Según Leturia en muchas ocasiones la exigencia que este sistema de trabajo conlleva para todos los miembros del equipo y para la organización, hace que no sea fácil la implantación de equipos de trabajo

b. Según Cucurella, la suma de individuos constituye un grupo

c. Según Carreño el equipo es la suma de personas unidas por el deseo de lograr objetivos compartidos y entre los que prevalecen los deseos de cooperación sobre los de competencias

d. Katzenbach y Smith proponen que el equipo es el conjunto de pocas personas con capacidades complementarias, comprometidas para desarrollar un propósito común, con un conjunto de objetivos en cuanto a resultados y con un enfoque determinado

106. El marco conductual:

a. Recoge métodos y técnicas derivados de la psicología experimental, predominando los diseños de grupos

b. Está basado en las teorías que Freud comenzó a crear a principios del siglo XX

c. Su desarrollo transcurre paralelo al de la psicología clínica y surge como una reacción al predominio de la psicología estructuralista y del marco cognitivo. :

d. El método fundamental es la observación, haciendo uso de entrevistas, autoregistros, auto-informes, etcétera

107. Dentro de las lesiones incompletas de la lesión medular Qué cuadro clínico nos encontramos en un síndrome cordonal posterior:

a. Se produce una pérdida variable de la función motora y de la sensibilidad al dolor y a la temperatura conservando la propiocepción

b. Se encuentra alterado el equilibrio, la marcha y la coordinación de los movimientos por debajo de la lesión

c. Presenta mayor debilidad en los miembros superiores que en los inferiores

d. Lesión de las raíces lumbosacras dentro del canal medular que resultan en vejiga, intestino y miembros inferiores arrefléxicos

108. Tipo de estudio cualitativo:

a. Estudio factorial

b. Ensayo cruzado

c. Investigación-acción

d. Estudios observacionales

109. Las miopatías:

a. Son enfermedades poco frecuentes (prevalencia 5/1.000)

b. El inicio de los síntomas y el tiempo de evolución de la enfermedad permiten definir tres grupos: bebés con problemas durante el embarazo, lactantes hipotónicos con debilidad desde el nacimiento y los primeros años de vida, y niños con debilidad muscular progresiva

c. La distrofia muscular de Duchenne es una de las formas más graves de distrofia muscular en la que los niños y niñas afectados presentan un retraso en la adquisición de la marcha, caídas frecuentes, dificultad para incorporarse del suelo, correr y subir escaleras

d. La distrofia muscular de Duchenne progresa con debilidad generalizada, hiperlordosis lumbar y retracciones aquileas. Pueden presentar ceguera nocturna y disminución del rendimiento intelectual con mayor compromiso en la inteligencia verbal

110. Según el Modelo Biopsicosocial de Mosey:

a. La Terapia Ocupacional es una profesión que integra la ciencia básica y la ciencia aplicada

b. La Terapia Ocupacional es una profesión que solamente aplica el conocimiento científico

c. No existe continuo entre función y disfunción

d. Ninguna de las anteriores es correcta

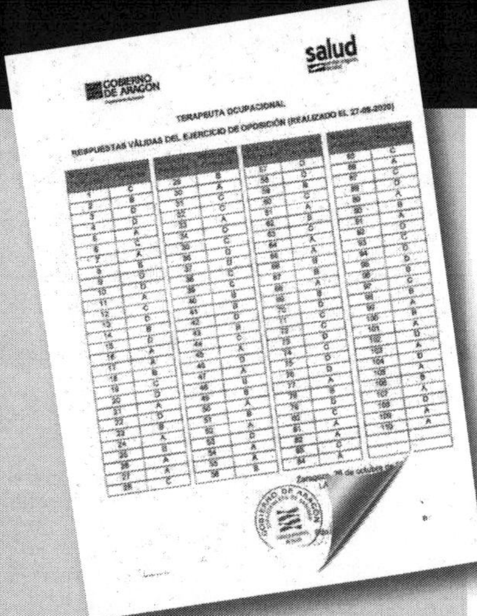

Examen:

26 de octubre de 2020

(Llamamiento Extraordinario)*

Clave de Respuestas

[...]	39 C	64 A	89 A
15 D	40 B	65 A	90 B
16 A	41 B	66 B	91 A
17 A	42 D	67 B	92 D
18 B	43 B	68 A	93 C
19 C	44 C	69 B	94 D
20 D	45 A	70 D	95 D
21 A	46 D	71 C	96 B
22 D	47 A	72 C	97 C
23 B	48 B	73 D	98 B
24 A	49 B	74 C	99 A
25 B	50 A	75 D	100 B
26 A	51 B	76 D	101 A
27 A	52 A	77 A	102 D
28 C	53 C	78 B	103 A
29 B	54 A	79 D	104 D
30 A	55 A	80 C	105 A
31 C	56 B	81 A	106 B
32 C	57 D	82 A	107 A
33 A	58 D	83 C	108 D
34 D	59 B	84 A	109 A
35 C	60 C	85 C	110 A
36 D	61 A	86 A	
37 D	62 B	87 C	
38 C	63 C	88 D	

*Ninguna pregunta anulada

(Al tratarse de un llamamiento extraordinario y concurrir menos opositores también se realizan menos impugnaciones)

[Preguntas 1 a 14 no específicas]

15. El objetivo general del sistema de información sanitaria del Sistema Nacional de Salud será responder a las necesidades de los siguientes colectivos, EXCEPTO:

a. Autoridades sanitarias:
b. Profesionales
c. Ciudadanos y organizaciones y asociaciones en el ámbito sanitario
d. Organizaciones y asociaciones en el ámbito social

16. En los equipos de tratamiento que trabajan con personas con Trastornos de comportamiento alimentario:

a. Es fundamental que todos los profesionales del equipo sigan la misma línea de trabajo
b. No es conveniente que exista un líder en el equipo
c. Existen diversos enfoques de trabajo en equipo: unidireccional, multidisciplinar y podal
d. Debe existir una buena comunicación con el paciente, pero no con la familia

17. Dentro de los tipos de muestreo no probabilísticos se encuentran:

a. Accidental, sujetos tipo, de expertos
b. Simple, estratificado y por conglomerados
c. Media, mediana y moda
d. Rango, varianza y desviación típica

18. Sobre el trastorno de hiperactividad con déficit de atención en los niños, es FALSO:

a. Las características más sobresalientes del trastorno de hiperactividad con déficit de atención varían con la edad
b. El trastorno de hiperactividad con déficit de atención es más prevalente en mujeres que en hombres
c. Los niños con trastorno de hiperactividad con déficit de atención son tratados típicamente en tres dimensiones: 1, Medicación, 2. Adaptación del programa escolar, 3. Técnicas del comportamiento
d. A menudo tienen dificultad para llevarse bien con los compañeros

19. Vivir una situación de pobreza continuada dificulta el desarrollo del niño:

a. Solo a nivel emocional y físico
b. Solo a nivel madurativo y social
c. A nivel físico, cognitivo, psicológico, emocional y social
d. Ninguna es correcta

20. Cuáles de estas alteraciones de memoria suelen aparecer en los trastornos de ansiedad:

a. Ilusión de extrañeza
b. Ilusión de familiaridad
c. Confabulación
d. Dificultad de evocar el recuerdo en el momento requerido

21. Según Moruno, qué actividades se ven más afectadas en los niños con síndrome de Down:

a. Las que requieren habilidad motriz fina
b. Las de movilidad gruesa
c. Las de comunicación
d. Las sociales

22. Son características comunes en el Síndrome de Down:

a. Estatura alta
b. Hipertonía muscular y retraso mental
c. Signo de Dubois en el primer dedo
d. Hipotonía muscular y retraso mental

23. El trabajo del corazón está influenciado por muchos factores además de los requerimientos de energía de las actividades:

a. La digestión de los alimentos provoca una dilatación refleja de los vasos sanguíneos del tubo digestivo, incrementando la circulación en ese sentido, incluyendo al corazón
b. Sentarse sobre la orilla de la cama, sentarse en una silla, o incluso pararse tranquilo de pie, provoca una menor demanda de energía que estar acostado o semireclinado en la cama
c. La ansiedad no aumenta la tensión muscular, por lo tanto, no ejerce mayor demanda sobre el corazón
d. La temperatura ambiente no incrementa el trabajo cardiaco

24. Sobre el método Braille, es FALSO:

a. Consiste en 8 puntos en relieve que, utilizados de forma individual o en combinaciones, pueden representar cada letra del alfabeto

b. Es un sistema táctil

c. Consiste en 6 puntos en relieve que, utilizados de forma individual o en combinaciones, pueden representar cada letra del alfabeto

d. Se repuja en papel grueso y se lee con los pulpejos de los dedos de una o de ambas manos

25. Es una actividad de la vida diaria para trabajar la atención sostenida:

a. Realizar el paciente tareas en la cocina, como fregar a la vez que está cocinando

b. Ver una película o programa de televisión y posteriormente realizar un resumen de lo que ha visto

c. Caminar y hablar por la calle con un acompañante, mientras va a un lugar conocido

d. Leer párrafos y de forma simultánea buscar una determinada palabra

26. Sobre las siguientes definiciones de las dimensiones de la participación ocupacional, según el Modelo de ocupación humana, es FALSO:

a. Elegir es decidir un plan de acción para lograr un objetivo o proyecto personal

b. Explorar es investigar nuevos objetos, espacios, grupos sociales o tareas/formas ocupacionales

c. Practicar es repetir un desempeño determinado de forma continua con el objetivo de mejorar la destreza y la eficacia en el desempeño

d. Sostener es persistir en el desempeño o la participación ocupacional a pesar de incertidumbres o dificultades

27. La parálisis de Erb, tipo I de parálisis braquial obstétrica, cursa con:

a. Adducción y rotación interna del hombro, con pérdida de la extensión de codo

b. Abducción y rotación interna del hombro, con pérdida de la extensión de codo

c. Adducción y rotación externa del hombro, con pérdida de la extensión de codo

d. Abducción y rotación externa del hombro, con pérdida de la extensión de codo

28. La Clasificación Internacional de Deficiencias, Discapacidades y Minusvalías (CIF) es

a. Un marco conceptual basado en la etiología

b. Un diagnóstico de enfermedades, trastornos u otras condiciones

c. Una clasificación diseñada con un propósito múltiple para ser utilizadas en varias disciplinas y diferentes sectores

d. Una clasificación estadística internacional de enfermedades y otros problemas de salud

29. En los trastornos de conducta en la infancia el terapeuta ocupacional tendrá como objetivo:

a. Trabajar las Actividades de la vida diaria instrumentales

b. Prevenir las conductas o trastornos antisociales con formación en habilidades sociales y programas de entrenamiento para los padres, centrados en el hogar

c. Hacer aparecer conductas disruptivas en los grupos de trabajo

d. Ninguna de las anteriores

30. La integración sensorial utiliza equipamiento:

a. Táctil, para movimiento con y sin suspensión, y para la planificación motora

b. Mecanizado, sensitivo y sensorial

c. En movimiento continuo y con luz alternante

d. Ninguna es correcta

31. NO sería un objetivo genérico de la intervención de terapia ocupacional con enfermos con trastorno mental grave que residen en la comunidad:

a. Adquirir y mantener las destrezas asociadas con el desempeño de las actividades de la vida diaria básicas e instrumentales

b. Entrenamiento y adquisición de aquellas habilidades sociales que mejoren las relaciones interpersonales del sujeto en el desempeño de sus roles ocupacionales

c. Contención y eliminación de la fase aguda

d. Diseño e implementación de clubes de ocio

32. En una Demencia Frontotemporal, la clínica predominante es la:

a. Cognitiva

b. Neurológica

c. Conductual

d. Relacionada

33. En cuanto a los productos de apoyo para personas con enfermedad de Duchenne:

a. Las férulas largas de pierna (ortesis de rodilla-tobillo-pie, KAFOs) pueden ser útiles cerca de la etapa donde caminar se está volviendo muy difícil o imposible

b. No existe cirugía posible para prolongar el periodo de caminar

c. En etapas tardías de la enfermedad, una silla de ruedas autopropulsable puede ser utilizada para largas distancias para conservar la fuerza

d. Ninguna de las anteriores

34. Las dificultades que presentan las personas con bulimia en el programa de AIVD, dentro de la actividad de planificación y realización de compras, están relacionadas con:

a. La elaboración de rituales disfuncionales en la realización de compras de alimentos

b. Permanecer mucho tiempo en el supermercado

c. La compra de los mismos alimentos siempre

d. El control de impulsos y la ausencia en la planificación de la actividad

35. En qué tipo de transferencia hace falta mayor fuerza en los miembros superiores:

a. En la transferencia de movimiento horizontal

b. En la transferencia de movimiento vertical inferior

c. En la transferencia de movimiento vertical superior

d. Todas son correctas

36. Las quemaduras de la muñeca en la zona palmar, (señala la FALSA):

a. Producen una contractura en la palma, con pérdida de la extensión de muñeca y dedos

b. Se pueden tratar con la férula cock-up

c. La férula indicada para estas quemaduras mantendrá la muñeca a 30º de extensión, con dedos y pulgar libres

d. La férula indicada mantiene la muñeca en ligera flexión

37. Si una quemadura es indolora y destruye la epidermis, dermis y los folículos pilosos, se trata de una quemadura de profundidad: :

a. Superficial

b. Superficial de grosor parcial

c. Profunda de grosor parcial

d. Grosor completo

38. A continuación se describen algunos principios que permiten diferenciar una correcta posición en sedestación. Cuál NO lo es:

a. La pelvis asegura una base de apoyo estable; cuanto mayor es la parte del cuerpo en apoyo, mayor estabilidad se obtiene

b. Es necesario tener en cuenta la presión, entendida como el peso que soporta el asiento

c. En la estabilidad hay que considerar que cuando la fuerza de fricción disminuye, la estabilidad del cuerpo aumenta

d. Para lograr un equilibrio de tronco estable, el centro de la gravedad debe permanecer sobre la base de apoyo

39. Sobre los problemas de salud más prevalentes en mujeres y su relación con el cumplimiento del rol de género, es FALSO:

a. Cuando las normas de género dan lugar a una diferencia de oportunidades, pueden conducir a la desigualdad e inequidad en el ámbito de la salud

b. Hay factores biológicos que se manifiestan de forma diversa en la salud y en los riesgos de enfermar de hombres y mujeres

c. La feminización de la pobreza hace referencia al número decreciente de mujeres entre la población pobre

d. El empobrecimiento de las mujeres expresa el empeoramiento de los estándares de vida de las mismas

40. En los tableros de comunicación, las categorías semánticas y su codificación por colores partiendo de la clave de Fitzgerald son: (Señale la INCORRECTA)

a. Personas en amarillo
b. Verbos en azul
c. Objetos en naranja
d. Términos sociales en rosa

---

41. Una amputación completa de miembro superior implica:

a. Clavícula y escápula intactas, pero hay amputación completa de número
b. Extirpación de parte o de la totalidad de clavícula y escápula junto con el resto del brazo
c. Amputación a nivel de codo
d. Ninguna de las anteriores es correcta

---

42. Según Mulligan a qué edad el niño con desarrollo normal es independiente en el vestido, excepto con la selección de ropa y cierres difíciles ocasionales, como cinturones y cierres de la parte trasera de la ropa:

a. 1-2 años
b. 2-3 años
c. 3-4 años
d. 5-6 años

---

43. Según la CIF, la participación es:

a. La realización de una tarea o acción por parte de un individuo
b. El acto de involucrarse en una situación vital
c. La intervención en un suceso, en un acto o en una actividad
d. El ambiente físico, social y actitudinal en el que las personas viven y conducen sus vidas..

---

44. La conservación de la energía es la intervención que más utilizan los terapeutas ocupacionales en el tratamiento de pacientes que sufren de:

a. Parálisis cerebral
b. Discapacidad intelectual
c. Esclerosis múltiple
d. Quemaduras

---

45. En niños con PCI respecto a la intervención y recomendaciones en la AVD del vestido:

a. Conviene vestir y desvestir en posiciones que no provoquen aumento de tono ni movimientos incontrolados
b. El niño durante el vestido debe permanecer lo más simétrico posible. Es más sencillo comenzar a vestir y desvestir por el lado menos afecto
c. Cuando el niño tiende a flexionar el tronco es conveniente vestirlo y desnudarlo sentado en el regazo
d. Cuando el niño tiende a extender el tronco y llevar la cabeza hacia atrás, se le viste y desviste tumbándolo en el regazo boca abajo

---

46. En la red de Salud Mental las siguientes siglas significan: (elija la respuesta INCORRECTA)

a. EASC: Equipo de Apoyo Social Comunitario
b. UME: Unidad de Hospitalización de Media Estancia
c. UTCA: Unidad de Trastornos de la Conducta Alimentaria
d. UASA: Unidad de Atención y Seguimiento Ambulatorio

---

47. En artritis reumatoide:

a. La sinovitis de las articulaciones de la muñeca puede producir síndrome del túnel carpiano
b. En la rodilla se produce atrofia sinovial
c. A nivel axial suele limitarse la columna lumbar
d. Ninguna de las anteriores es correcta

---

48. Las técnicas de relajación en programas de manejo de ansiedad para personas mayores:

a. Son un tipo de asesoramiento mediante la escucha y la contención
b. Se orientan al control de la respiración y los síntomas somáticos de ansiedad
c. Incluyen el entrenamiento en resolución de problemas
d. Incluyen la exposición gradual al estrés

---

49. En una persona con trastorno dipolar, qué es 'Dificultad de rapport':

a. El paciente subyace al sufrimiento y hay un componente de culpa en la falta de intereses y objetivos placenteros
b. El paciente puede hablarnos, pero no hay una auténtica comunicación, la mirada está perdida y la sonrisa es una mueca estática
c. Su deteriorado autoconcepto le lleva a un sentimiento de inutilidad
d. La persona tiene los impulsos inhibidos, pudiendo llegar a una abolición incluso de los impulsos más elementales, necesarios para mantener la vida

---

50. A qué recurso sociocomunitario corresponde la siguiente definición: 'Son alternativas residenciales normalizadas para una persona con una enfermedad mental grave, que tienen dificultades para cubrir de modo totalmente independiente sus necesidades de alojamiento y soporte social'

a. Piso protegido
b. Programa de apoyo residencial
c. Minirresidencia
d. Centro de día

---

51. Sobre habilidades y destrezas:

a. La destreza manipulativa básica representada por el desarrollo de presas, praxis gestual o ideomotora y praxis ideatoria no sirve de introducción a la praxis constructiva
b. El adiestramiento en la destreza manipulativa determina el desarrollo de la autonomía personal en las actividades de la vida diaria
c. No es un elemento básico de destreza manipulativa la coordinación óculo-manual en relación con la precisión para la toma del objeto
d. En la destreza manipulativa solo se incluye la habilidad para las distintas presas

---

52. La práctica sistemática de la Terapia Ocupacional (Systematic OT Practice):

a. Es un modelo basado en el conocimiento de la práctica basada en la evidencia y el marco de trabajo de la TO de AOTA
b. Es lo mismo que TOBE (Terapia Ocupacional Basada en la Evidencia)
c. Es un modelo de dos pasos; identificación del problema e intervención
d. Todas son correctas

---

53. El marco de referencia conductual en el trabajo con personas con drogodependencia:

a. Sólo admite grupos estructurados y cerrados para crear mayor adherencia y compromiso en el proceso
b. Se creará un contrato de contingencias como expresión explícita de las obligaciones, que el paciente debe firmar en todos los casos en forma de contrato terapéutico
c. Se realizará un programa consensuado y supervisado para establecer las metas y objetivos posibles con la finalidad de conseguir crear una red de apoyo social ante situaciones de desamparo
d. Se utilizarán refuerzos positivos, generalmente de logros a medio y largo plazo y de tipo social. Estos refuerzos serán continuos y se irán incrementando progresivamente conforme evolucione el paciente de forma favorable

---

54. Entre las áreas más afectadas en los cuadros depresivos, en la persona con trastorno bipolar encontramos:

a. La psicomotricidad con inhibición de la motilidad, bradicinesia, falta de iniciativa y enlentecimiento del pensamiento y del movimiento
b. En la esfera afectiva, predominio de los afectos negativos, pérdida del sentimiento de bienestar e incapacidad de amarse a sí mismo, aunque conserva el amor hacia los demás
c. En la esfera de los impulsos, inhibición, pudiendo llegar a una abolición incluso de los impulsos más elementales. Disminuye el sueño y se suele dar un incremento de la ansiedad por comer
d. La ideación autolítica. Los intentos de suicidio son más frecuentes en la mujer que en el hombre, y todavía más frecuentes entre los 40 y 50 años

55. La Medida de Desempeño Ocupacional Canadiense (COPM):

a. Mide el cambio percibido por la persona en el desempeño ocupacional

b. Evalúa actividades clasificadas en tres categorías: actividades de la vida diaria básicas, instrumentales y avanzadas

c. Se diseñó para evaluar a niños y adultos con patologías neurológicas

d. Se trata de una entrevista semi-estructurada con el propio paciente y su familia

56. La investigación cualitativa:

a. Mide los fenómenos que estudia

b. Se basa en el paradigma naturalista, que pretende explicar los fenómenos desde la interpretación subjetiva de los sujetos

c. Se basa en el paradigma positivista

d. Los datos que analiza deben ser cuantificables

57. Pinza más habitual formada por dos ramas que efectúan una pinza latero-lateral y un gancho conjunto, siendo una de las ramas fija y la otra articulada, accionándose la apertura por tracción cinemática, y el cierre pasivamente mediante muelles o dispositivos elásticos:

a. Prótesis pasiva de brazo con encaje, estructura endoesquelética, suspensión, codo, muñeca y mano

b. Pinza eléctrica

c. Prótesis no funcional para amputación de mano

d. Pinza funcional

58. El proceso para recomendar ayudas técnicas consta de varios pasos:

a. Solicitud del paciente, evaluación del paciente y análisis de actividades comprometidas

b. Evaluación del paciente y recomendación de ayudas técnicas

c. Evaluación, estrategias de abordaje y recomendación de ayudas técnicas

d. Solicitud y evaluación del paciente, análisis de actividades comprometidas, estrategias de abordaje, recomendación de ayudas técnicas, entrenamiento en la utilización de las ayudas técnicas y seguimiento de la utilización

59. Sobre el trabajo con personas ciegas, es FALSO:

a. La orientación y la movilidad o la capacidad para andar, con seguridad, de forma independiente y con confianza, es una destreza de alta prioridad en las personas con deficiencia visual

b. Las destrezas motoras incluyen postura correcta, desarrollo del cuerpo y coordinación, y no se pueden desarrollar por medio de ejercicios juegos y danza

c. Algunas de las destrezas que se enseñan en los programas de entrenamiento son entrenamiento sensorial

d. Algunas de las destrezas que se enseñan en los programas de entrenamiento son destrezas con bastones largos

60. Sobre el lenguaje de signos, es FALSO:

a. El sordo cuando signa con sus manos realiza movimientos de sus labios

b. Con frecuencia el sordo en su comunicación recurre a la dactilología, que es una escritura en el espacio, cada letra del alfabeto latino es representada por un gesto de la mano y los dedos

c. 'En el lenguaje de signos hay muchas expresiones de origen dactilológico

d. En la interacción entre sordos y ciegos la dactilología puede ser un medio de comunicación alternativo, se realiza por vía táctil sobre la palma de la mano o sobre el cuerpo del receptor sordo-ciego

61. En el caso de ACV con afectación a nivel de la arteria cerebral media derecha, encontraremos estos síntomas neuropsicológicos, EXCEPTO:

a. Afasia de Broca

b. Síndrome de heminegligencia izquierda

c. Apraxia del vestido

d. Alteraciones visoperceptivas

62. Una parte de la intervención del terapeuta ocupacional en PCI puede centrarse en enseñar a padres y cuidadores en la realización de movimientos eficaces:

a. Cogerle de los brazos o de las manos es la mejor manera para ayudarle a incorporarse de la posición de decúbito supino a sedestación

b. Para poder conseguir un manejo más eficaz de la persona con PCI es recomendable hacerlo desde las partes proximales del cuerpo (cabeza; cuello, hombros, pelvis)

c. Cuando la persona presenta tono postural bajo, los brazos estarán flexionados y girados en rotación interna, para salir de ese patrón hay que sujetar de codos y llevar los brazos a rotación externa

d. La persona con PCI espástica presenta brazos flexionados con los hombros en rotación externa mano cerrada con pulgar incluido; para intentar salir de ese patrón hay que sujetar de los codos y llevar los brazos a rotación interna

63. Sobre la mano de las personas con hemiplejía:

a. Una mano totalmente abierta es una mano relajada

b. El antebrazo no debe apoyar sobre la mesa

c. Para que la mano esté relajada el arco transverso palmar no contacta con la mesa

d. Es conveniente proporcionar una pelota pequeña para aumentar la fuerza

64. El nervio mediano es responsable de la sensibilidad de:

a. La percepción táctil en los pulpejos de 1º, 2º y 3º dedo

b. La sensibilidad de todo el 5º dedo y de la mitad interna dorsal y palmar del 4°

c. La sensibilidad del dorso de las falanges proximales del 2º y 3º dedo

d. Todas son correctas:

65. Sobre los dispositivos terminales, es FALSO:

a. Aunque funcionalmente la mano de Dorrance y la de Otto Bock son similares, los pacientes por el aspecto de la mano prefieren la de Dorrance

b. La longitud del gancho desde la base (muñeca) hasta la punta de los dedos o gancho será igual o ligeramente mayor que la distancia desde la muñeca hasta la punta del pulgar en la mano sana

c. Tanto las manos de apertura voluntaria de Dorrance como los ganchos de apertura voluntaria de Dorrance son el tipo de dispositivo de mano más comúnmente utilizados

d. La mano de apertura voluntaria de Otto Bock es de diseño endoesquelético

66. Sobre la esclerosis múltiple:

a. Es una enfermedad hereditaria

b. Se produce una desmielinización de las neuronas en el cerebro y en la médula espinal

c. Se asocia con una degeneración de las neuronas de los ganglios basales

d. Se produce una pérdida de células nerviosas de la sustancia negra

67. Los roles son...:

a. El sentido de quien es uno y quien desea llegar a ser

b. La incorporación de un estado, definido desde los puntos de vista social, personal o ambos

c. Una tendencia adquirida para responder y desempeñarse de manera automática

d. Lo que uno valora como importante

68. La dependencia psicológica de una sustancia es:

a. La necesidad perentoria de tomar drogas para tolerar su 'self' y, en un primer momento, para afrontar las AVD

b. La necesidad perentoria de tomar drogas para tolerar su 'self' y para afrontar las AVD, a lo que se añade la acción química de la droga

c. El aumento de las dosis de droga por la tolerancia lleva a una necesidad de su presencia en el organismo para mantener un estado metabólico normal

d. Ninguna de las anteriores es correcta

69. Sobre la historia de la atención psiquiátrica y la Terapia Ocupacional, es FALSO:

a. En lo referido a Terapia Ocupacional el tratamiento moral se caracterizaba por ubicar el trabajo en un lugar central entre sus premisas

b. En España hasta el siglo XX no hubo conatos de cambios en la humanización del tratamiento a los enfermos mentales

c. Las características del tratamiento moral parecen sentar las bases para el desarrollo de la Terapia Ocupacional

d. En España en las primeras décadas del siglo XV se fundaron numerosos hospitales psiquiátricos. Entre otras ciudades, en Zaragoza el hospital Nuestra señora de Gracia

70. Es un tipo de investigación NO cuantitativa:

a. Investigación descriptiva
b. Investigación correlativa
c. Investigación experimental
d. Investigación no descriptiva

71. En el caso de un paciente con limitaciones relacionadas con la destreza y la coordinación, cómo se puede compensar la AVD básica de alimentación: Señale la INCORRECTA

a. Con el uso de lastres en las muñecas
b. Poniendo un antideslizante debajo del plato
c. Utilizando un cuchillo Nelson para cortar
d. Con delantales o baberos de adultos

72. Justicia Ocupacional es:

a. El derecho de todas las personas a participar en ocupaciones significativas que contribuyen positivamente a su propio bienestar
b. No es un concepto primordial para los terapeutas ocupacionales
c. La igualdad de oportunidades y recursos que permitan la participación de las personas en ocupaciones significativas
d. Es lo mismo que derecho ocupacional

73. El síndrome del túnel carpiano:

a. En la prueba de Phalen, el médico golpetea o presiona sobre el nervio mediano en la muñeca de la persona. La prueba es positiva cuando se produce hormigueo en los dedos o una sensación parecida a un shock
b. La prueba Tinel, o de flexión de la muñeca, implica hacer que la persona sostenga sus antebrazos verticales apuntando los dedos hacia abajo y presionando juntos los dorsos de las manos. La presencia del síndrome del túnel carpiano se sugiere si uno o más síntomas, como hormigueo o aumento del entumecimiento, se sienten en los dedos en 1 min.
c. Las mujeres tienen una probabilidad dos veces mayor que los hombres de desarrollar el síndrome del túnel carpiano, tal vez debido a que el túnel carpiano en sí puede ser más pequeño en algunas mujeres que en los hombres
d. En casos crónicos y/o no tratados, los músculos en la base del pulgar podrían atrofiarse

74. En el caso del paciente con lesión medular, señale la FALSA respecto a las posibles consecuencias de la elección de una silla de ruedas:

a. Cuando el asiento es demasiado ancho, la postura es inestable en sedestación y existe dificultad para alcanzar las ruedas. y autopropulsarse
b. Cuando el asiento es demasiado corto, hay insuficiente apoyo para sentarse y aumento de la presión de carga, en la zona de apoyo
c. Cuando los reposapiés son demasiado altos, se favorece una mala postura al alterar la posición de la pelvis y puede engancharse en los bordillos o en el pavimento
d. Cuando los reposabrazos son demasiado altos, se elevan los hombros y disminuye el acceso a las ruedas de autopropulsión

75. En el caso de un niño con síndrome de Down con retraso mental leve, según Moruno, qué nivel de independencia se espera que tenga a los 15 años:

a. Dependencia en todas las ABVD
b. Independencia en la alimentación y necesidad de ayuda en el vestido
c. Independencia sólo en las ABVD
d. Independencia en todas las ABVD y AIVD

76. Según Moruno, los rasgos distintivos que caracterizan las ABVD y AIVD son: (Señale la INCORRECTA)

a. Básicas frente a instrumentales
b. Sencillas frente a complejas
c. Personales frente a colectivas
d. Ligeras frente a pesadas

77. Decreto del Gobierno de Aragón por el que se regula el sistema de información asistencial, de ámbito social y sanitario en esta Comunidad Autónoma:

a. 164/2000
b. 164/1990
c. 164/2010
d. 164/2015

78. El acto de escribir precisa de:

a. Un mecanismo de inspección y de maduración perceptiva
b. Una exacta coordinación óculo manual con una pinza evolucionada y un correcto desarrollo de la praxis gestual
c. Gesto psicomotor, gesto manipulativo
d. La diferencia completa de los ejes espaciales del propio cuerpo

79. El proceso rehabilitador en la lesión medular tiene diferentes objetivos funcionales según el nivel de lesión, Señale la frase INCORRECTA:

a. En nivel C1-C3 tienen parálisis total del diafragma y del resto de la musculatura respiratoria, por lo tanto, dependen de la ventilación asistida. Es fundamental la educación de la familia sobre los cuidados que la persona requerirá en domicilio
b. En nivel C4 pueden respirar de manera independiente y manejar una silla de ruedas eléctrica con mando mentoniano
c. En nivel C5 es de vital importancia evitar durante el periodo agudo la contractura en flexión y supinación del codo. Con ayuda de una férula estabilizadora de muñeca y adaptaciones pueden realizar tareas sencillas que no requieren control fino de la mano:
d. En nivel C8 la extensión activa de la muñeca permite un agarre grosero a través del efecto tenodesis

80. En la tercera fase de tratamiento de una artroplastia de articulación trapezometacarpiana por artrosis:

a. Debe realizarse pinza terminal con resistencia
b. Están prohibidas las actividades cotidianas sin resistencia hasta la 4ª fase
c. Debe evitarse la flexión completa del primer dedo a través de la palma de la mano hasta la base del quinto
d. La movilidad de la muñeca no es importante

81. Es una miopatía del lactante hipotónico con debilidad desde el nacimiento o los primeros años de vida:

a. Forma clásica de enfermedad de Pompe
b. Sarcoglicanopatías
c. Distrofia muscular por proteína relacionada con la Fukatina
d. Distrofia muscular de Emery-Dreifuss

82. Capacidad de mantener una respuesta conductual consistente durante una actividad continuada y repetida en un periodo de tiempo determinado:

a. Atención sostenida
b. Atención alternante
c. Atención selectiva
d. Atención dividida

83. Desde cuál de estos enfoques se utilizan técnicas no solo en pacientes neurológicos, sino también en pacientes para la recuperación de fracturas y lesiones de tejidos blandos:

a. Brunstrom
b. Bobath
c. Rood
d. Ninguna es correcta

84. Según Davis la escucha activa está compuesta por los procesos:

a. Reafirmación, reflexión y clarificación
b. Planificación, reafirmación y reflexión
c. Comprensión, reflexión y empatía:
d. Comunicación, comprensión y reflexión

85. Sobre el Modelo de discapacidad cognitiva de Allen:

a. La patología cerebral altera el funcionamiento cognitivo, pero no produce manifestaciones en las actividades de la vida diaria
b. El enfoque desde Terapia Ocupacional se basa en el análisis de la discapacidad de la persona, con el fin de modificarla y recuperar la salud
c. Las diferencias cualitativas en el desempeño de las actividades rutinarias se clasifican en 7 niveles cognitivos, que van del O (coma) al 6 (acciones planeadas)
d. Los 5 niveles marcados por Allen se subdividen a su vez en modos (del 0 a 3), lo que ofrece un total de 20 modos de realización

86. Sobre los tipos de pruebas de evaluación cognitiva, es FALSO:

a. Las pruebas específicas de evaluación neuropsicológica realizan una exhaustiva evaluación del mayor número posible de funciones cognitivas
b. Las baterías generales de evaluación cognitiva se caracterizan por agrupar una serie de pruebas que tratan de ofrecer un perfil neuropsicológico más o menos completo
c. Las escalas breves de evaluación cognitiva tratan de valorar en el menor tiempo posible si el paciente presenta trastorno cognitivo o no
d. Las baterías generales de evaluación cognitiva tratan de valorar el mayor número posible de funciones cognitivas

87. Tipología más frecuente de maltrato a la persona mayor:

a. Abuso económico o financiero
b. Abuso sexual
c. Maltrato emocional o psicológico
d. Maltrato físico

88. Indique la correcta:

a. No es necesario tener en cuenta los intereses del paciente a la hora de elaborar los objetivos del tratamiento
b. Los problemas de atención no provocan riesgos en las actividades de la vida diaria
c. En la apraxia ideatoria el paciente no tiene problemas para la manipulación de objetos
d. La apraxia constructiva afecta a la realización de todas las AVD

89. La Medida de independencia Funcional (FIM):

a. Mide la gravedad de la discapacidad relacionada con el deterioro físico
b. Evalúa el estado funcional basal y los cambios en el estado después de la rehabilitación física
c. Evalúa a niños y adultos con deterioro físico
d. Evalúa 18 actividades, 12 con énfasis motor y 6 con énfasis cognitivo

90. Sobre los roles:

a. Se refieren a patrones conductuales
b. Conllevan una consciencia de la identidad social particular relacionada con cómo se espera que uno se comporte
c. Reflejan las convicciones sobre lo que es importante
d. Señalan una preferencia a ciertas ocupaciones placenteras

91. NO corresponde a una fractura de la extremidad distal del radio:

a. Fractura de Smith invertida
b. Fractura de Colles
c. Fractura de Barton
d. Fractura de Barton invertida

92. Qué académicos se asociaron para promover y desarrollar el concepto de la justicia ocupacional:

a. Mary Reilly y Claudia Allen
b. Margaret Rood y Berta Bobath
c. Ann Mosey y Gail Fidler
d. Ann Wilcock y Elizabeth Towsend

93. En niños con mielomeningocele:

a. Los recién nacidos con encefalocele no sobreviven más de unas horas
b. Nunca existen déficits intelectuales
c. Pueden aparecer déficits cognitivos
d. En la anencefalia hay desarrollo nervioso por encima del tronco encefálico

94. Sobre la adaptación de los espacios domiciliarios, es FALSO:

a. Los ascensores deben tener la puerta de un ancho mínimo de 80 centímetros, y una medida interior de al menos 140 por 110 cms
b. Los pasillos tendrán un ancho mínimo de 100 cms y estar libres de obstáculos (como mobiliario, adornos, etc...)
c. La anchura mínima deseada de las puertas interiores será entre 80 y 90 cms de ancho
d. La manilla de la puerta debe ser de palanca o de pomo y estar ubicada a 130 cms del suelo

95. En la fase más avanzada de las Demencias el Terapeuta Ocupacional ayudará a (señala la INCORRECTA):

a. Entrenar a los cuidadores y a la familia en el uso de las ayudas técnicas
b. Enseñar una correcta higiene postural en la atención al enfermo
c. Informar y asesorar al entorno familiar sobre los recursos existentes
d. Asesorar a los cuidadores y a la familia en el cuidado de las úlceras por decúbito

96. Cuál evalúa la orientación, percepción, organización visuomotora, y operaciones de pensamiento:

a. Test de Minnesota
b. Evaluación cognitiva en Terapia Ocupacional de Lowenstein
c. Prueba de praxia de construcción de Benton
d. Test de Rivermead

97. Sobre la intervención con familias en el ámbito de la salud mental, es FALSO:

a. Las familias constituyen actualmente un recurso fundamental en la rehabilitación de las personas con trastornos mentales severos
b. Los familiares, para colaborar eficazmente, van a necesitar información, asesoramiento y apoyo por parte de los profesionales
c. Las intervenciones familiares integradas en un plan de tratamiento global son eficaces, pero no lo suficiente para disminuir recaídas y rehospitalizaciones en personas diagnosticadas de esquizofrenia, disminuyendo la carga de los familiares
d. La intervención familiar en la esquizofrenia debe adaptarse a las necesidades de cada familia de forma flexible, incluyendo intervenciones unifamiliares y multifamiliares, con una larga duración en el tiempo

98. La entrevista clínica es una herramienta en el razonamiento...

a. científico
b. interactivo o narrativo
c. pragmático
d. ético

99. Entre de las ayudas técnicas para adiestrar las actividades de autocuidado personal están:

a. Cuchillo oscilante, esponja de mango largo y alza de asiento
b. Abotonador, pinza de largo alcance y adaptador de utensilios de escritura
c. Cortauña adaptado, tabla para cortar y recogedor de basura de mango largo
d. Tabla para cortar, cuchillo oscilante y cuchillo de cocina angulado

100. El codo de tenista:

a. Consiste en la inflamación de las inserciones tendinosas de los flexores de los dedos y de la muñeca
b. Puede aparecer como consecuencia de distintas actividades de la mano, como hachar madera, martillar y romper nueces
c. El tratamiento de este problema consiste en reposo de la extremidad afectada, aumento de la tensión, uso de analgésicos leves y compresas frías o calientes
d. El empleo de una tira de aproximadamente 3 cm de diámetro en el antebrazo sobre el área muscular voluminosa a unos 4 ó 5 cm por encima de la fosa cubital, ayuda a minimizar la tensión en la inserción de los grupos musculares sobre los epicóndilos

101. Sobre las habilidades y destrezas:

a. El estudio de habilidades, destrezas, hábitos y roles en éste orden y sin exclusión de ninguno de ellos, es necesario para conocer en todas sus dimensiones las actividades de la vida diaria
b. La destreza es una capacidad elemental, que necesita poco aprendizaje, en el sentido de tener pocos elementos compuestos factorialmente, para realizar una actividad sencilla
c. La habilidad es una capacidad que suele necesitar un periodo de aprendizaje mayor que la destreza y más compleja, ya que está compuesta por varios factores
d. La habilidad es una suma de destrezas buscadas y automatizadas

102. Sobre las funciones del terapeuta ocupacional en el programa de rehabilitación cardiaca:

a. Sesiones de autocontrol y relajación
b. Promoción y reinserción sociolaboral del paciente
c. Elaboración de un plan de cuidados individualizado y su evaluación posterior
d. Control de la frecuencia cardiaca en cada actividad

103. Cuál de estas Comisiones Centrales obligatorias lo es a nivel de sector:

a. Comisión Central de infecciones, profilaxis y política antibiótica
b. Comisión de transfusiones
c. Comisión de tumores
d. Comisión de Garantía de Calidad en Radiodiagnóstico

104. Mosey identificó la interacción social como:

a. La acción mediante la cual se establece la posterior influencia social
b. El fenómeno básico mediante el cual dos personas se relacionan
c. El lazo o vínculo que existe entre las personas y que son esenciales para el grupo, de tal manera que sin ella la sociedad no funcionaria
d. La interpretación de las percepciones de las personas y el entendimiento de las situaciones, sus habilidades sociales a la hora de iniciar, responder y sostener interacciones

105. Cuáles de estas herramientas de evaluación en TO pediátrica se utilizan para evaluar destrezas:

a. AMPS, SIPT y MACB-2
b. AIMS, Secadas, Portage
c. ASK, COSA, COMP
d. Knox, TOP, Takata

106. Una estrategia de intervención en niños con trastornos psicológicos del desarrollo desde TO en la intervención individual es:

a. El teatro
b. La creación/narración de historias
c. El psicodrama
d. Las actividades de construcción

107. La Teoría del Aprendizaje Social o Vicario:

a. Sostiene la posibilidad de adquisición de una conducta a través de la observación de un marco que puede ser real o simbólico mientras está realizando esa conducta y de los efectos que esta tiene
b. Fue descrita por Ellis
c. Defiende que las conductas tenderán a mantenerse o incluso incrementarse si se nos recompensa directamente mediante un refuerzo social
d. Inicialmente se conocía como Teoría Cognitivo Social

108. En la rehabilitación de la apraxia constructiva, es FALSO:

a. Se pueden realizar actividades de construcción de bloques
b. Se puede entrenar la realización de dibujos y su copia
c. Sirve como actividad de tratamiento la realización de mosaicos
d. Ninguna es correcta

109. Algunos de los Programas y Estrategias de Salud del Gobierno de Aragón son:

a. Estrategia de Salud Mental y estrategia de Ictus
b. Estrategia de Gripe
c. Estrategia de SIDA
d. Ninguna de las tres

110. Dentro de la Documentación básica en terapia ocupacional, el sistema RUMBA:

a. Es un sistema de autoevaluación de la documentación, la intervención, la investigación, y la calidad en Terapia Ocupacional
b. Es un sistema en el que la información es organizada de acuerdo con un marco teórico de referencia consistente con las características de la persona, los objetivos de la intervención y las metas generales de la TO
c. Es un sistema a través del cual mediante procedimientos sencillos podemos obtener desde documentos básicos, como un registro de asistencias, hasta bases de datos complejas que combinan información de gran cantidad de pacientes, que se puede utilizar con fines asistenciales, educativos, administrativos, de investigación, etc
d. Es un software de gestión para centros de atención a la dependencia

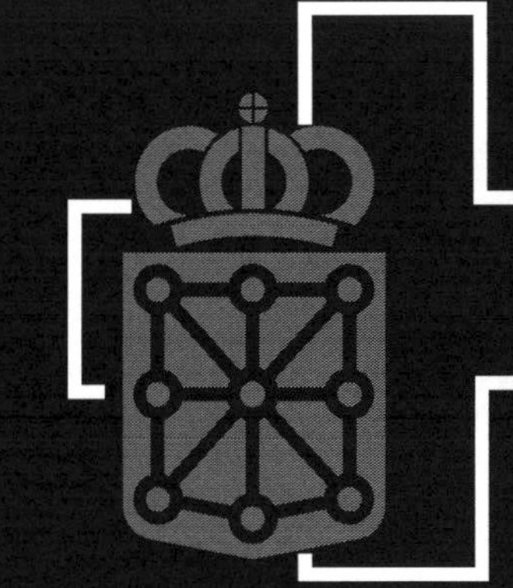

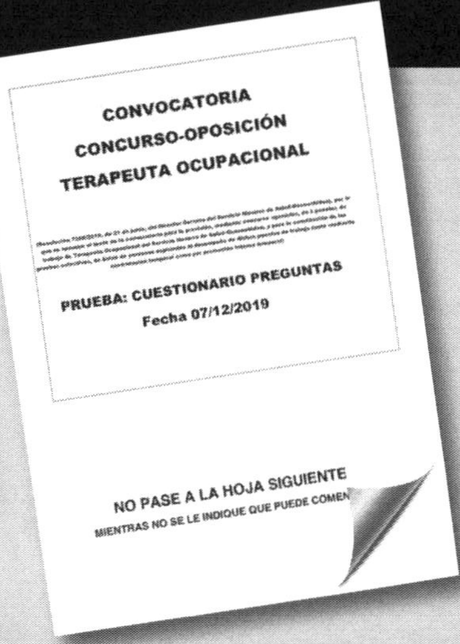

EXAMEN:

7 DE DICIEMBRE DE 2019

CLAVE DE RESPUESTAS

1 B	26 D	51 B	76 D
2 A	27 A	52 C	77 D
3 B	28 D	53 C	78 C
4 A	29 D	54 C	79 D
5 C	30 A	55 A	80 C
6 A	31 C	56 D	81 A
7 C	32 C	57 B	82 A
8 D	33 C	58 C	83 C
9 B	34 A	59 B	84 A
10 B	35 A	60 C	85 C
11 A	36 D	61 D	86 D
12 A	37 D	62 A	87 B
13 A	38 C	63 D	88 B
14 B	39 B	64 C	89 C
15 B	40 A	65 B	90 D
16 A	41 B	66 B	91 C
17 D	42 C	67 A	92 A
18 D	43 D	68 C	93 D
19 B	44 B	69 A	94 C
20 B	45 D	70 C	95 C
21 C	46 A	71 B	96 A
22 D	47 A	72 B	97 B
23 C	48 D	73 D	98 A
24 D	49 A*	74 D	99 B
25 B	50 D	75 D	100 B

*ANULADA UNA PREGUNTA

1. Según criterio y terminología de la CIF, en qué situación se encuentra una persona recuperada de una enfermedad mental, que se enfrenta a la estigmatización o a la discriminación en las relaciones interpersonales o en el trabajo:

a. Tiene deficiencia sin tener limitada su capacidad
b. Tiene problemas de desempeño sin deficiencias o limitaciones en la capacidad
c. Tiene limitaciones en la capacidad y problemas de desempeño
d. Tiene limitaciones en la capacidad sin asistencia, y ausencia de problemas en el desempeño y realización en el entorno habitual

2. En el síndrome disejecutivo:

a. Hay una alteración de la corteza prefrontal
b. No se observan dificultades para iniciar las actividades del día a día
c. La persona es capaz de afrontar adecuadamente los cambios en entornos y rutinas
d. No se altera el comportamiento social

3. Sobre el instrumento de evaluación 'Perfil de intereses del niño' del Modelo de Ocupación Humana:

a. En el Perfil de Intereses de Esparcimiento del Adolescente, el joven responde a cinco preguntas con respecto a cada uno de los 100 ítems de actividades
b. Fue creada por la Terapeuta Ocupacional Alexis D. Henry
c. En el Perfil del Juego del Niño (6-9 años), el niño responde a cinco preguntas con respecto a cada uno de los 50 ítems de actividades
d. En el Perfil del Juego del Niño (9-12 años), el niño responde a tres preguntas con respecto a cada uno de los 59 ítems de actividades

4. Sobre la alteración de las destrezas en un episodio maniaco:

a. Es frecuente que aparezcan dificultades en el control de la frustración, generando sentimientos de rabia o ira
b. La percepción de sensaciones visuales y acústicas permanece inalterada
c. Aumenta la capacidad de secuenciación y finalización de la tarea
d. No hay afectación a nivel de destrezas sociales y de comunicación

5. En el proceso de planificación, graduar la actividad estaría en el estadío:

a. Organizar la información
b. Establecer metas y objetivos
c. Diseñar el programa
d. Valoración a través de la observación

6. Qué marco estudia el comportamiento humano en relación con los estímulos que recibe el individuo del entorno:

a. Marco cognitivo-conductual
b. Marco psicodinámico
c. Marco o modelo médico
d. Marco o perspectiva fenomenológica

7. El razonamiento clínico fragmenta el proceso de resolución de problemas en pequeños pasos. Cuál de los siguientes NO es uno de ellos:

a. Valoración, selección de pruebas de evaluación
b. Evaluación, planificación del tratamiento
c. Resolución de problemas, estrategias mentales
d. Implementación del tratamiento y reevaluación

8. Según la guía del Plan de Atención Individualizada (PAI) a personas mayores en situación de dependencia. Qué hay que tener en cuenta a la hora de elaborar el PAI:

a. No es necesario tener en cuenta el proyecto de vida de la persona mayor
b. El proceso de valoración se centrará en la identificación de los límites y dificultades de la persona
c. Los objetivos del PAI se plantearán desde el punto de vista asistencial
d. Tiene que ser dinámico, fruto del trabajo interprofesional y del diálogo con la persona usuaria y su familia

9. Ley por la que se crea el Consejo General de Colegios de Terapeutas Ocupacionales en España:

a. Ley 11/2010, de 11 de octubre
b. Ley 24/2014, de 20 de noviembre
c. Ley 44/2003, de 21 de noviembre
d. Ley 1/2019, de 14 de junio

10. Sobre el proceso de envejeci-miento normal, es FALSO:

a. La memoria sensorial y de fijación disminu-yen

b. Disminuye el tiempo de reacción

c. Se mantiene la memoria inmediata y de evocación

d. Disminuyen las horas de sueño REM

11. Cambió la denominación de 'de-mencia precoz ' a 'esquizofrenia':

a. Eugen Bleuler   b. Emil Kraepelin
c. Kurt Schenider   d. Willian Calgary

12. El proceso de crecimiento y cone-xión entre las actividades del pa-sado, presente y futuro es:

a. La génesis ocupacional

b. La automatización adaptativa

c. El desarrollo de destrezas a lo largo de la vida

d. El uso de actividades significativas y propo-sitivas

13. En 1989, la Universidad de Califor-nia del Sur, desarrolla a propuesta del Departamento de Terapia Ocupa-cional el programa de doctorado en ciencias de la ocupación. Quién diri-gía dicho departamento:

a. Yerxa   b. Reilly   c. King   d. Kielhofner

14. NO forma parte de la misión de la Red de Salud Mental de Navarra:

a. Promover la salud mental, prevenir los tras-tornos mentales y la discapacidad asociada

b. Desarrollar procesos de mejora continua en todos y cada uno de sus dispositivos asis-tenciales

c. Prestar asistencia sanitaria especializada de calidad en salud mental a la población de Navarra

d. Contribuir a la docencia pregrado y pos-tgrado, a la formación continuada y a la in-vestigación

15. Sobre la herramienta de evalua-ción del Modelo de Ocupación Hu-mana SCOPE:

a. Está diseñado para describir la participación ocupacional del niño considerando sínto-mas, diagnóstico, edad o lugar de trata-miento

b. Para cada uno de los ítems, el o la tera-peuta tiene que asignar una letra utilizando la siguiente escala: Facilita, Permite, Res-tringe, Inhibe

c. Para realizar el puntaje se emplea única-mente la observación del niño o niña

d. Consta de 45 ítems

16. Según el dominio de Terapia Ocu-pacional en salud mental, el que una persona tenga problemas para con-trolar el carácter y baja frustración, tiene que ver con:

a. Destrezas de ejecución

b. Patrones de ejecución

c. Contextos y entornos

d. Demandas de la actividad

17. NO pertenece a la Gerencia de Salud Mental de Navarra:

a. Hospital de día de trastornos adictivos

b. Programa de seguimiento telefónico de ten-tativas de suicidio

c. Programa de primeros episodios psicóticos

d. Programa de integración socio-comunitaria

18. Según el Plan de Salud Mental de Navarra 2019-23: 'Recurso sanitario suprasectorial cuya misión es la atención especializada multidiscipli-nar, la prevención de recaídas y la promoción del mayor grado posible de autonomía e integración de las personas con Trastorno Mental Grave'

a. Unidad de Media Estancia (UME)

b. Unidad de Larga Estancia (ULE)

c. Centro de Rehabilitación Psicosocial (CRPS)

d. Unidad de Rehabilitación (UR)

19. Cuando hablamos de Terapia Ocu-pacional basada en el enfoque de la Integración Sensorial nos ocupare-mos especialmente de tres sentidos. Cuáles son:

a. Propioceptivo, visual y táctil

b. Táctil, propioceptivo y vestibular

c. Vestibular, olfativo y táctil

d. Visual, olfativo y auditivo

20. Qué secuencia debería seguir un entrenamiento de actividades de la vida diaria basada en el desarrollo normal del niño:

a. Alimentación, transferencias y movilidad, aseo, desvestido, vestido, control de esfín-teres y baño

b. Alimentación, control de esfínteres, transfe-rencias y movilidad, aseo, desvestido, ves-tido y baño

c. Alimentación, control de esfínteres, transfe-rencias y movilidad, aseo, vestido, desves-tido y baño

d. Alimentación, transferencias y movilidad, control de esfínteres, desvestido, vestido, aseo y baño

21. Dentro del trabajo en equipo, una de las conductas contraproducentes más frecuente es:

a. Crítica constructiva   b. Reconocimiento
c. Individualismo   d. Respeto mutuo

22. Quién publicó en 1919 el libro 'Re-construction Therapy':

a. George Edward Barton

b. Susan Tracy

c. Eleanor Clarke Slagle

d. William Rush Dunton Jr

23. Se basa en la manipulación siste-mática del entorno en todas sus mo-dalidades, para crear un mejor ajuste entre el paciente y su medio y resulta especialmente útil en tras-torno límite de la personalidad:

a. Modelo de Falloon

b. Paquete de intervenciones sociales de Leff

c. Nidoterapia

d. Modelo psicoeducativo de Anderson

24. En la tarea de pagar el periódico, qué componente NO es perceptivo:

a. Esquema corporal

b. Percepción de la profundidad

c. Estereoagnosia

d. Memoria

25. Defendió que la Ocupación es una síntesis de 'hacer, ser y llegar a ser':

a. Suzanne Peloquin

b. Ann Allart Wilcock

c. Mary Law

d. Elizabeth J. Yerxa

26. La entrevista histórica del desem-peño ocupacional OPHI-II NO in-cluye:

a. Una entrevista semiestructurada

b. Tres escalas de puntuación que proporcio-nan una medida de la identidad ocupacio-nal, la competencia ocupacional y el impacto de los ámbitos ocupacionales del cliente

c. Una narrativa de la historia de vida que ca-racteriza el relato ocupacional

d. Una autoevaluación de desempeño

27. Sobre la justificación para la im-plantación de programas de ocio en salud mental, es FALSO:

a. A mayor tiempo de evolución de la enfer-medad mental mayor nivel de satisfacción, disfrute e implicación en actividades de ocio

b. Permiten crear oportunidades de ocio salu-dable, activo, grupal y organizado, mediante actividades que sean usadas como medio y como fin

c. Las actividades de ocio pretenden ser gra-tificantes y satisfactorias

d. El hecho de que algunas personas vivan en un recurso residencial les permite disfrutar menos que a la población general de opor-tunidades de ocio

28. Se le atribuye haber proporcionado a la Terapia Ocupacional una base filosófica sobre la que crecer:

a. William Rush Dunton Jr

b. Benjamin Rush

c. George Edward Barton

d. Adolf Meyer

29. Según la CIF, NO es un Facilitador:

a. Aquel factor en el entorno de una persona que cuando está presente mejora el funcio-namiento y reducen la discapacidad

b. Aquel factor en el entorno de una persona que cuando está ausente mejoran el fun-cionamiento y reducen la discapacidad

c. Un ambiente físico accesible

d. Los servicios, sistemas y políticas que in-tentan disminuir la participación de las per-sonas con una condición de salud en todas las áreas de su vida

30. Los pensamientos y los sentimien-tos volitivos se denominan:

a. Causalidad personal, valores e intereses

b. Causalidad personal, valores y hábitos

c. Intereses, hábitos y roles

d. Hábitos, roles y capacidad de desempeño

31. Según el Marco de trabajo para la práctica de TO de la AOTA, 2ª ed. 'Preparar sus comidas en días festivos con sus atuendos preferidos o tradicionales, utilizando la vajilla designada', sería un ejemplo de:

a. Hábito b. Rol   c. Ritual d. Rutina

---

32. El concepto de práctica centrada en el cliente es propio de:

a. El modelo de ocupación humana
b. El modelo de integración sensorial
c. El modelo canadiense del desempeño ocupacional
d. El modelo del comportamiento ocupacional

---

33. Sobre el Marco Humanista:

a. Atribuye el comportamiento anormal del ser humano a factores de carácter orgánico
b. El comportamiento anormal está causado por contenidos intrapsíquicos inconscientes
c. Carl Rogers y Abraham Maslow son dos de sus autores más representativos
d. Estudia las relaciones de contingencia que se establecen entre los estímulos y las respuestas

---

34. El paciente hemipléjico debe adoptar posturas adecuadas en el mantenimiento de la mano afectada:

a. Brazos cruzados de forma que la mano afectada abrace el brazo sano y la otra quede por debajo del brazo afectado
b. Mano afectada descansando en una pelota pequeña
c. Mano afectada descansando en encima de la rodilla contralateral
d. Brazos cruzados de forma que la mano sana abrace el brazo afectado y la mano afectada quede por debajo del brazo sano

---

35. Según Dreyfus y Dreyfus (1986) se establecen cinco etapas de evolución de razonamiento clínico. En qué orden aparecen:

a. Inexperto, principiante avanzado, competente, entendido y experto
b. Inexperto, competente, principiante avanzado, experto y entendido
c. Principiante avanzado, entendido, inexperto, experto y competente
d. Principiante avanzado, inexperto, entendido, competente y experto

---

36. Los profesionales de terapia ocupacional protegerán a los receptores del servicio, asegurándose de que los deberes asumidos y asignados a otro personal de terapia ocupacional cumplan las credenciales, cualificaciones, experiencia y enfoque de la práctica. Este principio del código deontológico de la AOTA tiene que ver con:

a. Principio de beneficencia
b. Principio no maleficencia
c. Principio de autonomía
d. Deberes del profesional

---

37. Qué NO debe evaluar el TO en orientación laboral:

a. Autoconcepto: habilidades y dificultades expresadas
b. Expectativas del usuario y familia al respecto del mercado laboral
c. Intereses y preferencias vocacionales
d. Aspectos centrados en la tarea: creatividad, calidad del trabajo, ritmo de ejecución

---

38. NO se corresponde con los síntomas habituales de un episodio depresivo:

a. Tristeza, mutismo, aislamiento social
b. Irritabilidad, pérdida de intereses, problemas de concentración
c. Disminución de la latencia de respuesta, aumento de quejas somáticas, problemas de memoria
d. Fatiga, aumento de la ideación suicida, anhedonia

---

39. El peso de una serie de sujetos expresado en Kg es una escala de tipo:

a. Nominal   b. De intervalos
c. Ordinal   d. De proporciones

---

40. Es propio de la pseudodemencia depresiva:

a. Orientación generalmente conservada
b. El síndrome afaso-apraxo-agnóstico
c. Tendencia a minimizar el deterioro cognitivo
d. Empeoramiento vespertino

---

41. Cuál de estas búsquedas arrojará más resultados en Pubmed:

a. "Occupational Therapy"
b. Occupational OR Therapy
c. Occupational AND Therapy
d. Occupational NOT Therapy

---

42. 'Cualquier producto (incluyendo dispositivos, instrumentos, equipo y software) fabricado especialmente o disponible en el mercado utilizado por y para personas con discapacidad destinado a fomentar la participación, proteger, apoyar, entrenar, medir o sustituir funciones corporales y actividades o prevenir deficiencias, limitaciones en la actividad o restricciones en la participación'.

a. Medios técnicos   b. Productos técnicos
c. Productos de apoyo d. Órtesis y prótesis

---

43. Sobre el 'Sistema TEACCH', es FALSO:

a. Incluye programas individuales de apoyo, escolarización, formación e inserción laboral, ayuda a las familias, viviendas y programas de ocio
b. Se estableció con el objetivo de desarrollar una red comprensiva y descentralizada de servicios comunitarios para personas con trastorno del espectro autista
c. Fue desarrollado por la universidad de Carolina del Norte
d. Se aplica únicamente en niños y niñas en edad escolar

---

44. Qué modelo explicativo de la ansiedad da una importancia crucial a la amígdala en el procesamiento de emociones y modulación emocional:

a. Modelo Cognitivo
b. Modelo Biologicista
c. Modelo Conductual
d. Modelo Psicodinámico

---

45. NO es una autoevaluación:

a. Cuestionario ocupacional
b. Registro de actividades de NIH
c. Listado de roles
d. Cuestionario volitivo

---

46. Considera que debería de existir un instrumento universal para evaluar el ocio:

a. Trombly
b. Dunn
c. Potts
d. Matsutsuyu

---

47. La representación de terapeutas ocupaciones en la Junta Técnico Asistencial de Salud Mental (JTA):

a. La realiza un vocal elegido por los y las terapeutas ocupacionales de la Red de Salud Mental
b. La realiza un vocal designado por el Colegio de Terapeutas Ocupaciones de Navarra
c. La realiza un vocal del Colegio de Terapeutas Ocupaciones de Navarra designado por la JTA
d. La realiza un vocal nato de la JTA

---

48. Sobre el COPM, es FALSO:

a. Incluye una entrevista semiestructurada para ayudar al cliente en la identificación y la articulación de los problemas de desempeño ocupacional
b. Se apoya en un manual del usuario y un video
c. La intención del COPM es que se utilice como medición del resultado
d. Es específica del modelo Kawa

---

49. [ANULADA] En el caso de la actividad psicosocial es algo más difícil e intangible graduar los objetivos y las actividades. De estos posibles objetivos de trabajo cuál NO es graduable:

a. Dependencia y acción con otros
b. Nivel atencional y toma de decisiones
c. Resolución de problemas y responsabilidad
d. Concepto del yo y conocimiento de sí mismo y de otros

---

50. Según el artículo 8 de la Ley 16/2003 de cohesión y calidad del SNS, en el seno del Consejo Interterritorial del Sistema Nacional de Salud se acordará la cartera común de servicios del Sistema Nacional de Salud, que se aprobará mediante:

a. Real Decreto-Ley
b. Ley Orgánica
c. Orden Foral
d. Real Decreto

51. Gráfico utilizado comúnmente para mostrar los resultados de un metaanálisis:

a. Histograma
b. Diagrama de Forest (bosque)
c. Cajas y bigotes (box and whiskers)
d. Diagrama de Ishikawa

52. Diámetro que debe tener cualquier espacio de una vivienda o centro residencial para permitir el giro y cambio de dirección de una silla de ruedas:

a. 1,20 m b. 1,35 m c. 1,50 m d. 1,55 m

53. Si el o la terapeuta ocupacional selecciona métodos y técnicas que preparen al cliente para su desempeño ocupacional, qué tipo de intervención está utilizando según el Marco de trabajo para la práctica de Terapia Ocupacional de la AOTA, 2ª Edición:

a. Actividades con propósito
b. Intervención basada en la ocupación
c. Métodos preparatorios
d. Proceso de educación o formación

54. Los grupos de entrenamiento en habilidades sociales se apoyan básicamente en los principios del marco:

a. humanista
b. psicodinámico
c. cognitivo-conductual
d. de rehabilitación

55. Las líneas estratégicas del Plan de Salud Mental 2019-2023 se articulan en torno a:

a. La triple meta ampliada
b. La pirámide de Kaiser modificada
c. La versión de 2018 de la estratificación de pacientes de salud mental de Navarra
d. Los objetivos de salud mental de la OMS para 2025

56. En un paciente afectado por esclerosis lateral amiotrófica en estado avanzado con un grado de dependencia importante en las ABVD, que precisa sonda para la alimentación, y tiene dificultades respiratorias y en el habla, qué NO recomendará:

a. Cama articulada eléctrica y colchón antiescaras
b. Grúa eléctrica y sistemas alternativos y aumentativos de comunicación
c. Collarín
d. Cubiertos adaptados

57. Sobre el trastorno del desarrollo de la coordinación (TDC), es FALSO:

a. Generalmente evitan las actividades físicas, tienen dificultades para la escritura manual y actividades de vestido
b. No hay pruebas empíricas de que los problemas de coordinación motora persistan en la edad adulta

c. Entre las intervenciones de Terapia Ocupacional se encuentra el enfoque CO-OP y el entrenamiento en tareas neuromotoras (NTT)
d. Entre las evaluaciones utilizadas se encuentran la evaluación de la función escolar (SFA) y el sistema de eficacia percibida y establecimiento de objetivos (PEGS)

58. Sobre la depresión en la vejez:

a. La depresión en la vejez está sobrediagnosticada
b. Los ancianos admiten con más frecuencia que los jóvenes tener síntomas psiquiátricos
c. Los ancianos tienen dificultad para reconocer como manifestaciones patológicas ciertos síntomas por lo que no consultan con los equipos de salud mental
d. Raramente la depresión se manifiesta a través de síntomas somáticos

59. Las Ayudas Técnicas comenzaron a denominarse 'Productos de apoyo' en:

a. 2012   b. 2007   c. 2015   d. 2018

60. En qué nivel se sitúan las acciones manuales en el modelo de Claudia Allen:

a. 1   b. 6   c. 3   d. 0

61. Según el art. 38 de la 'Ley 44/2003, de Ordenación de las Profesiones Sanitarias', para obtener el primer grado del reconocimiento del desarrollo profesional será necesario acreditar 5 años de ejercicio profesional. La evaluación para acceder a los grados superiores podrá solicitarse transcurridos, como mínimo, 5 años desde la anterior evaluación positiva, y en caso de evaluación negativa podrá podrá solicitar una nueva evaluación transcurridos:

a. 1   b. 4   c. 3   d. 2

62. Sobre las características especiales de la depresión en ancianos, es FALSO:

a. Escasa presencia de síntomas psicóticos
b. Expresión en forma de quejas somáticas
c. Deterioro cognitivo frecuentemente asociado
d. Tendencia al retraimiento y aislamiento

63. Los productos de apoyo como agendas y móviles se usan en el entrenamiento de personas con problemas de memoria, para ello qué procesos tienen que estar necesariamente preservados y cuáles no:

a. Preservada la codificación, pero no la recuperación
b. Preservada la recuperación, pero no la codificación
c. Al tratarse de productos de apoyo no hace falta que esté preservado ningún proceso de memoria
d. Preservada la codificación, pero no el almacenamiento

64. Sobre la rehabilitación psicosocial, es FALSO:

a. La intervención en rehabilitación debe considerarse un proceso de larga duración
b. La rehabilitación psicosocial, no sólo disminuye déficits, sino también potencia y orienta capacidades que tiene una persona
c. La capacidad de una persona para funcionar en un tipo de ambiente, puede predecir su capacidad para funcionar en otro tipo de ambiente diferente
d. La rehabilitación implica una actitud positiva acerca de las posibilidades y potenciales de desarrollo tanto del enfermo, de los profesionales y de su entorno más cercano

65. En estadística, el 'Error de tipo I' consiste en:

a. Elegir erróneamente una muestra demasiado pequeña
b. Rechazar erróneamente la hipótesis nula
c. Aplicar erróneamente una prueba estadística no apropiada para el tipo de escala
d. Aceptar resultados con p>0,001

66. Sobre el proceso de razonamiento clínico señale la respuesta FALSA:

a. Es un proceso que se encuentra implícito dentro de la planificación, elección y actuación de Terapia Ocupacional
b. Es un proceso complicado y observable
c. Se desarrolla e integra mediante la experiencia y la práctica
d. Se refleja en el cuidado del cliente

67. NO es una característica de los juegos estratégicos:

a. Su potencial terapéutico radica en poner en juego las destrezas de afrontamiento al estrés
b. Dan oportunidad de utilizar y enseñar habilidades sociales básicas
c. Los jugadores normalmente tienen un rol y están definidas reglas y metas
d. Simulan situaciones de la vida real

68. NO es un programa de Atención temprana a la psicosis:

a. PEPP
b. OASIS
c. EMAR
d. OPUS

69. Es una característica del último nivel del modelo de Claudia Allen:

a. El individuo es capaz de anticipar el resultado de su acción
b. El individuo intenta descubrir cómo puede producir diferentes efectos sobre los objetos modificando su actividad
c. El individuo es capaz de aprender nuevas formas de hacer las cosas
d. El individuo valora los efectos de sus acciones durante la realización de la actividad

70. Sin perjuicio de las funciones que, según su titulación y competencia específica corresponda desarrollar a cada profesional sanitario, son funciones de la profesión sanitaria de Terapeuta Ocupacional, (artículo 7 de la 'Ley 44/2003, de ordenación de las profesiones sanitarias'):

a. La evaluación y prestación de los cuidados orientados a la promoción, mantenimiento y recuperación de la salud, así como a la prevención de enfermedades y discapacidades

b. La prestación de los cuidados propios de su disciplina, a través de tratamientos con medios y agentes físicos, dirigidos a la recuperación y rehabilitación de personas con disfunciones o discapacidades somáticas, así como la prevención de las mismas

c. La aplicación de técnicas y la realización de actividades de carácter ocupacional que tiendan a potenciar o suplir funciones físicas o psíquicas disminuidas o perdidas, y a orientar y estimular el desarrollo de tales funciones

d. Las actividades dirigidas a la promoción y mantenimiento de la salud, a la prevención de las enfermedades y al diagnóstico, tratamiento, terapéutica y rehabilitación

71. Según el Marco de trabajo para la práctica de Terapia Ocupacional de la AOTA, 2ª Edición, 'Actividades que implícitamente implican al menos dos personas':

a. Ocupaciones sociales

b. Co-ocupacionales

c. Ocupaciones duales

d. Ocupaciones comunitarias

72. Sobre el sociograma, es FALSO:

a. Fue creado y diseñado inicialmente por Moreno

b. Diferencia entre expresiones emocionalmente negativas y positivas, entre conducta y contenido verbal

c. Sirve para identificar el flujo de la conversación

d. Se seleccionan diez minutos de la sesión y se representan mediante flechas las interacciones entre los miembros

73. Marcha típica del paciente con enfermedad de Parkinson:

a. en tijeras

b. apráxica

c. en estepaje

d. festinante

74. Cuál de estos modelos se centra en los contextos que dan forma e influyen sobre la vida de las personas, utilizando para ello una metáfora basada en elementos de la naturaleza:

a. Modelo de la ecología del desempeño

b. Modelo adaptativo de Mosey

c. Abordaje de tratamiento multicontextual de Toglia

d. Modelo Kawa

75. 'El terapeuta ocupacional proporciona servicios de manera justa y equitativa'. A qué principio del Código ético de la AOTA nos referimos:

a. de beneficencia

b. no maleficencia

c. de autonomía

d. de justicia

76. Sobre el ocio, es FALSO:

a. El entendimiento o definición del ocio depende de cada individuo

b. Cada sujeto tiene su propio concepto de lo que es el ocio

c. La barrera que separa el trabajo y el ocio puede ser subjetiva

d. Una característica del ocio es su motivación intrínseca e involuntaria, aunque puede ser o no ser satisfactoria

77. Enfoque de intervención en demencia senil que establece 4 estados de desorientación en el anciano:

a. Perspectiva de Hladick

b. Orientación a la Realidad

c. Reminiscencia

d. Terapia de validación

78. Sobre las actividades, es FALSO:

a. Tienen carácter de universalidad y llevan implícito el lenguaje de lo simbólico

b. Permiten el desarrollo de los componentes de desempeño

c. Están compuestas de elementos identificables que no son manipulables

d. Son holísticas y provocan distintas respuestas

79. Tipo de actividades NO adecuadas para una persona con sintomatología negativa en psicosis:

a. Actividades altamente estructuradas

b. Actividades con objetivos alcanzables

c. Actividades e intervenciones realistas que compensen los síntomas

d. Actividades complejas

80. Cuántas líneas estratégicas se preveían en el 'Plan de Salud de Navarra 2014-2020':

a. 9   b. 6   c. 12   d. 10

81. Sobre el Programa de Primeros Episodios Psicóticos implantado en la Red de Salud Mental de Navarra, es FALSO:

a. El rango de población atendida está entre los 15-65 años

b. Es un criterio de exclusión un C.I. <70

c. El tratamiento es intensivo durante un período de 2-3 años

d. Está formado por un equipo de Salud mental comunitaria transdisciplinar

82. A qué atributo del entorno corresponde según Lawton el grado en el que el entorno puede ser comprendido por la persona:

a. Legibilidad

b. Confianza

c. Accesibilidad

d. Seguridad

83. Atendiendo al Libro Blanco de la Intervención Temprana en Psicosis en España, es FALSO:

a. A nivel psiquiátrico las principales comorbilidades de la esquizofrenia de inicio temprano son consumo de sustancias, síndrome de Capgras y depresión mayor

b. La psicosis se consolida como la tercera enfermedad cerebral con mayor coste

c. La duración de la fase activa tras la instauración del tratamiento no es un factor de impacto en la evolución de la enfermedad

d. La duración de la psicosis sin tratar se vincula directamente con una peor evolución de la psicosis

84. Qué conceptos vertebran y hacen particular la evaluación en la rehabilitación psicosocial:

a. Dialéctica sujeto-entorno, habilidades versus déficits del sujeto, ajuste e integración sociocomunitaria del sujeto, post-inicio del deterioro o cronificación y autonomía del sujeto

b. Autonomía del sujeto, habilidades y déficits del sujeto, el contexto donde se relaciona el sujeto

c. Autonomía del sujeto, independencia del sujeto, análisis del entorno, habilidades y déficits del sujeto

d. Todas las respuestas son incorrectas

85. NO es retribución personal básica de los funcionarios del Gobierno de Navarra, según el art. 40 del 'Decreto Foral Legislativo 251/1993, Estatuto del Personal al servicio de las Administraciones Públicas de Navarra':

a. La retribución correspondiente al grado

b. El sueldo inicial del correspondiente nivel

c. La ayuda familiar

d. El premio de antigüedad

86. Sobre los grupos de apoyo o sostén, es FALSO:

a. Requieren de un mayor grado de estructuración

b. El o la terapeuta ocupacional tiene un rol facilitador y de liderazgo

c. El o la terapeuta ocupacional es el encargado de seleccionar la actividad del grupo, de organizarla y distribuir las funciones y roles entre los participantes para su finalización

d. Son grupos cerrados, que no permiten la incorporación de nuevos miembros durante su desarrollo

87. Según el artículo 9 de la 'Ley 31/1995, de Prevención de Riesgos Laborales', la función de la vigilancia y control de la normativa sobre prevención de riesgos laborales corresponde:

a. Al Instituto Nacional de Seguridad e Higiene de la Salud

b. A la Inspección de Trabajo y S. Social

c. Al Instituto de Salud Pública y Laboral de Navarra

d. A la Agencia Europea para Inteligencia de la Salud en el Trabajo

88. Cuál de estas alteraciones NO es indicativa de afectación frontal en la enfermedad de Alzheimer:

a. Síndrome apático-acinético
b. Prosopoagnosia
c. Fallos en la programación de acciones y actividades
d. Perserveraciones

89. El objeto del 'Reglamento de la Unión Europea (UE) 2016/679 del Parlamento Europeo y del Consejo de 27-4-2016, relativo a la protección de datos personales, establecido en su artículo 1, NO es:

a. El presente Reglamento protege los derechos y libertades fundamentales de las personas físicas y, en particular, su derecho a la protección de los datos personales
b. La libre circulación de los datos personales en la Unión no podrá ser restringida ni prohibida por motivos relacionados con la protección de las personas físicas en lo que respecta al tratamiento de datos personales
c. El presente Reglamento no implica al tratamiento total o parcialmente automatizado de datos personales, así como al tratamiento no automatizado de datos contenidos o destinados a ser incluidos en un fichero
d. El presente Reglamento establece las normas relativas a la protección de las personas físicas en lo que respecta al tratamiento de los datos personales y las normas relativas a la libre circulación de tales datos

90. Cuál de estos objetivos NO es específico del entrenamiento de la asertividad laboral:

a. Dotar de estrategias de afrontamiento ante situaciones potencialmente generadoras de estrés
b. Incrementar el sentido de eficacia y competencia como trabajador
c. Generar estilos de conversación asertivos en el entorno laboral
d. Adquirir actitudes frente al trabajo como ritmos de trabajo y manejo de herramientas y materiales

91. Formato típico de pregunta de investigación, soportado por Pubmed para hacer búsquedas:

a. PACO   b. PECO   c. PICO   d. POCO

92. Una persona que está realizando tratamiento para la alimentación y utiliza un miembro superior para estabilizar al otro o emplea ambos brazos a la vez:

a. Realiza una técnica de sustitución o adaptada
b. Realiza un ejercicio para el control proximal del patrón mano-boca
c. Realiza una técnica recuperadora
d. Realiza una actividad preparatoria

93. Cuál de estas escalas consta de tres tareas de aprendizaje visuomotor con un nivel de complejidad creciente:

a. Loewenstein Occupational Therapy Cognitive Assesment (LOTCA)
b. Evaluación cognitiva Montreal (MoCA)
c. The cognitive performance test (CPT)
d. Allen Cognitive Level Screen -5 (ACLS-5)

94. En relación a la esquizofrenia, es FALSO:

a. Es la psicosis más frecuente, afecta al 1% de la población mundial
b. La mayor parte de los pacientes muestran algún tipo de fase prodrómica
c. La duración estimada de las consecuencias observables del trastorno para poder establecer el diagnóstico, es de 12 meses de manera persistente y continua
d. Es incapacitante y caracterizada por síntomas negativos y positivos

95. Según Early, en referencia a las actividades de la vida diaria básicas en el campo de la salud mental, es FALSO:

a. En muchas ocasiones respecto a la ejecución de las AVD básicas, no es que el paciente no disponga de las habilidades necesarias para realizarlas, sino que es por falta de motivación o falta de significación
b. Los grupos diagnósticos que necesitan mayor ayuda con las AVD básicas son pacientes con esquizofrenia crónica y enfermedad mental orgánica
c. Sugiere que los pacientes pueden tener y mostrar mínima motivación para utilizar las destrezas que poseen por varios motivos intrapsíquicos y emocionales
d. Incluye en AVD básicas en el campo de la salud mental: cuidado personal, selección y mantenimiento de la ropa, nutrición y control de peso, manejo de la medicación, mantenimiento de la salud y sexualidad, ejercicio físico, comunicación, transporte, manejo de dinero y manejo del tiempo

96. Según el artículo 63 del 'Decreto Foral Legislativo 251/1993, de 30 de agosto, por el que se aprueba el Texto Refundido del Estatuto del Personal al servicio de la Administraciones Públicas de Navarra', se considera falta grave:

a. El incumplimiento del deber de secreto profesional
b. El incumplimiento de la jornada de trabajo, sin causa justificada, en número superior a cinco ocasiones en el periodo de un mes
c. El incumplimiento de la jornada de trabajo, sin causa justificada, por una sola vez en el periodo de un mes
d. La incorrección en el trato con las autoridades, con los supervisores, con los compañeros, con los subordinados y con los administrados

97. Según el artículo 18 del Reglamento de la Unión Europea (UE) 2016/679, sobre tratamiento de datos personales, el interesado tendrá derecho a limitar el tratamiento de los datos cuando...

a. El interesado no se oponga al tratamiento con fines de mercadotecnia directa, por lo que los datos personales dejarán de ser tratados para dichos fines
b. El interesado impugne la exactitud de los datos personales, durante un plazo que permita al responsable verificar la exactitud de los mismos
c. El interesado se oponga al tratamiento de los datos personales que le conciernan incluida la elaboración de perfiles en la medida en que esté relacionada con la mercadotecnia indirecta
d. Los datos personales sean necesarios en relación con los fines para los que fueron recogidos o tratados de otro modo

98. La metasíntesis es:

a. La agregación y revisión crítica interpretativa de estudios cualitativos
b. La sección de un metaanálisis en el que se muestra el tamaño del efecto (odds ratio)
c. La agregación y revisión crítica interpretativa de estudios cuantitativos
d. El estado de la cuestión sobre un tema concreto

99. Según el art. 54 de la Constitución la institución del Defensor del Pueblo se regulará mediante

a. Decreto Ley
b. Ley Orgánica
c. Decreto Ley
d. Ley Ordinaria

100. A efectos de la 'Ley 41/2002, de 14 de noviembre, básica reguladora de la autonomía del paciente y de derechos y obligaciones en materia de información y documentación clínica', en su artículo 3, se entiende por Historia Clínica:

a. Todo dato, cualquiera que sea su forma, clase o tipo, que permite adquirir o ampliar conocimientos sobre el estado físico y la salud de una persona, o la forma de preservarla, cuidarla, mejorarla o recuperarla
b. El conjunto de documentos que contienen los datos, valoraciones e informaciones de cualquier índole sobre la situación y la evolución clínica de un paciente a lo largo del proceso asistencial
c. soporte de cualquier tipo o clase que contiene un conjunto de datos e informaciones de carácter asistencial
d. La declaración escrita de un médico que da fe del estado de salud de una persona en un determinado momento

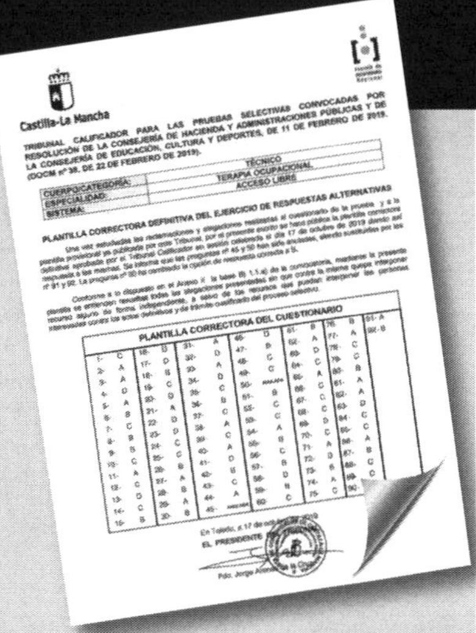

Examen:

29 de septiembre de 2019

Clave de Respuestas

[...]	35 C	55 B	75 C
16 D	36 B	56 C	76 B
17 D	37 C	57 B	77 A
18 B	38 A	58 D	78 C
19 C	39 C	59 B	79 C
20 D	40 A	60 C	80 B
21 A	41 D	61 B	81 A
22 D	42 B	62 A	82 A
23 D	43 C	63 D	83 D
24 C	44 A	64 C	84 C
25 C	45 *	65 A	85 C
26 B	46 D	66 C	86 A
27 A	47 B	67 C	87 B
28 B	48 C	68 C	88 C
29 A	49 C	69 D	89 C
30 B	50 *	70 C	90 C
31 A	51 B	71 A	91 A
32 D	52 C	72 D	92 B
33 A	53 C	73 B	
34 D	54 A	74 A	

**Dos preguntas anuladas*

[Preguntas 1 a 15 no específicas]

16. El concepto de Activos para la salud como 'cualquier factor o recurso que potencie la capacidad de los individuos, de las comunidades y poblaciones para mantener su salud y bienestar' se corresponde con el modelo teórico de:

a. La atención primaria de salud
b. Los déficits en salud
c. La Justicia Ocupacional
d. La Salutogénesis

17. Entre las técnicas individuales en educación para la salud, cuando manifestamos y describimos sin enjuiciar ni etiquetar las discrepancias que observamos entre lo que el paciente piensa, siente, dice y hace estamos utilizando la de:

a. Focalizar
b. Resumir y ordenar
c. Personalizar
d. Confrontar incongruencias

18. Órgano competente en Castilla-La Mancha para el control de la publicidad sanitaria:

a. La Secretaría General de la Consejería de Sanidad
b. La Dirección General de Planificación, Ordenación e inspección Sanitaria
c. La Dirección-Gerencia del Servicio de Salud de Castilla-La Mancha (SESCAM)
d. La Dirección General de Salud Pública

19. Según el Modelo de Ocupación humana de Kielhoffner, transmitir respeto por la experiencia o la perspectiva de la persona significa:

a. Identificar
b. Estimular
c. Validar
d. Retroalimentar

20. Según el Código Deontológico del Colegio Oficial de Terapeutas Ocupacionales de Castilla-la Mancha (COFTO-CLM), los criterios morales y religiosos de sus clientes:

a. No serán cuestionados en ningún caso en las fases iniciales de la intervención, para facilitar la relación terapéutica
b. Serán puestos en contexto con las aptitudes del terapeuta ocupacional
c. Se valorarán como un componente más del nivel de desempeño
d. Pueden ser cuestionados cuando sea necesario en el curso de la intervención

21. Según Dias Barros, Garcez Ghirardi y Esquerdo Lopes (2007) qué principio facilitó el desarrollo de una nueva práctica en TO en la desinstitucionalización psiquiátrica:

a. Considerar a los Terapeutas ocupacionales como agentes sociales y políticos
b. Reforzar la aplicación y prescripción de actividades para síntomas concretos
c. Tratar la actividad como un medio de autoconocimiento interno
d. Centrarse en el conocimiento neurobiológico relacionado con la expresión de los trastornos

22. Según el documento de consenso para el abordaje de las adicciones desde las neurociencias de la Sociedad Española de Toxicomanías (SET) la valoración ocupacional puede:

a. Basarse principalmente en el análisis pormenorizado de los roles desempeñados por la persona
b. Ceñirse a un ámbito de intervención rehabilitador de manera prioritaria
c. Ser implementada una vez realizada una completa evaluación ambiental
d. Incrementar la validez ecológica obtenida por el resto de disciplinas

23. Según el Plan de Salud Mental de Castilla-La Mancha 2018-2025 las Unidades de media estancia (UME):

a. Cuentan con un mínimo de 30 plazas
b. Facilitan ingresos que no serán inferiores a 18 meses
c. Son dispositivos ambulatorios que ofrecen un abordaje terapéutico estructurado con el fin de intentar la capacitación de la persona para su reintegración comunitaria
d. Contemplan, entre otros, un abordaje terapéutico rehabilitador

24. Recursos de carácter residencial que atienden a personas con discapacidad intelectual grave, mayores de 18 años, cuyo grado de autonomía personal y autogobierno es muy limitado y tienen necesidades de apoyo extenso o generalizado son:

a. Los CDIAT
b. Los CAI
c. Los CADIG
d. Las Residencias

25. Qué estrategia NO ha demostrado cierta capacidad de recuperación y alguna mejora en la capacidad funcional en cuanto al tratamiento del síndrome de negligencia:

a. Uso forzado de la extremidad superior contralateral

b. Entrenamiento en rastreo visual

c. Uso de lastres para proporcionar información propioceptiva

d. Técnica de rotación de tronco

26. Según Bielefel y cols. (2011) entre las modalidades de tratamiento más importantes para el manejo terapéutico conservador de la artrosis carpo-metacarpiana del pulgar está:

a. El control del dolor, posicionamiento ortésico, técnicas de protección articular, ejercicios específicos de extensión y pinza con resistencia y uso de frío y calor

b. El control del dolor, posicionamiento ortésico, técnicas de protección articular, ejercicios específicos de fortalecimiento de la abducción y uso de frío y calor

c. El control del dolor, posicionamiento ortésico, técnicas de protección articular, ejercicios específicos de fortalecimiento de la abducción y uso de frío, ya que el calor está contraindicado en todos los casos

d. El control del dolor, posicionamiento ortésico, técnicas de protección articular, ejercicios específicos de extensión y pinza con resistencia y uso de frío, ya que el calor está contraindicado en todos los casos

27. Aunque la evidencia es limitada actualmente, en cuanto al tratamiento de fortalecimiento para casos de tendinopatías:

a. Parece estar más indicado el entrenamiento excéntrico

b. Parece estar más indicado el entrenamiento concéntrico

c. Parece estar más indicado el entrenamiento isométrico

d. Parece estar más indicado únicamente el entrenamiento electroestimulado

28. Qué lesión implica una pérdida de la continuidad de todo o parte del nervio periférico cuya regeneración espontánea no es posible:

a. Axonotmesis   b. Neurotmesis

c. Neuroapraxia   d. Axonoapraxia

29. En cuanto a los principios mecánicos que deben tenerse en cuenta a la hora de aplicar una fuerza para corregir una deformidad articular mediante una ortesis:

a. Debe aplicarse en un ángulo de 90 grados de aproximación al segmento movilizado

b. Debe aplicarse en un ángulo mayor de 90 grados de aproximación al segmento movilizado

c. Debe aplicarse en un ángulo menor de 90 grados de aproximación al segmento movilizado

d. Debe aplicarse en un ángulo de 90 grados de aproximación al segmento fijo y debe ser perpendicular al eje de rotación de la articulación

30. Según Zambudio (2009), entre los principales inconvenientes del uso del andador encontramos:

a. Sirve para permitir la descarga de parte del peso corporal pero no proporciona estabilidad

b. Su uso propicia la adquisición de un esquema de marcha anómalo que es difícil de modificar después

c. Su uso requiere la conservación total de la fuerza y el rango de movimiento de ambos miembros superiores

d. Son difíciles para utilizar en el interior de la casa ya que, mayormente, están diseñados para su uso en exteriores

31. El dispositivo Armeo Spring se usa:

a. Para pacientes que presentan movimientos activos en el brazo y la mano, para aumentar su implicación en actividades diarias funcionales

b. Para pacientes con alteración grave del movimiento y que no presentan activación voluntaria de los músculos del brazo

c. Para población únicamente infantil con alteraciones del movimiento del miembro superior después de la lesión neurológica

d. Para realizar estiramientos después de la infiltración de toxina botulínica

32. Según el Libro Blanco de la Atención Temprana (AT) de la Federación Estatal de Asociaciones de Profesionales de AT, los niveles intervención en AT son:

a. Riesgo biopsicosocial, Discapacidad congénita o adquirida y Trastornos asociados detectados en los primeros años de vida

b. AT Preventiva y AT Terapéutica

c. Trastornos de predominio sensoriomotor, Trastornos psicológicos del desarrollo infantil, Discapacidad intelectual y Problemas sociales

d. Prevención Primaria, Prevención Secundaria y Prevención Terciaria

33. La Ley 1/1994, de 24 de Mayo, de Accesibilidad y Eliminación de Barreras Arquitectónicas en Castilla-La Mancha, plantea accesibilidad:

a. urbanística, accesibilidad en la edificación y accesibilidad en el transporte y en la comunicación sensorial

b. en todos los ámbitos y órdenes de la vida

c. urbanística, accesibilidad en la edificación, accesibilidad en el transporte y en la comunicación sensorial, accesibilidad a espacios virtuales y accesibilidad al mercado laboral

d. en los espacios urbanos, accesibilidad a todos los edificios de nueva construcción y accesibilidad al transporte interurbano y de larga distancia

34. El código de Accesibilidad de Castilla-La Mancha considera que para que un baño sea accesible y permitir el giro de 360° a una persona usuaria de silla de ruedas debe poder inscribirse un círculo libre de obstáculos de qué diámetro: (m.)

a. 1'20   b. 1'50   c. 0'80   d. 1'50

35. La Parálisis Cerebral Distónica:

a. Es la más frecuente del tipo Espástico

b. Tiene como su signo clínico más importante la alteración con pérdida de equilibrio de coordinación y del control motor fino debido a un compromiso cerebeloso

c. Se caracteriza por la presencia de alteración del tono y de la postura, y además, movimientos involuntarios

d. Se llama también Parálisis Cerebral Disfágica

36. Entre las causas de Parálisis Braquial Obstétrica (PBO), NO está:

a. Que el niño venga con presentación cefálica y el hombro queda atrapado o bloqueado por el pubis de la madre

b. Plagiocefalia y luxación congénita

c. Que el niño venga con presentación podálica, quedando la cabeza atrapada haciendo que el cuello se elongue de manera excesiva

d. Lateroflexión cervical

37. El DSM-V (2013) para el diagnóstico del Trastorno de Espectro Autista (TEA):

a. Define 5 categorías de autismo: Trastorno autista, Trastorno de Asperger, Trastorno de Rett, Trastorno Desintegrativo Infantil y Trastorno Generalizado del desarrollo

b. Aporta pautas detalladas para hacer distinción entre autismo con y sin discapacidad intelectual

c. Engloba un único término de Trastornos del Espectro Autista en el que incluye las áreas de dificultad de comunicación e interacción social, intereses restringidos y comportamientos repetitivos

d. No incluye el nivel de gravedad que hace referencia al grado o nivel de apoyos que la persona con TEA pueda necesitar en los déficits registrados, que si estaba incluido en el DSM-III

38. Entre las intervenciones de terapia ocupacional con niños con TDAH se encuentra el Entrenamiento en Estrategia Cognitiva que:

a. Se centra en la atención y la memoria operativa a través de la exposición repetitiva a estímulos cognitivos

b. Incluye la creación de rutinas, recompensa a las conductas positivas y comunicación de expectativas en forma clara

c. Incluye resolución de problemas, autorrefuerzo y modelado para aumentar el autocontrol

d. Promueve estrategias de adaptación eficaces a fin de mejorar las relaciones interpersonales

39. El programa regional de promoción de la autonomía personal 'MejoraT' del SEPAP:

a. Está dirigido a personas mayores de edad, en situación de Dependencia Grado II

b. Cuenta con un equipo multidisciplinar siempre formado por Psicólogo, Fisioterapeuta, Terapeuta Ocupacional y Logopeda

c. Presta atención a través de los Servicios de Fisioterapia, Terapia Ocupacional, Estimulación Cognitiva, Logopedia, Psicomotricidad, Atención Psicológica y Promoción de Estilos de Vida Saludables

d. Tiene dos modalidades, Rural o Itinerante

40. Desarrolló el concepto de paradigma:

a. T.S. Kuhn, en 1962
b. M. Echevarría, en 2003
c. Tracy, en 1910
d. M. Reilly, en 1966

41. Según Noya B. y Polonio B., un marco de referencia primario se define como:

a. Una interpretación y adaptación del conocimiento externo a la ciencia de la ocupación humana para que pueda ser utilizado por la Terapia Ocupacional
b. Una Teoría que engloba el saber de una ciencia, entre ellas, la Terapia Ocupacional
c. Un conjunto de conocimientos externos a una ciencia propia que puede ser usado para desarrollar nuevos marcos de referencia
d. Un conjunto de teorías procedentes de diferentes áreas de conocimiento que constituyen los fundamentos científicos de la práctica de la Terapia Ocupacional

42. Sobre la 'Facilitación neuromuscular propioceptiva' de Kabat:

a. Estimula los reflejos patológicos o las reacciones asociadas como parte del tratamiento
b. Es un método de tratamiento multisensorial que utiliza varias técnicas de facilitación superpuestas para promover patrones posturales y de movimiento correctos
c. Este abordaje se complementa con la Terapéutica a través del movimiento de Brunnstrom
d. Sus habilidades básicas incluyen simetría corporal, reacciones correctas, control de tronco, sedestación y bipedestación

43. Jean A. Ayres Introdujo el concepto de 'Integración Sensorial' en Terapia Ocupacional en:

a. 1958   b. 1988   c. 1968   d. 1978

44. Según Crist, el rol del profesional se vincula fundamentalmente:

a. A la evaluación de la persona y las intervenciones relacionadas
b. A la supervisión y el entrenamiento
c. A la evaluación de la persona y al proceso cognitivo
d. A la formación específica del terapeuta ocupacional

45. [ANULADA] El TO debe contar con suficientes habilidades que le permita ser eficaz con su tratamiento a fin de conseguir una adecuada relación terapéutica. Según Schwartzberg, Qué es esta relación terapéutica:

a. Es una visión optimista de la realidad
b. Es el fin para conseguir unos objetivos y nunca puede ser entendida como un medio en sí misma
c. Es la herramienta fundamental de trabajo del terapeuta ocupacional
d. Es el medio para conseguir unos objetivos y nunca puede ser entendida como un fin en sí misma

46. Según la Escala de afectación de la American Spinal Injury Association (ASIA), la lesión incompleta sensitivomotora funcional (más de la mitad de los músculos clave tiene una puntuación mayor de 3), corresponde al nivel:

a. A   b. B   c. C   d. D

47. Qué es el agarre de tenodesis:

a. Método de prensión que presentan los pacientes con lesión C8 y D1
b. Método de prensión que presentan los pacientes con lesión C6 y C7
c. Agarre funcional gracias a la tensión activa del flexor superficial largo del pulgar
d. Método de prensión que presentan los pacientes con lesión C4 y C5

48. Quiénes firmaron el certificado fundacional de la Corporación: The National Society of the Promotion of Occupational Therapy, primera institución formal de la Terapia Ocupacional, el 15 de marzo de 1917:

a. George Edward Barton, William Rush Dunton y Mary Reilly
b. Susan Cox Johnson, George Edward Barton, William Rush Dunton y Mary Reilly
c. George Edward Barton, William Rush Dunton, Eleanor Clark Slagle, Susan Cox Johnson, Thomas Bissel, Kidner e Isabel G. Newton
d. Thomas Bissel Kidner, Isabel G. Newton, George Edward Barton, William Rush Dunton y Charles Sanders Pierce

49. Según el Marco de trabajo para la práctica de la Terapia Ocupacional los 'Factores del cliente' son:

a. Destrezas que la persona demuestra en las acciones que realiza
b. Condiciones internas y externas, interrelacionadas entre sí, que rodean al individuo
c. Capacidades específicas, características o creencias de la persona que influyen en sus áreas ocupacionales
d. El ambiente físico y social que rodea a la persona y en el que desarrolla su vida

50. [ANULADA] En la tercera edición del Marco de trabajo para la práctica de la Terapia Ocupacional:

a. Las Ocupaciones se dividen en: AVD, AIVD, Juego, Laboral, Descanso y Sueño, Educación y Ocio
b. Los Factores del cliente quedan reducidos a dos: Funciones corporales y Estructuras Corporales
c. Se introduce el término 'Justicia Ocupacional', definiéndola como 'la distribución ética y compartida de los recursos, derechos y responsabilidades entre las personas, reconociendo su valor como ciudadanos iguales'
d. Las demandas de la actividad han pasado a formar parte de los medios terapéuticos y las habilidades expertas con los que cuenta el profesional

51. Sobre la fragilidad en las personas mayores:

a. Es un proceso irreversible
b. Medir la velocidad de la marcha puede ser un instrumento útil para el diagnóstico
c. Es un proceso estático y lineal
d. Se caracteriza por disminución de la fuerza, resistencia y reducción de la función física, que disminuye la vulnerabilidad individual para desarrollar dependencia o muerte

52. La Evaluación de Autocuidados de Melville-Nelson (SCA):

a. Contempla 9 actividades de autocuidado
b. Tiene una puntuación total máxima de 120 puntos
c. Se realiza en relación a dos ejes: nivel de ejecución y grado de asistencia que requiere
d. Tiene dos formatos en función del perfil del paciente: salud mental y discapacidad física

53. En la intervención de TO en los Centros de Día Psicogeriátricos, como regla general:

a. Cuanto mayor es el deterioro cognitivo, más programas de estimulación cognitiva y menos psicomotores
b. En las demencias con cuerpos de Lewy se estimulan de manera prioritaria las capacidades verbales e intelectuales, ya que evolucionan más rápido que las motoras
c. En las demencias subcorticales, los problemas más relevantes se encuentran en la coordinación de movimientos; por esta razón es muy importante adaptar las actividades, sobre todo las AVD, con el fin de facilitar movimientos que sean sencillos o incluso repetitivos y que no requieran grandes secuencias
d. Las AVD instrumentales son más susceptibles de mejoría que las AVD básicas

54. La Assessment of Motor and Process Skills (AMPS):

a. Evalúa la calidad del desempeño contemplando cuatro variables: esfuerzo, eficiencia, seguridad e independencia
b. Evalúa tanto las habilidades motoras como de procesamiento en una escala de 0 a 5
c. Incluye una entrevista semiestructurada y una escala de puntuación de 21 elementos
d. Evalúa la importancia de la actividad para la persona, la calidad de su desempeño y el nivel de satisfacción son evaluados en escalas de 10 puntos

55. Según P. Pedro, qué AVD comenzaremos a trabajar primero en el Síndrome de Inmovilismo:

a. Levantarse y sentarse de la silla
b. Actividad de higiene de la cara y las manos, así como la autoalimentación
c. Higiene y vestido
d. Movilidad funcional

56. El test de Romberg:

a. Se realiza observando las oscilaciones de la persona de pie con los ojos abiertos y pies juntos

b. Es un test dinámico que permite aislar la información de los diferentes sistemas que mantienen el equilibrio

c. Evalúa el control postural básico y sistemas propioceptivo y vestibular

d. Consiste en indicar al paciente que, de la posición sentado, se levante, camine 3 metros y vuelva a sentarse

57. Referido a la Terapia Milieu:

a. Persigue compensar los déficits funcionales aparecidos como consecuencia de la enfermedad, mediante la organización y el ajuste del medio físico de la persona

b. También conocida como terapia ambiental, se centra en el entorno no físico del usuario y trata de reestructurarlo proporcionándole oportunidades que favorezcan su función social

c. Es una teoría marcadamente psicodinámica y constituye un buen método de aproximación al paciente

d. El objetivo de su intervención es entrenar al cuidador a adaptar los entornos físico y social al progreso de los déficits que la persona con demencia experimenta a la hora de procesar la información que recibe

58. Sobre el Test del dibujo del Reloj:

a. Es un instrumento específico de valoración de la orientación temporal

b. La esfera del reloj puntúa con un máximo de 4 puntos

c. Se da a la persona un tiempo máximo de 30 minutos para su ejecución

d. La presencia y secuencia de los números puntúa con un máximo de 4 puntos

59. «cuando la persona necesita ayuda para realizar varias actividades básicas de la vida diaria, al menos una vez al día o tiene necesidades de apoyo intermitente o limitado para su autonomía personal». Grado de dependencia:

a. Sin grado

b. Grado 1. Dependencia moderada

c. Grado 2. Dependencia severa

d. Grado 3. Gran dependencia

60. Un resultado de 51 puntos en el BVD corresponde a qué grado de dependencia:

a. Sin grado

b. Grado 1. Dependencia moderada

c. Grado 2. Dependencia severa

d. Grado 3. Gran dependencia

61. Forma de presentación de la Esclerosis múltiple que afecta aproximadamente al 10% de los pacientes, cuya sintomatología va en aumento con el paso de los años sin que haya periodos de remisión, de aparición más tardía y peor pronóstico:

a. Brotes/remisiones   b. Primaria progresiva

c. Secundaria progresiva   d. Benigna

62. Qué causa la rigidez en rueda dentada del Parkinson:

a. el aumento de tono en los grupos musculares de las áreas afectadas

b. el aumento de tono en los grupos musculares de las áreas afectadas y está presente en los grados iniciales del rango de movimiento

c. la disminución de tono en los grupos musculares de las áreas afectadas

d. el aumento de tono en todos los grupos musculares

63. El Jebsen Taylor Hand Function Test –válido para evaluar la fractura de extremo distal del radio–:

a. Consiste en una base rectangular con fichas redondas

b. Está formado por cinco subpruebas que evalúan la habilidad de montar y ensamblar

c. Mide el agarre con la mano. Se compone de 20 subpruebas

d. Está formado por siete subpruebas que presentan diferentes actividades manuales

64. La definición de Promoción de la salud como 'Proceso que permite a las personas incrementar el control sobre su salud para mejorarla' aparece en la 'Carta de Otawa' de la OMS del año:

a. 1984   b. 1985   c. 1986   d. 1987

65. La modalidad de razonamiento clínico en terapia ocupacional más similar al razonamiento médico sobre problemas diagnósticos es el:

a. Procesal

b. Interactivo

c. Condicional

d. Narrativo

66. Según Mattingly y Fleming cuando el terapeuta ocupacional trata de individualizar la intervención:

a. El razonamiento narrativo parece funcionar mejor que el razonamiento analítico

b. El razonamiento analítico parece funcionar mejor que el razonamiento interactivo

c. El razonamiento interactivo parece funcionar mejor que el razonamiento analítico

d. El razonamiento analítico parece funcionar mejor que el razonamiento condicional

67. Siguiendo el esquema marcado por la CIF, dentro de las Funciones corporales cuál de las siguientes funciones mentales es global:

a. Funciones de la atención

b. Funciones de la memoria

c. Funciones de orientación

d. Funciones psicomotoras

68. El 'Cambio de funciones corporales', la 'Capacidad', el 'Desempeño/realización' y los 'facilitadores o barreras en factores ambientales', son:

a. Componentes de la CIF

b. Partes de la clasificación de la CIF

c. Constructos / calificadores de la CIF

d. Dominios o categorías de la CIF

69. Mide el grado de independencia y ayuda en seis actividades básicas de la vida diaria, cuya administración se debe hacer mediante la observación por parte de personal cualificado:

a. Cuestionario de Actividad Funcional de Pfeiffer

b. Medida de Independencia Funcional (FIM)

c. Índice Barthel

d. Índice de Katz

70. Qué test cognitivo tiene menor sesgo cultural:

a. Mini Examen-Cognoscitivo (Lobo et cols.)

b. Mini Mental State Examination (MMSE)

c. Test de los 7 Minutos (7 Minute Screen)

d. Evaluación Cognitiva de Cambridge (CAMCOG)

71. De todas las funciones ejecutivas, el LOTCA-G. valora:

a. Categorización y Secuenciación

b. Categorización, Planificación y Secuenciación

c. Planificación y Secuenciación

d. El LOTCA-G no valora las funciones ejecutivas

72. Según Dulce Romero y Pedro Moruno, dentro de la planificación de tratamiento de TOexisten varias fases. Cuál de éstas NO:

a. Establecimiento de prioridades de intervención

b. Encuadre de metas de tratamiento

c. Diseño de las actividades del programa y de los espacios terapéuticos que constituirán la base del tratamiento

d. Valoración de programas

73. Según D. Romero (2003) una actividad usada como medio terapéutico:

a. Debe ser significativa para el entorno del sujeto

b. Debe ser funcional

c. Debe facilitar la atención sostenida en el tratamiento

d. Debe tener en cuenta los valores e intereses del terapeuta

74. Sobre las técnicas de Terapia Ocupacional para la graduación de las actividades de la vida diaria de personas con demencia Graff et al. (2006) identificaron que:

a. Las técnicas más efectivas eran las Técnicas Guía, las Técnicas de Cadena y las Técnicas de Imitación

b. Las Técnicas de Imitación eran útiles para el entrenamiento de actividades instrumentales

c. La modificación del entorno tenía que basarse principalmente en las condiciones acústicas

d. La formación de familiares debía centrarse en el conocimiento de técnicas específicas de tratamiento

**75. Cuál de estos sistemas aumenta-
tivos y/o alternativos de comunicación (SAAC) está clasificado como
sistema 'con ayuda':**

a. Gestos idiosincrásicos
b. Lenguaje de signos
c. Signos gráficos
d. Sistemas gestuales pedagógicos

**76. Los SAAC nos ofrecen componen-
tes en los que el proceso de comunicación oral NO va a variar:**

a. El modo de representación del lenguaje
b. El contenido del mensaje
c. El modo de transmisión del mensaje
d. El modo de selección o la forma de acceder
al mensaje

**77. En el niño con trastorno del des-
arrollo intelectual se considera muy
importante la realización de una
evaluación del hogar o de la escuela,
prestando especial atención a:**

a. La cantidad de estimulación sensorial (visual y auditiva, sobre todo)
b. La edad del menor
c. La capacidad psicomotora
d. El C.I. del menor

**78. El DMS-V (2015) propone una cla-
sificación del Trastorno del Desarrollo Intelectual según el
funcionamiento adaptativo.
Qué categoría NO incluye:**

a. Leve   b. Moderado
c. Borderline   d. Profundo

**79. Sobre el control del entorno,
medio de control de un dispositivo
que integra los diferentes elementos
a controlar en un único mando y que
se acciona por barrido o 'screening':**

a. Control mediante mando directo
b. Control predictivo o semiautomático
c. Control mediante mando secuencial
d. Control individual alternativo

**80. Ancho de puerta mínimo en el in-
terior de una vivienda privada para
personas que se desplazan en silla
de ruedas:**

a. 90 cm b. 80 cm c. 100 cm d. 70 cm

**81. Según Martínez Piedrola y otros, en
los programas de rehabilitación cardiaca, podría iniciarse el vestido de
miembros superiores en qué día
desde el inicio de la hospitalización:**

a. Al 5°-6° día   b. Al 10-2° día
c. Al 9°-10° día   d. Al 3°-4° día

**82. Según A.I. Corregidor, al evaluar en
el domicilio del paciente geriátrico,
el pilar más importante es:**

a. el desempeño en cada área ocupacional y
actividad
b. el contexto
c. los factores de la persona
d. los hábitos y rutinas

83. Es una medida de dispersión:

a. El cuartil
b. La media
c. La moda
d. La covarianza

**84. Los resultados obtenidos de la es-
cala Barthel en un estudio de investigación en pacientes con Alzheimer
son 30, 50, 60 y 85. Cuál es la mediana:**

a. 56,25   b. 46,66   c. 55   d. 50

**85. En un paciente oncológico, Qué en-
foque para el control del cansancio
tendría en cuenta el terapeuta ocupacional:**

a. Valoración del tipo de dolor y sus posibles
causas
b. La implicación respecto a la pérdida del pelo
y/o amputación de una parte corporal
c. Establecimiento de prioridades y elección
de tareas diarias a realizar por parte del paciente
d. Consejo sobre disfunción sexual

**86. Prótesis de miembro superior que
permiten realizar actividades de
prensión con más precisión:**

a. Las mecánicas   b. Las de vástago corto
c. Las estáticas   d. Las mioléctricas

87. Sobre los tipos de prótesis:

a. Las prótesis mioeléctricas tienen un sistema
de control mediante un arnés y cables
b. La mayoría de las manos protésicas funcionales se abren y cierran en un patrón de
prensión de 3 puntos
c. Los guantes protésicos de látex son más
frágiles y costosos que los de silicona
d. Las prótesis mecánicas disponen de un sistema de control por electrodos transcutáneos

88. La autoevaluación ocupacional OSA:

a. Es un formulario de autoevaluación que
consta de seis partes
b. Es una herramienta del modelo de desempeño ocupacional de la AOTA
c. Incluye un formulario en el que el T.O. y el
paciente registran los objetivos de la terapia
d. Es aplicable solo en pacientes con patología física

89. Una puntuación de 100 en Barthel:

a. Indica independencia máxima y total autonomía
b. Implica que el individuo puede vivir solo
c. No implica autonomía total, ya que este índice no valora actividades del hogar ni capacidades cognitivas
d. Indica un grado de dependencia máxima

**90. La alteración del campo visual que
provoca la hemianopsia homónima
a nivel de visión lejana:**

a. Afecta al campo temporal del ojo derecho
b. Provoca una pequeña fluctuación en la línea
media, con una línea de sombra
c. Es mínima
d. Afecta a la continuidad de la convergencia

91. El Parlamento Europeo:

a. Tiene competencias legislativas, de supervisión y presupuestarias
b. Solo tiene competencias ejecutivas
c. Solo tiene competencias presupuestarias
d. Es el encargado de impulsar los recursos
de incumplimiento ante el Tribunal de Justicia Europeo

**92. Publicó el primer texto completo
de Terapia Ocupacional 'Occupational Therapy: A Manual for Nurses':**

a. George Edward Burton Jr
b. William Rush Dunton Jr
c. Henry B. Favill Jr
d. Eleanore Clark Slagle Jr

TRES PREGUNTAS DE RESERVA
(SIN RESPUESTA EN LA PLANTILLA OFICIAL)

**93. NO es una función del Terapeuta
Ocupacional en la intervención en
Atención Temprana:**

a. Asesorar a la familia y a su entorno (escolar,
ocio y de participación social) sobre el manejo, ante determinadas circunstancias, de
los productos de apoyo y adaptaciones necesarias eliminando o minimizando las barreras existentes que dificultan o
imposibilitan la autonomía del niño en su
contexto
b. Favorecer y entrenar la adquisición de habilidades y destrezas motoras, de procesamiento y de comunicación e interacción del
niño a través del juego para lograr un desarrollo armonioso y equilibrado y una participación plena en su entorno natural
c. Establecer un diagnóstico ocupacional en
base a la evaluación realizada por los distintos miembros del equipo y su posterior diseño y planificación de tratamiento
d. Tomar decisiones dentro del equipo sobre el
estado en el recurso de AT: su permanencia, seguimiento o alta

**94. Las estrategias del razonamiento
clínico:**

a. No deben ser modificadas nunca
b. Se pueden modificar como máximo una o
dos veces en el proceso
c. Deben ser modificadas tantas veces como
requiera la variedad de clientes a atender
d. No deben ser modificadas salvo urgencia vital

**95. Según Jacobs (1995) la rehabilita-
ción ocupacional en la población esquizofrénica:**

a. Obtiene resultados escasos tras la hospitalización
b. Funciona de manera independiente a la historia laboral prehospitalaria
c. No está respaldada por estudios y programas en la comunidad
d. Afecta como un factor más en la posterior
integración laboral de los pacientes

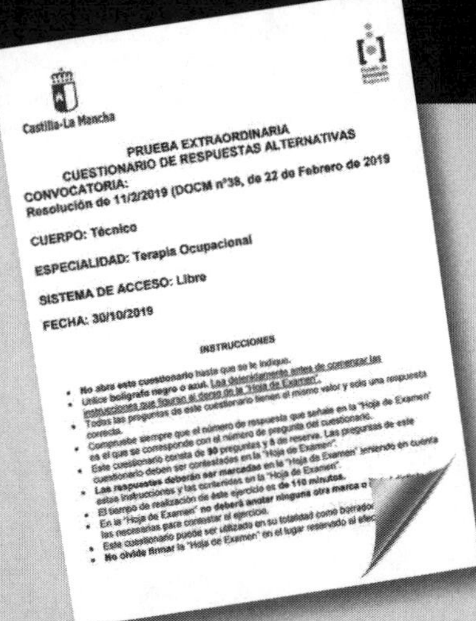

EXAMEN:
30 DE OCTUBRE DE 2019
(LLAMAMIENTO EXTRAORDINARIO)*

CLAVE DE RESPUESTAS

[...]	41 A	67 D
16 A	42 B	68 A
17 C	43 C	69 A
18 B	44 A	70 D
19 A	45 A	71 A
20 B	46 C	72 A
21 A	47 A	73 B
22 D	48 A	74 C
23 D	49 C	75 C
24 C	50 A	76 A
25 B	51 B	77 D
26 A	52 B	78 A
27 C	53 D	79 B
28 C	54 D	80 C
29 B	55 A	81 A
30 C	56 B	82 C
31 B	57 D	83 B
32 D	58 B	84 B
33 A	59 D	85 D
34 B	60 A	86 D
35 B	61 D	87 A
36 D	62 A	88 D
37 D	63 A	89 B
38 A	64 C	90 D
39 A	65 C	
40 C	66 A	

*NINGUNA PREGUNTA ANULADA

(AL TRATARSE DE UN LLAMAMIENTO
EXTRAORDINARIO HAY MENOS AFLUENCIA
DE OPOSITORES. EN ESTE CASO NO
HUBO RECLAMACIONES)

[Preguntas 1 a 15 no específicas]

16. Dentro de la 'Carta de Ottawa' (OMS, 1986) se identifican cinco áreas de intervención prioritarias en la promoción de la salud, entre las que están:

a. Establecer una política pública saludable y Crear entornos que apoyen la salud
b. Fortalecer la acción comunitaria para la salud y Desarrollar las estructuras intermedias
c. Reorientar los servicios sanitarios hacia el biologicismo y Fomentar el aprendizaje de nuevas habilidades en la población y profesionales
d. Desarrollar conocimientos y actitudes que promuevan la salud infantil de manera prioritaria y mejorar el desarrollo de medidas sociales que reduzcan la desigualdad en el acceso a los recursos

17. La definición de salud de la OMS como 'Un estado de completo bienestar físico, mental y social, y no solamente la ausencia de enfermedad o dolencia' data de:

a. 1946
b. 1958
c. 1948
d. 1947

18. Sobre la definición que la OMS fija para Educación para la salud:

a. Su ámbito está reducido a acciones de divulgación de contenidos acerca de la salud
b. Supone desarrollar conocimientos y actitudes que promuevan la salud
c. Su carácter es marcadamente biologicista
d. No contempla el aprendizaje de habilidades

19. La entrega de materiales durante las sesiones de educación para la salud:

a. Permite reducir la pérdida de información que puede producirse en la emisión y recepción del mensaje durante la sesión
b. Debe hacerse únicamente de forma escrita
c. Puede favorecer el descenso de la curva estándar de olvido de la información tras el consejo educativo
d. No es una opción que se contemple en la metodología actual de la educación para la salud

20. Según la ley de Ordenación Sanitaria de Castilla-La Mancha el Sistema Sanitario de la región queda configurado territorialmente por las demarcaciones geográficas denominadas:

a. Provincias
b. Áreas de Salud
c. Zonas Básicas de Salud
d. Gerencias de Atención Integrada

21. Órgano competente del Ministerio de Sanidad, Consumo y Bienestar Social para coordinar las actividades de formación en el campo de ciencias de la salud:

a. Dirección General de Ordenación Profesional
b. Consejo Interterritorial del Sistema Nacional de Salud
c. Secretaría General de Sanidad y Consumo
d. Comité Consultivo del Sistema Nacional de Salud

22. El modelo canadiense de actuación ocupacional:

a. No da gran importancia al concepto de rendimiento ocupacional y sí al de desempeño
b. Mantiene principios contrarios a los propuestos por Reed y Sanderson en su modelo
c. Admite relaciones entre sujeto y entorno de forma unidireccional
d. Otorga importancia a la participación y responsabilidad del sujeto en el proceso terapéutico

23. En el Modelo de Ocupación Humana (MOHO) de Kielhoffner el recuerdo y la reflexión sobre el desempeño en términos de su importancia para la propia persona y para su mundo es el concepto de:

a. Anticipación
b. Experiencia
c. Elecciones de actividad
d. Interpretación

24. El Código Deontológico del Colegio Oficial de Terapeutas Ocupacionales de Castilla-la Mancha (COFTO-CLM), en referencia a los deberes y derechos de la profesión de Terapeuta Ocupacional, establece que:

a. Son dependientes de la posición jerárquica ocupada en la institución

b. Están en relación directa con el ejercicio de las aptitudes clínicas

c. Se constituyen a partir de un principio de independencia y autonomía profesional

d. Se deben regular mediante una norma específica con rango de decreto

25. Según Fransen (2007) el concepto de Rehabilitación basada en la Comunidad:

a. Antecedió en más de 25 años a la aparición de la Atención Primaria de Salud

b. Surgió a finales de los años 60 del siglo pasado

c. Se desarrolló en base a prácticas localizadas en el primer mundo

d. Se centra en la importación de recursos ausentes en la propia comunidad

26. Según lo establecido en el Código Deontológico del Colegio Oficial de Terapeutas Ocupacionales de Castilla-La Mancha (COFTO-CLM):

a. La prestación de servicios en una institución no exime de la consideración, respeto y atención a las personas que pueden entrar en conflicto con la institución misma

b. En el caso de investigaciones para poner a prueba técnicas o instrumentos nuevos, no lo hará saber así a sus clientes antes de su utilización, para maximizar la validez externa

c. Se deben reconocer los límites de la propia competencia y las limitaciones de sus técnicas exclusivamente en los casos en que este autorizado para ello

d. No se utilizarán medios o procedimientos que no se hallen suficientemente contrastados en ningún caso, incluida la investigación

27. Según el Plan de Salud Mental de Castilla-La Mancha 2018-2025 el diagnóstico y tratamiento de las conductas adictivas, incluidos alcoholismo y ludopatías:

a. Forma parte de la cartera de servicios de atención a la salud mental en Atención Primaria

b. Queda restringido a una atención de carácter hospitalario para tratar las deshabituaciones

c. Forma parte de la cartera de servicios de atención a la salud mental en Atención Especializada

d. Queda restringido a una atención de carácter ambulatorio para tratar las deshabituaciones

28. Según el Plan de Salud Mental de Castilla-La Mancha 2018-2025 las Residencias Comunitarias:

a. No tienen como objetivo atender a personas con trastorno mental grave que no cuentan con apoyo familiar o social

b. Cuentan con un mínimo de 50 plazas

c. Cuentan con mayor supervisión y apoyo a los residentes que una vivienda supervisada

d. Son un recurso residencial externo a la red de Salud Mental

29. La 'técnica de aprendizaje sin errores' se utiliza en caso de problemas:

a. De atención

b. De memoria

c. De funciones ejecutivas

d. Relacionados con la generalización de los aprendizajes

30. Entre las características de un plan de tratamiento del abordaje orientado a la actividad para la rehabilitación de la conducta motora en Terapia Ocupacional NO está:

a. Deben incluir ejercicios de estiramiento para la musculatura acortada y facilitar la movilidad de los segmentos corporales donde se evidencian limitaciones

b. Se deben practicar las estrategias seleccionadas en diferentes tareas

c. Se evitarán las instrucciones verbales (si se permiten las cinestésicas) sobre las estrategias clave para mejorar el desempeño

d. Deben incluir ejercicios y actividades para el fortalecimiento de los músculos débiles que interfieren con el desempeño ocupacional

31. 'Conjunto de procesos asociados a la práctica o a la experiencia, que dé lugar a cambios permanentes en la capacidad para realizar actos de destreza. Adquisición de estrategias generales para resolver problemas de movimiento en diferentes contextos':

a. Entrenamiento de las habilidades

b. Aprendizaje motor

c. Aprendizaje

d. Práctica variada

32. Sobre la deformidad en cuello de cisne de los dedos largos en caso de artritis reumatoide, es FALSO:

a. Puede producirse por una ruptura del tendón extensor en la articulación interfalángica distal que provoca una flexión de la misma y una extensión asociada de la articulación interfalángica proximal por laxitud en la placa volar

b. Puede producirse por la existencia de una laxitud primaria en la placa volar de la articulación interfalángica proximal que permite una hiperextensión de la misma, desplazándose las bandeletas laterales del extensor dorsalmente; se relaja la tensión del extensor y la articulación interfalángica distal acaba flexionándose

c. La deformidad puede iniciarse en la articulación metacarpo falángica

d. Puede producirse por la ruptura de la inserción del músculo interóseo dorsal en el tendón extensor

33. El dedo en resorte es:

a. Un fenómeno de chasquido doloroso que se produce cuando los tendones flexores del dedo traccionan de forma repentina una porción tirante de la polea A1 de la vaina flexora

b. Un fenómeno de chasquido doloroso que se produce cuando el tendón extensor del dedo tracciona de forma repentina una porción tirante de la polea A1 de la vaina extensora

c. Un fenómeno de chasquido doloroso que se produce cuando los tendones flexores del dedo traccionan de forma repentina una porción tirante de la polea A2 de la vaina flexora

d. Un fenómeno de chasquido doloroso que se produce cuando el tendón extensor del dedo tracciona de forma repentina una porción tirante de la polea A1 de la vaina extensora

34. Según Savoie y colaboradores, cuál de los siguientes trastornos NO es susceptible de tener en cuenta en el momento de realizar un diagnóstico diferencial cuando evaluamos la posibilidad de que exista una lesión del complejo fibrocartilaginoso triangular:

a. Fractura del gancho del ganchoso

b. Fractura de escafoides carpiano

c. Síndrome del canal de Guyon

d. Tendinitis o inestabilidad del extensor cubital del carpo

35. Una lesión nerviosa en el canal de Guyon se considera una lesión:

a. cubital alta

b. cubital baja

c. radial alta

d. radial baja

36. 'Brazo de palanca mayor al brazo de resistencia, que mejora la efectividad y el confort de una ortesis ayudando a resolver el problema de la presión excesiva':

a. Palanca interfija

b. Palanca interpotente

c. Palanca interresistente

d. Ventaja mecánica

37. No se encuentra en la clasificación de primer nivel de la Norma UNE EN ISO 9999:2011 sobre la clasificación y terminología de Productos de Apoyo para personas con discapacidad:

a. Ortesis y prótesis

b. Productos de Apoyo para el cuidado y la protección personal

c. Productos de apoyo para la movilidad personal

d. Productos de apoyo para la facilitación cognitiva

38. Sobre la realidad aumentada, es FALSO:

a. Es el uso de dispositivos que aumentan el input sensorial de los sentidos

b. Permite mezclar objetos virtuales y mostrarlos sobre el mundo real

c. Se cuenta con suficiente evidencia para afirmar que su uso puede apoyar el aprendizaje de nuevas habilidades

d. Se utiliza principalmente en el tratamiento de lesiones neurológicas

39. Según Moruno. P. (2017), 'Conjunto de teorías o conceptos congruentes entre sí que organizan el conocimiento sobre un determinado dominio limitado de fenómenos':

a. Marco de referencia teórico

b. Campo de práctica

c. Aplicaciones teóricas

d. Modelo teórico

40. Según Hagedorn, el enfoque biomecánico tiene como supuesto principal que:

a. La conducta motora anormal es el resultado de la integridad estructural y el adecuado funcionamiento del sistema nervioso

b. La conducta motora normal es el resultado de la integridad estructural y el adecuado funcionamiento del sistema nervioso central

c. El cuerpo es equiparable con una máquina asemejando su funcionamiento pudiendo así aplicar los principios de la física

d. La conducta motora normal, ejerce y se normaliza hasta autorregularse

41. El modelo interactivo de Toglia podemos englobarlo dentro del Marco Primario de referencia:

a. Modelo médico de salud

b. Modelo psicológico de salud

c. Modelo sociológico de salud

d. Modelo aplicado de referencia

42. La Terapia Racional-emotiva de Ellis pertenece a:

a. Los marcos primarios de referencia

b. Los marcos de referencia aplicados a la disfunción psicosocial

c. Los abordajes primarios en Terapia Ocupacional

d. Los marcos de referencia aplicados a la disfunción física

43. A qué marco de referencia aplicado pertenece la siguiente premisa: 'el esquema motor central del cerebro puede ser modificado mediante la experimentación de patrones normales':

a. Brunnstrom

b. Kabat

c. Bobath

d. Rood

44. Cuál es el punto de vista que aporta el Terapeuta Ocupacional al resto del equipo interdisciplinar:

a. Su punto de vista de especialista en la comprensión y análisis de la ocupación humana

b. Su capacidad de adaptación a los grupos de trabajo

c. Su punto de vista desde la perspectiva de la integración con iguales

d. Su capacidad de análisis de los movimientos

45. En los ámbitos de actuación del terapeuta ocupacional, en relación con el individuo:

a. La disfunción ocupacional viene condicionada por elementos internos del individuo, por elementos del entorno y por el tipo de relación terapéutica que se establezca entre ambos

b. Se reajusta el entorno y las circunstancias negativas de la ocupación del paciente

c. La prestación clínica incide directamente sobre el plan de tratamiento

d. El trabajo del terapeuta será distinto en función del nivel de prestación que realice

46. Son características que definen el razonamiento clínico:

a. Proceso de pensamiento complejo que se usa solo en el inicio del tratamiento

b. Actividad clave para la adhesión del paciente al tratamiento

c. Habilidad cognitiva específica de pensamiento y dependiente del dominio de aplicación

d. La parte verbal y la parte no verbal

47. Según Schell (1998), cuáles son las etapas del desarrollo del razonamiento clínico:

a. Procedimiento científico, procedimiento narrativo o interactivo, procedimiento pragmático y procedimiento condicional

b. Procedimiento narrativo, procedimiento científico y procedimiento pragmático

c. Etapa inicial de razonamiento, etapa intermedia y razonamiento clínico final

d. Procedimiento científico y procedimiento clínico

48. Según Arzoz, 2010, son alteraciones fisiológicas y complicaciones de la lesión medular:

a. Déficit motor y sensitivo, shock espinal, shock neurogénico, complicaciones respiratorias, ileo reflejo y retención urinaria

b. Hipotensión ortostática, desregulación térmica, disreflexia autonómica, osteoporosis

c. Osificación paraarticular, úlceras por presión (UPPs), reacción psicológica

d. Espasticidad, alteraciones endocrinas y metabólicas, intestino neurógeno

49. En un paciente con lesión medular, cuando se mantiene preservado los músculos pectorales, serrato anterior, dorsal ancho y extensores de muñeca (extensores radiales del carpo), hablamos de una lesión a nivel:

a. Nivel C4

b. Nivel D1

c. Nivel C6

d. Nivel L4

50. El Título Universitario Oficial de Diplomado en Terapia Ocupacional se estableció en el Real Decreto:

a. 1420/90

b. 2001/80

c. 3097/92

d. 1460/89

51. La Escuela Nacional de Terapia Ocupacional (ENTO) logró su integración definitiva en la Federación Mundial de Terapeutas Ocupacionales (WFOT) en:

a. 1975

b. 1970

c. 1962

d. 1990

52. En la tercera edición del Marco de trabajo para la práctica de la TO (AOTA) los 'Patrones del desempeño' se encuentran formados por:

a. Hábitos, Rutinas y Roles

b. Hábitos, Rutinas, Rituales y Roles

c. Acciones simbólicas con un significado social, cultural o espiritual

d. Habilidades Motoras, de Procesamiento y de Interacción social

53. El Marco de trabajo para la práctica de la Terapia Ocupacional (AOTA) introduce un nuevo concepto en su última edición, el de 'co-ocupación':

a. Proceso que implica dos o más procesos o individuos que influyen de forma recíproca y continua a través de una relación en curso

b. Interacción efectiva con los entornos físico y social

c. Dicho concepto pertenece al Modelo Canadiense de Desempeño Ocupacional

d. Ocupación que implícitamente implica a dos o más personas

54. En un programa de rehabilitación de procesos incapacitantes con posibilidad de recuperación en centros residenciales geriátricos, señala qué intervención puede realizar el terapeuta ocupacional a nivel individual:

a. Entrenamiento/formación del personal

b. Planificación de actividades grupales en torno a objetivos comunes

c. Programas de activación

d. Aplicación de técnicas específicas apropiadas

55. En los programas de terapia ocupacional de mantenimiento en los procesos crónicos incapacitantes en residencias geriátricas:

a. Las áreas más importantes en las que centramos nuestra intervención son: vestido, aseo, actividades de ocio, cuidados posturales, deambulación, comunicación, ejercicio y movilidad en general

b. A nivel individual son importantes los grupos de reminiscencia

c. Son conocidos como 'Programa Restaurador'

d. Inciden en los aspectos internos de los usuarios para que autoinicien sus acciones, de manera que mejoren su calidad de vida

56. Cuál de los siguientes objetivos específicos NO sería propio de la T.O. en Centros de Día Geriátricos:

a. Adaptar el entorno a las características del usuario

b. Coordinar el trabajo de cada trabajador del centro de forma individual y grupal y evaluación del mismo

c. Mantener la autonomía e independencia del usuario en las AVD

d. Favorecer las relaciones interpersonales del usuario dentro del centro y su entorno habitual

57. En un programa de AVD en un centro de día psicogeriátrico:

a. El entrenamiento se realizará en la sala de TO con el fin de asegurar un mayor control de la actividad y facilitar la atención del usuario

b. Adquiere especial importancia el trabajo en grupo para reforzar el aprendizaje a través del modelado

c. La reeducación de las AVD no se trabaja de manera específica en un programa para tal fin, sino de manera indirecta a través de los programas de Estimulación Cognitiva, Terapia Funcional y Psicomotricidad

d. Es fundamental realizar un tratamiento individualizado adaptando la manera de llevar a cabo las AVD a las características del usuario. Igualmente resulta esencial una comunicación bidireccional con la familia y el resto del equipo, de esta manera aumentaremos la eficacia de la intervención y la satisfacción del usuario

58. Referido a la Falls Efficacy Scales (FES):

a. Tiene una puntuación total de 80

b. La respuesta debe pedirse incluso si la persona encuestada no realiza alguna de las actividades

c. Mide las consecuencias de una caída en la persona que la ha sufrido

d. Es una escala específica para medir los factores de riesgo de caída extrínsecos

59. En el tratamiento no farmacológico de la Incontinencia Urinaria en la persona mayor:

a. El entrenamiento o reentrenamiento vesical está indicado para la incontinencia por esfuerzo en aquellas personas con movilidad afectada, deterioro cognitivo importante y escasa motivación y colaboración

b. Recomendaremos a la persona hacer una micción de manera voluntaria cada 4 ó 5 horas para facilitar que la vejiga esté vacía la mayor parte del tiempo

c. Los ejercicios de la musculatura pélvica (Kegel) consiste en la utilización de los efectos terapéuticos de la corriente eléctrica sobre la musculatura estriada

d. La técnica de la micción programada consiste en llevar a la persona al retrete o utilizar sustitutos a intervalos regulares. El intervalo permanece invariable independientemente de que la persona se moje o se mantenga continente

60. Sobre las alteraciones de la marcha en la persona mayor:

a. La marcha parkinsoniana o festinante es bradicinética, con pasos cortos y muy lentos. Suele haber pérdida del equilibrio hacia delante, puesto que el cuerpo comienza a moverse antes que los pies

b. Con la edad se produce un aumento de la velocidad de la marcha, en general como consecuencia de alteraciones en los distintos componentes de la misma

c. La marcha apráxica suele aparecer en las alteraciones del lóbulo frontal. Se caracteriza por mostrar una base de sustentación estrecha, postura ligeramente flexionada y pasos pequeños, vacilantes y arrastrados

d. Se produce una pérdida en el balanceo de los brazos, disminución de la longitud del paso y aumento de la cadencia

61. Con respecto a la enfermedad de Alzheimer:

a. La herencia genética constituye el principal factor de riesgo para su aparición

b. Presenta una fase prodrómica en la que la persona enferma o sus familiares expresan las primeras quejas, principalmente relacionadas con la pérdida de autonomía en el vestido

c. Junto con los síntomas cognitivos aparecen alteraciones neuropsiquiátricas y/o conductuales, siendo las alucinaciones las más frecuentes y tempranas en aparecer

d. Los síntomas más característicos son la pérdida de memoria para hechos recientes (episódica) y los que afectan al desarrollo de la vida profesional, familiar, social y progresivamente a las AVD

62. Según la Escala de Deterioro Global de Reisberg (GDS):

a. GDS 4: Defecto cognitivo moderado. Presenta incapacidad para tareas complejas y la negación es el mecanismo de defensa dominante. Se observa una disminución del afecto

b. GDS 7: Defecto cognitivo grave. Mantiene cierto conocimiento de su vida pasada, pero muy fragmentado. Presenta alteración del ritmo diurno y abulia cognitiva

c. GDS 2: Defecto cognitivo leve. Rendimientos disminuidos en actividades laborales y sociales exigentes

d. GDS 6: Defecto cognitivo moderado-grave. La persona no puede sobrevivir mucho tiempo sin asistencia. No requieren asistencia ni en el aseo ni al comer, pero pueden tener alguna dificultad en la elección del vestido adecuado

63. Los problemas de desempeño en las tareas según su relación con el funcionamiento global de la persona valorada del BVD son:

a. Problemas de funcionamiento físico, problemas de funcionamiento mental y ambos problemas

b. Problemas perceptivos, problemas cognitivos y ambos problemas

c. Problemas motores, problemas cognitivos y ambos problemas

d. Problemas ocupacionales, problemas relacionales y ambos problemas

64. La EVE valora la situación de dependencia en personas de entre:

a. 0 y 18 años

b. 0 y 6 años

c. 0 y 3 años

d. 0 y 12 años

65. Según la Clasificación Internacional del Funcionamiento de la Discapacidad y de la Salud (CIF) de la OMS 2001, cuál de las siguientes premisas sobre las 'deficiencias' es FALSA:

a. Son problemas en las funciones o estructuras corporales

b. Representan una desviación de la 'norma' generalmente aceptada en relación al estado biomédico del cuerpo y sus funciones

c. Tienen relación causal con su etiología y con su forma de desarrollarse

d. Pueden ser temporales o permanentes; progresivas o estáticas; intermitentes o continuas

66. Según la Clasificación Internacional del Funcionamiento de la Discapacidad y de la Salud (CIF) de la OMS, los dominios para el componente 'Actividades y Participación' son los siguientes. (Señalar la FALSA):

a. Control postural

b. Comunicación

c. Interacciones y relaciones interpersonales

d. Tareas y demandas generales

67. La CIF denomina 'anormalidad o pérdida de un estructura corporal o de una función fisiológica' a:

a. Discapacidad
b. Estructuras corporales
c. Funciones corporales
d. Deficiencia

68. Test que mide la velocidad de reacción de las manos, la coordinación oculomanual y la capacidad secuencial del sujeto al que se administra:

a. Purdue Pegboard
b. Test de clavijas con 9 orificios (Nine Hole Peg Test)
c. Test de Minnesota
d. LOTCA-G

69. Sobre la puntuación del LOTCA-G, es FALSO:

a. Los errores no restan puntuación
b. La puntuación final mínima es 24 puntos
c. No existe el 'cero'
d. La puntuación fina máxima son 104 puntos

70. Según Durante y Pedro Tarrés la planificación del tratamiento en personas con demencia se fundamenta en:

a. Dos premisas esenciales: formación detallada de la situación clínica y técnicas específicas
b. Tres premisas esenciales: formación detallada de la situación clínica, efectos de la medicación y técnicas específicas
c. Cuatro premisas esenciales: formación detallada de la situación clínica, comprensión situación social, efectos de la medicación y trabajo en equipo
d. Cinco premisas esenciales: formación detallada de la situación clínica, comprensión de la situación social y del entorno, conocimiento de técnicas específicas, efectos de la medicación y trabajo en equipo

71. La Terapia Milieu se centra en:

a. El entorno no físico de la persona para proporcionar oportunidades que favorezcan la función social
b. Orientación a la realidad 24 horas
c. Estimulación sensorial
d. Técnicas de musicoterapia

72. Según Reed y Sanderson (1999), las técnicas aplicadas en el diseño del plan de tratamiento que usan con frecuencia los terapeutas ocupacionales pueden ser: (señalar la FALSA)

a. Técnicas de simplificación del trabajo
b. Técnicas de adaptación individual
c. Técnicas de adaptación del entorno
d. Técnicas de desempeño ocupacional normal

73. Según D. Romero (2003) una actividad usada como medio terapéutico:

a. Debe ser significativa para el entorno del sujeto
b. Debe ser funcional
c. Debe facilitar la atención sostenida en el tratamiento
d. Debe tener en cuenta los valores e intereses del terapeuta

74. Según Polonio, Durante y Noya el análisis de la actividad es una estrategia de resolución de problemas que NO busca:

a. Proporcionar al terapeuta ocupacional una profunda comprensión de la actividad y asegurar una base de conocimiento
b. Dar datos para que el terapeuta ocupacional defina el equipo, las ayudas y materiales, el coste, el tiempo y el personal requeridos para ejecutar la actividad
c. Proporcionar información al equipo interdisciplinar / familia y que puede ser usada para documentar el progreso del paciente
d. Dar justificación al terapeuta ocupacional para utilizar la actividad con los pacientes, detallando los beneficios terapéuticos de la actividad

75. Conjunto de signos, símbolos y ayudas técnicas que las personas con graves dificultades para hablar y/o escribir pueden utilizar para comunicarse:

a. Sistemas gestuales pedagógicos
b. Símbolos pictográficos para la comunicación
c. Sistemas alternativos y/o aumentativos de comunicación
d. Sistemas logográficos

76. Según Ángel Sánchez Cabeza, cuál de los siguientes componentes NO corresponde a la percepción visual básica:

a. Somatognosia
b. Estereopsia
c. Color
d. Discriminación figura-fondo

77. Según el 'Child Mind Institute', los síntomas de los/las niños/as con trastorno del desarrollo intelectual, se dividen en categorías generales, entre las que NO se encuentran las:

a. Conceptuales
b. Sociales
c. Prácticas
d. Contextuales

78. Que un sistema de control de entorno para personas con restricción en la participación no modifique el control habitual de los elementos del hogar para las otras personas de la casa se conoce como:

a. Redundante
b. Seguro
c. Funcional
d. Adaptable

79. Según la American Association Cardiovascular and Pulmonar Rehabilitation, las fases de los programas de rehabilitación cardiaca son:

a. Fase I (hospitalización), II (convalecencia), III (mantenimiento)
b. Fase I (hospitalización), II (convalecencia), III y IV (mantenimiento)
c. Fase I (hospitalización), II (convalecencia), III, IV (mantenimiento) y V
d. Fase I (hospitalización y convalecencia) y II (mantenimiento)

80. Según la Escala Borg, puntuación 12-14 sugiere que una persona está trabajando a qué porcentaje de su capacidad funcional:

a. 40%
b. 40-60%
c. 60-75%
d. 75-90%

81. Dentro del programa psicomotriz de intervención geriátrica en el domicilio, las tablas/ejercicios de movilidad:

a. Suelen realizarse en dirección céfalo-caudal
b. Deben realizarse durante 90 minutos, 5 días a la semana
c. Deben realizarse sólo en las articulaciones afectadas
d. Suelen realizarse en dirección caudal-cefálica

82. Sobre los programas de intervención desde terapia ocupacional en un paciente geriátrico en el domicilio, Cuál de estos programas NO corresponde con actividades instrumentales:

a. Programa de manejo del teléfono
b. Programa de movilidad exterior
c. Programa de vestido
d. Programa de finanzas y compras

83. Si en un ensayo clínico aleatorizado (ECA) el cegamiento es doble ciego, a quién se ciega:

a. A los participantes del grupo control y a los del grupo experimental
b. A todos los participantes y a los investigadores
c. A todos los participantes, a los que monitorizan el estudio y a los que miden la respuesta
d. A los bioestadísticos que analizan los resultados

84. Referido al grupo focal:

a. Es una técnica para recoger datos cuantitativos
b. Es un espacio de opinión para captar el sentir, pensar y vivir de los individuos provocando autoexplicaciones para obtener datos cualitativos
c. El moderador solo se encarga de recoger la información dada por el grupo
d. El moderador no debe permitir la incorporación de temas novedosos expuestos por el grupo

85. Valorar las capacidades de la persona en los campos de solución de problemas, secuenciación, memoria, atención... son objetivos principales de terapia ocupacional dirigido a pacientes oncológicos prioritariamente con qué tipo de diagnóstico:

a. Cáncer de mama localizado
b. Tumor primario de columna
c. Plexopatía braquial inducida por radiación
d. Tumores encefálicos

86. En la fase protésica, el objetivo específico a conseguir con el paciente sería:

a. Endurecimiento del muñón
b. Cambio de lateralidad
c. Desensibilización del muñón
d. Adquisición de habilidad en el miembro protésico

87. La Ley 1/1994, de 24 de Mayo, de Accesibilidad y Eliminación de Barreras Arquitectónicas en Castilla La Mancha, plantea la Accesibilidad en los siguientes ámbitos:

a. Accesibilidad urbanística, accesibilidad en la edificación y accesibilidad en el transporte y en la comunicación sensorial
b. Accesibilidad en todos los ámbitos y órdenes de la vida
c. Accesibilidad urbanística, accesibilidad en la edificación, accesibilidad en el transporte y en la comunicación sensorial, accesibilidad a espacios virtuales y accesibilidad al mercado laboral
d. Accesibilidad a los espacios urbanos, accesibilidad a todos los edificios de nueva construcción y accesibilidad al transporte interurbano y de larga distancia

88. El Libro Blanco de 'Atención Temprana' define ésta como «El conjunto de intervenciones...»:

a. ...dirigidas a los niños y niñas con riesgo biopsicosocial, a sus familias y a su entorno, para dar respuesta lo antes posible a las necesidades de apoyo de estos niños y sus familias de cara a potenciar su desarrollo y posibilitar su inclusión en el entorno escolar y social, así como mejorar la calidad de vida familiar
b. ...dirigidas a la población infantil de 0 a 3 años, a la familia y al entorno, que tienen por objetivo dar respuesta lo más pronto posible a las necesidades transitorias que presentan los niños con trastornos en su desarrollo, o que tienen riesgo de padecerlo
c. ...para niños pequeños y sus familias, ofrecida previa petición, en un determinado momento de la vida de un niño, que abarca cualquier acción realizada cuando el niño necesita un apoyo especial en la escuela
d. ...dirigidas a la población infantil de 0 a 6 años, a la familia y al entorno, que tienen por objetivo dar respuesta lo más pronto posible a las necesidades transitorias o permanentes que presentan los niños con trastornos en su desarrollo, o que tienen riesgo de padecerlo

89. Algunas de las manifestaciones clínicas de la Atrofia Muscular espinal son:

a. Desviación de la cabeza con rotación, deformidades de mandíbula y alteración de la función respiratoria
b. Debilidad generalizada, disminución de los reflejos osteotendinosos y alteración de la función respiratoria por afectación de los músculos intercostales
c. Debilidad generalizada y movimientos involuntarios en la cara, tronco y extremidades por lesión secundaria en ganglios basales
d. Braquicefalia, hipotonía, epilepsia, trastornos de conducta y problemas emocionales

90. El Meningocele:

a. Es el tipo más frecuente de Espina Bífida Abierta
b. Es el tipo más grave de Espina Bífida
c. Es un tipo de Espina Bífida en el que no hay alteración de la médula espinal ni de raíces nerviosas
d. Afecta a las meninges y a la médula espinal

SEIS PREGUNTAS DE RESERVA
(SIN RESPUESTA EN LA PLANTILLA OFICIAL)

91. Sobre la Integración Sensorial (IS), es FALSO:

a. La IS es un proceso consciente del cerebro que nos permite actuar o responder a la situación que experimentamos de un modo significativo
b. La IS y constituye la base del aprendizaje académico y del comportamiento social
c. La IS da significado a las experiencias clasificando toda la información y seleccionando lo importante
d. La IS organiza la información que detectan los sentidos (gusto, vista, oído, tacto, olfato, movimiento, gravedad y posición)

92. En Castilla La Mancha se entiende por SAAD:

a. Servicio de Ayuda a los Asistentes de Dependientes
b. Sistema para la Autonomía y Atención a la Dependencia
c. Servicio Autonómico de Asistencia a la Dependencia
d. Sistema para la Autonomía y Ayuda a la Dependencia

93. Según el art. 14 de la accesibilidad de la vivienda, de la Ley 1/1994, de 24 de mayo, de accesibilidad y eliminación de barreras en Castilla-La Mancha:

a. Los edificios en que existan viviendas reservadas para personas con movilidad reducida permanente deberán tener accesible tanto los elementos comunes como el interior de las viviendas expresamente reservadas
b. En los edificios destinados a vivienda, en los que sea obligatoria la instalación de ascensor, deberá existir un itinerario accesible que comunique el exterior del edificio con el ascensor. La cabina del ascensor y sus puertas de entrada serán accesibles para las personas con movilidad reducida
c. Los edificios destinados a uso de vivienda no deberán tener itinerario peatonal accesible, que una el exterior con el interior y éste con las dependencias y servicios de uso comunitario existentes en la misma planta
d. Los promotores públicos y privados de viviendas de protección oficial, reservarán en los proyectos que presenten para su aprobación un mínimo del 1 por 100 del total de las viviendas, que serán accesibles para personas con movilidad reducida permanente

94. La actividad 'comer y beber' en el Baremo de Valoración de Dependencia (BVD):

a. Se valora dentro del domicilio habitual
b. Se valora dentro y fuera del domicilio habitual
c. Se valora fuera del domicilio habitual
d. No se tiene en consideración el lugar

95. Cómo es la propulsión de una persona con lesión medular a nivel C6 en la silla de ruedas tras el primer año de lesión:

a. Independiente en silla de ruedas electrónica y dependiente en manual
b. Independiente salvo en pendientes, terreno irregular o bordillos
c. Independiente
d. Requiere silla electrónica y propulsa silla manual con aros impulsores sin desnivel

Junta de Andalucía

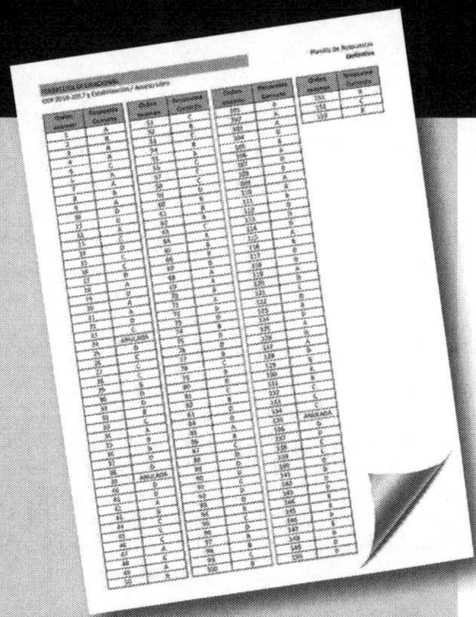

EXAMEN:

3 DE FEBRERO DE 2019

CLAVE DE RESPUESTAS

			CASOS	
1 A	35 B	69 A		
2 B	36 B	70 B		
3 A	37 D	71 A	101 B	131 B
4 A	38 D	72 D	102 A	132 C
5 C	39 C*	73 D	103 A	133 C
6 A	40 D	74 B	104 D	134 C
7 A	41 D	75 D	105 B	135 C*
8 B	42 A	76 D	106 A	136 D
9 A	43 B	77 B	107 D	137 D
10 D	44 C	78 C	108 B	138 C
11 D	45 C	79 B	109 A	139 C
12 A	46 C	80 D	110 A	140 D
13 C	47 A	81 C		
14 D	48 C	82 B	111 B	141 D
15 C	49 A	83 D	112 D	142 D
16 C	50 B	84 D	113 D	143 D
17 D	51 C	85 A	114 D	144 B
18 A	52 B	86 B	115 A	145 B
19 D	53 C	87 C	116 B	146 D
20 A	54 B	88 D	117 D	147 B
21 A	55 B	89 D	118 D	148 D
22 D	56 C	90 D	119 A	149 D
23 C	57 C	91 C	120 D	150 D
24 B*	58 C	92 D		
25 D	59 D	93 D	121 C	151 D
26 C	60 D	94 B	122 D	152 C
27 C	61 B	95 C	123 A	153 B
28 C	62 B	96 D	124 D	
29 B	63 C	97 B	125 A	
30 D	64 A	98 B	126 D	
31 D	65 B	99 C	127 A	
32 B	66 B	100 B	128 D	
33 C	67 D		129 B	
34 A	68 A		130 A	

* TRES PREGUNTAS ANULADAS

50

1. Según la Ley 55/2003 del Estatuto Marco del Personal Estatutario, 'principal instrumento de configuración y cohesión del SNS':

a. El Consejo Interterritorial del Sistema Nacional de Salud
b. La Comisión de Recursos Humanos del Sistema Nacional de Salud
c. El Foro Marco para el Dialogo Social
d. Mesa General de Negociación de la Administración General del Estado

2. Según el Estatuto Marco del Personal Estatutario, las Faltas Graves prescribirán al cabo de:

a. 4 años
b. 2 años
c. 1 año
d. 6 meses

3. Según la Ley 12/2007 para la Promoción de la Igualdad de Género en Andalucía, órgano colegiado para el seguimiento de las acciones y actuaciones de la Administración de la Junta en materia de igualdad de género, en el que estarán representadas todas las Consejerías:

a. Comisión Interdepartamental para la Igualdad de Mujeres y Hombres
b. Observatorio de Igualdad de Género
c. Consejo Andaluz de Participación de las Mujeres
d. Consejo de Unidades de Igualdad

4. Según la Ley 2/98 de Salud de Andalucía, quién aprueba y modifica los Límites Territoriales de las Áreas de Salud:

a. El Consejo de Gobierno de la Junta de Andalucía
b. La Consejería de Salud
c. El Servicio Andaluz de Salud
d. El Parlamento de Andalucía

5. Entre los derechos reconocidos en el artículo 22 del Estatuto de Autonomía para Andalucía en materia de salud, NO está:

a. Garantía de tiempo máximo de acceso a servicios y tratamientos
b. Disponer de una segunda opinión facultativa sobre su proceso
c. Libre elección de Médico y Enfermero/a
d. Consejo Genético y medicina predictiva

6. Cuál de estos sistemas de información NO está integrado en DIRAYA:

a. Conjunto mínimo básico de datos (CMBD)
b. Módulo de acceso centralizado de operadores (MACO)
c. Historia de salud (HS)
d. Base de datos de usuarios (BDU)

7. En el indicador de la tasa de mortalidad infantil (TMI) se incluye el número de los niños fallecidos:

a. Menores de 1 año
b. Menores de 14 años
c. En las 24 primeras horas de vida
d. Primeras semanas de vida, de 0 a 28 días

8. El Índice Casuístico por pesos GRD de un Hospital expresa la complejidad media en función de.

a. La severidad y morbilidad atendida
b. El consumo de recursos utilizados
c. La Estancia observada de cada GRD
d. La Estancia Media Esperada de cada GRD

9. Según la Ley 2/2010, la limitación del esfuerzo terapéutico consiste en:

a. La retirada o no instauración de una medida de soporte vital o de cualquier otra intervención que, dado el mal pronóstico, constituye, a juicio de los sanitarios implicados, algo fútil, que solo contribuye a prolongar una situación clínica carente de expectativas de mejoría
b. La intervención sanitaria destinada a mantener las constantes vitales de la persona, independientemente de que dicha intervención actúe o no terapéuticamente sobre la enfermedad que amenaza la vida
c. El inicio o mantenimiento de medidas de soporte vital u otras intervenciones carentes de utilidad clínica, que únicamente prolongan la vida en pacientes en situación terminal, sin posibilidades reales de mejora
d. La administración de fármacos para reducir la conciencia de la persona en situación terminal o de agonía, para aliviar adecuadamente síntomas refractarios, previo consentimiento informado en los términos establecidos en la ley

10. El IV Plan Andaluz de salud establece '6 compromisos de Presente y Futuro', cuál de los siguientes es uno de esos 6 compromisos:

a. Reducir la desigualdad en la utilización de servicios de salud

b. Mejorar las condiciones de vivienda y el entorno urbanístico

c. Generar y desarrollar mejoras en Medio ambiente y Salud

d. Reducir las desigualdades Sociales en Salud

11. Según la Clasificación Internacional del Funcionamiento de la Discapacidad y de la salud (CIF), 'deficiencias' son:

a. problemas a nivel neuromuscular, osteoarticular y músculo esquelético

b. problemas que una persona puede tener en el desempeño de las ocupaciones

c. problemas que una persona puede experimentar al involucrarse en situaciones vitales

d. problemas en las funciones o estructuras corporales

12. La planificación sanitaria puede variar su enfoque según cual sea su nivel de organización. Se diferencia tres niveles o etapas de planificación sanitaria:

a. Normativa, táctica y operativa

b. Normativa, estratégica y operativa

c. Estructural, táctica y estratégica

d. Todas son falsas

13. La atención especializada a las personas con problemas de salud mental en el Servicio Andaluz de Salud, se organiza a través de los siguientes dispositivos asistenciales:

a. Unidad de Salud Mental Comunitaria, Unidad Residencial de Salud Mental, Unidad de Salud Mental Infanto-Juvenil, Unidad de Hospitalización de Salud Mental y Hospital de Día de Salud Mental

b. Unidad de Hospitalización de Salud Mental, Equipo comunitario de Salud mental, Unidad de Salud Mental Infantil, Unidad de Hospital de Día y Unidad de Rehabilitación de Área de Salud Mental

c. Unidad de Salud Mental Comunitaria, Unidad de Hospitalización de Salud Mental, Unidad de Salud Mental Infanto-Juvenil, Unidad de Rehabilitación de Salud Mental, Hospital de Día de Salud Mental y Comunidad Terapéutica de Salud Mental

d. Unidad de Salud Mental Comunitaria, Unidad de Hospitalización de Salud Mental, Unidad de Rehabilitación de Salud Mental, Hospital de Día de Salud Mental y Comunidad Terapéutica de Salud Mental

14. Según el método Perfetti:

a. Para que exista un reaprendizaje motor, se debe comenzar por proporcionar percepciones de origen cinestésico y extereoceptivo

b. La motricidad de exploración (tacto) es de vital importancia, ya que coloca los receptores táctiles en alerta para una mejor recepción

c. Se distinguen ejercicios de primer grado, segundo grado, tercer grado y de cuarto grado

d. Son correctas A y B

15. La Clasificación Internacional del Funcionamiento, la Discapacidad y la Salud (CIF) consta de:

a. 2 partes, cada una con 3 componentes y 6 constructos en general

b. 3 partes, cada una con 2 componentes y 7 constructos en general

c. 2 partes, cada una con 2 componentes y 5 constructos en general

d. 2 partes, cada una con 3 componentes y 6 constructos en general

16. En el estudio de las necesidades de la población para identificar problemas de salud hay que detectar las causas o factores condicionantes de dichos problemas de salud. Entre ellos NO están:

a. Factores predisponentes

b. Factores facilitadores

c. Factores causales o factores de riesgo

d. Factores reforzadores

17. Según la Ley 44/2003 de 21 de noviembre de Ordenación de las Profesiones Sanitarias (LOPS), los profesionales tiene el deber de:

a. Prestar atención sanitaria técnica y profesional adecuada a las necesidades de salud de las personas que atienden, de acuerdo con el estado de desarrollo de los conocimientos científicos de cada momento

b. Prestar atención sanitaria técnica y profesional de acuerdo con los niveles de calidad y seguridad que se establecen en la LOPS y el resto de normas legales y deontológicas aplicables

c. Respetar la personalidad, dignidad e intimidad de las personas a su cuidado y respetar la participación de las mismas en las tomas de decisiones que les afecten

d. Todas son correctas

18. El Marco de Trabajo para la Práctica de la Terapia Ocupacional: Dominio y Proceso (2a. ed.):

a. Fue desarrollado para plantear la contribución de la terapia Ocupacional en la promoción de la salud, y la participación de las personas, organizaciones, y las poblaciones mediante un compromiso con la ocupación

b. Es una taxonomía, una teoría, un modelo de la Terapia Ocupacional

c. Está dividido en varias secciones principales: Dominio, proceso y Áreas de ocupación

d. Los aspectos del dominio no son de igual valor, y el proceso es lineal y secuenciado

19. Primera Escuela Universitaria de Terapia Ocupacional en España:

a. Universidad de Santiago de Compostela

b. Universidad Complutense de Madrid

c. Universidad de Castilla La Mancha

d. Universidad de Zaragoza

20. «Toda persona tiene derecho a que se le respete el carácter confidencial de los datos referentes a su salud, y a que nadie pueda acceder a ellas sin previa autorización amparada por la Ley», según la:

a. Ley 41/2002 del 14 de noviembre

b. Ley orgánica 15/1999 del 13 diciembre

c. Ley 14/1986 General de Sanidad

d. Ninguna Ley Española regula ese derecho

21. El proceso de intervención, según el Marco de Trabajo para la práctica de la Terapia Ocupacional, se divide en:

a. Plan de intervención, implementación de la intervención, revisión de la intervención

b. Plan de intervención, Tipos de intervención, implementación de la intervención, revisión de la intervención

c. Plan de intervención, enfoques de intervención, implementación de la intervención, revisión de la intervención

d. Plan de intervención, tipos de intervención, enfoques de intervención, implementación de la intervención, revisión de la intervención

22. Según el artículo 35 de la Ley 2003 de 21 de noviembre de Ordenación de las Profesiones Sanitarias:

a. La acreditación de actividades, programas de formación continuada y centros sólo tendrá efectos en la Comunidad Autónoma donde la Administración Pública competente expidió la acreditación

b. Sólo podrá acreditar actividades y programas de formación continuada el Ministerio de Sanidad, Servicios Sociales e Igualdad

c. Las Administraciones públicas no podrán auditar y evaluar los centros y actividades de formación continuada una vez acreditados

d. Ninguna es correcta

23. Sobre la estadísticas aplicadas de la salud:

a. La estadística descriptiva se dedica a generar conclusiones, inferencias y predicciones sobre las poblaciones

b. La estadística inferencial se dedica a los métodos de recolección, descripción, visualización y resumen de datos originados a partir de los fenómenos en estudio, organizando los datos de forma lógica

c. Las variables son cada una de las magnitudes o aspectos que miden en una muestra poblacional sometida a estudio

d. Las variables cuantitativas son las que expresan distintas cualidades, características o modalidades

24. [ANULADA] La World Federation of Occupational Therapists se creó en:

a. 1938   b. 1951   c. 1967   d. 1972

---

25. En la investigación clínico-epidemiológica se aplican premisas de metodologías cualitativas que se caracteriza por:

a. Comprender un fenómeno
b. Las observaciones se describen principalmente en forma narrativa
c. Es multimetódica en el enfoque
d. Todas las anteriores son correctas

---

26. En un ensayo clínico factorial:

a. Cada sujeto es asignado aleatoriamente a una única situación de estudio (experimental o control)
b. Cada sujeto recibe dos situaciones de estudio, pero cada una en un período de tiempo distinto
c. Cada sujeto es asignado aleatoriamente a una combinación de situaciones de estudio (2 o más)
d. Ninguna de las tres

---

27. La intervención de TO en la promoción de la salud:

a. Se justifica a través de la ocupación como medio y fin, vista como lo cotidiano en los diferentes ámbitos de la vida, excluyendo las áreas de desempeño
b. El modelo de práctica pone énfasis en los aspectos individuales de la persona
c. Los modelos de práctica de la TO pasan de la experiencia clínica e institucional a la práctica social e intervención en las políticas públicas
d. La TO tiene la oportunidad de facilitar en las personas el reconocimiento de sus capacidades y potencialidades individuales únicamente, sin importar su papel en el bienestar de su comunidad

---

28. Según Hagedorn, qué es un marco de referencia primario:

a. Representación a escala reducida de la estructura y el contenido de un fenómeno o una situación
b. Esquema conceptual que sintetiza e interpreta el conocimiento para que pueda ser utilizado por la disciplina
c. Sistema de teorías que sirven para orientar y dar significado y coherencia a las bases conceptuales de la Terapia Ocupacional
d. Roles que la persona mantiene en su día a día en las áreas de trabajo, ocio y autocuidado

---

29. Según los conceptos de la filosofía de la TO según la AOTA en 2011:

a. Se centra en describir la ocupación y la TO: la concepción de los ambientes, interacción ente factores intrínsecos del individuo, la ocupación, el objetivo de la TO y el núcleo de la TO
b. Se centra en describir la ocupación y la TO: la concepción del ser humano, el entorno, la ocupación, el objetivo de la TO y el núcleo de la TO
c. Se centra en describir la ocupación y la TO: la concepción del ser humano, el entorno, la ocupación, el objetivo de la TO pero el núcleo de la TO no es importante
d. Se centra en describir la ocupación y la TO: la concepción del ser humano, el entorno, el bienestar, el objetivo de la TO y el núcleo de la TO

---

30. La primera definición moderna de Terapia Ocupacional aceptada por la Asamblea Representativa de la Asociación Americana de Terapia Ocupacional (AOTA) en 1981, incluye en su disposición:

a. Terapia Ocupacional es el uso de la actividad propositiva, con individuos que se encuentran limitados por una lesión o enfermedad física, disfunción psicosocial, incapacidades del desarrollo o del aprendizaje, pobreza o diferencias culturales o por el proceso de envejecimiento, con los fines de potenciar la dependencia, prevenir la incapacidad y mantener la salud
b. Su práctica incluye evaluación, tratamiento y consulta
c. Terapia Ocupacional es el uso de la actividad propositiva, con individuos que se encuentran limitados por una lesión o enfermedad física, disfunción psicosocial, incapacidades del desarrollo o del aprendizaje, pobreza o diferencias culturales o por el proceso de envejecimiento, con los fines de maximizar la independencia, prevenir la incapacidad y mantener la salud
d. Son correctas B y C

---

31. En cuanto a las escalas de valoración del dolor crónico, es FALSO:

a. Las escalas de valoración del dolor son métodos clásicos de medición de la intensidad del dolor, en donde se cuantifica la percepción subjetiva del dolor por parte del paciente
b. La escala Analógica visual (EVA) es la más utilizada en la atención sanitaria, para valorar el dolor no oncológico
c. El cuestionario ID PAIN se utiliza para valorar el dolor neuropático
d. El cuestionario de dolor de McGuill versión corta, se utiliza para valorar el dolor no oncológico

---

32. Según la escala U.S. Preventive Services Task Force (USPSTF), si hablamos de una práctica de intervención terapéutica recomendable (al menos moderada evidencia de que la práctica es eficaz y los beneficios superiores a los perjuicios) es un nivel de recomendación:

a. A   b. B   c. C   d. D

---

33. El plan individualizado de tratamiento se concretará en un documento que deberá especificar para todas áreas evaluadas los datos más relevantes sobre:

a. Necesidades detectadas, expectativas del paciente, dispositivos implicados, mecanismos de seguimiento, intervenciones previstas, revisión periódica, profesionales responsables
b. Expectativas del equipo, expectativas de la familia, dispositivos implicados, intervenciones previstas, revisión periódica y profesional responsable
c. Necesidades detectadas, intervenciones previstas, mecanismos de seguimiento, profesional responsable, revisión periódica, dispositivos implicados
d. Intervenciones previstas, necesidades detectadas, profesional responsable, dispositivos implicados

---

34. Paradigma propuesto por M. Reilly:

a. Teoría del Comportamiento Ocupacional
b. Teoría del Desarrollo Ocupacional
c. Teoría de Sostenimiento Ocupacional
d. Ninguna es correcta

---

35. En la aplicación del marco de referencia cognitivo-conductual

a. Las cogniciones del individuo sobre su forma de hacer las actividades orientan las líneas de intervención
b. Las cogniciones del individuo relacionadas con las alteraciones del desempeño ocupacional constituyen objetivos de intervención y tratamiento
c. Las cogniciones del individuo relacionadas con las alteraciones del desempeño ocupacional no tienen ningún interés para la intervención y tratamiento
d. Las cogniciones del individuo relacionadas con sus miedos, inseguridades y sentimientos constituyen objetivos de intervención y tratamiento

---

36. Siguiendo el modelo teórico de cambio de Prochaska y Diclemente, qué etapa es: 'La persona considera y rechaza el cambio a la vez, se siente ambivalente. Aunque es consciente del problema, la balanza que recoge los motivos para cambiar y los motivos para continuar igual está muy equilibrada'

a. Precontemplación   b. Contemplación
c. Preparación   d. Acción

---

37. En el marco de referencia humanista, sobre la disfunción psicosocial:

a. El autoconcepto es el eje central del comportamiento humano
b. Defiende que todas las personas poseen un potencial innato y que lo desarrollan sin ninguna interacción son su entorno para formar su autoconcepto
c. Defiende que todas las personas poseen un potencial innato y que lo desarrollan con la interacción de un entorno estimulante para construir su autoconcepto
d. Son correctas A y C

38. Para evaluar los movimientos globales de la mano, hay que medir el movimiento activo y pasivo total de los dedos. Cómo se mide:

a. Sumando los ángulos de extensión y restando los déficits de flexión

b. Con el goniómetro

c. Articulación por articulación y sumando los resultados

d. Sumando los ángulos de flexión de las tres articulaciones de los dedos y restándoles la suma de los déficits de extensión

39. [ANULADA] Sobre la Evaluación en el TMG:

a. Se basa exclusivamente en un formato clínico destinada a la sintomatología del paciente

b. Constituye la primera fase del proceso de rehabilitación

c. Son correctas A y D

d. La evaluación en rehabilitación psicosocial debe ser conducida por una teoría y debe ser continua a lo largo del proceso de intervención

40. Cuáles de los siguientes objetivos son de los programas intervención temprana en la psicosis:

a. Reducir o prevenir un deterioro significativo en el funcionamiento

b. Reducir el estigma y proporcionar educación temprana

c. Reducir o prevenir una progresión o empeoramiento de los síntomas o síndromes

d. Todos son objetivos de la intención temprana en psicosis

41. Los instrumentos de evaluación psicosocial, más específicamente la evaluación ocupacional para los pacientes incluidos en programa de intervención temprana en la psicosis, cuáles son las escalas recomendadas desde terapia ocupacional:

a. No utiliza escalas específicas de terapia ocupacional

b. Se utiliza la escala Canadian Occupational Performance Measure COMP

c. Se utiliza la escala Model of Human Occupational Screening Tool MOHOST

d. Son correctas B y C

42. 'Test umbral' son los que:

a. miden el mínimo estímulo que puede ser percibido por el sujeto que lo recibe

b. provocan un incremento de los síntomas sensoriales latentes

c. nos permiten valorar la calidad de la sensibilidad recuperada para la función

d. Ninguna es correcta

43. La sociedad Española de Patología dual (SEPD) define 'patología dual' como:

a. Aparición de un trastorno aditivo anterior a un trastorno mental

b. Denominación aplicada a aquellos sujetos que sufren de forma simultánea o a lo largo del ciclo vital de una adicción y un trastorno mental

c. A y B son ciertas

d. Denominación aplicada a aquellos sujetos que sufren la coexistencia de un trastorno adictivo de difícil manejo y una psicopatología grave

44. Según Nakagone y cols, con respecto al déficit cognitivo-neuropsicológico en la esquizofrenia:

a. La mayoría de los pacientes tienen una degeneración progresiva y rápida a partir del primer episodio psicótico

b. El patrón de los déficits sigue una regularidad en los pacientes que padecen esquizofrenia

c. Se ven afectados todos los dominios cognitivos principalmente la atención, función ejecutiva, memoria prospectiva, memoria de trabajo y semántica

d. Los déficit cognitivos / neuropsicológicos no se presentan hasta que aparece primer episodio psicótico

45. Sobre el Índice de Lawton, es FALSO:

a. La máxima dependencia estaría marcada por la obtención de o puntos, y 8 puntos expresarían una independencia total

b. Evalúa el manejo de asuntos económicos, el uso de medios de transporte y el lavado de ropa

c. Fue diseñado para valorar el daño cerebral

d. Se administra entre 5 y 10 minutos

46. El III Plan Integral de Salud Mental de Andalucía 2016-2020 giró en torno a:

a. 5 líneas estratégicas, con 7 objetivos generales

b. 5 líneas estratégicas, con 8 objetivos generales

c. 5 líneas estratégicas, con 9 objetivos generales

d. 5 líneas de acción, con 10 objetivos generales

47. Según el modelo cognitivo-perceptual (Abreu y Toglia), la capacidad para responder al entorno que deriva de la práctica o de la experiencia, hace referencia a:

a. El Aprendizaje

b. Una Estrategia cognitiva

c. Una etapa cognitivo-perceptual

d. La cognición

48. Una parte importante del proceso de evolución de salud mental es el 'Diagnostico ocupacional', de Rogers y Holm, que tiene 4 componentes:

a. Descriptivo, explicativo, anticipatorio e hipotético

b. Descriptivo, anticipatorio, indicios e información diagnóstica adicional

c. Descriptivo, explicativo, indicios e información diagnóstica adicional

d. Descriptivo, explicativo, sensoriomotores y psicológicos

49. Con respecto a la técnica del role-playing utilizada en la evaluación y finalidad terapéutica de las habilidades sociales, es FALSO:

a. En el ensayo conductual real, el sujeto se imagina realizando una conducta en su medio real

b. El ensayo conductual real y el encubierto se pueden utilizar en fases sucesivas del proceso de entrenamiento

c. Es aconsejable repetir la técnica con el fin de conseguir una buena generalización de la conducta

d. Se aconseja comenzar por el ensayo en situaciones estructuradas

50. Sobre las habilidades sociales, es FALSO:

a. Linehan señala tres tipos de eficacia interpersonal

b. Son definidas por el uso correcto de las mismas independientemente del contexto cultural del sujeto

c. No existe una aproximación única y aceptada del concepto de habilidad social

d. La exhibición de la habilidad social implica los componentes conductuales, cognitivos y fisiológicos

51. El proceso asistencial integral del Trastorno Mental Grave define la psicoeducación de pacientes como:

a. Conjunto de intervenciones basadas en el modelo biológico y dirigidas a mejorar los conocimientos del paciente sobre la enfermedad y el tratamiento indicado, así como a desarrollar distintas habilidades necesarias para mejorar su implicación en el proceso de atención (identificación de síntomas precoces de descompensación, estrategias de autocuidado, etc..)

b. Conjunto de intervenciones basadas en el modelo de vulnerabilidad y dirigidas a desarrollar distintas habilidades necesarias para mejorar su implicación en el proceso de atención del paciente. (identificación de síntomas precoces de descompensación, estrategias de autocuidado, etc)

c. Conjunto de intervenciones basadas en el modelo de vulnerabilidad y dirigidas a mejorar los conocimientos del paciente sobre la enfermedad y el tratamiento indicado, así como a desarrollar distintas habilidades necesarias para mejorar su implicación en el proceso de atención (identificación de síntomas precoces de descompensación, estrategias de autocuidado, etc..)

d. Todas son correctas

52. Según el continuo de cambio volicional: 'indica objetivos, permanece involucrado, muestra orgullo, trata de resolver problemas y trata de corregir errores' se refiere a:

a. Exploración

b. Competencia

c. Logro

d. Asimilación

53. El modelo de Rehabilitación psicosocial:

a. Describe las causas principales de la vulnerabilidad como solamente genéticas

b. Considera la etiología de la esquizofrenia desde una perspectiva causal y ambiental

c. Propone que el cuadro clínico que caracteriza a la esquizofrenia es el resultado de la presencia de un conjunto de estresores ambientales y la vulnerabilidad individual subyacente

d. Explica que la persona que tiene esquizofrenia es porque tiene una predisposición para ello y que éste no es un rasgo duradero de vulnerabilidad

54. Dentro de los instrumentos de valoración del Modelo de Integración Sensorial de Ayres:

a. El Test de Integración Sensorial y Praxias (SIPT) consiste en 25 pruebas que valoran procesamiento sensorial, modulación y respuestas emocionales y de comportamiento

b. El Perfil Sensorial de Winnie Dunn evalúa el procesamiento sensorial, la modulación y las respuestas emocionales y de comportamiento

c. El Test de Integración Sensorial y Praxis (SIPT) evalúa el desempeño motor en relación a los sistemas sensoriales, la modulación y las respuestas emocionales

d. El Perfil Sensorial de Winnie Dunn es una herramienta específica para evaluar los déficits de procesamiento sensorial y las praxis en niños

55. Un programa de terapia ocupacional en salud mental, se puede definir como un conjunto de acciones sistematizadas, planificadas y diseñadas sobre una o varias bases teóricas, orientadas a unas metas, como respuesta a:

a. ...unas necesidades ocupacionales de individuos en el contexto sanitario exclusivamente

b. ...unas necesidades ocupacionales de individuos y/o colectivos en contextos o situaciones determinadas

c. ...unas necesidades de investigación sanitaria

d. Ninguna de las tres

56. Según la propuesta de Reed y Sanderson, NO es un método terapéutico utilizado en terapia ocupacional en salud mental:

a. La demostración   b. La repetición
c. El refuerzo   d. El role-playing

57. En el esquema de historia de salud mental digital, la información de terapia ocupacional aparece en:

a. Sección: exploración general

b. Sección: profesionales de referencia

c. Sección: orientación terapéutica y plan de intervención

d. Sección: juicio clínico

58. En el III PISMA se describen:

a. 5 líneas estratégicas, 9 objetivos generales, 70 objetivos específicos, 119 líneas de acción y 110 resultados esperados

b. 5 líneas estratégicas, 10 objetivos generales, 70 objetivos específicos, 119 líneas de acción y 113 resultados esperados

c. 5 líneas estratégicas, 9 objetivos generales, 70 objetivos específicos, 119 líneas de acción y 113 resultados esperados

d. 4 líneas estratégicas, 9 objetivos generales, 70 objetivos específicos, 119 líneas de acción y 113 resultados esperados

59. NO es un área de mejora del PISMA III:

a. Afianzar la función de la atención primaria

b. La promoción de activos de salud tanto en población general como en aquellos sectores que han de afrontar desigualdades de salud

c. El incremento de uso de herramientas psicológicas en la vida cotidiana de atención primaria que disminuya la medicalización

d. Todas son áreas de mejora

60. Qué tipo de razonamiento tiene lugar cuando el terapeuta ocupacional está 'pensando sobre la enfermedad o la discapacidad y decidiendo qué actividades terapéuticas (procedimientos) podrían emplear para tratar los problemas del desempeño funcional de la persona':

a. Motivacional   b. Ético
c. Diagnóstico   d. Operativo

61. Entre los instrumentos de valoración del Modelo de Ocupación Humana, cuál es de carácter observacional:

a. Listado de intereses modificado

b. Cuestionario volicional (QV)

c. Escala de impacto ambiental laboral (WEIS)

d. Entrevista histórica del desempeño ocupacional (OPHI-II

62. En los pacientes con Trastorno Mental Grave, una patología que se le debe prestar especial atención es el síndrome metabólico:

a. Para ser diagnosticado como tal debe cumplir tres de las siguientes alteraciones: a) obesidad abdominal, b) hipertrigliceridemia, c) concentración alta de colesterol unido a lipoproteinas de alta densidad, d) presión arterial elevada o e) glicemia en ayunas elevada

b. Para ser diagnosticado como tal debe cumplir tres de las siguientes alteraciones: a) obesidad abdominal, b) hipertrigliceridemia, c) concentración baja de colesterol unido a lipoproteinas de alta densidad, d) presión arterial elevada o e) glicemia en ayunas elevada

c. Se denomina al conjunto de hipertensión arterial, hipertransaminemia y resistencia a la insulina

d. Se asocia menos al uso de Clozapina que a otros antipsicóticos

63. El Programa de Fomento de Relaciones Sociales de la Fundación Pública para la Integración Social de Personas con Enfermedad Mental (FAISEM) incluye los Clubes Sociales y su desarrollo se realiza en la mayoría de los casos a través de convenios de colaboración con:

a. La administración local (ayuntamientos)

b. El Servicio Andaluz de Salud (SAS) a través de las Unidad de Gestión Clínica (UGC) de Salud Mental

c. El movimiento asociativo (Federación Andaluza de Familiares y Personas con Enfermedad Mental (FEAFES) y la plataforma de usuarios en Primera Persona

d. Los servicios sociales de la Junta de Andalucía

64. Perfiles profesionales considerados básicos en el equipo de TAC:

a. Psiquiatra, enfermera, auxiliar de enfermería y trabajador social

b. Psiquiatra y/o psicólogo clínico, enfermera, auxiliar de enfermería y trabajador social

c. Psiquiatra, enfermera, auxiliar de enfermería, trabajador social y terapeuta ocupacional

d. Psiquiatra, enfermera, auxiliar de enfermería, monitor ocupacional y trabajador social

65. Según el libro blanco de la Accesibilidad 2003-2010, con respecto a la clasificación según la normativa de accesibilidad de las barreras se incluye:

a. Barreras: arquitectónicas, urbanísticas, en el transporte y psicosociales

b. Barreras: arquitectónicas, urbanísticas, en el transporte y en las telecomunicaciones

c. Barreras. Arquitectónicas, físicas, urbanísticas, en el transporte y en las telecomunicaciones

d. Barreras: arquitectónicas, de actitud, físicas, urbanísticas, en el transporte y en las telecomunicaciones

66. Para evitar la hiperextensión de la articulación interfalángica proximal en las deformidades de cuello de cisne qué férula utilizarías:

a. Férula sinarticular

b. Férula estática con bloqueo

c. Férula estática seriada

d. Férula dinámica

67. Sobre la desensibilización, es FALSO:

a. Consiste en la aplicación de estímulos repetitivos sobre las zonas dolorosas o hipersensibles, durante tres o cuatro veces al día

b. El tratamiento de desensibilización debe ser sistemático, secuencialmente estructurado, repetitivo y finalmente orientado a las actividades vocacionales y laborales tan pronto sea posible

c. En el test de sensibilidad de las tres fases, las medidas para la evaluación y para el tratamiento son las mismas

d. El tratamiento de desensibilización ha de llevarse a cabo sin ningún otro tipo de intervención/ o tratamiento

68. Cuando el paciente puede realizar gestos pero NO puede cuando se le ordena, estamos ante:

a. Apraxia ideomotora
b. Apraxia ideacional
c. Alteración del esquema corporal
d. Apraxia de construcción

69. Sobre las áreas valoradas en la batería LOTCA:

a. Orientación, percepción, organización visomotora, praxis, operaciones racionales
b. Orientación, procesos de codificación y recuperación, y praxis
c. Orientación, percepción y procesos atencionales de orientación y control
d. Orientación, percepción, atención y memoria

70. Generalmente el paciente con una lesión cerebral causada por un accidente cerebro vascular manifiesta una postura típica, denominada postura del hemipléjico. Cuál es la postura INCORRECTA, del hemipléjico en decúbito supino:

a. Cadera en flexión, rotación externa y abducción
b. Pelvis en anteversión
c. Hombro en rotación interna y adducción
d. Rodilla en flexión

71. NO es una Mononeuropatía:

a. Síndrome de Guillain Barré
b. Lesión de nervio radial
c. Lesión de nervio ciático
d. Todas son mononeuropatías

72. Decreto 77/2008, de 4 de marzo, de ordenación administrativa y funcional de los servicios de salud mental en el ámbito del Servicio Andaluz de Salud: a qué dispositivo asistencial corresponde esta definición: 'es un dispositivo asistencial de salud mental, de hospitalización parcial y se configura como recurso intermedio entre la unidad de salud mental comunitaria y la unidad de hospitalización de salud mental'

a. Unidad de rehabilitación de salud mental
b. Comunidad terapéutica de salud mental
c. Unidad de hospitalización de salud mental
d. Hospital de día de salud mental

73. Es función de los Terapeutas Ocupacionales de Atención Primaria:

a. Participar en la formación de los cuidadores
b. Participar en la formación de los profesionales de los Equipo básicos de atención primaria
c. Apoyar a los cuidadores en los domicilios
d. Todas las anteriores son correctas

74. En el campo de la salud pública a lo largo de la última década han surgido nuevos enfoques, como el Modelo de los Activos de salud, dicho modelo está recogido como compromiso 3: 'Generar y Desarrollar los Activos de salud de nuestra comunidad y ponerlos a disposición de la sociedad andaluza', en que Plan se recoge:

a. El III Plan Integral de Salud Mental
b. El IV Plan Andaluz de Salud
c. El III Plan Integral para la Inmigración en Andalucía
d. El III Plan Andaluz del Voluntariado

75. Con respecto al plan consensuado de tratamiento en la Unidad de salud mental comunitaria en el Proceso asistencia integrado de Ansiedad, depresión y somatización:

a. Es un documento de acuerdo establecido entre el/los terapeuta(s) referente y el/la paciente
b. Deberá estar elaborado en 15 días a partir de la primera visita en USMC
c. Deberán quedar reflejadas las intervenciones: farmacológica e intervenciones psicológicas de alta intensidad
d. Todas las anteriores son correctas

76. El actual proceso asistencial integrado de ansiedad, depresión y somatizaciones se diseñó en:

a. 2000   b. 2004   c. 2010   d. 2011

77. Las comunidades terapéuticas de salud mental en SSPA:

a. Se trata de un dispositivo de contención breve para TMG
b. Entre sus objetivos específicos esta la estabilización psicopatológica , adecuación conductual y rehabilitación del déficit
c. El fin del equipo de comunidad terapéutica es la dependencia del paciente a los recursos sociocomunitarios y sanitarios
d. No se contempla el trabajo en la comunidad y familiar

78. Qué clase, dimensión o función atencional está más alterada en el trastorno por déficit de atención con hiperactividad:

a. Atención selectiva
b. Atención dividida
c. Atención sostenida
d. Atención focalizada

79. La Incapacidad para atribuir significado y reconocer la experiencia perceptiva:

a. Anosmia   b. Agnosia
c. Ageusia   d. Acatasia

80. Mediante el uso del Modelo de Ocupación Humana, la persona con cáncer puede ser evaluada bajo:

a. Los encabezamientos de autocuidado, productividad y actividades recreativas. Esto abarca los aspectos fórmales y psicológicos de las actividades personales y domésticas durante la vida diaria, la situación del hogar, las transferencias y la movilidad
b. El modelo refleja la creencia de que las áreas menos importantes a tratar para el individuo, pueden proporcionar la motivación que impulse el rendimiento ocupacional
c. Se resalta el concepto de tratamiento centrado en el rol del trabajador y establecimiento de los objetivos con el mismo, con la finalidad de que los objetivos establecidos sean significativos para el paciente
d. Se resalta el concepto de tratamiento centrado en la persona y establecimiento conjunto de los objetivos, con la finalidad de que los objetivos establecidos sean significativos para el paciente

81. El libro Blanco de 'Atención Temprana', la define como el «conjunto de intervenciones dirigidas a la población infantil de ________ a la familia y al entorno, que tienen como objetivo dar respuestas lo más pronto posible a las necesidades transitorias o permanentes que presentan los niños con trastornos en su desarrollo o que tienen el riesgo de padecerlo»:

a. 2 a 8 años   b. 2 a 10 años
c. 0 a 6 años   d. 0 a 8 años

82. La Tendinitis de Quervain, dificulta las actividades de la vida diaria Qué tendones se ven afectados:

a. Los que ocupan el tercer compartimento extensor de la mano
b. Los que ocupan el primer compartimento extensor de la mano
c. El abductor corto y extensor largo del pulgar
d. Los que ocupan el segundo compartimento extensor de la mano

83. Red a nivel europeo para la información de las tecnologías para la autonomía de las personas con discapacidad:

a. CEAPAT   b. ISO
c. REHADAT   d. EASTIN

84. Qué criterio debe cumplir una paciente con anorexia nerviosa para ser derivada a HDSM desde USMC:

a. Ser menor de 18 años
b. Presencia descompensaciones continuas
c. Presentar aislamiento social grave
d. Son correctas B y C

85. Qué criterio NO se recoge en el PAI Trastorno de la conducta alimentaria para un ingreso programado en unidad de Hospitalización:

a. Pérdida de peso superior al 10% con respecto al previo en menos de 6 meses
b. Dificultad para realizar el diagnóstico diferencial
c. Concurrencia grave de abuso de alcohol y drogas
d. Presencia de factores estresantes adicionales que interfieran gravemente con la capacidad de comer del o la paciente

86. El PASMIA (Programa de Atención a la Salud Mental de la Infancia y Adolescencia):

a. Es un programa de atención a la salud mental de niños y niñas entre 0 y 16 años

b. Establece que las intervenciones preventivas deben ocupar un lugar fundamental

c. Está vinculado al desarrollo de los objetivos del PISMA III

d. Se centra en la atención a patologías graves de la infancia y adolescencia que estén diagnosticadas

87. Según los datos publicados en el PISMA III, sobre la situación de la atención en las Unidades de Salud Mental Infanto-Juvenil en Andalucía, en 2013, el número de personas atendidas respecto a los 6 años anteriores, ha aumentado en:

a. 20

b. 10

c. 25

d. 15

88. Cuando hablamos de un estilo de conducción de grupo 'laissez faire':

a. Estamos empleando un alto nivel de control en la toma de decisiones del grupo

b. Permitimos a los componentes del grupo el control de la toma de decisiones y la resolución de problemas

c. Estamos adaptando la cantidad de dirección y de feedback a las necesidades específicas y las habilidades de los miembros del grupo

d. Delegamos la responsabilidad de las tareas del grupo en los miembros del mismo

89. Sobre el trastorno de aprendizaje:

a. Afecta a la capacidad del niño para recibir, procesar, analizar o almacenar la información

b. Puede ser dislexia, discalculia o disgrafía

c. El terapeuta ocupacional utiliza la ocupación como medio para fomentar la participación del niño en las actividades educativas y que mejore su desempeño ocupacional

d. Todas son correctas

90. En cuanto a la recuperación funcional, es FALSO:

a. Es importante el pronóstico según la patología y el nivel de colaboración tanto del cuidador como de la familia

b. La duración de la intervención y la calidad de esa recuperación va a depender en gran medida del estado premórbido del paciente

c. Es importante el nivel de colaboración tanto del cuidador como de la familia

d. La duración de la intervención y la calidad de esa recuperación no va a depender del estado premórbido del paciente

91. Sobre la tenosinovitis de Quervain, es FALSO:

a. Es un engrosamiento e irritación tendinosa producidos por una fricción repetida de las vainas tendinosas del extensor corto del pulgar y del abductor largo del pulgar

b. Aparece dolor con la prensión, con la abducción y aducción del pulgar, palpación de la apófisis estiloides, rotación de la muñeca y el cierre de la mano

c. Se produce por una compresión del nervio mediano

d. Puede asociarse a afectación nerviosa

92. En las prótesis mioeléctricas, una señal eléctrica pone en funcionamiento un motor para producir el movimiento deseado. Cuántos movimientos activos se pueden conseguir con éste tipo de prótesis:

a. Apertura y cierre de mano, prono-supinación de antebrazo

b. Apertura de la mano y flexión del codo

c. Flexión y supinación de antebrazo

d. Apertura y cierre de mano, prono-supinación del antebrazo y flexo-extensión del codo

93. Señala la FALSA:

a. La artrosis es una enfermedad articular crónica, causada por un trastorno en los procesos de degradación y reparación del cartílago articular y del tejido óseo

b. La artritis reumatoide, es un proceso reumatológico inflamatorio sistemático, crónico y poliarticular

c. Las ortesis o férulas en la artritis reumatoide suponen una herramienta fundamental, cuyo objetivo es corregir o evitar deformidades y facilitar la función

d. La realización de gestos nocivos no suele constituir un factor de deterioro de la articulación

94. Qué actividad requiere menor gasto energético en pacientes cardiacos y respiratorios:

a. La actividad realizada con pequeños músculos y con los brazos

b. La actividad realizada con grandes músculos y con las piernas

c. La actividad realizada con gran carga isométrica

d. La actividad realizada con elevada concentración mental

95. Según la clasificación por niveles que recoge el CEAPAT, de la norma ISO 9999, las prótesis transpélvicas se definen como:

a. Dispositivo que reemplaza una parte del miembro inferior entre la articulación de la cadera y la articulación de la rodilla

b. Dispositivo que reemplaza el miembro inferior a nivel de la articulación de la cadera

c. Dispositivo que reemplaza el miembro inferior junto con toda o parte de la hemipelvis

d. Sustituto artificial utilizado después de la amputación de ambos miembros inferiores y de la pelvis

96. En relación al tratamiento de Terapia Ocupacional en la Esclerosis Múltiple:

a. La capacidad mental permanece intacta, por lo que no constituye un objetivo de tratamiento

b. Es posible utilizar un programa común para cualquier paciente ya que la sintomatología es similar en todas las personas afectadas de Esclerosis Múltiple

c. No es frecuente la aparición de síntomas depresivos

d. Los programas de conservación de la energía tienen por objetivo disminuir la fatiga en el desempeño de las ocupaciones

97. Cuál es la diferencia entre la Parálisis cerebral espástica y la atáxica:

a. En la edad de inicio, mayor en la espástica

b. En el lugar de la lesión en el Sistema nervioso, siendo en la atáxica el cerebelo y vías

c. En la etiología, la atáxica suele ser por causas infecciosas

d. En el nivel de autonomía que alcanzan, siendo mayor en la espástica

98. Para la evaluación de la sensibilidad residual de la mano podemos utilizar un test funcional en el cual se pide al paciente que coja distintos objetos, los reconozca y coloque en un recipiente y todo ello con los ojos vendados. El test mide el tiempo empleado y la forma de ejecución. Cómo se llama este test:

a. Test de Werber

b. Test de Moberg

c. Test de Semmes

d. Test de Dellon

99. Con respecto a la restauración funcional como intervención de terapia ocupacional en salud mental:

a. Tiene como finalidad ayudar al paciente a utilizar sus capacidades remanentes

b. Se centra en restaurar las habilidades del paciente tras el tratamiento médico de la enfermedad

c. Se dirige a cambiar o modificar el proceso subyacente a la enfermedad

d. Se dirige a intervenir antes de que se produzca la disfunción

100. Según Catherine A. Trombly, la posición funcional de la mano es:

a. 15-30° de dorsiflexión de muñeca con semiflexión de dedos y ligera desviación radial, flexión parcial de articulaciones metacarpofalángicas e interfalángicas de los dedos y pulgar en abducción y oposición

b. 15-30° de dorsiflexión de muñeca, posición neutra o ligera desviación cubital, flexión parcial de articulaciones metacarpofalángicas e interfalángicas de los dedos y del pulgar y abducción y oposición de éste

c. Extensión de muñeca 60° para facilitar el efecto tenodesis que provoca la flexión de dedos

d. Ninguna es correcta

Casos Prácticos

CASO I:

Ana María es TO en un dispositivo de rehabilitación física perteneciente a la Unidad de Gestión Clínica de Rehabilitación. Dentro del organigrama funcional de esta Unidad de Gestión Clínica hay un grupo de trabajo de profesionales sanitarios que tienen el desempeño de elaborar un proyecto de investigación dentro de la misma, para poder llevarlo a convocatoria competitiva de carácter público y privado.

Ana María ha sido designada dentro de las terapeutas ocupacionales de su UGC para qué sea la referente en investigación. El Director de la Unidad de la Gestión Clínica y a su vez referente de investigación de la Unidad le ha pedido a Ana María, que elabore un proyecto de investigación sobre las: 'Intervenciones más efectivas de la Terapia Ocupacional basada en la Evidencia Científica'

101. Al realizar una búsqueda bibliográfica queremos encontrar...

a. el mayor número de documentos posibles

b. la mejor literatura con la mejor evidencia disponible

c. todo tipo de documentos, aunque algunos carezcan de evidencia

d. la literatura más reciente

102. NO es un documento primario:

a. Revisión sistemática

b. Estudio Observacional

c. Estudio Experimental

d. Estudio de cohortes

103. De cuál de estos tipos de estudio obtendremos información clínica con mayor nivel de evidencia:

a. Revisiones sistemáticas y meta-análisis

b. ECAs (Ensayo Controlado Aleatorizado

c. Estudios de casos y controles

d. Guías de Practicas Clínica

104. Para qué se utiliza el instrumento Agree:

a. Para buscar bases de datos bibliográficos

b. Para buscar revisiones bibliográficas

c. Para diseñar investigaciones cuantitativas

d. Para evaluar Guías de Practica Clínica

105. La sigla IMRyD corresponde a:

a. Investigación, métodos, resultados y discusión

b. Introducción, métodos, resultados y discusión

c. Introducción, métodos, resumen y discusión

d. Introducción, métodos, conclusiones y discusión

106. Principales herramientas para medir el factor de impacto:

a. JCR, SCImago y Eigen Factor

b. Latindex, Psicothema, SCOPUS

c. Psicothema, Thesaurus, SCI

d. Ninguna de las anteriores

107. Sobre la clasificación de evidencias de la a Scottish Intercollegiate Guidelines Network (SIGN), el grado de nivel de evidencia de la siguiente definición: 'Meta-análisis de gran calidad, revisiones sistemáticas de ensayos clínicos aleatorizados o ensayos clínicos aleatorizados con muy bajo riesgo de sesgos', corresponde al nivel de evidencia:

a. 4   b. 2+   c. 1   d. 1++

108. La mayoría de los investigadores que realizan revisiones sistemáticas vuelvan sus protocolos de revisión en plataforma de acceso a investigadores, para saber qué líneas de revisión se han realizado hasta el momento. Cuál de éstas es la más adecuada:

a. Prisma   b. Prospero

c. Rdinet   d. Scopus

109. El nivel IV de evidencia científica (Guía NICE) corresponde a:

a. Opinión de expertos

b. Estudios no analíticos, como informes de casos y series de casos

c. Meta-análisis de alta calidad

d. Estudios de cohorte o de casos

110. Para realizar una revisión sistemática de la literatura en terapia ocupacional. Cuáles serán las principales bases de datos bibliográficos que se consultaran:

a. Bases de datos de estudios originales, literatura gris, bases de datos de revisiones sistemáticas, bases de datos específicas de terapia ocupacional

b. Bases de datos de revisiones sistemáticas, bases de datos de estudios originales, bases de datos específicos de terapia ocupacional

c. Bases de datos estudios originales, literatura gris, bases de datos específicas de terapia ocupacional

d. Ninguna de las tres

Paciente de 32 años propuesto para incorporación al Equipo Tratamiento Asertivo Comunitario desde Unidad de salud mental comunitaria. La petición del equipo de referencia es de un tratamiento integral, por escasa vinculación con su equipo de referencia de la unidad de salud mental comunitaria. No asiste de forma continuada a las citas con su psiquiatra y con su enfermera referente, en visitas domiciliarias por profesionales de la Unidad Salud Mental Comunitaria a veces no abre la puerta, en otras ocasiones es su madre quien sí la abre, mostrándose el paciente con una negativa de cualquier dificultad en su funcionamiento psicosocial.

Desvinculación con atención primaria, no tiene asignado médico de familia.

Dificultades en el desempeño de las ABVD. Más específicamente: abandono en la higiene personal, imagen y ropa descuidada, dificultad en la realización de actividades instrumentales de la vida diaria, marcado aislamiento, sin conciencia de enfermedad ni adherencia al tratamiento farmacológico ni psicoterapéutico.

Durante estos periodos de reclusión en su domicilio sí que desempeña una actividad de ocio relacionada con la lectura de libros de Historia. Vive con su madre, que padece un trastorno mental grave de larga evolución con gran deterioro en las capacidades para el desempeño independiente de su vida cotidiana. Esta incapacitada y tutelada por la Asociación Hispalense;. Huérfano de padre desde los once años. Tiene dos hermanos, pero viven fuera.

111. Estaría incluído en proceso...

a. ...asistencial de ansiedad, depresión y somatización
b. ...asistencial de trastorno mental grave
c. Proceso de esquizofrenia
d. En ninguno, dada su cronificación

112. Tiene criterio de inclusión en el programa Equipo Tratamiento Asertivo Comunitario, según el documento marco del desarrollo de programa de tratamiento asertivo comunitario en Andalucía:

a. Si, porque padece Trastorno Mental Grave
b. Si, porque además presenta dificultades importantes para su reinserción social y no tiene garantizada la cobertura de sus necesidades más básicas: alimentación y asistencia sanitaria
c. Sí, por tener entre 18 y 60 años
d. Son correctas B y C

113. La derivación por parte de la unidad de salud mental comunitaria, es la adecuada según el documento marco del desarrollo de programa de tratamiento intensivo comunitario en Andalucía:

a. No, porque solo derivan las unidades de hospitalización de salud mental al Equipo de tratamiento asertivo comunitario
b. La inclusión del usuario en el programa equipo de tratamiento asertivo comunitario podrá ser solicitada, en primera instancia tanto por las Unidades Salud Mental Comunitaria (USMC) como por las Unidades de Hospitalización de Salud Mental (UHSM)
c. El procedimiento de derivación debe ser a través de la presentación del caso en la Comisión de Trastorno Mental Grave de su Unidad de gestión clínica
d. Son correctas B y C

114. El equipo de tratamiento asertivo comunitario acepta la derivación. Qué criterio se tendrán en cuenta:

a. Tras esta derivación, el equipo Tratamiento Asertivo Comunitario dispone de un mes para evaluar tanto a la persona afectada como a su entorno y decidir si es susceptible de beneficiarse de esta modalidad de tratamiento
b. El ritmo de admisión de pacientes dentro del no debe superar, en ningún momento, los 4 ó 5 casos por mes (Allness y Knoedler, 2003)
c. La proporción profesional paciente es de 1:10
d. Todas son correctas

115. Se asigna un referente personal que es un miembro o profesional del Equipo Tratamiento Asertivo Comunitario, el cual tiene las siguientes funciones:

a. Actuar como referente directo de la persona afectada y velar por el cumplimiento del plan individualizado de tratamiento diseñado
b. No tiene que realizar nada en concreto, todo es labor del equipo
c. Potenciar su dependencia a los recursos socio sanitarios
d. No se Interviene sobre las problemáticas familiares detectadas, esto es tratado por otros profesionales

116. La valoración inicial/fase de enganche se realiza en contexto domiciliario del paciente utilizando como nexo de unión un profesional de la unidad de salud mental comunitaria, con el cual si tiene un mínimo vínculo terapéutico. Durante el proceso de evaluación, según el documento marco del desarrollo de programa de tratamiento intensivo comunitario en Andalucía, cuáles serían las áreas y objetivos de valoración por el/ la terapeuta ocupacional:

a. Historia psiquiátrica-diagnóstico clínico, estado mental
b. Desempeño en las actividades de la vida diaria
c. Estado de su salud física
d. Abuso de sustancias

117. Detectamos dificultad en...

a. ...el desempeño de las actividades básicas e instrumentales de la vida diaria
b. ...el desempeño formativo-laboral según ciclo vital que se encuentra el paciente
c. ...la participación social
d. Todas anteriores son correctas

118. Entre las intervenciones diseñadas por el equipo, el terapeuta ocupacional priorizará y participará en:

a. Visita domiciliaria semanal junto personal de enfermería con el objetivo de mejorar el desempeño de las actividades básicas e instrumentales de la vida diaria vinculándolas a alguna actividad propositiva de gran interés del paciente, que es asistir a una biblioteca pública
b. Entrevista quincenal para realizar una valoración y estructuración semanal
c. Inclusión en grupo de jóvenes diseñado por el terapeuta ocupacional del ETAC en el Centro Cívico de la zona
d. Todas son correctas

119. Una vez formalizado el vínculo, el contrato terapéutico y el diseño de un plan de actuación, solventando las necesidades más básicas del paciente que son adherencia tratamiento psicofarmacológico y psicoterapéutico, mejora en las actividades básicas y algunas instrumentales de la vida diaria, vinculación con atención primaria, aparecen nuevas demandas del paciente relacionadas con su futuro formativo – laboral. Qué actuación se realizará desde TO:

a. Valoración del estado cognitivo del paciente y nivel de funcionamiento psicosocial en el que se encuentra
b. Este paciente no podrá desempeñar actividad ocupacional formativa laboral
c. Orientación formativa dirigida a sus intereses
d. todas son correctas

120. El paciente dejó los estudios con la educación segundaria obligatoria adquirida, su interés es el estudiar una carrera relacionada con historia, pero antes debe realizar otros estudios previos, según las características del paciente se le orienta hacia un bachillerato nocturno de adultos, la intervención desde terapia ocupacional será:

a. Como terapeuta ocupacional no podemos realizar nada
b. Estructuración ocupacional trabajando la capacidad de planificar el tiempo diario o/y semanal, incluyendo espacios de estudio fuera del horario académico, dándole peso a su mejoría en las actividades básicas e instrumentales de la vida diaria , ya que la participación social es mayor
c. Ofrecer al paciente la posibilidad de acompañarlo a tutorías del instituto y mantener entrevista semanales de apoyo
d. A es falsa

CASO III:

Antonio, de 64 años, el 18 de agosto sufre de forma brusca cefalea e imposibilidad para caminar, por lo que tiene que ser asistido en la calle por vecinos que solicitan asistencia y es trasladado al CHARE de Utrera. Se realiza TAC craneal y ante los hallazgos encontrados se deriva al Hospital. Tras exploración neurológica, queda ingresado en planta de neurología.

EXPLORACIÓN NEUROLÓGICA: Tendente al sueño, despierto a la llamada. Responde mes y edad, aunque desorientado en el tiempo. Nistagmo horizontal inagotable con la mirada a la derecha, desviación vertical con la mirada a la izquierda. No dismetría con miembro superior derecho, en miembro superior izquierdo proporcionado al grado de paresia.

BALANCE ARTICULAR: Libres sin dolor

BALANCE MOTOR (BM): conservado en miembros derechos. Miembro superior izquierdo a 4+/5 de forma generalizada. Miembro inferior Izquierdo a 4/5+

SENSIBILIDAD: Analgesia en miembros izquierdos (analgesia en hemicuerpo izquierdo) con abolición de la propiocepción. Artrocinética abolida

Buen control de tronco. Bipedesta sin ayuda, muy inseguro y miedoso. Da pasos con ayuda, muy inestable, aumenta base de sustentación. Protruye lengua y moviliza úvula sin asimetrías. No disartria ni afasia. Hemianopsia superior izquierda. Ligera parálisis facial supranuclear izquierda

JUICIO CLÍNICO:

Ictus isquémico en territorio posterior, en ACP derecha y PICA/ AICA izquierdas

El 31 de agosto, alta hospitalaria y derivación al departamento de Terapia Ocupacional, con los siguientes objetivos:

-Integrar miembro superior afecto en el esquema corporal

-Mejorar sensibilidad discriminativa en el miembro afecto

- Restaurar y/o mejorar destreza y manipulación con el miembro superior afecto

- Facilitar la independencia en las AVD

---

121. Ante los primeros síntomas del paciente Cuál de los siguientes planes de salud se activaría:

a. Plan Andaluz de atención a las personas con dolor

b. Proceso Asistencial Integrado a pacientes Pluripatológicos

c. Plan Andaluz de atención al ICTUS

d. Proceso Asistencial Integrado Ataque Cerebrovascular

122. Entre los principales déficits que podemos encontrar después de un daño cerebral adquirido cabe destacar:

a. Alteraciones sensitivo- motoras

b. Alteraciones del lenguaje y de la comunicación

c. Alteraciones perceptivas y conductuales

d. Todas son correctas

123. Con respecto al marco de referencia teórico, cuál de los siguientes utilizaríamos para orientar el caso:

a. Marco del neurodesarrollo, integración sensorial, y perceptivo cognitivo

b. Marco rehabilitador, psicodinámico, cognitivo perceptivo

c. Marco neurodesarrollo, Integración sensorial

d. Marco cognitivo perceptivo, biomecánico, humanista

124. Según el informe nuestro paciente tiene analgesia del hemicuerpo izquierdo, esto significa:

a. Pérdida total de la sensibilidad los miembros superior e inferior izquierdos

b. Pérdida total del sentido del movimiento en los miembros izquierdos

c. Percepción anormal de las sensaciones

d. Pérdida o ausencia total de la sensibilidad al dolor en el hemicuerpo izquierdo

125. Cuando llega al departamento de Terapia Ocupacional, Cuál será la primera intervención:

a. Entrevista semiestructurada con el paciente y el cuidador principal

b. Valoración de los déficits descritos a través de pruebas estandarizadas

c. Planificación del tratamiento con el paciente y cuidador principal

d. Intervención directamente en función de los objetivos de derivación

126. El/la Terapeuta Ocupacional en la valoración inicial tendrá que tener en cuenta:

a. Las habilidades o destrezas motoras, sensitivas y perceptivas que dificultan o limitan el desempeño ocupacional

b. No es necesario evaluar los aspectos conductuales ni cognitivos, ya que no suelen estar afectadas en este tipo de patologías

c. El nivel de funcionamiento ocupacional pre mórbido y el actual

d. Son correctas A y C

127. Tras la valoración inicial, detectamos que el paciente es dependiente en todas las ABVD. Para obtener datos objetivos, qué escala estandarizada pasaríamos:

a. Barthel

b. Lawton

c. Mini examen cognoscitivo (LOBO)

d. Ninguna es correcta

128. Se observan también alteraciones atencionales, en cuanto a al nivel de alerta, atención sostenida y control ejecutivo. Desorientación en tiempo y espacio y déficit en la memoria. Para realizar una evaluación más específica qué prueba utilizaríamos:

a. Escala de Cincinnati

b. Prueba del Signo de Tinel

c. El test de Minnesota

d. Batería COTNAB

129. Al evaluar la sensibilidad esteroceptiva, propioceptiva y cortical, encontramos alteradas la propiocepción y la sensibilidad cinestésica. La sensibilidad estereoceptiva dio como resultado la alteración del reconocimiento de todos los estímulos. La disfunción sensorial de este paciente:

a. Se debe a las interrupciones en el trayecto (vías sensitivas) desde donde se recibe el estímulo, hasta el origen del nervio

b. Se debe a la afectación en la recepción cortical e interpretación de los estímulos

c. A y B son ciertas

d. Ninguna es correcta

130. Una vez identificados los problemas y necesidades del paciente se realiza la planificación del tratamiento, en donde se describen los objetivos, los abordajes y actividades más adecuadas para conseguirlos, así como las metas finales del tratamiento en Terapia Ocupacional. Cuál de estas actividades se centra en el tratamiento de las alteraciones sensoriales:

a. Recipiente de cristal con canicas y caja de madera con arena mojada donde se introducen objetos de espuma, metal, plástico, etc.. que el paciente debe encontrar sin ayudarse de la vista

b. Que nombre objetos que hay sobre una bandeja y que agarre algunos en concreto

c. Denominación diaria de la fecha del día, de la dirección donde vive y que lo copie en su libreta

d. Actividades unimanuales con extremidad superior afectada, colocar cilindros de madera en un tablero

CASO IV:

Dionisio, de 35 años, hace 12 fue diagnosticado de esquizofrenia paranoide (F20.0). Hijo único. Vive con su madre, de 84 años, el padre falleció hace 5 años

Es derivado por su Psiquiatra referente de la Unidad de Salud Mental Comunitaria (USMC) al Hospital de Día de Salud Mental (HDSM). En la valoración se estima que es susceptible de incorporación al Área de Terapia Ocupacional

En la derivación de la USMC al HDSM, se establecen los siguientes objetivos terapéuticos a trabajar:

- Fomentar la conciencia de enfermedad;

- Mejorar de la adherencia al tratamiento farmacológico;

- Disminuir el aislamiento social;

- Potenciar las relaciones sociales;

- Potenciar habilidades personales y domesticas;

- Orientación vocacional y ocupacional;

- Trabajar a nivel psicoeducativo con la madre

Perfil Ocupacional: Es autónomo en las ABVD. En las instrumentales presenta dificultades en la toma de medicación, alimentación, en el cuidado del hogar (solamente se hace responsable de su habitación), falta de colaboración en las tares de compra, lavado de ropa y preparación de comida. A nivel educativo realizó los estudios de la ESO y después estudio bachillerato. Trabajó en diversas ocupaciones, como camarero, comercial y administrativo en una gestoría, con un cómputo global de aproximadamente 4 años laborales

Como consecuencia de la enfermedad tiene reconocido por el equipo de valoración y orientación de discapacidad un grado del 65% y una pensión no contributiva de 380€ en 14 mensualidades. La madre, una pensión de viudedad de 680€. Son todos sus ingresos. No tiene actividades de ocio y tiempo fuera del entorno familiar

Factores del cliente: no presenta dificultades ni anomalías a nivel osteomuscular que le impidan realizar una vida cotidiana normalizadas a sus demandas. Sí padece exceso de peso, por la escasa actividad física

En referencia a sus patrones de ejecuciones, muestra hábitos y rutinas sedentarios, son baja volición por instaurar patrones de comportamiento diferentes. Se levanta tarde (13.00 h) y se limita a ver la TV, internet y escuchar música

En cuanto a su entorno y contexto, refiere que le gustaría tener más amistades (sólo tiene contacto con un vecino) y también muestra cierta predisposición a realiza actividades dentro de su comunidad

A nivel psicopatológico presenta mayor sintomatología negativa entre la que destaca la apatía, abulia, anhedonia, retraimiento social y aislamiento. En estos momentos la sintomatología positiva parece no estar muy presente

Entrevista: Menciona que le gustaría asistir al HDSM, para tener contacto y poder hablar con personas y estar ocupado. Muestra incertidumbre por su proyecto de vida a nivel formativo (le gustaría estudiar Psicología) y poder volver a trabajar, también le preocupa cómo será su vida cuando su madre fallezca

---

131. Para qué proceso asistencial Integrado (PAI) cumple criterios de entrada:

a. PAI PASMIA   b. PAI TMG
c. PAI TCA   d. PAI ADS

---

132. Documento que deberá especificar para todas y cada una de las áreas evaluadas los datos más relevantes sobre: necesidades detectadas, intervenciones previstas, profesionales responsables, dispositivos implicados y mecanismos de seguimiento y revisión periódica:

a. Plan Cerrado de Intervención (PCI)
b. Plan Integrado de Atención (PIA
c. Plan Individualizado de Tratamiento (PIT
d. Plan Individualizado de Recuperación (PIR

---

133. Siguiendo las pautas marcadas por el PAI, evaluaríamos el perfil de las habilidades de la vida cotidiana con la escala:

a. BPRS   b. Honos   c. LSP   d. DAS

---

134. En el desarrollo de la entrevista, el Terapeuta Ocupacional ha de tener en cuenta:

a. Comunicación verbal del paciente
b. Comunicación no verbal del paciente
c. La a y b son correctas
d. La A y B son incorrectas

---

135. [ANULADA] Instrumento para conocer su volición en relación a actividades de Ocio:

a. Listado de Roles
b. Cuestionario volicional
c. Listado de Interés
d. Cuestionario Ocupacional

---

136. Para completar la evaluación del paciente en relación con el desempeño ocupacional en determinadas áreas y componentes, así como en relación a sus contextos y entornos, que permitan al TO establecer si existen déficit en los mismos:

a. Escala de Calidad de vida SF-36
b. Escala de Barthel
c. Escala de Hamilton
d. Escala de funcionamiento social (SFS)

---

137. Tras leer la historia clínica, realizar la entrevista e interpretar los resultados de los cuestionarios seleccionados el TO ya podrá:

a. Identificar las áreas deficitarias del paciente
b. Identificar los valores e intereses significativos del paciente
c. Elaborar el diagnostico ocupacional, objetivos y plan de intervención
d. Todas las anteriores son correctas

---

138. En del plan de intervención desde Terapia Ocupacional, qué programa NO sería prioritario para empezar a trabajar al inicio del HDSM:

a. El de habilidades personales y domesticas
b. El de Psicomotricidad
c. El de preparación al alta del dispositivo
d. El de Orientación vocacional

---

139. Dentro del programa de Orientación vocacional, nos avisan los compañeros del Servicio de Orientación Andaluz al Empleo (SOAE), perteneciente a la Fundación Pública Andaluza para la Integración Social de Personas con Enfermedad Mental (FAISEM), que van a realizar una selección de pacientes, para seleccionar dos personas para trabajar. Teniendo en cuenta, los requisitos necesarios para poder acceder a este tipo de servicio. Sería candidato a ir a dicha selección:

a. En principio no, ya que como cobra una pensión no contributiva no puede trabajar
b. En principio no, al tener una discapacidad reconocida del 65%, no está capacitado para trabajar
c. En principio si, cumple los requisitos establecidos por el SOAE, de no tener una incapacidad laboral absoluta y tener una discapacidad igual o superior al 33%
d. En principio si, ya que tiene mucha motivación por volver a trabajar

---

140. Sobre los talleres orientados hacia la actividad física adaptada:

a. El estado físico de la persona, si alguna vez a realizado ejercicio físico, si ha comido recientemente
b. Sobre la persona: el estado físico, si tiene alguna enfermedad física, si alguna vez ha realizado deporte, sus intereses, preferencias y necesidades de la actividad física
c. Sobre el programa de actividad física, que se ha adaptado a las condiciones funcionales y cognitivas de la persona
d. Son correctas B y C

CASO V:

Paciente de 13 años derivado a Hospital de Día de USMI-J. Inicia tratamiento en USMI-J a los 7 años, derivado por neuropediatría para valoración y seguimiento por trastorno en el estado de ánimo y el aprendizaje con mala respuesta al tratamiento (Metilfenidato). Consulto en USMIJ a los 4 años para valoración por déficits de varias aéreas del desarrollo (socialización, comunicación, cognitivo...) Diagnosticado de Trastorno del Desarrollo Psicológico sin Especificación. Se recomienda Atención Temprana

DATOS DE LA HISTORIA CLÍNICA

- Marcha libre a los 12 meses

- Retraso en la adquisición del lenguaje

- Alimentación restrictiva con dificultad para introducir nuevos alimentos

- Control de esfínteres adecuado a la edad

- Presentó ansiedad de separación en guardería y al inicio del colegio

- Los padres lo consideran poco sociable, poco afectivo y poco cariñoso

ANTECEDENTES FAMILIARES

- Sin antecedentes familiares de Salud Mental

- Padre: 45 años. Comercial

- Madre: 50 años, maestra de Educación Infantil

- Dos Hermanas: 9 años (3° Primaria) y 18 (camarera)

Escolarizado a los 3 años en Centro privado, le costó mucho adaptarse y relacionarse, 1° y 2° en CP Berja y de 3° a 6° en CP Roquetas. Incorporación al Instituto en este curso en el momento que es derivado a Hospital de Día

PRUEBAS PSICOLÓGICAS:

- Escala de inteligencia de Wechsler para pre-escolar y primaria

- C.I. verbal: 100

- C.I. Manipulativo: 84

- C. I. total: 91

- Test infantil para el síndrome de Asperger: 14 puntos (puntuación 'límite' 15). Diagnóstico actual: F84.9 TRASTORNO GENERALIZADO DEL DESARROLLO SIN ESPECIFICACIÓN

Su psicóloga referente en las consultas de USMI-J lo deriva a Hospital de Día con los siguientes objetivos:

- Enseñar habilidades de comunicación efectivas y hab. sociales mínimas

- Enseñar estrategias de planificación de actividades y de integrar información

- Potenciar las capacidades del menor en la interacción con iguales

- Favorecer autonomía acorde a su edad y nivel de desarrollo

- Mejorar psicomotricidad

Una vez realizada la entrevista inicial de terapia ocupacional y pasadas todas las pruebas de valoración se obtienen los siguientes datos de la Historia ocupacional:

ÁREAS OCUPACIONALES

ABVD:

DUCHA: tarda mucho en iniciar la actividad, muchos despistes, muy lento, necesita apoyo físico. VESTIDO: comete errores delante-detrás, despistes como ponerse de nuevo ropa que se ha quitado, no elige la ropa, si la ropa está sucia no es consciente de ello y no es capaz de decidir cambiarse.

ALIMENTACIÓN:

dificultades para utilizar de forma coordinada el cuchillo y el tenedor, en casa. Suele preferir comer con la mano. CUIDADO DE AYUDAS TÉCNICAS: usa gafas y no es consciente de que están sucias ni sabe limpiarlas. HIGIENE PERSONAL Y ASEO: descuidos con el agua, salpica mucho cuando se lava

AIVD:

CUIDADO DE MASCOTAS: la familia tiene un perro y no colabora en el cuidado por iniciativa propia. Sus padres le obligan a salir con ellos cuando lo pasean.

CREAR Y MANTENER UN HOGAR: no se prepara la mochila, no se fija en el orden de las cosas Preparación de comida y limpieza: Rara vez coge alimentos si tiene hambre o no lo pide. No suele prepararse ni desayuno ni merienda. Sabe preparar leche con cereales (calienta en el fuego) Está empezando a utilizar el cuchillo para cortar el pan.

IR DE COMPRAS: no quiere, le piden que coja objetos de las estanterías, pero no localiza, en alguna ocasión ha comprado agua o un refresco en un quiosco, pero no conoce el valor del dinero

JUEGO/OCIO Y TIEMPO LIBRE:

EXPLORACIÓN: muy inhibido, de entrada, no quiere probar juegos.

PARTICIPACIÓN: reticente a participar con otros, dificultades en casa para participar en actividades familiares fuera de casa, excepto para ir a la playa o la piscina

PARTICIPACIÓN SOCIAL:

No tiene amigos. No relaciones con iguales en colegio. Casi siempre solo. Problemas en casa puntualmente ante su frustración

EDUCACIÓN :

Rendimiento escolar normal/bajo. Referencias a dificultades aprendizaje en lectoescritura y matemáticas.

HABILIDADES MOTORAS

Hiporespuesta al sistema vestibular: peor desempeño en las pruebas de equilibrio con ojos cerrados, medición muy baja y posición no acorde a la edad en prueba de extensión contra la gravedad.

Hipo respuesta al sistema propioceptivo: Peor desempeño en las pruebas de equilibrio en superficie blanda; medición baja, necesita ayuda y mucho esfuerzo para asumir la posición en prueba de flexión contra la gravedad

Dificultades de integración bilateral y praxis: puntúa 0 en saltos recíprocos y muchas dificultades en la prueba de secuenciación de dedos

PROCESAMIENTO:

WIPPSI (2009) CI normal, con menor puntuación en pruebas manipulativas (laberintos, dibujos geométricos y cuadrados)

Mayores dificultades en pruebas relacionadas con la percepción visual y organización espacial

INTERACCIÓN/COMUNICACIÓN (ítems ACIS):

CORPORALIDAD : Pobre contacto, mirada, gestos, maniobras, orientación y posición hacia otros. INTERCAMBIO DE INFORMACIÓN: Articula, pasivo ('no sé', 'creo'), no pregunta, no se involucra, no expresa, usa un volumen muy bajo y discurso casi sin inflexiones, comparte poca información.

RELACIONES :

Colabora, cumple normas, no se centra en las conversaciones, se relaciona muy poco y respeta mucho

---

141. Desde qué modelo de práctica planteará la evaluación e intervención:

a. biomédico

b. MOHO

c. Integración sensorial de Ayres

d. B y C

142. En la entrevista inicial de terapia ocupacional es aconsejable:

a. Usar métodos de entrevista semi-estructurada

b. No contrastar los datos con la familia

c. Tener un guión de las áreas y aspectos que queremos explorar

d. Son correctas A y C

143. En la evaluación de TO, siguiendo el Marco de Trabajo para la Práctica de la Terapia Ocupacional 2ª ed:, es importante recopilar datos sobre:

a. Actividades básicas e instrumentales de la vida diaria, juego, educación y participación social

b. Habilidades motoras, habilidades de procesamiento y habilidades de interacción/ comunicación

c. Entorno

d. Todas son correctas

144. Escala para valorar las ABIVD:

a. ACIS

b. BELS (sólo los ítems acordes a su edad)

c. OPHI-II

d. BARTHEL

145. Para valorar habilidades de interacción/comunicación qué prueba sería apropiada:

a. La AMPS

b. La ACIS

c. La OPHI-II

d. El VQ

Siguiendo con el caso, una vez realizada la entrevista inicial de terapia ocupacional y pasadas todas las pruebas de valoración obtenemos los siguientes datos de la Historia ocupacional:

ÁREAS OCUPACIONALES

ABVD

Ducha: tarda mucho en iniciar la actividad, muchos despistes, muy lento, necesita apoyo físico

Vestido: comete errores delante-detrás, despistes como ponerse de nuevo ropa que se ha quitado, no elige la ropa, si la ropa está sucia no es consciente de ello y no es capaz de decidir cambiarse

Alimentación: dificultades para utilizar de forma coordinada el cuchillo y el tenedor, en casa suele preferir comer con la mano

Cuidado de ayudas técnicas: usa gafas y no es consciente de que están sucias ni sabe cómo limpiarlas

Higiene personal y aseo: descuidos con el agua, salpica mucho cuando se lava

AIVD

Cuidado de mascotas: la familia tiene una perro y no colabora en el cuidado por iniciativa, sus padres le obligan a salir con ellos cuando la pasean

Crear y mantener un hogar: no se prepara la mochila, no se fija en el orden de las cosas Preparación de comida y limpieza: Rara vez coge alimentos si tiene hambre o no lo pide. No suele prepararse ni desayuno ni merienda. Sabe preparar leche con cereales (calienta en el fuego) Está empezando a utilizar el cuchillo para cortar el pan

Ir de compras: no quiere ir, le piden que coja objetos de las estanterías pero no localiza, en alguna ocasión ha comprado agua o un refresco en un quiosco pero no conoce el valor del dinero

Juego, Ocio y Tiempo Libre

Exploración: muy inhibido, de entrada no quiere probar juegos

Participación: reticente a participar con otros, dificultades en casa para participar en actividades familiares fuera de casa, excepto para ira a la playa o la piscina.

Participación Social:

No tiene amigos

No relaciones con iguales en colegio. Casi siempre solo

Problemas en casa puntualmente ante su frustración

Educación

Rendimiento escolar: Normal–bajo

Referencias a dificultades aprendizaje en lectoescritura y matemáticas

Habilidades Motoras:

Hiporrespuesta al sistema vestibular: peor desempeño en las pruebas de equilibrio con ojos cerrados, Medición muy baja y posición no acorde a la edad en prueba de extensión contra la gravedad

Hiporrespuesta al sistema propioceptivo: Peor desempeño en las pruebas de equilibrio en superficie blanda; Medición baja, necesita ayuda y mucho esfuerzo para asumir la posición en prueba de flexión contra la gravedad

Dificultades de integración bilateral y praxis: puntúa 0 en saltos recíprocos y muchas dificultades en la prueba de secuenciación de dedos

Procesamiento:

WIPPSI (2009) CI normal, con menor puntuación en pruebas manipulativas (laberintos, dibujos geométricos y cuadrados)

Mayores dificultades en pruebas relacionadas con la percepción visual y organización espacial

Interacción / Comunicación (ítems ACIS)

Corporalidad: Pobre contacto, mirada, gestos, maniobras, orientación y posición hacia otros

Intercambio de Información: Articula, pasivo ('no sé', 'creo'), no pregunta, no se involucra, no expresa, usa un volumen muy bajo y discurso casi sin inflexiones, comparte poca información, habla poco y brevemente sostiene discurso

Relaciones: Colabora, cumple normas, no se centra en las conversaciones, se relaciona muy poco y respeta mucho

---

146. En qué programa de TO incluirías al paciente:

a. En un programa de entrenamiento en AVD (asesoramiento para padres)
b. En un programa de psicomotricidad
c. En un programa de estimulación cognitiva
d. Son correctas A y B

147. Para trabajar sus dificultades en habilidades de interacción/comunicación le incluiría en una actividad:

a. Psicomotricidad individual
b. Taller 'Dinamízate-dinamízame' (dinámicas grupales)
c. Taller 'Tú cocinas' individual
d. Taller de técnicas de estudio

148. En el taller de cocina se podría trabajar qué objetivo:

a. Desarrollar hábitos y realizar la ducha solo con apoyo verbal
b. Practicar el uso de cuchillo y tenedor de una forma coordinada y con pinza funcional
c. Elaborar platos sencillos: tostadas, tortilla, ensalada, bocadillos
d. Son correctas B y C

149. Para trabajar los objetivos 'Entrenar el manejo del dinero' y 'Realizar pequeñas compras' habría que incluir la paciente en:

a. Actividades de simulación en hospital de día
b. Actividades en entorno natural mediante salidas terapéuticas los días que asista a hospital de día
c. Un programa de continuidad con padres para que realice pequeñas compras en entorno familiar
d. Todas son correctas

150. Dentro de un programa de psicomotricidad, los aspectos a trabajar con el paciente serían:

a. Equilibro
b. Coordinación bilateral
c. Motricidad fina
d. Todas son correctas

151. La posibilidad de generalizar las conclusiones de una investigación se llama:

a. Confianza
b. Validez
c. Fiabilidad
d. Bondad

152. NO es una fase de la Practica Basada en la Evidencia:

a. Evaluación de los resultados
b. Lectura crítica de artículos
c. Tomar decisiones clínicas antes de obtener resultados críticos
d. Identificar un problema (formulación de la pregunta)

153. Rango articular normal del movimiento de aducción horizontal del hombro:

a. 0-90°
b. 0-45°
c. 0-60°
d. 0-180°

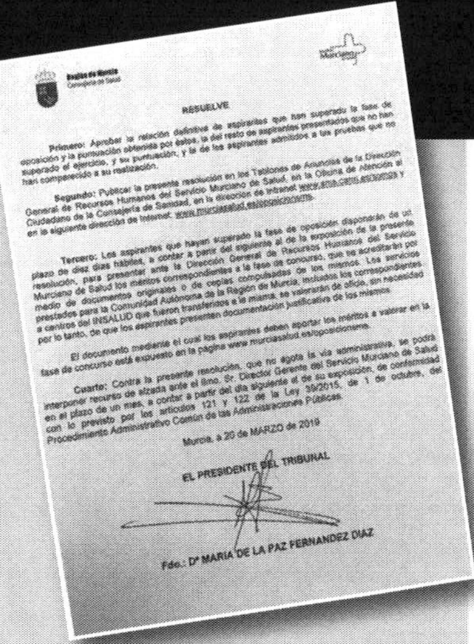

Examen:

25 DE NOVIEMBRE DE 2018

Clave de Respuestas

1 A	33 D	65 A*	97 C
2 B	34 C	66 B	98 D
3 A	35 B	67 D	99 C
4 D	36 C	68 C	100 C*
5 C*	37 B	69 C	101 B
6 D	38 A	70 D	102 B
7 D	39 C	71 A	103 B
8 C	40 A	72 B*	104 D
9 C	41 D	73 D	105 B
10 D	42 C	74 C	106 C
11 C	43 D	75 D*	107 C
12 C	44 A	76 D	108 A
13 B	45 A*	77 B	109 D
14 D	46 D*	78 D	110 D
15 B	47 D	79 D	111 B
16 D	48 B	80 A	112 B
17 D	49 B	81 C*	113 D
18 D	50 B	82 B	114 C
19 C	51 C	83 D	115 C
20 C	52 C	84 D	116 C
21 C	53 D*	85 B	117 A
22 B	54 C	86 D*	118 C*
23 B	55 B	87 D*	119 B*
24 B	56 B	88 A	120 C
25 A*	57 D	89 A	121 C
26 D*	58 C	90 A	122 A
27 D	59 D	91 C	123 D
28 C	60 B	92 A	124 B
29 D	61 B	93 A	125 C
30 A	62 A	94 A*	
31 B	63 D	95 A	
32 A	64 C	96 C	

*Dieciseis preguntas anuladas

1. Entre los síntomas que padece una persona con Esclerosis Múltiple están las parestesias, que son un síntoma:

a. primario
b. secundario
c. terciario
d. cuaternario

2. NO es una sensación esteroceptiva:

a. Tacto
b. Propiocepción
c. Dolor
d. Temperatura

3. Según Begoña Polonio en 'Terapia Ocupacional en discapacitados físicos: Teoría y Práctica', qué tipo de adaptaciones necesitará una persona con lesión medular C7 completa:

a. Silla de ruedas manual convencional o ligera
b. Silla manual ligera, adaptaciones para la alimentación y tabla de transferencias
c. Silla manual ligera, adaptaciones para la alimentación y grúa
d. Ninguna es verdadera

4. En el marco de referencia biomecánico, su tratamiento:

a. Suele centrarse sobre movimientos coordinados o aislados, contra resistencia
b. Entrenamiento de la tolerancia a la actividad
c. La graduación de la actividad y su adaptación, ejercicios isotónicos
d. Todas son verdaderas

5. [ANULADA] La responsabilidad del terapeuta ocupacional en su ejercicio profesional NO incluye, según el código deontológico de la WFOT:

a. La atención a todos los consumidores con respeto y consideración a su situación particular
b. La no discriminación por razones de raza, sexo, religión, edad, situación social y otras
c. El compromiso con la mejora y desarrollo de su profesión
d. La confidencialidad de los datos del consumidor

6. El modelo canadiense del rendimiento ocupacional:

a. Emplea la medida del rendimiento ocupacional como herramienta de evaluación
b. Su objetivo máximo es la orientación a la práctica
c. Sus tres conceptos básicos son la práctica centrada en el cliente, el rendimiento ocupacional y la habilitación
d. Todas son correctas

7. La planificación del tratamiento en salud mental se realiza para facilitar el desempeño ocupacional autónomo y que sea coherente con los roles de la persona. Esta planificación se realiza en una serie de etapas:

a. Revisión de los resultados de la evaluación; identificación de problemas de desempeño; identificación de puntos fuertes y limitaciones
b. Valoración de componentes cognitivos y motores; organización de rutinas; autocuidado; ocio y tiempo libre
c. Planificación de objetivos; identificación de principios de tratamiento; selección de métodos de intervención
d. Son correctas A y C

8. Según Carlson y Clark (1991), la ciencia ocupacional, como disciplina académica:

a. Está dentro de las humanidades y debe ser considerada una teoría
b. Es considerada una ciencia natural afín a la antropología y sociología
c. Está dentro de las ciencias con métodos de recolección de datos sistemáticos, disciplinados y sometidos al escrutinio público
d. Ninguna es correcta

9. Instrumento utilizado para observar el desempeño del juego y que consta de 5 secciones que son: información sobre el niño, experiencias previas de juego, evaluación del juego actual, descripción y prescripción del juego:

a. Evaluación de la juguetonería, de Bundy
b. Escala del juego, de Knox
c. Historia del juego, de Takata
d. Ninguna de las anteriores es correcta

10. Con respecto a las deformidades típicas de la Artritis Reumatoide:

a. La férula para corregir la deformidad en cuello de cisne de los dedos evita la hiperextensión de la articulación interfalángica proximal

b. La deformidad en ojal o abotonador consiste en la flexión de la articulación interfalángica proximal e hiperextensión de la interfalángica distal de los dedos

c. En la deformidad de pulgar en Z no es posible realizar las pinzas término-terminal y polidigital

d. Todas son correctas

11. Según el Plan de Salud Mental de la Región de Murcia 2010-2013 es FALSO:

a. La red de Salud Mental de la Región de Murcia se organiza en diversos programas asistenciales: Adultos-Rehabilitación, Infanto-juvenil, Drogodependencias y Hospitalización

b. El programa de adultos va dirigido a la población mayor de 16 años que resida en el área de salud correspondiente

c. El programa infanto-juvenil debe cubrir a la población comprendida entre los 2 y 15 años

d. El programa de hospitalización se dirige a la población que por sus características clínicas no es posible atender en el ámbito extrahospitalario

12. El personal estatutario del Servicio Murciano de Salud se rige por los siguientes principios y criterios, EXCEPTO:

a. Igualdad, mérito, capacidad y publicidad en el acceso a la condición de personal estatutario

b. Incompatibilidad y objetividad en el ejercicio profesional como garantía de la imparcialidad en el desempeño de sus funciones

c. Eficacia en la planificación y utilización de los recursos

d. Sometimiento pleno a la ley y al Derecho

13. En pacientes de oncología después de la valoración, el terapeuta ocupacional suele participar en las siguientes áreas de intervención, EXCEPTO:

a. Ayuda para cubrir las necesidades de rendimiento ocupacional prioritarias, interrumpidas por la disfunción física

b. Utilización de resortes para prevenir deformidades articulares causadas por la inmovilidad y la disminución del uso de los miembros

c. Ayuda en la realización de las actividades personales y domésticas, incluidas en los roles del individuo

d. Modificación del estilo de vida, basada en el control del estrés y la ansiedad, y la conservación de la energía

14. Mediante el uso del Modelo de Ocupación Humana, la persona con cáncer puede ser evaluada bajo:

a. Los encabezamientos de autocuidado, productividad y actividades recreativas. Esto abarca los aspectos formales y psicológicos de las actividades personales y domésticas durante la vida diaria, la situación del hogar, las transferencias y la movilidad

b. El modelo refleja la creencia de que las áreas menos importantes a tratar para el individuo, pueden proporcionar la motivación que impulse el rendimiento ocupacional

c. Se resalta el concepto de tratamiento centrado en el rol del trabajador y establecimiento de los objetivos con el mismo, con la finalidad de que los objetivos establecidos sean significativos para el paciente

d. Se resalta el concepto de tratamiento centrado en la persona y establecimiento conjunto de los objetivos, con la finalidad de que los objetivos establecidos sean significativos para el paciente

15. En la intervención con niños con espina bífida, es FALSO:

a. Cuando comienzan a ir al colegio hay que enseñarles a que se catetericen y mantengan una higiene adecuada

b. Cuando las lesiones son en la parte alta de la zona lumbar y el sacro, podrán caminar de forma independiente

c. Si presentan debilidad en manos hay que adaptar los cubiertos engrosándolos y elegir los más ligeros

d. La postura más adecuada para vestirse es en sedestación o en decúbito supino

16. Las actuaciones de las Administraciones Públicas Sanitarias estarán orientadas (señale la FALSA):

a. A la promoción de la salud

b. A garantizar la asistencia sanitaria en todos los casos de pérdida de salud

c. A promover las acciones necesarias para la rehabilitación funcional y reinserción social del paciente

d. A la prevención de las enfermedades solamente

17. Cuando una persona sufre un trastorno depresivo mayor y presenta dificultades en las destrezas relacionadas con el mantenimiento de la atención y concentración en la tarea, así como alteraciones en la finalización de la tarea y la consecución de los objetivos planteados, estaríamos hablando de deterioro en las destrezas:

a. Sensoriales y perceptuales

b. Motoras

c. De regulación emocional

d. Cognitivas

18. Dentro de los procesos susceptibles de ser tratados por el equipo móvil de rehabilitación en atención primaria según la 'Guía para el desarrollo de la Terapia Ocupacional en atención primaria de salud' están:

a. Los reumatismos inflamatorios (salvo en fase aguda)

b. Las amputaciones de miembro superior e inferior

c. La patología neurológica

d. Son ciertas A y C

19. Las tres orientaciones principales de la investigación en la ciencia ocupacional son:

a. Forma, comparación y significado

b. Carácter, función y significado

c. Forma, función y significado

d. Acción, significado y ocupación

20. Sobre los tipos de cuidadores presentes en un sistema familiar, es FALSO:

a. El cuidador directo o cuidador instrumental es aquella persona que realiza permanentemente las acciones de cuidado al familiar enfermo, supervisa, comunica y toma decisiones continuamente

b. El cuidador indirecto, si bien no asume la totalidad de las acciones del cuidado como el principal, previene, supervisa, se anticipa y responde por las decisiones

c. El cuidador pretencioso, es el que sin tomar parte de las actividades de cuidado siempre tiene una opinión de cómo se pueden hacer mejor las cosas. Participa y cuestiona el trabajo que otras realizan

d. El cuidador de apoyo es aquel que está disponible y comprometido. Como su nombre indica, apoya en caso de requerimiento

21. Cuál de estos instrumentos de evaluación en Terapia Ocupacional NO está basado en el Modelo de la Ocupación Humana (MOHO):

a. Listado de roles

b. Autoevaluación Ocupacional

c. Perfil de habilidades de la vida cotidiana

d. Evaluación de las habilidades de comunicación e interacción

22. Entre los marcos de referencia aplicados en el campo de la rehabilitación física encontramos:

a. Abordaje desde el modelo de facilitación neuromuscular propioceptiva, abordaje conductual y marco de referencia biomecánico

b. Abordaje desde el concepto Bobath, abordaje desde el modelo de facilitación neuromuscular propioceptiva, abordaje desde el modelo de rehabilitación cognitiva, terapia neurocinesiológica de Vojta y el marco de referencia biomecánico

c. El marco Cognitivo-conductual, abordaje desde el modelo de rehabilitación cognitiva, abordaje desde el concepto Ben relación a Bobath

d. El marco de referencia biomecánico, abordaje desde el concepto Bobath y marco psicoanalítico

23. En el proceso de rehabilitación laboral, es FALSO:

a. En la evaluación inicial es importante conocer el nivel de autonomía personal y habilidades sociales del sujeto

b. No se deben utilizar las actividades de ocio dentro del proceso de rehabilitación laboral porque, aunque permiten al sujeto ganar confianza en sí mismo, no están relacionadas con el objetivo específico de rehabilitación laboral

c. En la metodología de Terapia Ocupacional en rehabilitación laboral existe más temor a los efectos negativos de la sobrecarga y dificultad de las actividades que a las consecuencias negativas de la infraestimulación

d. Es posible que los usuarios no lleguen a aceptar las oportunidades de integración normalizada por el miedo al rechazo social

---

24. Según Romero Ayuso en 'Actividades de la vida diaria', qué aspectos son fundamentales y necesarios para la alimentación independiente de un niño:

a. Alineación postural y prensiones funcionales

b. Control tronco-cabeza, control cefálico y control oral

c. Adecuado alcance mano-boca, prensiones funcionales y control oral

d. Control cefálico y control postural

---

25. [ANULADA] Las intervenciones que se pueden realizar con la familia respecto a las actividades vocacionales- ocupacionales del usuario son:

a. Entrenamiento en resolución de problemas; apoyos y orientaciones para la descarga emocional y física

b. Facilitación de información; indicación de pautas de la organización de rutinas diarias; orientaciones para modificaciones formativas

c. Son correctas A y B

d. Pautas de acompañamiento a recursos de gestión de empleo y orientación

---

26. [ANULADA] En qué se basan la mayoría de estrategias ocupacionales empleadas en el manejo del anciano:

a. Aumento de la motivación

b. Modificación de hábitos

c. Modificación de rutinas

d. Son correctas B y C

---

27. El Consejo Interterritorial del Sistema Nacional de Salud, funciona (señale la FALSA):

a. En Pleno

b. En Comisión Delegada

c. En comisiones Técnicas

d. En comisiones de Trabajo

---

28. En las Unidades de Rehabilitación Psicosocial, dentro de los objetivos específicos que se plantean, encontramos (señale la FALSA):

a. Dotar al usuario de las habilidades relacionales necesarias para que éste pueda llevar a cabo el mayor número de roles socialmente valiosos

b. Asesorar, informar y apoyar a las familias cuidadoras para que tengan una interacción lo más adecuada y positiva posible con su familiar enfermo, a la vez que se habilitan los soportes necesarios para asegurar el apoyo a estas familias cuidadoras

c. Facilitar a la persona con dificultades derivadas de un trastorno mental severo la utilización de sus capacidades en el mejor contexto social posible

d. Entrenar las habilidades instrumentales necesarias para alcanzar el mayor nivel posible de autocuidados y autonomía

---

29. En relación a la utilización de un enfoque del desarrollo en personas con retraso mental:

a. El enfoque del desarrollo simula experiencias de aprendizaje que conducen a la adquisición de destrezas durante el desarrollo normal

b. Una suposición clave del enfoque del desarrollo es que las destrezas son jerárquicas y que la habilidad posterior se construye sobre las primeras destrezas

c. Un enfoque del desarrollo utiliza reforzadores o actividades recompensantes para promover el desarrollo motor provocando una respuesta motora de adaptación

d. Son ciertas A y B

---

30. Según la Guía para la integración laboral de personas de con trastorno mental de Pilar Hilarión y Débora Koatz (2012), se diferencian algunos predictores de éxito en el proceso de su inserción sociolaboral:

a. Los basados en la enfermedad son, entre otros, la estabilidad, la conciencia de enfermedad y síntomas, y el seguimiento psiquiátrico y farmacológico

b. Los relacionados con las empresas son, entre otros, la existencia de bonificaciones a las mismas y el fomento de la contratación a través de diferentes estrategias de prospección

c. El apoyo de la familia es importante al igual que los profesionales implicados en la inserción, solo en los primeros momentos del proceso

d. Son ciertas A y B

---

31. Sobre la intervención del terapeuta ocupacional en enfermedades crónicas de corazón y pulmón, es FALSO:

a. Las ayudas técnicas que se suministran tras el periodo agudo deben ser consideradas medidas a corto plazo, pretendiendo en cuanto sea posible la mejoría funcional continuada que las haga prescindibles

b. Ponerse las faldas introduciéndolas por la cabeza no es recomendable

c. La estrategia cognitivo conductual se emplea para reducir el temor a la disnea, lo cual llevaría a la no realización de actividad física y a problemas futuros de incapacidad

d. Evitar la aplicación del agua directamente sobre la cara reduce el riesgo de hiperventilación

---

32. El Consejo de Salud de la Región de Murcia estará constituido por (señale la FALSA)

a. Dos representantes de la Federación Regional de Municipios

b. Un representante de las asociaciones de voluntariado

c. Dos representantes de las asociaciones de vecinos

d. Un representante de la Universidad de Murcia

---

33. La artritis reumatoide es:

a. Una enfermedad sistémica progresiva

b. Trastorno crónico de la musculatura

c. Trastorno crónico frecuente de las articulaciones

d. Son correctas A y C

---

34. En la adquisición del rol productivo de una persona:

a. Intervienen diferentes agentes que transmiten, educan o imponen normas sociales y culturales

b. Las actividades productivas interaccionan, influyen y se ven influidas por las actividades de autocuidado y de ocio

c. Ambas son correctas

d. Ninguna lo es

---

35. Según Shelley Mulligan, 'Segunda etapa en el proceso de evaluación en pediatría, donde se generan y prueban hipótesis que determinan los factores que apoyan o disminuyen la habilidad del niño para participar con éxito en sus ocupaciones de interés':

a. Evaluación del área de intereses en el niño

b. Análisis del desempeño ocupacional (Marco de trabajo de la práctica de la AOTA)

c. Evaluación centrada en el niño y en su entorno familiar

d. Ninguna es correcta

36. La taxonomía de habilidades de comunicación/interacción de Forsyth, Salamy, Simon y Kielhofner (1998), considera a las habilidades en cuanto se relacionan

a. Con 2 dominios que deben manejarse durante las interacciones: corporalidad y relaciones

b. Con 3 dominios que deben manejarse durante las interacciones: corporalidad, razonamiento y relaciones

c. Con 3 dominios que deben manejarse durante las interacciones: corporalidad, intercambio de información y relaciones

d. Ninguna es correcta

37. Según el enfoque rehabilitador, los principios para la compensación de la ceguera consisten en

a. Utilizar únicamente el sentido de la audición para compensar la baja visión o la ausencia de ella, estableciendo rutinas

b. Utilizar los sentidos del tacto, olfato y audición, además de adquirir una rutina y establecer un orden

c. Utilizar los sentidos del tacto, olfato y audición, y establecer dos tipos de rutina según si el contexto es familiar o no

d. Son correctas A y C

38. La primera promoción de Terapia Ocupacional en España comenzó el 1 de diciembre de:

a. 1961   b. 1962   c. 1963   d. 1964

39. Todas son técnicas de investigación cualitativa, EXCEPTO:

a. Grupos focales

b. Entrevistas

c. Recolección de datos

d. Observación participante

40. Ayuda a promover la participación de los miembros del equipo:

a. Hacer que cada integrante se sienta valorado; proporcionar oportunidades para el desarrollo

b. Reconocer actitudes positivas y verbalizar las actitudes negativas de manera asertiva

c. Promover la participación y colaboración de los profesionales de otros servicios

d. Todas son verdaderas

41. Cuando los terapeutas están 'pensando sobre la enfermedad o la discapacidad y decidiendo qué actividades terapéuticas podrían emplear para tratar los problemas del desempeño funcional del paciente' está teniendo lugar un razonamiento:

a. Motivacional   b. Ético

c. Diagnóstico   d. Operativo

42. Según Fisher (2001), con qué objetivo gradúan las ocupaciones los terapeutas ocupacionales:

a. Mejorar el bienestar y sentirse integrados en su entorno

b. Aumentar la productividad

c. Mejorar las capacidades y habilidades subyacentes de la persona

d. Son correctas A y B

43. El índice de Lawton mide, entre otros aspectos

a. Capacidad para vestirse

b. Ir de compras

c. Capacidad para utilizar el dinero

d. Son correctas B y C

44. Indique la FALSA:

a. La evaluación clínica es un procedimiento llevado a cabo por el terapeuta ocupacional y el médico en el que se obtiene información importante

b. La evaluación ocupacional es el proceso de adquisición exhaustiva y sistemática de información mediante la que interpretamos la naturaleza y condición de la faceta ocupacional del sujeto evaluado

c. La evaluación inicial es el primer procedimiento llevado a cabo por los terapeutas ocupacionales

d. El objetivo de la evaluación inicial es generar una base de datos inicial que contiene información sobre el cliente

45. [ANULADA] Propósito de la visita domiciliaria:

a. Evaluar el nivel de independencia funcional y seguridad en el hogar del paciente

b. Proporcionar al paciente y su familia información de las ayudas técnicas existentes para facilitar su comodidad en el hogar

c. Evaluar el nivel de dependencia funcional y asegurar que no se produzcan accidentes en el hogar

d. Todas son falsas

46. [ANULADA] Es considerado el padre de la Terapia Ocupacional:

a. Gary Kielhfoner   b. Philippe Pinel

c. William Tuke   d. Adolf Meyer

47. Los usuarios de los servicios del sistema sanitario público, o vinculados a él tendrán derecho a lo siguiente, EXCEPTO:

a. A la confidencialidad de toda la información relacionada con su proceso

b. Al respeto a su personalidad

c. A la confidencialidad de toda la información relacionada con su proceso en instituciones sanitarias públicas

d. A la confidencialidad de toda la información relacionada con su proceso y con su estancia en instituciones públicas y privadas

48. Según Kielhofner, 'Secuencias convencionales de acción que a la vez son coherentes, están orientadas a un propósito, son sostenidas en el conocimiento colectivo, culturalmente reconocidas':

a. Cultura   b. Formas ocupacionales

c. Funcionalidad   d. Ambiente ocupacional

49. Un líder eficiente

a. No comparte objetivos y prioridades con sus subordinados

b. Busca soluciones mediante el consenso

c. Estimula la participación activa del equipo en la planificación cuando lo ve necesario

d. Practica la escucha activa, fomentando la comunicación vertical

50. El plan de intervención:

a. Son las actuaciones en curso que se deciden para influir y apoyar el progreso en el desempeño del cliente

b. Guía las actuaciones que se van a desarrollar en colaboración con el cliente. Se basa en una selección de teorías, marcos de referencia y evidencia. Se confirman los resultados que se deseen

c. Es el primer paso en el proceso de evaluación y proporciona un conocimiento del historial y experiencias ocupacionales del cliente

d. Ninguna de las tres

51. Transferencia del aprendizaje con actividades muy diferentes:

a. Asociación

b. Abstracción

c. Generalización

d. Representación

52. En un paciente con un traumatismo de extremidades superiores que presenta edema del miembro afectado, el terapeuta ocupacional tendrá en cuenta una serie de puntos a considerar para su valoración. Indica la FALSA:

a. Si el edema es difuso o localizado, si es duro o blando

b. Si la causa del edema es por una infección o porque el paciente pasa poco tiempo con la extremidad en alto

c. Probar con monofilamentos la dureza del edema

d. Utilizar un medidor de volumen o cinta métrica

53. [ANULADA] El fundamento terapéutico de la tecnología de asistencia de Terapia Ocupacional se basa en los marcos de referencia:

a. Biomecánico   b. De adquisición

c. De rehabilitación   d. Las tres son correctas

54. Según los modelos de práctica de Terapia Ocupacional para la intervención con individuos que padecen cáncer, es FALSO:

a. El modelo de rehabilitación con Terapia Ocupacional, debe maximizar las funciones existentes y compensar los déficits, proporcionar la independencia personal y restaurar la función normal o casi normal

b. El modelo de solución de problemas complementa el modelo de rehabilitación, y afirma que las intervenciones se deben dirigir a objetivos específicos y ser flexibles

c. El modelo funciona sobre la suposición de que cualquier adversidad debe tener una sola solución posible, que debe ser combatida según un orden de jerárquico, y decidido entre el paciente y el TO, y que el progreso debe ser vigilado y valorado

d. La adaptación personal mediante el modelo de ocupación de Reed y Sanderson, se centra en el bienestar y tiene en cuenta las capacidades motoras, sensoriales, cognitivas, intrapersonales e interpersonales, el autocuidado, la productividad y las actividades recreativas

55. El proceso de evaluación en el niño (Stewart, 2000) debe de abordarse según un proceso de evaluación...

a. ...centrado en el cliente
b. ...arriba-abajo
c. ...abajo-arriba
d. Son correctas A y B

56. Para el control del cansancio en personas con cáncer, el programa de tratamiento se debe centrar alrededor del individuo y de las actividades programadas por el terapeuta. Qué actividades o tareas NO se encuentran dentro del plan de actividades:

a. Establecimiento de prioridades y elecciones; elección de actividades que deberán abandonarse; organización de las tareas restantes a nivel soportable
b. Elegir alguna actividad que hacía anteriormente y hacer alguna tarea de la misma y finalizar la actividad cuando se pueda
c. Recogida de un diario u horario semanal
d. Examen de la estructura del día

57. En la fase protésica de un caso de amputación del miembro superior derecho, la intervención del terapeuta ocupacional se centraría en lo siguiente, EXCEPTO:

a. Adaptación a la prótesis
b. Adquisición de independencia en actividades cotidianas
c. Aprendizaje de los métodos de colocación y retirada de la prótesis
d. Control de la sensación del miembro fantasma

58. Según el libro Blanco de 'Atención Temprana', ésta es el conjunto de intervenciones dirigidas a la población infantil de...

a. 2 a 8 años, a la familia y al entorno, que tienen como objetivo dar respuestas lo más pronto posible a las necesidades transitorias o permanentes que presentan los niños con trastornos en su desarrollo o que tienen el riesgo de padecerlo
b. ...2 a 10 años, a la familia y al entorno, que tienen como objetivo dar respuestas lo más pronto posible a las necesidades transitorias o permanentes que presentan los niños con trastornos en su desarrollo o que tienen el riesgo de padecerlo
c. 0 a 6 años, a la familia y al entorno, que tienen como objetivo dar respuestas lo más pronto posible a las necesidades transitorias o permanentes que presentan los niños con trastornos en su desarrollo o que tienen el riesgo de padecerlo
d. 0 a 8 años, a la familia y al entorno, que tienen como objetivo dar respuestas lo más pronto posible a las necesidades transitorias o permanentes que presentan los niños con trastornos en su desarrollo o que tienen el riesgo de padecerlo

59. En relación a una quemadura corporal según su extensión, la totalidad del tronco sería:

a. 30%   b. 32%   c. 34%   d. 36%

60. En estadística inferencial se manejan diversos conceptos. Cuál es FALSO:

a. Población estadística, es el conjunto de referencia del que extraemos las observaciones
b. Estadístico, es una medida usada para describir alguna característica de la población
c. Muestra, es un subconjunto de elementos de la población que habitualmente utilizaremos para realizar un estudio estadístico
d. Inferencia, será llegar a conocer ciertas características de la población a partir de la muestra que dispongamos

61. Son aspectos del razonamiento clínico

a. Científico, volitivo, ético, pragmático
b. Científico, narrativo, pragmático y ético
c. Volitivo, ético, ocupacional y científico
d. Análisis, comprensión y definición de objetivos

62. Sobre la discapacidad intelectual, es FALSO:

a. La evaluación del componente cognitivo antes de los 3 años se ha demostrado que es una medida fiable
b. El retraso mental no suele identificarse en el primer año de vida
c. Es difícil definir las capacidades intelectuales y evaluarlas con precisión. En consecuencia, la inteligencia inferior a la media es solo un criterio para identificar el retraso mental
d. Las tres son falsas

63. Qué instrumento de evaluación de Terapia Ocupacional valora el área de autocuidado, habilidades domésticas, comunitarias y actividad y relaciones sociales:

a. Perfil de habilidades de la vida cotidiana
b. Escala de evaluación de actividad global
c. Evaluación de habilidades motoras y de procesamiento
d. Evaluación de habilidad básica de la vida cotidiana

64. NO es un tipo de riesgo laboral:

a. Riesgos mecánicos
b. Riesgo de altura
c. Riesgo por gravedad
d. Riesgo de elevación

65. [ANULADA] En la fase preprotésica de un caso de amputación de miembros inferiores, la intervención del TO se centraría en lo siguiente, EXCEPTO:

a. Aprendizaje de los cuidados de la prótesis
b. Fortalecimiento de la musculatura residual del brazo y del hombro
c. Conservar la bilateralidad
d. Corrección postural

66. Sobre el interrogante de investigación en la investigación descriptiva, es FALSO:

a. Es una investigación cuantitativa
b. Se centra en las características del mundo relativas a una pregunta general
c. El propósito de esta investigación es obtener datos relevantes para esclarecer un problema definido de una muestra
d. Se centra en las características del mundo relativas a una pregunta específica

67. Los Centros de Rehabilitación Psicosocial encaminan sus acciones en varias direcciones

a. Mediante los programas individualizados de rehabilitación para los enfermos mentales crónicos
b. Apoya y educa a las familias con el fin de que conozcan la problemática del enfermo y cuál es el tratamiento adecuado de las situaciones conflictivas y aumenten su colaboración e implicación en el plan de rehabilitación
c. Ninguna de las dos es cierta
d. Ambas lo son

68. Según Rojo Mota G., desde qué territorio transdisciplinar la investigación ha abordado el conocimiento de la adicción en las últimas décadas:

a. Psicología social
b. Psicología motivacional
c. Neurociencia
d. Ninguna de las tres

69. En relación a la evaluación económica como fase de la planificación sanitaria

a. La decisión de continuar o no con una determinada línea de actuación está vinculada a los costes de la misma
b. Los 3 métodos de evaluación económica más aceptados son: coste-efectividad, coste-beneficio y coste-eficiencia
c. El análisis coste-beneficio es la forma más amplia de estudio; con él se intenta averiguar si los efectos positivos de una acción están justificados con arreglo a los costes
d. Las 2 primeras opciones son verdaderas

70. El código deontológico de la WOFT (1990), traducido y adoptado por numerosos colegios profesionales de Terapia Ocupacional:

a. Establece que las directrices generales de dicho código deben ser combinadas con la ética personal, los valores y la conducta profesional de cada terapeuta ocupacional
b. Describe cuatro apartados generales de conducta adecuada para terapeutas ocupacionales en todos los campos de actuación
c. Habla sobre los atributos que debe tener un terapeuta ocupacional, y la necesidad de actualizarse profesionalmente y promocionar su profesión
d. Son correctas A y C

71. 'Examen rectal para diagnosticar cáncer de próstata', es prevención:

a. Secundaria   b. Terciaria
c. Cuaternaria   d. Primaria

72. [ANULADA] Erich Fromm aportó sus teorías al marco:

a. Psicodinámico
b. Humanista
c. Cognitivo-conductual
d. Conductual

73. Sobre el 'Paradigma':

a. Dentro de la profesión brinda una estructura de orientación, aceptada para la profesión
b. Define el alcance de la práctica
c. Sostiene la identidad de un campo, al aportar un enfoque común
d. Son correctas A y C

74. Perder el sentido de la posición:

a. Anestesia
b. Parestesia
c. Estatoanestesia
d. Hipoestesia

75. [ANULADA] Sobre la definición de salud de Milton Terris, es FALSO:

a. La salud tendría dos polos. Uno subjetivo: la sensación de bienestar y otro objetivo mesurable: la capacidad de funcionamiento
b. Sugiere que hay distintos grados de salud como los hay de enfermedad
c. La salud es el completo bienestar psíquico y social, no solo la ausencia de enfermedad o achaque
d. La salud no es simplemente la ausencia de enfermedad, es algo positivo, una actitud gozosa y una aceptación alegre de las responsabilidades que la vida impone al individuo

76. Sobre las actividades vocacionales-ocupacionales, es FALSO:

a. La vida profesional de una persona está determinada por factores como la edad, los aspectos culturales y educativos, las capacidades y dificultades personales, el entorno familiar, los factores socioeconómicos, las acciones de las administraciones públicas y las políticas de empleo y formación
b. El conjunto de factores que determinan la vida profesional de una persona se va determinando a lo largo de la vida del individuo, de tal manera que permite el desarrollo de capacidades que le permiten interactuar con su entorno de forma eficaz
c. El término vocación-ocupación nos hace ver que se trata de una realidad dinámica y construida de forma socio-comunitaria
d. Todas las opciones anteriores son falsas

77. Algunos de los principales indicadores de mortalidad utilizados tanto por la demografía como por las ciencias de la salud son los siguientes, EXCEPTO:

a. La mortalidad proporcional
b. La mortalidad neta
c. La mortalidad por causa de muerte
d. Los años potenciales de vida perdidos

78. En Epidemiología, 'Estudio que tiene por objetivo medir la causalidad entre factores de riesgo y la enfermedad a estudiar' (señale la FALSA):

a. Estudios descriptivos
b. Ensayos clínicos
c. Estudios de cohorte
d. Estudios analíticos

79. Las actividades de ejecución laboral:

a. También denominadas actividades de interacción socio-laboral
b. No son actividades productivas pero nos sirven como medio o como recurso intermedio para la realización de actividades puramente productivas
c. Se incluyen todas aquellas actividades que una persona debe poner en marcha para conservar un empleo
d. Son correctas A y C

80. Según Piaget, los juegos sensoriomotores pertenecen al periodo

a. 0 a 2 años   b. 2 a 7 años
c. 7 a 12 años   d. 12 a 16 años

81. [ANULADA] Sobre la 'Guía para el desarrollo de la TO en atención primaria de salud', es FALSO:

a. El servicio engloba atención rehabilitadora a pacientes con discapacidad física que son cuidados en su domicilio, apoyo y orientación a los cuidadores principales y formación a profesionales de equipos básicos de atención primaria
b. Los usuarios se clasifican en G1 si son susceptibles de recuperación funcional parcial o total y G2 si presentan un Barthel <40 con una gran limitación funcional instaurada
c. El número de sesiones será máximo de 10
d. Un criterio de exclusión será la no aceptación del tratamiento por parte del paciente o familia

82. Son beneficios del trabajo en equipo los siguientes, EXCEPTO:

a. Comunicación y relación
b. Intrarrelación y asociación
c. Integración y creatividad conjunta
d. Crecimiento profesional y resultados

83. La variable dependiente es

a. Variable de tratamiento; una condición que es manipulada por el investigador
b. La consistencia o estabilidad de la medición
c. Ambas son correctas
d. Ninguna lo es

84. Las transferencias que un individuo con lesión medular puede llegar a realizar dependen del tipo de lesión, edad, sexo, constitución corporal, fuerza física, técnica y motivación. Hay técnicas básicas para la transferencia independiente desde la silla de ruedas:

a. Transferencia con la colocación de la silla de ruedas a un lado y las piernas hacia abajo
b. Transferencia con la colocación de la silla de ruedas a un lado y las piernas hacia arriba
c. Transferencia con la colocación de la silla de ruedas de frente
d. Todas son verdaderas

85. Skinner desarrolló el concepto del Condicionamiento Operante, que aportaría su conocimiento al Marco:

a. Cognitivo-Conductual
b. Conductual
c. Analítico
d. Humanista

86. [ANULADA] Según la 'Guía para el desarrollo de la Terapia Ocupacional en atención primaria de salud', sobre las características de las visitas domiciliarias del terapeuta ocupacional, es FALSO:

a. El terapeuta ocupacional se pone en contacto telefónico con la familia antes de realizar la visita domiciliaria
b. La actitud de respeto a la privacidad, intimidad y a los valores culturales de la persona deben ser características de los terapeutas ocupacionales
c. En aquellos casos en que las familias no posean recursos económicos para realizar las adaptaciones del hogar y ayudas técnicas, el terapeuta ocupacional les asesorará sobre dónde o a través de qué profesional solicitarlas
d. Entre los motivos de exclusión del usuario del programa de intervención domiciliaria no está el estado delicado de salud de éste

87. [ANULADA] Síntoma que consiste en perder el sentido del movimiento:

a. Anestesia   b. Estatoanestesia
c. Parestesia   d. A-cinesia

88. Los niños con síndrome de Down:

a. Tienen más afectadas las habilidades de motricidad fina que la movilidad gruesa
b. Son estrategias de segunda elección en la enseñanza de AVD con ellos la economía de fichas y el modelado
c. No tienen dificultad en mantener la atención sostenida durante largos periodos
d. Para enseñarles pautas de comportamiento es recomendable usar refuerzos intermitentes mejor que inmediatos

89. El índice de Barthel NO mide:

a. Lavado de la ropa
b. Ir al inodoro
c. Escaleras
d. Alimentación

90. Sobre las amputaciones de miembros superiores en niños, según Martínez Moreno y C. López Cabarcos:

a. En las amputaciones congénitas la protetización debe iniciarse precozmente mediante la prescripción de una prótesis pasiva
b. En la niñez es en la etapa en la que es más importante la colaboración de la familia y el apoyo psicológico en el proceso de protetización por existir riesgo de abandono
c. Lo más recomendable para amputaciones en antebrazo y desarticulación de muñeca y codo es una prótesis cinemática
d. El terapeuta ocupacional solo interviene en la fase protésica entrenando al niño en la adquisición o reeducación de las Actividades de la Vida Diaria

91. Según June Grieve, un paciente con apraxia ideatoria:

a. En la situación de prueba puede utilizar una parte del cuerpo como objeto
b. Tiene dificultades en imitar acciones
c. Empareja incorrectamente el objeto y la acción
d. Puede funcionar en el ambiente familiar del hogar pero sus movimientos son torpes y poco fluidos

92. Cuando promovemos la reeducación de hábitos funcionales, ocio, competencias de coping y organización del día a día, realizamos:

a. Tareas estructuradas
b. Actividades expresivas
c. Funcionalidad
d. Orientación laboral

93. NO es un patrón de ejecución:

a. Participación social
b. Hábitos
c. Rutinas
d. Roles

94. [ANULADA] Existen diferentes tipos de estrategias de intervención para pacientes que muestran déficit en el área del manejo del hogar y las responsabilidades del cuidador. Las opciones para la intervención NO incluyen:

a. La cantidad de destrezas cognitivas y físicas requeridas para desempeñar la tarea
b. Recuperación de los déficits y modificaciones ambientales
c. Compensación de los déficits de los componentes del desempeño y educación del paciente o la familia como medio para la prevención de problemas
d. Son correctas B y C

95. «El pensamiento narrativo se vuelve particularmente importante para considerar el modo en que la historia vital interrumpida de la persona puede ser constituida o reconstituida»:

a. Kielhofner
b. Allen
c. Romero Ayuso
d. Moruno Miralles

96. El modelo europeo de la calidad (EFQM) se basa en ocho conceptos fundamentales. En cuál de éstos NO:

a. Orientación a resultados
b. Liderazgo. Constancia en el propósito
c. I + D (Investigación + Desarrollo)
d. Desarrollo de alianzas

97. Cuando hablamos de validez interna, estamos hablando de:

a. Una condición que existe cuando pueden realizarse generalizaciones de la muestra a la población
b. La consistencia o estabilidad de la medición
c. Una condición que existe cuando el efecto del observador sobre la variable dependiente puede atribuirse a la variable independiente
d. Método por el cual se cuantifica o mide una variable

98. Para determinar si el manejo del hogar o la familia es un área importante de tratamiento, el terapeuta entrevista al paciente o su familia para obtener información sobre:

a. Características del paciente; si le interesan las actividades relacionadas con el manejo del hogar, objetivos y valores de la familia respecto a la participación de su familiar
b. El tiempo que dedica el paciente a las actividades de ocio y tiempo libre; recursos para facilitar la participación en el ocio
c. Estado del paciente y circunstancias vitales
d. Todas son verdaderas

99. Al recoger datos para valorar a un paciente con traumatismo de extremidades superiores es esencial:

a. Diagnóstico; tratamiento actual y tratamientos anteriores; síntomas; datos médicos relevantes; razones para derivar al paciente a Terapia Ocupacional; profesión; familia; aficiones
b. Diagnóstico; tratamiento actual y tratamientos anteriores; síntomas; datos médicos relevantes; profesión; familia; razones para derivar al paciente a Terapia Ocupacional; aficiones; estado psicológico; estado mental
c. Diagnóstico; tratamiento actual y anterior; síntomas; datos médicos relevantes; razón de la derivación a Terapia Ocupacional; profesión; familia; aficiones motivación; estado mental; estado cognitivo; expectativas y objetivos personales; habilidades y necesidades funcionales
d. Diagnóstico; datos médicos relevantes; razón de la derivación del paciente a Terapia Ocupacional; motivación; familia y relaciones sociales; tiempo libre; comprensión de la situación; expectativas laborales; habilidades que mantiene; si vive solo

100. [ANULADA] En qué fase de la Esclerosis Lateral Amiotrófica hay más posibilidades de utilizar un sistema de comunicación aumentativa y alternativa:

a. Estadio inicial
b. Estadio medio
c. Estadio avanzado
d. Ninguna de las tres

101. Según Piaget, los juegos simbólicos pertenecen al periodo:

a. Sensoriomotor
b. Preoperatorio
c. Operatorio Concreto
d. Operatorio Formal

102. Christiansen (1991) desarrolló el concepto de pirámide de las ocupaciones, refiriéndose a las jerarquías o niveles de la ocupación. Respecto a esta pirámide, es FALSO:

a. La base de la pirámide es la actividad, la cual consiste en un comportamiento específico orientado hacia una meta
b. En el centro están las rutinas, consiste en una costumbre o un hábito que se adquiere al repetir una misma tarea o actividad muchas veces
c. En segundo lugar están las tareas, que son el conjunto de actividades que comportan un propósito reconocido durante su desarrollo
d. En el nivel más alto de la pirámide están los roles, que se define como lugares distintivos en la sociedad otorgados por ese rol

103. Según Catherine A. Trombly, la posición funcional de la mano es:

a. 15º-30º de dorsiflexión de muñeca con semiflexión de dedos y ligera desviación radial, flexión parcial de articulaciones metacarpofalángicas e interfalángicas de los dedos y pulgar en abducción y oposición
b. 15º-30º de dorsiflexión de muñeca, posición neutra o ligera desviación cubital, flexión parcial de articulaciones metacarpofalángicas e interfalángicas de los dedos y del pulgar y abducción y oposición de éste
c. Extensión de muñeca 60º para facilitar el efecto tenodesis que provoca la flexión de dedos
d. Ninguna es correcta

104. Según Neistad y Crepeau (1998), una de las mayores contribuciones que la Terapia Ocupacional puede hacer en las personas que se recuperan de un trastorno de abuso de sustancias es

a. Favorecer la adquisición de destrezas prácticas para el manejo de la vida diaria
b. Ser capaces de tomar el control de su vida desde que inicia el tratamiento y no atender a sus necesidades inmediatas
c. Ser capaces de enfrentarse con sus necesidades inmediatas y desarrollar con el paso del tiempo el control sobre sus vidas
d. Son correctas A y C

105. Qué componente sensitivo puede ser evaluado a través de los monofilamentos de Semmes-Weinstein en el daño cerebral:

a. Dolor
b. Tacto ligero y presión superficial
c. Discriminación de 2 puntos
d. Presión profunda

106. NO es un objetivo de la formación continuada:

a. Posibilitar el establecimiento de instrumentos de comunicación
b. Mejorar en los profesionales la percepción de su papel social
c. Minimizar el impacto de las nuevas tecnologías
d. Garantizar la permanente mejora de cualificación

107. Según Romero Ayuso, en niños con espina bífida y que presentan debilidad muscular en las manos hay que:

a. Adaptar los cubiertos y útiles afinándolos y seleccionar los más ligeros
b. La actividad del vestido se realizara en bipedestación y decúbito prono
c. La ropa del niño será amplia y se sustituirán los botones y cremalleras por elásticos y velcros
d. Las tres son correctas

108. Al evaluar el movimiento de oposición del pulgar, de qué tipo de evaluación hablamos:

a. Medición centrimétrica
b. Medición goniométrica
c. Medición de la coordinación manual
d. Medición del balance muscular

109. Según Dulce Romero, Pedro Moruno y César Cuesta en el libro 'Terapia Ocupacional. Teoría técnicas', los marcos o modelos utilizados en el campo de la salud mental en Terapia Ocupacional:

a. Son el modelo médico, el marco psicodinámico, el marco o perspectiva fenomenológica y el cognitivo-conductual
b. El modelo humanista considera que el comportamiento humano puede tener una motivación inconsciente
c. El marco humanista da menos importancia a la dimensión histórica del comportamiento individual centrándose más en el aquí y ahora
d. Son ciertas A y C

110. Sobre el Plan de Salud Mental 2010-2013 de Murcia, es FALSO:

a. Uno de sus principios básicos es que está orientado a un desarrollo en el marco comunitario
b. Es de carácter público, equitativo y participativo
c. Contempla la continuidad de cuidados, centrada en el paciente y en el abordaje multidisciplinar del mismo
d. Todas son falsas

111. Según Rojo Mota G., desde qué perspectiva la Terapia Ocupacional cobra una importancia clave en la comprensión de los fenómenos adictivos y la intervención encaminada a su rehabilitación:

a. Social
b. Socioevolutiva
c. Neuropsicológica
d. Psicoanalítica

112. De la artritis reumatoide, es FALSO:

a. Se manifiesta por articulaciones tumefactas, rojas y dolorosas
b. Se manifiesta a partir de los 45 años
c. Hay déficit sensitivo en manos y pies
d. Afecta a la capacidad funcional del paciente

113. Las actividades productivas según Óscar Sánchez y Dulce Mª Romero:

a. Se clasifican en actividades para el manejo del hogar, actividades para el cuidado de otros, actividades de utilización de recursos comunitarios y actividades vocacionales ocupacionales
b. Dentro de las actividades vocacionales se encuentran las actividades formativas y las tareas de manejo del hogar
c. Utilizan como abordaje de tratamiento la metodología de remediación inicialmente y compensación en su defecto en el campo de la discapacidad física
d. Son correctas A y C

114. Según Piaget, los juegos de reglas pertenecen al periodo:

a. 0-2 años
b. 2-7 años
c. 7-12 años
d. 12-16 años

115. La estructura de la CIF tiene:

a. 2 partes, cada una con 3 componentes
b. 3 partes, cada una con 2 componentes
c. 2 partes, cada una con 2 componentes
d. Ninguna de las anteriores

116. Pararealizar una evaluación de la sensibilidad de la mano y determinar la localización de la lesión:

a. Test del pinchazo
b. Prueba de tubos
c. Signo de Tinel
d. Monofilamentos de Simmes- Weinstein

117. Según el código deontológico de la WFOT, entre los atributos personales que debe tener un terapeuta ocupacional, están:

a. Integridad personal, fiabilidad, tolerancia y lealtad
b. Responsabilidad, confiabilidad y confidencialidad
c. Compañerismo, honestidad e integridad
d. Empatía, confiabilidad y sentido del humor

118. [ANULADA] Según Moruno Miralles y Romero Ayuso, alrededor de qué edad se aprende a ahorrar y manejar dinero, y tener un buen control sobre el tiempo:

a. 5 años
b. 12 años
c. 7 años
d. 4 años

119. [ANULADA] Una quemadura por contacto se podría clasificar según su:

a. Profundidad
b. Etiología
c. La clínica sistémica de las quemaduras
d. Localización

120. Sobre las consecuencias de elegir mal la silla de ruedas, es FALSO:

a. Con un asiento demasiado ancho se produce una postura inestable en sedestación, dificultad para alcanzar a las ruedas y autopropulsarse, barreras arquitectónicas
b. Con un asiento demasiado estrecho es incómodo al sentarse, hay riesgo de hacer ulcera por presión, hay dificultad para realizar las transferencias
c. Con plataformas para los pies demasiado bajas puede engancharse en los bordillos o en el pavimento, favorece la postura al alterar la posición de la pelvis
d. Todas son falsas

121. Los indicadores de salud deben cumplir estos requisitos, EXCEPTO:

a. Representativos de la variable que se quiere medir
b. Factibles. Se puedan obtener en la práctica con los datos disponibles
c. Generales, reflejando los cambios esperados en la situación que se trata
d. Sensibles y con capacidad para captar los cambios ocurridos

122. La Tasa de morbilidad en un colectivo es el número de procesos mórbidos con respecto a la población total y multiplicada por 10.000, en el plazo de:

a. Doce meses
b. Un semestre
c. Un trimestre
d. Dos años

123. Durante una transferencia, cuando el diseño de la silla es excesivamente bajo existe un riesgo de caída; para evitarlo habrá que emplear sillas de:

a. altura entre 35-40 cm; reposabrazos entre 15-16 cm; y asiento de anchura 2´5 - 6 cm
b. altura entre 25-35 cm; reposabrazos entre 12-15 cm; y asiento de anchura 2-4 cm
c. altura entre 30-35 cm; reposabrazos entre 13-15 cm; y asiento de anchura 2-5 cm
d. altura entre 35-40 cm; reposabrazos entre 17-18 cm; y asiento de anchura 2´5 - 5 cm

124. 'Promover oportunidades para que el usuario con trastorno mental grave pueda demostrar de forma adecuada comportamientos socialmente funcionales, así como expresar sus ideas y sentimientos de forma adecuada en un contexto de grupo, y permitir que trabaje junto con otras personas de forma cooperativa' son objetivos a nivel:

a. intrapersonal
b. interpersonal
c. laboral
d. sensorial

125. En la rehabilitación de un niño con problemas cardiorrespiratorios:

a. Se llevará a cabo un reentrenamiento progresivo y ejercicios activos de cintura escapular omitiendo el pectoral mayor
b. Realizaremos ejercicios de carga con miembros superiores intentando no llegar a la fatiga
c. Se entrenarán movimientos de abducción, adducción y antepulsión. En niños mayores y jóvenes se podrán utilizar pesas
d. La dificultad en la realización de las actividades de la vida diaria no está relacionada con la actuación de los miembros superiores cuyos músculos son a la vez accesorios de la respiración

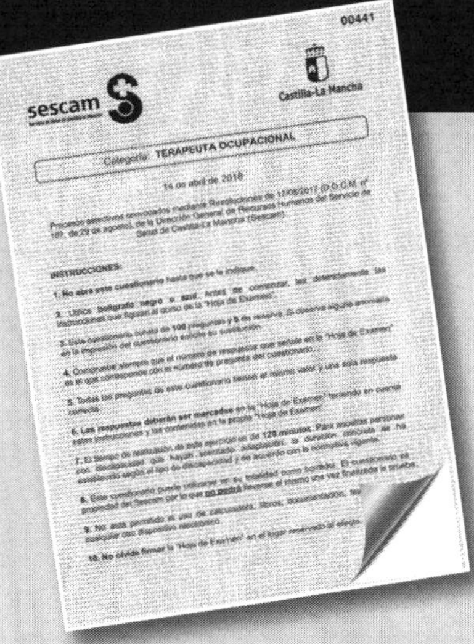

EXAMEN:

14 DE ABRIL DE 2018

CLAVE DE RESPUESTAS

1 A	28 A	55 C	82 D
2 C	29 B	56 A	83 A
3 B	30 D	57 B	84 B
4 B*	31 C	58 B	85 B
5 A	32 B	59 C	86 A
6 A	33 B	60 D	87 A
7 C*	34 B	61 A	88 D
8 B	35 B	62 D	89 B
9 A	36 B	63 B	90 D
10 C	37 B	64 B	91 A
11 D	38 D	65 C	92 A
12 B	39 B	66 D	93 A
13 B	40 A	67 C	94 B
14 C	41 C*	68 D	95 A
15 C	42 C	69 D	96 A
16 B	43 B	70 B*	97 A
17 A	44 D	71 D	98 C
18 *	45 D	72 A	99 D
19 A	46 D	73 D	100 D
20 D	47 C	74 D	101 C
21 A	48 A	75 C*	102 B
22 C	49 B	76 D	103 D
23 A	50 D	77 C	104 D
24 C*	51 D	78 D	105 A
25 B	52 A	79 A	
26 A	53 B	80 C	
27 D	54 B	81 A	

*SIETE PREGUNTAS ANULADAS.
LA NÚMERO 18, DE OFICIO
Y LAS OTRAS SEIS, POR RECLAMACIÓN

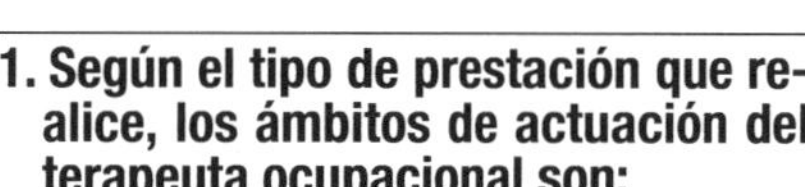

1. Según el tipo de prestación que realice, los ámbitos de actuación del terapeuta ocupacional son:

a. Clínico, formativo, gestor, consultor e investigador
b. Preventivo, de rehabilitación y de mantenimiento
c. Público, privado y mixto
d. Biológico, psicológico y social

2. Dentro del Enfoque de Rood (Estimulación sensorial controlada) qué estímulos podemos utilizar como inhibidores a nivel propioceptivo:

a. Pequeños golpeteos en el tendón
b. Presión sobre las prominencias óseas
c. Presión sobre inserciones tendinosas
d. Estiramientos ligeros y rápidos

3. Según qué abordaje la estimulación sensorial y la estimulación propioceptiva consisten en técnicas de facilitación mientras que los movimientos rítmicos lentos, el posicionamiento neutro y los estiramientos prolongados forman las técnicas de inhibición:

a. Abordaje basado en el Control Motor Orientado a Actividades
b. Abordaje basado en los principios de Rood
c. Abordaje basado en el concepto Bobath
d. Abordaje basado en la Integración Sensorial

4. [ANULADA] Quién era el Presidente del Gobierno de España cuando se aprobó el Estatuto de Autonomía de Castilla-La Mancha:

a. Adolfo Suárez   b. Leopoldo Calvo-Sotelo
c. Felipe González   d. José María Aznar

5. Qué Ley tiene por objeto hacer efectivo, en el ámbito territorial de la Comunidad Autónoma de Castilla-La Mancha, el derecho de los ciudadanos a la protección de la Salud:

a. Ley de Ordenación Sanitaria de Castilla-La Mancha
b. Ley sobre derechos y deberes en materia de salud de Castilla La-Mancha
c. Ley de Medidas Complementarias para la Aplicación del Plan de Garantías de los Servicios Sociales Básicos de C.-La Mancha
d. Ley sobre Estructuras Básicas de Salud

6. La selección de personal estatutario fijo se efectuará, según lo establecido en el estatuto marco del personal estatutario de los servicios de salud, a través de convocatoria pública garantizando los principios constitucionales de:

a. Igualdad, mérito y capacidad, así como el de competencia
b. Igualdad, mérito y no discriminación
c. Igualdad, mérito y principios democráticos
d. Igualdad y transparencia

7. [ANULADA] En qué año se creó la primera escuela de Terapia Ocupacional en España:

a. 1963   b. 1965   c. 1969   d. 1966

8. La práctica de la Terapia Ocupacional entendida desde el punto de vista analítico o psicodinámico se dirige a:

a. Adaptación del entorno
b. Utilización del significado, el objeto y la interpretación con el fin de potenciar el autoconocimiento y la conciencia del individuo para que pueda reajustar su funcionamiento ocupacional
c. Utilización del lenguaje interno en el control de la conducta, diseñando un plan de entrenamiento que, adecuando las autoverbalizaciones, favorezca la ejecución de determinas conductas
d. Ninguna de las anteriores es correcta

9. Cuál es el rol del terapeuta ocupacional actuando desde un marco conductual:

a. Organizar factores que influyan en el comportamiento de la persona para contribuir al aprendizaje y al mantenimiento de un comportamiento adaptativo
b. Asistir a las personas para que aprendan a examinar y oponerse a los pensamientos y a las formas irracionales de percibir el mundo
c. Aportar compensaciones ambientales cuando el paciente no puede aprender a usar eficazmente las compensaciones psicológicas
d. Aportar experiencias y prácticas oportunas para contribuir al aprendizaje motor

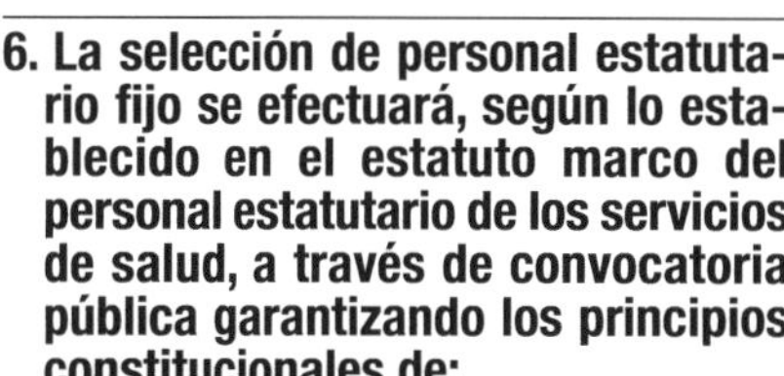

10. Exploración, competencia y logro son niveles de funcionalidad que establece:

a. El Modelo Canadiense de Desempeño Ocupacional

b. El Modelo de Adaptación a través de la Ocupación

c. El Modelo de la Ocupación Humana

d. El modelo educativo de Cynkin y Robinson de

11. En relación a los principios específicos para la intervención según el Modelo de Ocupación Humana

a. La Terapia Ocupacional debe centrarse más en la capacidad que en la habilidad

b. La práctica mantenida o repetida no es necesaria para producir un cambio en la habituación

c. El contexto no es un aspecto básico para el cambio

d. La intervención se debe producir a través de un continuo funcional (exploración, competencia y logro)

12. El artículo 49 de la Constitución obliga a los poderes públicos a:

a. Asegurar la protección social, económica y jurídica de la familia

b. Realizar una política de previsión, tratamiento, rehabilitación e integración de los disminuidos físicos, sensoriales y psíquicos

c. Garantizar mediante pensiones adecuadas la suficiencia económica a los ciudadanos durante la tercera edad

d. Velar por la utilidad racional de todos los recursos naturales

13. En Castilla-La mancha, Quién tiene la función de ejecución y gestión de las prestaciones sanitarias

a. La Consejería competente en materia de sanidad

b. El Servicio de Salud de Castilla-La Mancha

c. El Consejo Interterritorial

d. El Sistema Nacional de Salud

14. En qué año y lugar se creó la primera escuela universitaria de terapia ocupacional en España:

a. 1991 Tarrasa

b. 1990 Madrid

c. 1991 Zaragoza

d. 1992 Valencia

15. A qué se refiere el primer principio del código ético de la AOTA con 'Beneficencia'

a. Que siempre y cuando el usuario no pueda costear lo servicios de terapia ocupacional éste debe buscar una vía alternativa de financiación que beneficie la intervención

b. Los terapeutas ocupacionales evitarán las relaciones que interfieran con el juicio y la objetividad profesional

c. Los servicios de terapia ocupacional deben ser justos y equitativos

d. El primer principio no se refiere a beneficencia si no al principio de confidencialidad

16. Según F. Blanco cuál es el horizonte del Terapeuta Ocupacional a la hora de estudiar:

a. Llegar a un correcto diagnóstico ocupacional de los casos

b. Investigar sobre el valor adaptativo de la ocupación en el contexto de la práctica clínica

c. Conseguir demostrar el valor adaptativo, terapéutico, científico y social de la ocupación

d. Son correctas B y C

17. 'Fiabilidad de un instrumento' es:

a. La consistencia de las mediciones cuando se repite la prueba

b. El grado en el que la evidencia y la teoría apoyan las interpretaciones de las puntaciones de las pruebas vinculados con los usos propuestos de éstas

c. Que sea confiable y culturalmente adecuado

d. Que mida lo que dice medir

18. [ANULADA] Para que la relación terapéutica se produzca de forma adecuada debemos EVITAR :

a. La autoterapia

b. El altruismo

c. El voyeurismo

d. Son correctas A y B

19. La American Occupational Therapy Association (AOTA) 1993 identificó 7 valores centrales que caracterizan las relaciones terapéuticas:

a. Altruismo, igualdad, libertad, justicia, dignidad, veracidad y prudencia

b. Dignidad, comprensión, preocupación, empatía, motivación intrínseca, adhesión y compromiso del paciente

c. Autenticidad, calidez, motivación intrínseca, no autorrevelación, respeto, empatía y veracidad

d. Altruismo, veracidad, igualdad, libertad, justicia, empatía, dignidad, y comprensión

20. Cuáles son los dos objetivos primarios a tener en cuenta en la entrevista inicial con el paciente/usuario:

a. Explicar los objetivos de la interacción y conocer al individuo

b. Obtener la información relevante y establecer una conexión

c. Determinar las prioridades mutuas y conocer a la familia del paciente/usuario

d. Comenzar a conocer la historia y a establecer un vínculo de colaboración

21. La Distinción fundamental entre grupo de trabajo y equipo de trabajo tiene que ver con:

a. Rendimiento y responsabilidad

b. Número de miembros y categorías profesionales

c. Objetivos del trabajo y remuneración

d. Liderazgo y suficiencia

22. La Educación para la salud se lleva a cabo a través de técnicas educativas y didácticas que son un recurso esencial para facilitar la capacitación en salud. Qué es el método Philips 66:

a. Una técnica en las que seis personas hablan de seis temas a una audiencia primaria

b. Un método de trabajo que se usa en la educación para la salud individual

c. Un método en el que seis personas discuten durante 6 minutos de forma distendida

d. Un método en el que seis personas discuten durante 6 minutos de forma distendida y en el que luego se escriben seis conclusiones respecto al tema tratado

23. La entrega de materiales durante las sesiones de educación para la salud:

a. Permite reducir la pérdida de información que puede producirse en la emisión y recepción del mensaje durante la sesión

b. Debe hacerse únicamente de forma escrita

c. Puede favorecer el descenso de la curva estándar de olvido de la información tras el consejo educativo

d. No es una opción que se contemple en la metodología actual de la disciplina

24. [ANULADA] Según Hagedorn el análisis que desemboca en la descripción de una ocupación, actividad o tarea con el fin de comprender su naturaleza y las bases para la participación es:

a. El análisis funcional

b. El análisis volitivo

c. El análisis básico

d. El análisis aplicado

25. Según el Marco de trabajo para la práctica de la Terapia Ocupacional: Dominio y Proceso, 2ª edición:

a. El análisis de la actividad puede expresarse de igual manera que el análisis del desempeño ocupacional (son sinónimos)

b. El análisis del desempeño ocupacional es parte del proceso de evaluación

c. El análisis de la actividad incluye todas las demandas de la actividad, así como la gama de das en su ejecución quedando únicamente excluidos los distintos significados culturales que podrían atribuirse a ella (Crepeau, 2003)

d. El análisis de la actividad basado en la ocupación coloca a la ocupación en primer plano

26. A qué tipo de actividades se refieren Christiansen y Hammecker cuando dicen que son 'actividades fundamentales para vivir en un mundo social, y permiten la supervivencia y el bienestar':

a. A las Actividades de la vida diaria
b. A las actividades productivas
c. A las actividades de ocio y tiempo libre
d. Todas las anteriores son correctas

27. Uno de los siguientes procedimientos NO evalúa las actividades de la vida diaria básicas:

a. FIM
b. FAM
c. Klein-BEll
d. Cotnab

28. En qué tres fenómenos se centra el punto de vista focal de la terapia ocupacional inicial:

a. La mente, el cuerpo y el entorno
b. El estado de ánimo, la voluntad y la motivación
c. La adaptabilidad, la estabilidad y el autocontrol
d. La espiritualidad, el holismo y la naturaleza social del individuo

29. Los subsistemas que participan en el juego según Reilly son:

a. Subsistema volitivo, subsistema de habituación y subsistema de desempeño
b. Subsistema imaginativo de aprendizaje, subsistema fabuloso o mítico y subsistema onírico
c. Subsistema volitivo, subsistema imaginativo y subsistema onírico
d. Ninguna de las anteriores es correcta

30. Cuál es el procedimiento de valoración del modelo de discapacidad cognitiva de Allen destinado a evaluar las actividades de la vida diaria:

a. COPM
b. ACLS
c. SIPT
d. RTI

31. Indica el nivel cognitivo de Allen en el que se encuentra un paciente que puede coger un objeto a nivel de sus ojos, conserva el patrón motor adecuado para el uso del mismo, pero sin embargo NO sabe explicar qué hay que hacer con el objeto en ausencia de éste

a. Nivel 4
b. Nivel 2
c. Nivel 3
d. Nivel 5

32. Uno de los objetivos generales del Plan Dignifica del SESCAM es:

a. La libre elección de médico
b. Elevar el nivel de humanización de los centros sanitarios
c. Reducir la lista de espera
d. Asegurar la muerte digna del paciente

33. Dentro de las líneas estratégicas del Plan Dignifica del SESCAM se encuentra:

a. La superespecialización
b. La participación ciudadana
c. La tecnificación de los diagnósticos
d. La estratificación de las áreas de salud

34. El primer texto completo de Terapia Ocupacional 'Occupational Therapy: A Manual for Nurses' fue publicado por:

a. George Edward Burton Jr
b. William Rush Dunton Jr
c. Henry B Favill Jr
d. Eleanore Clark Slagle Jr

35. A la hora de realizar una valoración de la amplitud articular de abducción de hombro según Kapandji deberemos tener en cuenta que:

a. La abducción de 0 a 90 grados puede efectuarse solamente con la articulación glenohumeral, de 90 a 120° se necesita la participación de la articulación escapulotorácica y de 120 a 180 la inclinación del lado opuesto del tronco
b. La abducción de 0 a 60° puede efectuarse solamente con la articulación glenohumeral, de 60 a 120° se necesita la participación de la articulación escapulotorácica y de 120 a 180° la inclinación del lado opuesto del tronco
c. La abducción de 0 a 90 grados puede efectuarse solamente con la articulación glenohumeral, de 90 a 120° se necesita la participación de la articulación escapulotorácica y a partir de este limite no se considera abducción de hombro
d. La abducción de 0 a 75° puede efectuarse solamente con la articulación glenohumeral, de 60 a 120° se necesita la participación de la articulación escapulotorácica y de 120 a 180° la inclinación del lado opuesto del tronco

36. Cuál es el rango articular normal del movimiento de aducción horizontal de hombro:

a. 0-90°
b. 0-45°
c. 0-60°
d. 0-180°

37. Siguiendo la 'escala de potencia muscular de Daniels', un movimiento de grado 4 correspondería a:

a. Movimiento con resistencia máxima
b. Movimiento con resistencia moderada
c. Movimiento contra gravedad sin resistencia
d. Movimiento contra gravedad con resistencia mínima

38. Al medir la fuerza de la pinza de la mano:

a. Se registra mediante tres tipos de pinzas: lateral, bidigital y multidigital
b. En la pinza lateral se oponen el pulpejo del pulgar con la cara lateral de la falange proximal del segundo dedo
c. No se tiene en cuenta la pinza de tres puntos pe
d. Se toma el promedio de tres ensayos sucesivos

39. Test funcional para evaluar la sensibilidad residual de la mano, en el que se pide al paciente que coja distintos objetos, los reconozca y empleado y la forma de ejecución:

a. Test de Werber   b. Test de Moberg
c. Test de Semmes   d. Test de Dellon

40. El síndrome de Brown Sequard es:

a. Daño que se produce fundamentalmente en uno de los lados de la médula espinal, dando lugar a la alteración de la función muscular del lado lesionado
b. Daño que puede dar lugar a problemas de coordinación de los movimientos
c. Síndrome en el que queda intacta la sensibilidad a la presión y propioceptiva
d. En este tipo de síndrome da lugar a la pérdida del movimiento de los brazos

41. [ANULADA] La lesión que involucra principalmente a un lado de la médula, que produce parálisis y pérdida en la propiocepción ipsilateral y pérdida contralateral para el dolor y la temperatura con preservación de la propiocepción es el:

a. Síndrome de cono medular
b. Síndrome centromedular
c. Síndrome de Brown Sequard
d. Síndrome anterior

42. A partir de qué nivel de lesión medular puede la persona realizar trasferencias con tabla:

a. C4   b. D1   c. C6   d. C7

43. La Parálisis cerebral espástica y la atáxica se diferencian:

a. En la edad de inicio, mayor en la espástica
b. En el lugar de la lesión en el Sistema nervioso, siendo en la atáxica el cerebelo y sus vías
c. En la etiología, la atáxica suele ser por causas infecciosas
d. En el nivel de autonomía que alcanzan, siendo mayor en la espástica

44. El Terapeuta Ocupacional en el tratamiento de la artrogriposis:

a. Comienza en el periodo neonatal

b. Realiza ejercicios agresivos de estiramiento en el arco de movimiento

c. Colocación de férulas y posible colocación seriada de yesos

d. Todas son correctas

45. Qué alteración del tono es característica en los niños con Síndrome de Down:

a. En los niños con Síndrome de Down no hay alteración del tono muscular

b. Tono fluctuante

c. Hipertonía

d. Hipotonía

46. Cuál es el objetivo final de la intervención del terapeuta ocupacional en los adultos con enfermedad cardiopulmonar:

a. Conseguir que el paciente vuelva a la situación de autonomía previa a la lesión sufrida

b. Evitar la cronificación de la enfermedad a través de la actividad ocupacional

c. Valorar lo más exhaustivamente para conseguir una línea base adecuada para el desarrollo del trabajo diario con el paciente

d. Ayudar a reanudar las actividades vitales que el paciente valora y reducir los factores de riesgo relacionados con la enfermedad

47. Una de las partes importantes del trabajo con pacientes con enfermedades mentales graves en Terapia Ocupacional es la Ludoterapia. Dentro de ella, utilizaremos el juego como medio para conseguir objetivos terapéuticos mandados. Según la Asociación Pro Derechos Humanos (APDH), cómo se clasifican los juegos:

a. Juegos de presentación, juegos de conocimiento, juegos de afirmación, juegos de confianza, juegos de cooperación, juegos de resolución de conflictos y juegos de distensión

b. Juegos de presentación, juegos de conocimiento, juegos de afirmación, juegos de confianza, juegos de comunicación, juegos de resolución de conflictos y juegos de distensión

c. Juegos de presentación, juegos de conocimiento, juegos de afirmación, juegos de confianza, juegos de comunicación, juegos de cooperación, juegos de resolución de conflictos y juegos de distensión

d. Juegos de presentación, juegos de conocimiento, juegos de afirmación, juegos de confianza, juegos de comunicación, juegos de cooperación, juegos de conflicto y juegos de distensión

48. Según Dias Barros, Garcez Ghirardi y Esquerdo Lopes (2007) uno de los principios que facilitaron el desarrollo de una nueva práctica en terapia ocupacional en la desinstitucionalización psiquiátrica fue:

a. Considerar a los Terapeutas ocupacionales como agentes sociales y políticos

b. Reforzar la aplicación y prescripción de actividades para síntomas concretos

c. Tratar la actividad como un medio de autoconocimiento interno

d. Centrarse en el conocimiento neurobiológico relacionado con la expresión de los trastornos

49. Según el Proyecto de la Consejería de Integración social de marzo de 1988, los centros diseñados para impartir programas individualizados de rehabilitación psicosocial a la población de enfermos mentales crónicos son:

a. Las UHBs (unidades de hospitalización breve)

b. Los CRPSL (centros de rehabilitación psicosocial)

c. Los Hospitales de Día

d. Las ULEs (unidades de larga estancia)

50. Un paciente con lesión medular C5 Asia A, podrá:

a. Utilizar silla de ruedas manual y tabla de transferencias

b. Participar en la movilidad general de la cama

c. Participar en el vestido superior

d. Realizar supinación y flexión de codo, flexión y abducción del hombro

51. Según Abraham Maslow, las necesidades humanas relacionadas con el hecho de sentirse seguro en su medio físico y social, prevenir el dolor y enfrentarse a los avatares diarios son:

a. Necesidades fisiológicas

b. Necesidades de autorrealización

c. Necesidades de protección

d. Necesidades de seguridad

52. 'Proceso por el que las propiedades de una determinada actividad son definidas con el fin de dar respuesta a las necesidades de un sujeto para poder completar una ocupación':

a. El análisis de la actividad

b. Las demandas de la actividad

c. Los componentes de desempeño

d. Las necesidades ocupacionales adaptadas

53. Entre las actividades evaluadas por el índice de Lawton NO está:

a. Ir de compras

b. Capacidad para organizar un viaje

c. Responsabilidad sobre la medicación

d. Capacidad para usar el teléfono

54. El término AFO derivado de la clasificación ISO 8549-3:1989, hace referencia a:

a. Es una ortesis de pie

b. Es una ortesis tobillo-pie

c. Es una ortesis dinámica tobillo-pie

d. Es una ortesis dinámica de pie

55. Hladik propone formas constructivas de comunicarse con los ancianos demenciados:

a. Recurrir al razonamiento con frecuencia

b. Ofrecer al anciano opciones de elección (siempre tres o más)

c. Tratar la paciente como a un invitado que no sabe donde está

d. Recurrir incluso a las falsas promesas para disminuir su ansiedad

56. En los Hospitales de Día Geriátricos:

a. La finalidad de la terapia ocupacional es conseguir el mayor grado de autonomía y su mantenimiento posterior, así como evitar o disminuir la tendencia a la invalidez de los pacientes

b. Es uno de los servicios que se consideran de institucionalización con mejores niveles de recuperación de pacientes

c. La finalidad principal en estos centros es la atención continuada de pacientes con dolencias crónicas y diferentes niveles de dependencia

d. Son correctas A y C

57. Según Lawton, 'grado en el que el entorno proporciona al anciano tranquilidad psicológica y satisface otras necesidades personales':

a. Seguridad   b. Confianza

c. Accesibilidad   d. Comodidad

58. Qué programas a nivel individual podrá llevar a cabo el terapeuta ocupacional en el medio residencial:

a. Gimnasia en grupo y actividad física, educación sanitaria y entrenamiento de cualidades físicas y psíquicas

b. Entrenamiento de cualidades físicas y psíquicas, eliminación de las inmediato y entrenamiento de las transferencias

c. Reordenación de intereses, entrenamiento de las transferencias y actividad física y

d. Gimnasia y actividad física, educación sanitaria, entrenamiento de cualidades físicas y psíquicas y aprendizaje de toma de constantes

59. En el tratamiento postural para muñecas y manos del lesionado medular cervical, el agarre de tenodesis resulta ser de gran importancia:

a. Funciona gracias a la tensión pasiva que genera la musculatura extrínseca extensora de los dedos, con la flexión de muñeca

b. Funciona gracias a la tensión activa que genera la musculatura intrínseca flexora de los dedos, con la extensión de muñeca

c. Funciona gracias a la tensión pasiva que genera la musculatura extrínseca flexora de los dedos, con la extensión de muñeca

d. Funciona gracias a la tensión activa que genera la musculatura intrínseca extensora de los dedos, con la flexión de muñeca

60. Los objetivos de tratamiento de Terapia Ocupacional durante la fase de rehabilitación del paciente quemado son:

a. Adaptar férulas, vestimentas de compresión y adaptadores de presión para el control del edema y de la maduración de las cicatrices cuando sea necesario

b. Enseñar las técnicas de cuidado de la piel y cicatrices

c. Estimular la recuperación de la fuerza y resistencia normales

d. Todas las anteriores son correctas

61. Las quemaduras en el talón producen:

a. Pie equino

b. Pie valgo

c. Pie varo

d. Dedos en garra o martillo

62. El objetivo de la Terapia Ocupacional en la osteoartrosis es:

a. Evitar las deformidades mediante férulas posturales

b. Adiestramiento en AVDs mediante técnicas que potencien las articulaciones

c. Incrementar el alivio del dolor mediante técnicas que favorezcan el esfuerzo

d. Aumentar o mantener la movilidad articular

63. Qué tipo de órtesis asiste el movimiento:

a. Ortesis postural

b. Ortesis funcional-dinámica

c. Ortesis de inmovilización

d. Órtesis de descarga

64. Dentro del periodo preprotésico, al trabajar la independencia en las AVDs en amputaciones de MMSS:

a. Tomaremos siempre como MMSS dominante el previo a la amputación

b. Tomaremos como MMSS dominante el previo a la amputación siempre que sea el sano

c. Tomaremos como MMSS dominante el que ha sufrido la amputación

d. Siempre habrá que hacer un cambio de dominancia

65. La diferencia entre sistemas aumentativos y alternativos de comunicación estriba en:

a. Su naturaleza pictográfica o silábica

b. El gado de afectación motora de quien los utiliza

c. Que complementan o sustituyen al lenguaje oral

d. El tipo de discapacidad auditiva al que van dirigidos

66. En el diagnóstico diferencial de la hemianopsia y la negligencia, es FALSO:

a. En la hemianopsia el paciente encuentra visualmente la información si gira la cabeza

b. En la negligencia hay menor inconsistencia del déficit durante el desempeño de las AVDs

c. En test estandarizados, los pacientes con hemianopsia muestran intentos de compensar su déficit visual mediante el rastreo visual

d. La negligencia es de base sensorial y la hemianopsia tiene base atencional

67. Incapacidad para reconocer significativamente los objetos sin que las alteraciones a nivel perceptivo puedan explicar suficientemente esta incapacidad:

a. Agnosia aperceptiva

b. Apraxia ideomotora

c. Agnosia asociativa

d. Estereopsia

68. En la artritis reumatoide las manos:

a. Raramente están afectadas

b. Suelen tener alterados sobre todo los tendones flexores

c. No suelen presentar nódulos en los tendones

d. Suelen presentar desviación cubital

69. Desarrollo de habilidades de cuidado personal en el niño de 5 a 6 años:

a. Baño y aseo personal: totalmente independiente en bañarse y limpiarse, a pesar de que el niño pueda necesitar claves

b. Vestirse: Puede comenzar a seleccionar ropa y hacerlo de acuerdo con el clima

c. Control de esfínteres: Control de día y de noche totalmente independiente excepto que pueda necesitar ayuda para su aseo

d. Ninguna de las anteriores es correcta

70. [ANULADA] Las formas de presentación clínica de la incontinencia urinaria son:

a. De urgencia, de esfuerzo y por rebosamiento

b. De urgencia, de esfuerzo, por rebosamiento, sin reacción a una situación concreta

c. Por alteración vesical, de rebosamiento, de urgencia y sin causa concreta

d. Son correctas A y C

71. Qué técnicas utiliza la terapia ocupacional en el paciente diagnosticado de EPOC:

a. Gradación de actividades

b. Conservación de energía

c. Simplificación del trabajo

d. Todas las anteriores son correctas

72. La terapia ocupacional en pacientes terminales tratará de conseguir el máximo grado de bienestar y seguridad del entorno para el paciente una vez que es dado de alta. Para esto, centrará parte de su intervención en:

a. Educar a los cuidadores en las formas más seguras de movilización y ayuda para los pacientes y proporcionar el equipo adecuado con el fin de lograr el máximo grado de autonomía al paciente

b. Enseñar y seleccionar tareas que restauren la función

c. Mantener en todo momento el grado de actividad física del paciente para evitar retracciones y enseñar a la familia en el caso que se precise

d. Enseñar la administración adecuada de la medicación a los familiares para evitar que el paciente cometa errores

73. Qué papel juega el terapeuta ocupacional en el uso de la comunicación aumentativa y alternativa:

a. Evaluar las necesidades de comunicación

b. Evaluar la capacidad de lenguaje

c. Instruir en el uso del interfaz

d. Evaluar y recomendar el tipo de interfaz

74. Qué método de valoración inventó Weinstein-Semmes:

a. El test de los 8 puntos

b. Prueba de estimulación simultánea bilateral

c. La prueba de levantamiento

d. Los monofilamentos

75. [ANULADA] Al explorar el balance muscular (Daniels) de los extensores de muñeca, si el paciente ejecuta el movimiento completo, frente a ninguna resistencia examinando conjuntamente primer radial, segundo radial y cubital posterior, le asignamos la siguiente puntuación:

a. Grado 4 (bien)   b. Grado 2 (mal)

c. Grado 3 (regular)   d. Grado 5 (normal)

76. En un paciente con tetraplejia completa a nivel C5-C6 al realizar el balance muscular de los extensores de muñeca nos encontramos que:

a. Los extensores radiales de la muñeca poseen menos potencia que el cubital posterior

b. Estos pacientes sólo presentan actividad en los extensores radiales de la muñeca

c. En estos pacientes el movimiento que predomina durante la extensión de la muñeca es la desviación radial

d. Son correctas B y C

77. Cuál es el eje central de la intervención del terapeuta ocupacional en residencias geriátricas:

a. Ejercer el papel de consultor
b. Coordinar las actividades recreativas y de ocio
c. Evaluar la capacidad funcional y el posterior mantenimiento y/o recuperación de la misma
d. Gestionar los recursos técnico-terapéuticos

78. Cuáles son los elementos necesarios para que un paciente que ha sufrido un ACV pueda recuperar una mano funcional:

a. Movimiento y fuerza
b. Sensibilidad
c. Habilidades visuales, cognitivas y perceptivas
d. Todas las anteriores son correctas

79. Dentro del tratamiento conservador del síndrome del túnel carpiano es frecuente el uso de una férula de reposo para la muñeca que debe cumplir los siguientes requisitos:

a. Su uso suele ser nocturno y posiciona la muñeca cerca de la posición neutra
b. Su uso suele ser nocturno y posiciona la muñeca entre 15 y 25 grados de extensión
c. Su uso suele ser nocturno y posiciona la muñeca entre 30 y 40 grados de extensión
d. Su uso suele ser diurno y posiciona la muñeca entre 15 y 25 grados de extensión

80. En el primer estadio de la Esclerosis Lateral Amiotrófica, el paciente de manera general:

a. Necesita la ayuda de otra persona para la mayoría de las AVDs
b. Debe abandonar su trabajo por prescripción médica
c. Nota dificultad en la realización de algunas AVDs
d. Presenta ligeros síntomas bulbares y de afectación respiratoria

81. Cuando hablamos de Disable Park nos referimos a:

a. Un dispositivo de localización de aparcamiento para personas con discapacidad y lugares que tengan habilitadas zonas de acceso para personas con movilidad reducida. Mediante geolocalización
b. Aplicación que facilita a los usuarios la obtención de toda aquella información necesaria para su autodefensa. Es un buen vehículo para denunciar cualquier tipo de discriminación
c. Aplicación de móvil que asocia un color determinado a cada uno de los contactos. Apareciendo un color por cada una de las llamadas
d. Aplicación para personas con distintas discapacidades que pretende ser el panel principal de trabajo, ayuda y comunicación. Proporciona soluciones para problemas visuales, problemas de la voz, redes sociales, localízame, etc

82. Según el manual de accesibilidad integral de Castilla-La Mancha, un cuarto de baño accesible reúne estas características, EXCEPTO:

a. Las puertas deben tener una anchura mínima de 0,80 m. y abrir hacia fuera o ser correderas
b. Los espejos deben tener colocado el borde inferior a 0,90 m. del suelo
c. El espacio de aproximación lateral al inodoro, bañera, ducha o bidé debe ser de 0,80 m. como mínimo
d. La grifería de las bañeras debe colocarse en los extremos y no en el centro

83. Ancho mínimo de una rampa de acceso a una vivienda (m.):

a. 1,20   b. 1,05   c. 0,95   d. 0,70

84. Qué tipo de silla seria el más adecuado para un paciente con dificultad por mantener la postura y que precisa cambiar frecuentemente de posición para liberar las presiones sobre el asiento:

a. Silla de ruedas con respaldo reclinable
b. Silla de ruedas con sistema de soporte corporal basculante
c. Silla de ruedas de verticalización
d. Todas las anteriores son correctas

85. Según la clasificación UNE-EN-ISO 9999 la clave 06 se corresponde con:

a. Ayudas para la terapia y entrenamiento
b. Ortesis y prótesis
c. Ayudas para la protección y el cuidado personal
d. Ayudas para la movilidad personal

86. Podemos definir la entrevista en terapia ocupacional como:

a. Una relación dual asimétrica que se establece entre el evaluador y el evaluado, en la que se producen interacciones de tipo verbal y no verbal
b. Una relación dual simétrica que se establece entre el evaluador y el evaluado, en la que se producen interacciones de tipo verbal y no verbal
c. Dialogo establecido entre dos o más personas el entrevistador pregunta y el entrevistado responde
d. Ninguna de las tres

87. En las consultas domiciliarias que realiza el terapeuta ocupacional en Atención Primaria las acciones llevadas a cabo por el mismo comprenden:

a. Aplicación de principios ergonómicos en las AVD, adaptaciones del entorno, educación y entrenamiento en prótesis
b. Valoración y entrenamiento de AVD, entrenamiento y atención al cuidador, planificación actividades de ocio
c. Valoración y entrenamiento en las actividades de la vida diaria, adaptaciones del entorno, seguimiento del paciente en consultas externas para evaluar su estado funcional
d. Ninguna de las anteriores es correcta

88. La condición básica que debe reunir el potencial usuario de los equipos móviles de rehabilitación en Atención Primaria es:

a. Que no pueda desplazarse a una sala de rehabilitación por barreras arquitectónicas insalvables
b. Que el desplazamiento incremente los factores de riesgo dada la comorbilidad
c. Que el proceso este incluido en el listado de procesos asistenciales susceptibles de tratamiento
d. Que resida dentro de la zona de actuación

89. El análisis de la actividad centrada en la teoría incluye:

a. Quién es la persona que va a realizar la actividad
b. Analizar una actividad y luego responder: Cómo puedes graduarse la actividad para mejorar las habilidades: Utilizando los principios de esta perceptiva teórica
c. Las demandas que va a exigir el espacio
d. La secuencia y la cronología de la actividad. Utilizando los principios de esta perceptiva teórica

90. El enfoque de promoción de la salud como abordaje de intervención en el marco de trabajo de la AOTA:

a. Se ciñe a los conceptos de discapacidad de la CIDDM
b. Se basa en el trabajo en entornos no naturales
c. No tiene como foco de intervención las destrezas de desempeño
d. No contempla la discapacidad

91. Según Perinchief, qué actividad, junto con la atención directa con el paciente, es la que más tiempo consume dentro de la jornada laboral del terapeuta ocupacional:

a. La documentación de todas las actividades
b. Hacer el inventario del departamento y pedir los materiales
c. Realizar labores de formación comunitaria
d. Las tres respuestas anteriores son correctas

92. Según Dellon et al, 1987, se utiliza como predictor de buena recuperación tras lesiones nerviosas donde se considera su retorno como indicador de buena sensación de protección:

a. Buen resultado en el test de discriminación de dos puntos

b. Más de 5 puntos en la escala visual analógica del dolor

c. Menos de 5 puntos en la escala visual analógica del dolor

d. Capacidad de discriminación del monofilamento rojo del WEST-hand (4.56-6.65) antes de pasar un mes desde la lesión

93. En la escala de Lawton hay:

a. Ocho ítems. A más BAJA puntuación, mayor dependencia

b. Ocho ítems. A más ALTA puntuación, mayor dependencia

c. Diez ítems. A más BAJA puntuación, mayor dependencia

d. Diez ítems. A más ALTA puntuación, mayor dependencia

94. Uno de estos apartados NO se valora en el índice de Barthel:

a. Arreglarse

b. Traslado sillón-silla de ruedas

c. Deambulación

d. Escaleras

95. Qué son los sistemas de comunicación alternativa y aumentativa:

a. Formas de expresión distintas al lenguaje hablado, que tienen como objetivo aumentar (aumentativos) y/o compensar (alternativos) las dificultades de comunicación y lenguaje de muchas personas con discapacidad

b. Formas de expresión que aumentan las letras para que sea más fácil leer lo que pone

c. Formas de expresión distintas al lenguaje hablado, que tienen como objetivo aumentar (alternativos) y/o compensar (aumentativos) las dificultades de comunicación y lenguaje de muchas personas con discapacidad

d. Son correctas A y C

96. Según Pallach (1988) cuáles son los tres elementos fundamentales para el ocio:

a. El tiempo, la actitud del individuo y las actividades

b. El tiempo, los recursos económicos y la motivación

c. La actitud del individuo, la salud y los recursos económicos

d. La espiritualidad, la volición y el grado de satisfacción

97. El Terapeuta ocupacional asesora al paciente en la elección de la silla de ruedas. En ocasiones se recomienda el uso de ruedas macizas porque ofrecen qué ventaja:

a. No requieren mantenimiento

b. Las ruedas neumáticas amortiguan peor el impacto y se pinchan con facilidad

c. Ofrecen menor resistencia al rodar y así la silla se desplaza mejor

d. Todas son correctas

98. El tipo de apraxia que se caracteriza por una incapacidad para llevar a cabo una respuesta a una orden verbal, que se realiza con facilidad de forma espontánea es la:

a. Ideacional

b. Ideativa

c. Ideomotora

d. Ideística

99. El tratamiento de Terapia Ocupacional en el anciano hemipléjico incluye:

a. Simetría postural y regulación de tono muscular

b. Equilibrio estático y dinámico

c. Apoyo y reacciones normales del miembro inferior

d. Todas las anteriores son correctas

100. Según la Ley de Ordenación de las Profesiones Sanitarias (2003) entre las funciones del Terapeuta Ocupacional están las de tipo:

a. Asistencial

b. Investigadoras

c. De Gestión Clínica

d. Todas son ciertas

101. En la escala de puntuación de la Medida de independencia funcional (FIM/MIF) el Nivel 3 es:

a. Ayuda con contacto físico mínimo

b. Independencia modificada

c. Asistencia moderada

d. Supervisión para la realización/ordenes sin contacto físico

102. En la intervención de Terapia Ocupacional en atención primaria, es FALSO:

a. La ocupación es central en el rol de los terapeutas ocupacionales y se cree que es un importante determinante de salud

b. Los determinantes de la salud no tienen un profundo impacto en las elecciones del estilo de vida y en las capacidades

c. Los terapeutas ocupacionales trabajan con las personas para apoyar estilos de vida saludables, prevenir la enfermedad y discapacidad, y promover la salud

d. El centro de salud de atención primaria es la estructura física y funcional en la que se desarrolla una parte importante de las actividades de la atención primaria de salud

103. Una de las partes de la valoración que puede realizar el terapeuta ocupacional, si NO aparece reflejada en la historia del paciente, es la valoración sensorial a fin de poder plantear el tratamiento. Qué estímulo será el que use para la realización de la prueba de los dos puntos estáticos:

a. Toque ligero en un área pequeña de la piel del paciente con un algodón, pincel o similar en presentaciones sucesivas y simultáneas para que el paciente perciba el hundimiento

b. Usando un alfiler con extremo agudo y otro romo, el terapeuta aplica dos toques seguidos a lo largo de la piel

c. Se aplican alternamente dos puntos sobre un área de la piel. Se disminuye la distancia entre los dos puntos en presentaciones sucesivas para determinar qué tan cerca puede colocarse hasta que se percibe el estímulo como un solo punto

d. Se aplican simultáneamente dos puntos sobre un área de la piel. Se disminuye la distancia entre los dos puntos en presentaciones sucesivas para determinar qué tan cerca puede colocarse hasta que se percibe el estímulo como un solo punto

104. El Concepto Europeo de Accesibilidad dice:

a. Las personas tienen derecho a participar plenamente en actividades dentro del entorno construido

b. El ser humano no puede adecuarse a las proporciones y facultades medias

c. El Concepto Europeo de Accesibilidad tuvo su origen en 1982

d. Son correctas A y B

105. En el tratamiento del paciente con enfermedad cardiaca se tendrá en cuenta:

a. Los pacientes cardiacos deben de evitar el ejercicio que sea principalmente isométrico

b. El ejercicio de pequeños músculos o del brazo requiere de menor energía que los grandes músculos o la extremidad inferior

c. Un ambiente cálido y húmedo disminuye el trabajo cardiaco

d. Atendiendo al principio de conservación de energía y simplificación del trabajo. El nivel de MET de la actividad nunca debe exceder al 70 por ciento de la capacidad máxima

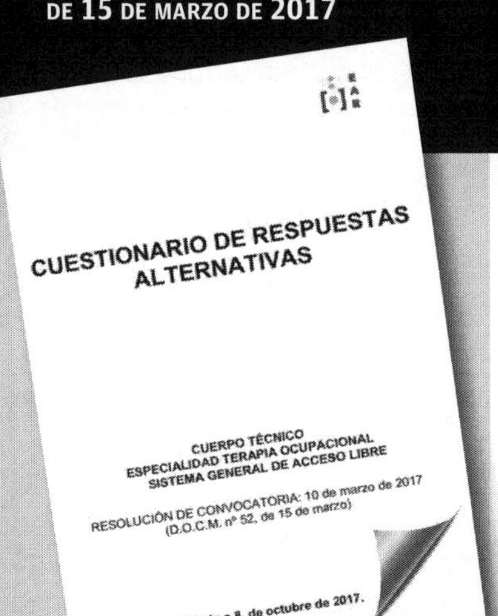

EXAMEN:
8 DE OCTUBRE DE 2017

CLAVE DE RESPUESTAS

[...]	39 B	66 C
13 A	40 D	67 A
14 B	41 A	68 D
15 B	42 B	69 C
16 A	43 C	70 A
17 D	44 D	71 C
18 D	45 D	72 A
19 C	46 D	73 C
20 D	47 C	74 C
21 B	48 B	75 D
22 D	49 A	76 C
23 D	50 B	77 B
24 C	51 B	78 C
25 C	52 A	79 B
26 D	53 A	80 D
27 C	54 C	81 D
28 B	55 B	82 C
29 D	56 C	83 D
30 D	57 C	84 C
31 C	58 A	85 B
32 D	59 A	86 C
33 A	60 D	87 A
34 B	61 A	88 A
35 B	62 B	89 C
36 A	63 B	90 B
37 A	64 A	91 B
38 B	65 D	

*NINGUNA PREGUNTA ANULADA
EN LA PARTE ESPECÍFICA

[Preguntas 1 a 12 no específicas]

13. Según P. Moruno, entre los pasos principales para planificar un programa de intervención de Terapia Ocupacional encontramos:

a. Establecer las prioridades, determinar las metas y diseñar las actividades, programas y espacios terapéuticos

b. Establecer las prioridades, determinar las metas y diseñar las actividades, programas y espacios terapéuticos e implementar el tratamiento

c. Reunir y sintetizar la información recabada, establecer las prioridades, determinar las metas y diseñar las actividades, programas y espacios terapéuticos

d. Reunir y sintetizar la información recabada, determinar las metas y diseñar las actividades programadas y espacios terapéuticos

14. Sobre la intervención en el centro de día geriátrico:

a. La actuación desde Terapia Ocupacional irá dirigida fundamentalmente a la familia

b. El objetivo de estos centros es promover la autonomía personal y prevenir la dependencia

c. El terapeuta ocupacional llevará a cabo exclusivamente programas preventivos

d. las personas a las que están dirigidos son ancianos sin deterioro funcional que viven en sus domicilios

15. Según la clasificación por niveles que recoge el Centro de Referencia Estatal de Autonomía Personal y Ayudas Técnicas (CEAPAT) de la norma ISO 9999, los productos de apoyo para comer y beber se incluyen dentro de:

a. Productos de apoyo para la movilidad personal

b. Productos de apoyo para las actividades domésticas

c. Productos de apoyo para la mejora y evaluación del ambiente/entorno

d. Productos de apoyo para el cuidado y protección personal

16. Dentro del Código Ético de la American Occupational Therapy Association (2015), el estándar que expresa que 'el profesional de Terapia Ocupacional debe reconocer y tomar medidas apropiadas para remediar los problemas y limitaciones personales que podrían causar daño a los destinatarios de sus intervenciones' está incluido dentro del principio de:

a. No maleficencia

b. Beneficencia

c. Autonomía

d. Confidencialidad

17. La siguiente definición de L. Wirtz: 'conjunto de disciplinas y profesionales abocados a un objetivo común, con aportaciones diferentes posibilitando una visión global y NO parcializada de los problemas', corresponde a:

a. Supervisión disciplinar

b. Coordinación

c. Multidisciplinariedad

d. Interdisciplinariedad

18. Cuál de estos componentes de las prótesis de miembro superior es específico de las prótesis mecánicas:

a. Pieza terminal

b. Sistema de control

c. Guante protésico

d. Arnés

19. Según J. Cooper, el terapeuta ocupacional dedicado a la oncología, utiliza sus capacidades para ayudar a los pacientes en los siguientes campos entre otros:

a. Control del dolor, control del cansancio y entrenamiento específico de fuerza y resistencia

b. Control del dolor, control del cansancio y entrenamiento específico en resistencia

c. Control del dolor, control del cansancio y control de la ansiedad y el estrés

d. Control del dolor, control de la disnea y entrenamiento específico en resistencia

20. En la intervención de Terapia Ocupacional en la Enfermedad de Parkinson, es FALSO:

a. Los cubiertos con las empuñaduras más pesadas o más grandes pueden ser recomendados para disminuir el temblor
b. El terapeuta ocupacional incluirá en sus intervenciones atención al temblor, rigidez, bradicinesia y alteración postural
c. Para reanudar la marcha en un bloqueo, puede ser de ayuda el uso de melodías, contar mentalmente o poner marcas en el suelo
d. En la deambulación, a la hora de girar, evitaremos que el paciente camine describiendo un semicírculo

21. Según G. Rojo (2008), en el tratamiento de las adicciones desde la Terapia Ocupacional:

a. Solo cabe hablar de tratamientos en formato individual
b. Es destacable el concepto de 'validez ecológica'
c. Los terapeutas ocupacionales debemos limitarnos a intervenciones enfocadas a la rehabilitación laboral
d. No son aplicables los conocimientos establecidos por las neurociencias

22. Campbell y Buchner definen en 1997 como 'disminución de la reserva funcional, desequilibrio energético-metabólico y vulnerabilidad', que condiciona las características de dependencia y discapacidad en el proceso de enfermar del anciano:

a. el Envejecimiento fisiológico
b. la Homeoestenosis
c. el Declive funcional
d. la Fragilidad

23. En cuanto a los programas de intervención geriátrica domiciliaria en Terapia Ocupacional:

a. El terapeuta ocupacional introducirá los cambios en el entorno que valore que son necesarios para el desempeño ocupacional de la persona mayor, aunque ésta no desee o no comprenda dichas modificaciones, con el fin de garantizar su seguridad
b. La opinión del paciente y la familia será tenida en cuenta, pero siempre como un factor secundario, prevaleciendo la opinión del profesional
c. El terapeuta ocupacional tiene la función de proporcionar asesoramiento para la adaptación del entorno en el hogar, pero el domicilio nunca será el lugar para llevar a cabo tratamientos con la finalidad de restaurar una función corporal del anciano, ya que un departamento de Terapia Ocupacional es más indicado para ello
d. La gran característica de la práctica de la Terapia Ocupacional en el entorno domiciliario es la importancia de tratar los problemas de ejecución en el mismo momento que ocurren y en el entorno real del paciente

24. Sobre las condiciones de accesibilidad de un baño o aseo, es FALSO:

a. Los aparatos sanitarios han de contrastar en color con los parámetros a los que estén adosados
b. El inodoro constará con dos barras de ayuda firmemente ancladas que permitan apoyarse o agarrarse con fuerza en la transferencia
c. La altura libre inferior mínima de un lavabo debe ser de 120 cm. con objeto de permitir el acercamiento de personas usuarias de silla de ruedas
d. la colocación del espejo debe permitir que tanto una persona que está de pie como una persona que esté sentada puedan verse en él

25. Según la Clasificación Internacional del Funcionamiento, de la Discapacidad y de la Salud (CIF) de la Organización Mundial de la Salud (2001), los factores contextuales para la descripción de la salud y los estados relacionados con la salud del individuo constan de dos componentes:

a. Factores individuales y factores sociales
b. Factores físicos y factores psicológicos
c. Factores ambientales y factores personales
d. Factores médicos y factores sociales

26. Es característico del envejecimiento fisiológico:

a. Mantenimiento de la capacidad de adaptación al estrés
b. Mantenimiento de la homeostasis
c. Proceso biológico de evolución lineal
d. Proceso heterogéneo dependiente de múltiples factores

27. Según L. Domínguez y V. Lozano, en el tratamiento postural para muñecas y manos de la lesión medular cervical, para conseguir reducir la extensibilidad de los músculos flexores extrínsecos de los dedos y el pulgar y fomentar el agarre de tenodesis, se utiliza:

a. Férulas de reposo
b. Férulas de Quervain
c. Férulas de Heidelberg, rodillos y vendajes funcionales
d. Férulas antiespástica

28. Los sistemas alternativos de comunicación:

a. Complementan el lenguaje oral cuando, por sí solo, no es suficiente para entablar una comunicación efectiva con el entorno
b. Sustituyen al lenguaje oral cuando éste no es comprensible o está ausente
c. Son instrumentos que, conectados al comunicador, ordenador o ratón, permiten activar programas de barrido
d. Son soportes en los que están organizados aquellos elementos que utilizamos para comunicarnos

29. Es una característica clínica de la demencia tipo Alzheimer:

a. Inicio rápido
b. Fluctuaciones diurnas
c. Deterioro funcional desde el comienzo de la enfermedad
d. Deterioro cognitivo progresivo

30. De acuerdo al artículo 9 de la Ley 1/1994, de 24 de mayo de accesibilidad y eliminación de barreras en Castilla-La Mancha, en las zonas que se creen para el estacionamiento de vehículos, se reservará, como mínimo una plaza destinada a vehículos que transporten a personas con movilidad reducida permanente por cada:

a. 30 o fracción
b. 100 o fracción
c. 25 o fracción
d. 50 o fracción

31. Según K. Oliver y L. Sewell, en individuos con insuficiencia respiratoria y cardíaca, para la prevención de problemas funcionales futuros, y su comprensión por el paciente, familiares y cuidadores utilizaremos:

a. La estrategia compensadora
b. La estrategia educativa
c. La estrategia cognitiva conductual
d. La estrategia biomecánica

32. La anchura del asiento de una silla de ruedas manual está determinada por:

a. Medida de caderas o muslos en la parte más ancha
b. Medida de caderas o muslos en la parte más ancha + 1 cm. a cada lado
c. Medida de caderas o muslos en la parte más ancha + 0'5 cm. a cada lado
d. Medida de caderas o muslos en la parte más ancha + 2'5 cm. a cada lado

33. Según la OMS (1988), se entiende por prevención primaria:

a. Aquella que se dirige a evitar o reducir el efecto de factores que pueden producir un problema de salud
b. Agrupación de acciones dirigidas a detectar e intervenir lo más precozmente posible en las enfermedades para evitar o posponer su desarrollo
c. Intervenciones de rehabilitación y soporte dirigidas a disminuir al máximo el impacto de la enfermedad y otros problemas de salud para evitar complicaciones y discapacidad
d. Conjunto de actividades dedicadas a atenuar o evitar las consecuencias de las intervenciones innecesarias o excesivas del sistema sanitario

34. Basándonos en la escala de gravedad de la discapacidad intelectual del DSM-5, en lo referido a las deficiencias del comportamiento adaptativo en el dominio práctico:

a. Profundo: El individuo no necesita ayuda para las actividades de la vida cotidiana, como comer, vestirse y bañarse y funciones excretoras
b. Moderado: El individuo puede responsabilizarse de sus necesidades personales, como comer, vestirse, y de las funciones excretoras y la higiene como un adulto, aunque se necesita un período largo de aprendizaje y tiempo para que sea autónomo en estos campos, y se puede necesitar personas que le recuerden lo que tiene que hacer
c. Grave: El individuo puede funcionar de forma apropiada a la edad en el cuidado personal, pero no para las actividades domésticas, de ocio y de trabajo
d. Leve: En individuo depende de otros para todos los aspectos de las actividades de la vida cotidiana, aunque también puede participar en algunas de estas actividades

35. En el Marco de Trabajo para la Práctica de la Terapia Ocupacional 3ª edición, publicado por la American Occupational Therapy Association (2014), se define como 'perfil ocupacional':

a. Acciones y comportamientos que utiliza el paciente para planificar y gestionar la ejecución de una actividad
b. Un resumen del historial ocupacional y de las experiencias, patrones de la vida diaria, intereses, valores y necesidades del cliente
c. Conocer tus fortalezas y debilidades, identificar tu meta personal, conocer tus derechos legales y responsabilidades y comunicar éstos a otros
d. Conjunto de comportamientos esperados por la sociedad, moldeados por la cultura, que pueden conceptualizarse y definirse más adelante por el cliente

36. En EE UU, la primera escuela profesional para terapeutas ocupacionales la organizó:

a. Eleanor Clarke Slagle
b. Susan E. Tracy
c. George Edward Barton
d. Herbert J. Hall

37. NO es un principio de conservación de energía:

a. Resolución de problemas
b. Establecer prioridades
c. Equilibrar actividad y reposo
d. Planificar las tareas de forma eficaz

38. Según el artículo 24 de la Ley 8/2000, de Ordenación Sanitaria de Castilla-La Mancha, máximo órgano de participación comunitaria en el Sistema Sanitario de C.-La Mancha:

a. El Consejo Asesor de Salud de Castilla-La Mancha
b. El Consejo de Salud de Castilla-La Mancha
c. El Consejo de Área Sanitaria
d. El Consejo Consultivo de Salud de Castilla-La Mancha

39. El marco primario de referencia fisiológico está basado en un punto de vista:

a. Holista
b. Reduccionista
c. Psicológico
d. Cognitivo-conductual

40. La escucha activa, como habilidad profesional para conducir una relación terapéutica:

a. Implica realizar juicios valorativos
b. Según Davis, se compone de los procesos de reafirmación, reflexión y sensibilización
c. Es una cualidad que está en los pacientes
d. Implica que el terapeuta ocupacional verbaliza el contenido del pensamiento y sensaciones del paciente

41. Según T. Meixoeiro y P. Durante, en las sesiones de un programa de actividad física en personas mayores:

a. Si no se puede trabajar la resistencia porque los músculos están muy débiles, se puede empezar con un programa de fortalecimiento utilizando la resistencia de la gravedad para, posteriormente, ir añadiendo peso
b. La fase de acondicionamiento aeróbico para personas mayores debe ser de mayor intensidad que la que correspondería a individuos más jóvenes
c. Una persona de 60 años se estará entrenando adecuadamente si mantiene su ritmo cardíaco por encima de 120 lat/min
d. No es conveniente incorporar técnicas de relajación, pues disminuyen los beneficios obtenidos con los ejercicios gimnásticos

42. 'Especificidad' de los procedimientos formales de evaluación en TO:

a. Capacidad de la escala para medir la característica que pretende medir
b. Proporción de individuos identificados mediante un resultado negativo, es decir, la proporción de individuos que no padecen la alteración que valora la escala y que obtienen un test negativo
c. Capacidad de la escala para obtener los mismos resultados en repetidas mediciones en ausencia de cambios reales
d. Capacidad de la escala para detectar alteraciones o cambios en el estado del paciente

43. Falta de confianza por miedo a volverse a caer que se presenta en el anciano con caídas y que ocasiona una restricción en la movilidad:

a. Síndrome de vulnerabilidad
b. Síndrome de marcha inestable
c. Síndrome postcaída
d. Síndrome de burnout

44. Sobre la Terapia de Orientación a la Realidad:

a. Se realiza de manera preferentemente grupal
b. Originariamente estaba dirigida a personas ancianas que vivían aisladas
c. Es una técnica de presentación únicamente verbal
d. Tiene como objetivo aminorar la desorientación y la confusión

45. Según la teoría de Ayres, la integración sensorial:

a. Es un concepto solo aplicable a la población infantil
b. Se aleja sustancialmente de los conceptos planteados por las teorías del desarrollo de Gesell y Piaget
c. Implica a los estímulos exclusivamente ambientales
d. Es el proceso neurológico que organiza la sensación del propio cuerpo y el ambiente

46. La deformidad típica de las articulaciones metacarpo-falángicas (MCF) del 2° al 5° dedos de la mano en artritis reumatoide consiste en:

a. La desviación radial de las articulaciones MCF del 2° al 5° dedos acompañada de una subluxación volar de las mismas
b. La desviación cubital de las articulaciones MCF del 2° al 5° dedos acompañada de una subluxación dorsal de las mismas
c. La desviación cubital de las articulaciones MCF del 2° al 5° dedos acompañada de una hiperextensión de las mismas
d. La desviación cubital de las articulaciones MCF del 2° al 5° dedos acompañada de una subluxación volar de las mismas

47. Según C. Cipriano, en cuanto a la prescripción de los productos de apoyo por parte del terapeuta ocupacional, es FALSO:

a. Se debe realizar una evaluación exhaustiva de la persona usuaria para conocer su capacidad funcional y psicológica
b. Es importante conocer el lugar donde se va a usar el producto de apoyo, así como el tipo de actividad que la persona va a desempeñar con él
c. Recomendaremos el producto de apoyo de mayor calidad del mercado, sin tener en cuenta el precio
d. Los productos que se prescriban tendrán que ser lo más parecidos posible a los demás objetos que se usan en la vida diaria

48. En qué universidad Española se creó la primera Escuela Universitaria de Terapia Ocupacional:

a. En la Universidad Complutense de Madrid
b. En la Universidad de Zaragoza
c. En la Universidad del País Vasco
d. En la Universidad de Castilla-La Mancha

49. De acuerdo al artículo 3 de la Ley 1/1994, de 24 de mayo de accesibilidad y eliminación de barreras en Castilla-La Mancha, las barreras se clasifican en:

a. Arquitectónicas urbanísticas, arquitectónicas en la edificación, en el transporte y en la comunicación sensorial
b. Arquitectónicas, urbanas y de accesibilidad
c. Accesibles, practicables y adaptables
d. Infranqueables, franqueables y adaptables

**50. El proceso sistemático de bús-
queda, evaluación y aplicación de
los resultados de la investigación
más actual que ayuda a la toma de
decisiones al terapeuta ocupacional,
en base a las preferencias del paciente, su experiencia profesional y
los recursos sanitarios y/o sociales
disponibles, describe:**

a. La Rehabilitación Basada en la Comunidad
b. La Terapia Ocupacional Basada en la Evidencia
c. La Práctica Centrada en el Cliente
d. El modelo Kawa de Terapia Ocupacional

**51. El incremento progresivo de los re-
querimientos de la actividad, para
estimular el desempeño ocupacional competente es parte de:**

a. Adaptación de la actividad
b. Graduación de la actividad
c. Análisis de la actividad
d. Análisis perceptivo de la actividad

**52. Según la American Occupational
Therapy Association (2014), las Actividades de la Vida Diaria, Actividades Instrumentales de la Vida Diaria,
descanso y sueño, educación, trabajo, juego, ocio y participación social son:**

a. Áreas de ocupación
b. Patrones de ocupación
c. La definición de ciencia ocupacional
d. Componentes de desempeño

**53. La revisión sistemática de Novak y
cols. (2013) sobre las intervenciones
con los niños con parálisis cerebral,
indica que entre los tratamientos
con más recomendación para la mejora de las actividades motrices
están:**

a. Terapia de movimiento inducido por restricción, entrenamiento bimanual, Terapia Ocupacional   tras   toxina   botulínica,
entrenamiento dirigido a tareas
b. Bobath, entrenamiento bimanual, Terapia
Ocupacional tras toxina botulínica, entrenamiento dirigido a tareas, Integración Sensorial
c. Bobath, Vojta, Biofeedback
d. Bobath, entrenamiento bimanual, Terapia
Ocupacional tras toxina botulínica, Thera-
suits

**54. Según P. Moruno las actividades de
ocio:**

a. Son necesarias y útiles en cuanto a satisfacer necesidades orgánicas
b. Están directamente relacionadas con la productividad y el mantenimiento vital
c. Se relacionan, entre otras, con las experiencias humanas de la libertad y la voluntariedad
d. Podrían clasificarse dentro de las Actividades Instrumentales de la Vida Diaria

**55. De acuerdo al catálogo de servi-
cios y prestaciones económicas del
Sistema para la Autonomía y Atención a la Dependencia en la Comunidad Autónoma de Castilla-La
Mancha, los siguientes servicios:
'Terapia ocupacional, atención temprana, estimulación y activación
cognitiva, habilitación psicosocial
para personas con enfermedad
mental o discapacidad intelectual,
etc.', qué tipo de recursos son:**

a. Servicios de ayuda a domicilio
b. Servicios de promoción de la autonomía
personal
c. Servicios de centro de día
d. Servicios de atención residencial

**56. La eficacia de las ortesis para el
tratamiento de la rigidez establecida
se basa en:**

a. La aplicación de una tensión moderada pero
casi constante, en consonancia con las propiedades de mecanización del colágeno
b. La aplicación de una tensión baja con largos períodos de descanso, en consonancia
con las propiedades de mecanización del
colágeno
c. La aplicación de una tensión baja pero casi
constante, en consonancia con las propiedades de mecanización del colágeno
d. La aplicación de una tensión alta y constante, en consonancia con las propiedades
de mecanización del colágeno

**57. Según Shannon (1970), la produc-
tividad (referida a actividades remuneradas o no, que entregan
servicios o productos a otros tales
como ideas, conocimiento, ayuda y
protección) incluye las actividades
desarrolladas en el rol de padre o
madre:**

a. En ningún caso
b. Solo en caso de que no se tenga otro rol
productivo como el de trabajador o estudiante
c. Al igual que las desarrolladas, entre otros,
en el rol de voluntario
d. Solo cuando su desempeño esté inscrito en
el patrón cultural occidental

**58. Los hospitales de día para enfer-
mos mentales en España según P.
Moruno:**

a. Cumplen diversas funciones, entre ellas servir de transición del internamiento a la comunidad
b. No tienen como procedimiento terapéutico
la administración de tratamiento farmacológico
c. Son similares en todas las comunidades au-
tónomas en cuanto a número de pacientes
atendidos, dependencia institucional, etc
d. Proporcionan un tratamiento marcadamente
médico

**59. Para la evaluación de las Activida-
des de la Vida Diaria en personas
mayores:**

a. El Índice de Barthel, el Índice de Barthel modificado, el Índice de Katz y la Escala de Incapacidad Física de la Cruz Roja, son los
instrumentos más utilizados que valoran el
desempeño general de las Actividades Básicas de la Vida Diaria de forma global
b. La RDRS-2 (Linn y Linn, 1982) es una escala diseñada para enfermos con artritis y
otros procesos reumáticos
c. El lugar idóneo para su realización es un espacio que preserve la intimidad y esté correctamente acondicionado y dotado del
material necesario, dentro de la sala de Terapia Ocupacional
d. Según el Índice de Barthel modificado
(Shah et al, 1989) una persona que requiere
mínima ayuda para poner o quitar la ropa,
tiene una puntuación de 2 en el ítem del
vestido

60. Sobre la Esclerosis Múltiple:

a. La pérdida de sensibilidad es el síntoma
más frecuente. Se agrava por la tarde
b. La mayoría de los afectados suelen experimentar un patrón de síntomas similar
c. Algunos de sus síntomas, como la fatiga,
mejoran con la exposición a una fuente de
calor
d. En la forma recurrente-remitente, los síntomas que se manifiestan en un brote suelen
desaparecer posteriormente

**61. Según L. Domínguez y V. Lozano, en
la fase de rehabilitación activa de un
paciente con lesión medular C6, qué
objetivos funcionales se pretenden
conseguir tras el primer año de la
lesión:**

a. Independiente con o sin adaptaciones en la
alimentación; vestido superior independiente e inferior con ayuda; trasferencias
con taba o ayuda; propulsión de silla de ruedas manual con aros impulsores en superficie sin desnivel
b. Independiente en la alimentación, vestido,
transferencias y propulsión de silla de ruedas
c. Totalmente dependiente en la alimentación,
vestido, transferencias y propulsión de silla
de ruedas
d. Dependiente en la alimentación y vestido e
independiente en trasferencias y propulsión
de silla de ruedas

**62. La ortesis tipo Colditz, común-
mente utilizada para el tratamiento
de la artrosis carpo-metacarpiana
del pulgar:**

a. Está fabricada en neopreno
b. Se caracteriza por no incluir o inmovilizar la
articulación metacarpo-falángica
c. Incluye e inmoviliza las articulaciones carpo-
metacarpiana y metacarpo-falángica
d. Incluye e inmoviliza las articulaciones carpo-
metacarpiana, metacarpo-falángica y la muñeca

63. Sobre la intervención en la Esclerosis Lateral Amiotrófica, es FALSO:

a. Las adaptaciones del entorno pueden incluir el domicilio, el lugar de trabajo y otros lugares en los que interactúa el individuo

b. No es necesaria la valoración del dolor

c. El tratamiento se basa en el manejo de los síntomas y en la preservación de la calidad de vida a través del trabajo del equipo multidisciplinar

d. El rápido progreso de la enfermedad hace que el terapeuta ocupacional deba tratar con el paciente la posibilidad de cambio futuro y el curso probable de la enfermedad

64. Ante deterioro cognitivo y demencia, la técnica de Reminiscencia es una técnica de intervención:

a. cognitiva, que utiliza como medio de intervención la memoria remota

b. cognitiva, que utiliza como medio de intervención las sensaciones perceptivas

c. cognitiva, que se basa en la musicoterapia

d. cognitivo-conductual

65. Según B. Polonio, cuál de estas intervenciones pertenece a la fase protésica de la planificación y desarrollo del tratamiento ocupacional de un paciente amputado de miembro superior por encima del codo:

a. Cuidados del muñón, endurecimiento y desensibilización del mismo

b. Corrección postural, movilidad articular de articulaciones no afectadas y potenciación del miembro amputado

c. Entrenamiento en actividades unimanuales y conservación de la bilateralidad

d. Colocación y retirada de la prótesis

66. Sobre los componentes de la aptitud física en personas mayores:

a. De las propiedades motrices básicas, la fuerza es la primera que envejece

b. En los últimos años de la vida se produce una disminución en el tamaño y número de las fibras musculares, afectando más a las mujeres que a los hombres

c. El entrenamiento de resistencia es de extrema importancia en personas mayores, ya que tiene el efecto de mejorar acusadamente la capacidad funcional

d. En las personas mayores la fuerza de los brazos disminuye de manera más clara que la de las piernas

67. Según A. I. Corregidor (2010), el programa de intervención de TO en residencias de mayores suele incluir:

a. Programa de Actividades de la Vida Diaria, programa de ayudas técnicas/productos de apoyo y confección de férulas, programa de psicoestimulación y programa de intervención psicomotriz y prevención de caídas

b. Programa de Actividades de la Vida Diaria, programa de psicoestimulación y programa de actividad física

c. Programa de autocuidado, programa de productividad y programa de ocio

d. Programa de promoción de la autonomía, y prevención de la incapacidad, programa de ocio y programa individualizado de atención personalizada

68. Indique qué respuesta NO corresponde a la intervención de la Terapia Ocupacional en cuidados paliativos según E. Navarrete:

a. Incluirá técnicas de conservación de la energía, ejercicios de relajación, lúdicos y sensoriales

b. Uno de sus objetivos será continuar o adaptar los roles ocupacionales

c. Posibilitará que el paciente pueda mantener el control de sus acciones el mayor tiempo posible

d. El trabajo al final de la vida de un paciente puede exceder la capacidad del terapeuta ocupacional y es conveniente abandonar el proceso

69. Sobre el reaprendizaje motor orientado a tareas en Terapia Ocupacional, es FALSO:

a. Es un tipo de intervención centrada en el paciente

b. El objetivo del tratamiento de los problemas relacionados con la conducta motora es capacitar al sujeto para hacer aquellas tareas que desea realizar en el momento actual o en el futuro

c. Lo más importante es normalizar el tono muscular antes de tratar de ejecutar cualquier movimiento

d. Es importante determinar si los patrones de movimiento son estables o se encuentran en transición

70. Según k. Oliver y L. Sewell, son intervenciones que podemos llevar a cabo en caso de pacientes con problemas cardíacos y respiratorios:

a. Priorizar las ocupaciones calificándolas por orden de importancia para el individuo y posteriormente analizarlas para determinar el coste de su realización

b. Analizar las ocupaciones para determinar el coste de su realización y posteriormente priorizarlas por orden de importancia para el individuo

c. Priorizar las ocupaciones por orden de importancia para la familia o el cuidador principal, para evitar la sobrecarga

d. Eliminar aquellas actividades que supongan un algo gasto energético para el paciente y/o cuidador

71. Herramienta de evaluación propia del Modelo de Ocupación Humana:

a. COPM (Canadian Occupational Performance Measure)

b. RTI (Routinary Task Inventory)

c. OCAIRS (Occupational Circumstances Assessment Interview and Rating Scale)

d. LOTCA (Lowenstein Occupational Therapy Cognitive Assessment)

72. Dentro de la Valoración Geriátrica Integral, la valoración funcional que realiza el terapeuta ocupacional utiliza escalas o índices que miden:

a. Actividades de la Vida Diaria

b. Depresión geriátrica

c. Rendimiento cognitivo

d. Fragilidad

73. Cuál de estos marcos de referencia aplicados se relaciona con el marco primario de referencia psicológico:

a. Marco biomecánico

b. Marco del neurodesarrollo

c. Marco humanista

d. Marco perceptivo-cognitivo

74. Según la Fundación Socio-Sanitaria de Castilla-La Mancha (FSCLM), el TO en los Centros de Rehabilitación Psicosocial y Laboral (CRPSL) es el responsable de:

a. El desarrollo de la actividad rehabilitadora

b. Realizar la evaluación de familias

c. El programa de Actividades de la Vida Diaria

d. Realizar el protocolo de evaluación familiar

75. Sobre el síndrome de inmovilidad del paciente anciano según P. Durante (Indique la FALSA):

a. Cuanto más precozmente se inicie el programa de movilización progresiva, menor pérdida sufrirá el paciente en las habilidades de ejecución

b. Un condicionante previo a la valoración funcional es conocer el motivo que ocasiona la estancia en cama del paciente

c. En el programa de movilización progresiva, la primera actividad que el terapeuta ocupacional enseñará a llevar a cabo será la movilidad en la cama

d. El entrenamiento en las actividades de higiene y vestido precederá al de autoalimentación

76. Según A. Turner, 'modelo de análisis de la actividad para personas con discapacidad física que responde a preguntas como 'qué, por qué, cuándo, cómo y quién', en relación con el desempeño de la actividad':

a. Análisis aplicado

b. Análisis complejo

c. Análisis básico

d. Análisis detallado

77. Sobre el tratamiento conservador en la rizartrosis y los ejercicios que es conveniente realizar, es FALSO:

a. Los ejercicios de fortalecimiento de la abducción del pulgar mejoran la estabilidad de la articulación carpo-metacarpiana del pulgar

b. Es importante trabajar la extensión para prevenir la migración del trapecio, así como ejercitar la pinza con resistencia para mantener la fuerza de prensión

c. Los ejercicios deben tener una intensidad leve-moderada y no deben causar un dolor que persista más de 2 horas tras la actividad

d. En casos de articulación relativamente estable y rango de movimiento sin dolor, es aconsejable realizar ejercicios de flexibilización para prevenir la contractura en flexión y adducción de la articulación carpo-metacarpiana del pulgar

78. Sobre la evaluación ocupacional, según P. Moruno:

a. El terapeuta ocupacional propondrá un procedimiento que siga el sentido abajo arriba, explorando en primer lugar las capacidades que sustentan la realización de las actividades significativas para el sujeto

b. Es concebida como un proceso lineal más que circular

c. Es un procedimiento singular, que ha de realizarse de forma sistemática y exhaustiva, recorriendo un camino circular

d. Se refiere a la evaluación profunda y exclusiva de las Actividades de la Vida Diaria

79. Ana se muestra incapaz de suceder de forma correcta cada uno de los componentes gestuales de una conducta compleja, pero sí de ejecutarlos por separado. Sufre:

a. Apraxia ideomotora

b. Apraxia ideacional

c. Apraxia constructiva o visoconstructiva

d. Apraxia del vestido

80. Según M. Rincón Aguilera (2012), en cuanto a los factores que inciden en la exclusión social, las reformas del mercado laboral pertenecen a la dimensión:

a. Social

b. Individual

c. Virtual

d. Estructural

81. Sobre los criterios de selección de la silla de ruedas manual:

a. Si adelantamos el eje trasero de la silla de ruedas, aumentamos la estabilidad anteroposterior

b. Si aumentamos la altura del asiento, obtenemos una mayor estabilidad en todas las direcciones

c. Si retrasamos el eje trasero de la silla de ruedas, mejoramos la maniobrabilidad

d. Si reclinamos el respaldo hacia atrás, aumentamos la estabilidad hacia adelante

82. Según D. Romero e I. Sánchez (2003) al hablar de relación terapéutica, 'la sensación de simpatía, interés y entusiasmo que el terapeuta ocupacional comunica' es:

a. Sensibilidad   b. Respeto

c. Calidez   d. Autenticidad

83. Como consecuencia de la inmovilidad se produce en el anciano:

a. Disminución de la resistencia a la insulina

b. Disminución del residuo miccional

c. Hipertensión arterial

d. Dependencia en AVD

84. Sobre el perfil de la población a la que se ofrece atención en el centro de día psicogeriátrico según S. Guzmán (indique la FALSA):

a. Trastornos del comportamiento

b. Demencias

c. Enfermedades agudas

d. Esquizofrenia crónica residual

85. Es causa de incontinencia en el anciano uno de los siguientes tipos:

a. Incontinencia puerperal

b. Incontinencia de esfuerzo

c. Incontinencia ureteral

d. Incontinencia del esfínter ureteral

86. Según G. Rojo (2013) el conocimiento de los fenómenos adictivos desde la neurociencia:

a. Ha supuesto una vuelta a los postulados biomédicos de los años 70 del siglo pasado

b. Identifica cambios neurológicos considerados como patológicos y explicativos de la adicción

c. Tiene una clara condición transdisciplinar

d. Descarta las experiencias y el historial de aprendizaje como factores explicativos

87. La Escala de Intensidad de los Apoyos (SIS) evalúa los apoyos requeridos en 49 tipos de AVD, agrupadas en qué subescalas:

a. Vida en el hogar, vida en la comunidad, aprendizaje a lo largo de la vida, empleo, salud y seguridad y actividades sociales

b. Vida en el hogar, vida en la comunidad, conducta, aprendizaje a lo largo de la vida, empleo, salud y seguridad y actividades sociales

c. Desarrollo humano, vida en el hogar, vida en la comunidad, conducta, aprendizaje a lo largo de la vida, empleo, salud y seguridad y actividades sociales

d. Desarrollo humano, vida en el hogar, vida en la comunidad, conducta, aprendizaje a lo largo de la vida, enseñanza y educación, empleo, salud y seguridad y actividades sociales

88. Es característico de los cambios en la personalidad en la edad geriátrica:

a. Los cambios, más que propios del envejecimiento, corresponden a situaciones adaptativas

b. Menor imbricación entre lo psíquico y lo somático

c. Menor frecuencia de rasgos paranoides y de quejas hipocondríacas

d. Los ancianos con depresión son menos vulnerables a las enfermedades orgánicas

89. Con respecto a la disfagia y su intervención en la población geriátrica, es FALSO:

a. Los alimentos con viscosidad pudin no pueden beberse

b. Los sabores ácidos estimulan el reflejo de deglución

c. La fase preparatoria de la deglución es involuntaria

d. Las texturas homogéneas son recomendables

90. Mide Actividades Instrumentales de la Vida Diaria:

a. Índice de Barthel   b. Índice de Lawton

c. Escala de la Cruz Roja   d. Índice de Katz

91. Según la Canadian Task Force on Preventive Health Care, en la clasificación de las evidencias científicas, que un estudio tenga un nivel II.1 significa:

a. Evidencias obtenidas a partir de estudios de cohorte o caso-control bien diseñados, realizados preferentemente en más de un centro o por más de un grupo de investigación

b. Evidencias obtenidas a partir de ensayos controlados no aleatorizados y bien diseñados

c. Evidencia obtenida al menos de un ensayo clínico controlado y aleatorizado diseñado de forma adecuada

d. Opiniones basadas en experiencias clínicas, estudios descriptivos o informes de comités de expertos

CUATRO PREGUNTAS DE RESERVA

(SIN RESPUESTA EN LA PLANTILLA OFICIAL)

92. El instrumento de evaluación para la función de la mano que mide y describe cómo los niños con una limitación en la movilidad de un miembro superior usan su mano afectada en colaboración con la mano no afectada en unos juegos predeterminados y bimanuales es:

a. QUEST (Quality of Upper Extremity Skills Test)

b. CHEQ (Children's Hand Use Experience Questionnaire)

c. AHA (Assisting Hand Assessment)

d. PMAL (Pediatric Motor Activity Log)

93. Según establece el Código Deontológico del Colegio Oficial de Terapeutas Ocupacionales de Castilla-La Mancha (COFTO-CLM), los criterios morales y religiosos de sus clientes:

a. Serán respetados total y completamente, principalmente en las fases iniciales de la intervención

b. Serán puestos en contexto con las actitudes del terapeuta ocupacional

c. Se valorarán como un componente más del nivel de desempeño

d. Pueden ser cuestionados cuando sea necesario en el curso de la intervención

94. Según el art. 85 de la Constitución, las disposiciones del Gobierno que contengan legislación delegada son:

a. Leyes Orgánicas

b. Decretos Administrativos

c. Decretos Leyes

d. Decretos Legislativos

95. Qué instrumento de valoración del Modelo de Ocupación Humana, es de carácter observacional:

a. Listado de intereses modificado

b. Cuestionario volicional (QV)

c. Escala de impacto ambiental laboral (WEIS)

d. Entrevista histórica del desempeño ocupacional (OPHI-II)

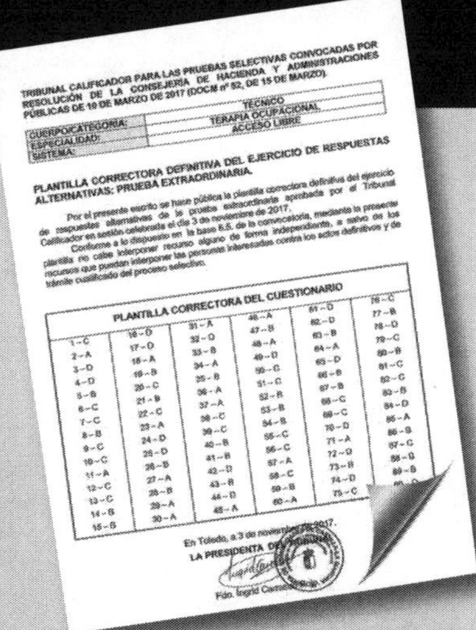

EXAMEN:

24 DE OCTUBRE DE 2017

(CONVOCATORIA EXTRAORDINARIA)*

CLAVE DE RESPUESTAS

[...]	32 **D**	52 **B**	72 **D**
13 **C**	33 **B**	53 **B**	73 **B**
14 **B**	34 **A**	54 **B**	74 **D**
15 **B**	35 **B**	55 **C**	75 **C**
16 **D**	36 **A**	56 **C**	76 **C**
17 **D**	37 **A**	57 **A**	77 **B**
18 **A**	38 **C**	58 **C**	78 **D**
19 **B**	39 **C**	59 **B**	79 **C**
20 **C**	40 **B**	60 **A**	80 **B**
21 **B**	41 **B**	61 **D**	81 **C**
22 **C**	42 **D**	62 **D**	82 **C**
23 **A**	43 **B**	63 **B**	83 **B**
24 **D**	44 **D**	64 **A**	84 **D**
25 **D**	45 **A**	65 **D**	85 **A**
26 **B**	46 **A**	66 **B**	86 **B**
27 **A**	47 **B**	67 **B**	87 **C**
28 **B**	48 **A**	68 **C**	88 **B**
29 **A**	49 **D**	69 **C**	89 **B**
30 **A**	50 **C**	70 **D**	90 **D**
31 **A**	51 **C**	71 **A**	

*NINGUNA PREGUNTA ANULADA

(AL TRATARSE DE UN LLAMAMIENTO
EXTRAORDINARIO Y CONCURRIR MENOS
OPOSITORES TAMBIÉN SE REALIZAN
MENOS IMPUGNACIONES)

**POR EJEMPLO, LA PREGUNTA
NÚMERO 20 HABRÍA SIDO IMPUGNABLE
POR TENER DUPLICADA LA RESPUESTA

[Preguntas 1 a 12 no específicas]

13. La inmovilidad provoca en el anciano:

a. Mayor amplitud de los movimientos respiratorios

b. Diarreas y aumento de las deposiciones de heces

c. Atelectasia y retención urinaria

d. Aumento del metabolismo basal y balance positivo del calcio

14. La World Federation of Occupational Therapists se constituyó en:

a. 1938   b. 1951   c. 1967   d. 1972

15. Las actuaciones de prevención de Terapia Ocupacional sobre el riesgo de caídas y accidentes que tratan de evitar la sobreprotección de familiares y cuidadores sobre la persona mayor se inscriben en las actuaciones preventivas de:

a. Programa de independencia en Actividades de la Vida Diaria

b. Modificación de hábitos y comportamientos

c. Programa de actividades de ocio

d. Terapia cognitiva y psicoestimulación

16. Según J. H. Carr y R. B. Sheperd:

a. Los ejercicios que producen esfuerzo están contraindicados en el paciente tras el ictus, ya que aumentan la espasticidad, la cocontracción y los patrones anormales de movimiento

b. Tender la mano para agarrar un objeto puede dividirse en dos componentes: estabilidad y manipulación

c. La organización espacio-temporal de los componentes de estabilidad y manipulación varía según se usen una o ambas manos

d. El entrenamiento de la fuerza es necesario tras el ictus para mejorar la capacidad de generación de fuerza y la eficiencia de los músculos debilitados y para mejorar el desempeño funcional motor

17. Según la Escala de Deterioro Global (GDS) de Reisberg, una persona que presenta deterioro cognitivo leve, compatible con Enfermedad de Alzheimer incipiente se encuentra en Estadío:

a. 4   b. 1   c. 2   d. 3

18. Sobre e Entrenamiento Autógeno de Schultz, es FALSO

a. Se compone de ejercicios de tensión-distensión

b. Incluye ejercicios estándar, de meditación y especiales

c. Tiene como objetivo enseñar al individuo a restaurar el equilibrio en los procesos físicos, mentales y emocionales

d. Es una técnica sistemática de relajación

19. Los programas de prevención de Terapia Ocupacional en la Comunidad en la población geriátrica estarán dirigidos a:

a. Paciente geriátrico

b. Ancianos independientes

c. Paciente pluripatológico

d. Paciente en situación terminal

20. Según la Ley 14/1986 de 25 de abril General de Sanidad, como regla general, el Área de Salud extenderá su acción a una población de entre:

a. 250.000 y 300.000

b. 300.000 y 350.000

c. 200.000 y 250.000

d. 200.000 y 250.000** [SIC]

21. La suposición básica de que 'la práctica hace la perfección' se corresponde con uno de los abordajes del marco aplicado de referencia:

a. Del neurodesarrollo

b. Biomecánico

c. Cognitivo-perceptivo

d. Cognitivo-conductual

22. Sobre la disfagia y su intervención en la población geriátrica:

a. La viscosidad miel puede beberse con pajita

b. La fase esofágica de la deglución es voluntaria

c. Es recomendable ingerir poca cantidad de alimento de una sola vez

d. No son recomendables las temperaturas frías

23. Al realizar un análisis de la actividad aplicado debemos:

a. Especificar cómo puede graduarse la actividad para aumentar la gama de movimientos activos o pasivos, la fuerza, la resistencia, la coordinación y la destreza

b. Determinar los requerimientos mnemotécnicos para llevar a cabo la actividad

c. Determinar los requerimientos visuales de la actividad tales como discriminación figura-fondo y la constancia de la forma

d. Determinar qué movimientos y posiciones están implicados en la actividad, para establecer si los reflejos primitivos están siendo reforzados y si propician reacciones de equilibrio y enderezamiento

24. Actividad por la que se conciben o proyectan desde el origen, si es posible, entornos, procesos, bienes, productos, servicios, objetos, instrumentos, programas, dispositivos o herramientas, de tal forma que puedan ser utilizados por todas las personas, en la mayor extensión:

a. Vida Independiente

b. Inclusión Social

c. Accesibilidad Universal

d. Diseño Universal

25. El método Bobath se usa con:

a. Enfermedades osteoarticulares

b. Caídas y fracturas

c. Enfermedades cardiorrespiratorias

d. Accidentes o lesiones neurológicas

26. Sobre la intervención de TO en la incontinencia urinaria, según V. Pistorio y M. J. Orduña, es FALSO:

a. Se facilitará el acceso a los servicios así como su correcta identificación

b. El terapeuta ocupacional debe abordar por sí solo el tratamiento de la incontinencia, puesto que puede utilizar tanto el enfoque curativo como el paliativo

c. Se intentará lograr la comprensión de la familia sobre la importancia de colaborar en las tareas de continencia

d. Se atenderá la movilidad, las capacidades cognitivas, las destrezas manipulativas y de coordinación oculomanual

27. En los programas de atención geriátrica domiciliaria dedicados a enfermos terminales, según P. Durante:

a. El TO no debe proponer adaptación a los cambios en la ejecución de las tareas, sino que aceptará que estas situaciones exceden al alcance de la profesión

b. Se podrá actuar acomodando el mobiliario para incrementar la seguridad, mejorar la comodidad y eliminar barreras

c. Las intervenciones girarán en torno a educar a los cuidadores en las formas más seguras de movilización y ayuda para los pacientes

d. Contemplará el proporcionar el equipo adecuado, como un asiento elevado para el inodoro, barras de apoyo, sistema adaptado de teléfono, etc. con el fin de lograr la máxima autonomía

28. En relación a las teorías del control motor, 'práctica aleatoria' es:

a. La estrategia de control motor que comprende la alteración de las condiciones de la tarea de movimiento entre los ensayos de la práctica

b. Un esquema que comprende la práctica no sistemática pero repetitiva del mismo conjunto de la tarea

c. La práctica de la totalidad de un movimiento y no de sus componentes

d. Un programa de tratamiento utilizado por los primeros terapeutas ocupacionales que proporcionaba una participación estructurada en ocupaciones

29. Sobre los aspectos psicológicos del envejecimiento, NO es una teoría referente al ajuste social de las personas mayores:

a. Teoría de la fragilidad

b. Teoría de la actividad

c. Teoría de la desvinculación

d. Teoría del apego

30. Publicó en 1910 el primer libro estadounidense sobre Terapia Ocupacional 'Studies in Invalid Occupation':

a. Susan Elizabeth Tracy

b. William Rush Dunton

c. Eleanor Clarke Slagle

d. Adolf Meyer

31. En la rizartrosis, la clásica deformidad tipo III de Nalebuff del pulgar:

a. Se caracteriza por la fijación en flexión y aducción carpo-metacarpiana, hiperextensión metacarpo-falángica y flexión interfalángica

b. Se basa en la migración cubital del hueso metacarpiano

c. El abductor corto del pulgar se vuelve fibrótico y se contractura acentuando el estrechamiento de la primera comisura

d. El trabajo de fuerza de la pinza facilita el realineamiento y el restablecimiento de los momentos articulares

32. Sobre la intervención de TO en pacientes oncológicos, es FALSO:

a. Podemos incluir la relajación y el control de la ansiedad en el programa de terapia con el individuo

b. El terapeuta debe analizar las actividades que provocan dolor o cansancio

c. Se puede realizar la inmovilización de algunas articulaciones mediante el ferulaje para prevenir deformidades y articulaciones dolorosas

d. Hay estudios que encuentran una alta relación entre cáncer y deficiencias visuales, por lo que prestaremos especial atención a este respecto

33. Según P. Durante, los programas de intervención geriátrica domiciliaria en Terapia Ocupacional:

a. Son programas universales y gratuitos de asistencia geriátrica coordinados por la Consejería de Bienestar Social de la Junta de Comunidades de Castilla-La Mancha y desarrollados por la Fundación Mayores

b. Las intervenciones del terapeuta ocupacional en el domicilio se dirigen principalmente a prevenir caídas y accidentes y a adaptar el entorno para prevenir la incapacidad funcional y la dependencia del anciano, así como para reforzar su sentido de seguridad y su movilidad

c. Las intervenciones del terapeuta ocupacional en el domicilio se dirigen principalmente a restaurar la integridad de las estructuras alteradas en los pacientes

d. La característica principal de los programas de intervención geriátrica domiciliaria es que existe mayor facilidad para comunicarse con los familiares

34. Los sistemas aumentativos de comunicación:

a. Complementan el lenguaje oral cuando, por sí solo, no es suficiente para entablar una comunicación efectiva con el entorno

b. Sustituyen al lenguaje oral cuando éste no es comprensible o está ausente

c. Son instrumentos que, conectados al comunicador, ordenador o ratón, permiten activar programas de barrido

d. Son soportes en los que están organizados aquellos elementos que utilizamos para comunicarnos

35. Según la OMS (1988), 'prevención secundaria' es:

a. La dirigida a evitar o reducir el efecto de factores que pueden producir un problema de salud

b. Agrupación de acciones dirigidas a detectar e intervenir lo más precozmente posible en las enfermedades para evitar o posponer su desarrollo

c. Intervenciones de rehabilitación y soporte dirigidas a disminuir al máximo el impacto de la enfermedad y otros problemas de salud para evitar complicaciones y discapacidad

d. Conjunto de actividades dedicadas a atenuar o evitar las consecuencias de las intervenciones innecesarias o excesivas del sistema sanitario

36. Es una medida estadística de tendencia central:

a. Media aritmética

b. Percentil

c. Desviación estándar

d. Coeficiente de variación de Pearson

37. Cuando un individuo tiene preservada la habilidad para utilizar objetos reales de forma espontánea, pero se observan dificultades cuando el gesto es propositivo, a la orden y fuera de contexto sufre:

a. Apraxia ideomotora

b. Apraxia ideacional

c. Apraxia constructiva o visoconstructiva

d. Apraxia del vestido

38. Según el artículo 17 de la Ley 8/2000 de 30 de noviembre de Ordenación Sanitaria de Castilla-La Mancha, quién es competente para aprobar el Plan de Salud de Castilla-La Mancha:

a. La Consejería de Sanidad

b. El Servicio de Salud de Castilla-La Mancha

c. El Consejo de Gobierno de Castilla-La Mancha

d. El Presidente de la Junta de Comunidades de Castilla-La Mancha

39. Incontinencia urinaria en la que la pérdida de orina está en relación con cualquier actividad física o movimiento que genere el aumento de la presión intraabdominal, como tos, estornudos, risa, etc.:

a. Incontinencia de urgencia

b. Incontinencia funcional

c. Incontinencia de esfuerzo

d. Incontinencia por rebosamiento

40. Según Hutchison (1980) factores más determinantes para que una persona con discapacidad NO participe en actividades de ocio:

a. Baja motivación y severo déficit motor

b. Problemas de accesibilidad y recursos económicos bajos

c. Recursos económicos bajos y problemas familiares

d. Falta de habilidades sociales y recursos económicos bajos

41. Sobre las dimensiones corporales que determinan la selección y adaptación de la silla de ruedas manual:

a. La anchura de la cadera del usuario determinará la profundidad del asiento de la silla de ruedas

b. La altura del respaldo en un usuario con control normal de tronco debe quedar aproximadamente 2,5 cm. por debajo de la escápula

c. El ángulo de las rodillas se relaciona con la altura del reposabrazos

d. Con la mano en la parte más alta del aro propulsor, el codo debe presentar un ángulo de unos 90° entre el brazo y el antebrazo

42. Según el documento de consenso para el abordaje de las adicciones desde las neurociencias de la Sociedad Española de Toxicomanías, la valoración ocupacional puede:

a. Basarse principalmente en el análisis pormenorizado de los roles desempeñados por la persona

b. Ceñirse a un ámbito de intervención rehabilitador de manera prioritaria

c. Ser implementada una vez realizada una completa evaluación ambiental

d. Incrementar la validez ecológica obtenida por el resto de disciplinas

43. Entre las suposiciones básicas del marco de referencia aplicado del neurodesarrollo está:

a. El sistema nervioso no está organizado jerárquicamente

b. Se deben seguir las etapas de la secuencia normal de desarrollo en la intervención

c. El control de la actividad muscular está organizado en dirección caudal-cefálica y próximo- distal

d. No hay diferencia entre movimientos reflejos y movimientos voluntarios

44. Qué tipo de pieza terminal de la prótesis de miembro superior permite combinar tareas pesadas, especializadas o que requieran una levada precisión o manipulación de objetos pequeños:

a. Estática

b. Gancho

c. Mano eléctrica transcarpiana

d. Mano tipo Greifer

45. En Terapia Ocupacional, la 'validez' de los procedimientos formales de evaluación es:

a. Capacidad de la escala para medir la característica que pretende medir

b. Proporción de individuos identificados mediante un resultado negativo, es decir, la proporción de individuos que no padecen la alteración que valora la escala y que obtienen un test negativo

c. Capacidad de la escala para obtener los mismos resultados en repetidas mediciones en ausencia de cambios reales

d. Capacidad de la escala para detectar alteraciones o cambios de estado

46. Sobre el tratamiento de las adicciones desde la Terapia Ocupacional según G. Rojo (2008), es FALSO:

a. El programa de intervención en formato individual permite el feedback que proporcionan los iguales

b. El programa de intervención en formato grupal tiene como referencia el ambiente real del sujeto, pero se desarrolla en un entorno terapéutico experimental

c. Requiere coordinación estrecha con los recursos comunitarios movilizados

d. Recoge la conceptualización de la adicción como un proceso de alteración neuropsicológica reversible

47. Según Lawton, el grado en que un entorno disminuye la posibilidad de accidentes y situaciones azarosas y proporciona ayuda en caso de necesidad corresponde al atributo de:

a. Confianza

b. Seguridad

c. Accesibilidad

d. Comprensibilidad

48. NO pertenece al marco primario de referencia psicológico:

a. Marco cognitivo-perceptivo

b. Marco humanista

c. Marco cognitivo-conductual

d. Marco psicoanalista

49. Según B. Noya, los ámbitos de actuación de la Terapia Ocupacional:

a. Se clasificarán según los individuos, el nivel de atención, el tipo de prestación y los objetivos profesionales

b. Según los individuos, la actuación puede ser de tipo clínica, formativa o investigadora

c. Según los individuos, los ámbitos pueden ser preventivos, rehabilitadores o de mantenimiento

d. Según el tipo de prestación, la actuación puede ser de tipo clínica, formativa, administrativa/gestora/organizativa, consultora o investigadora

50. Sobre el envejecimiento fisiológico, es FALSO:

a. Son muchos y complejos los cambios que se producen como consecuencia del envejecimiento

b. Todos los órganos se ven afectados en mayor o menor medida

c. Se produce un mantenimiento de la homeostasis

d. La disminución de la función de los órganos no es sustancial para aquel individuo que envejece fisiológicamente, pero desempeña un papel importante en situaciones de enfermedad

51. El Código Deontológico del Colegio Oficial de Terapeutas Ocupacionales de Castilla-La Mancha (COFTO-CLM), en referencia a los deberes y derechos de la profesión de terapeuta ocupacional, establece que:

a. Son dependientes de la posición jerárquica ocupada en la institución

b. Están en relación directa con el ejercicio de las aptitudes clínicas

c. Se constituyen a partir de un principio de independencia y autonomía

d. Se deben regular mediante una norma específica con rango de decreto

52. NO es un condicionante previo a la valoración funcional en el tratamiento ocupacional del síndrome de inmovilidad del paciente anciano según P. Durante:

a. Motivo que ocasiona la estancia en cama

b. Capacidad funcional de realización las Actividades de la Vida Diaria Básicas e Instrumentales

c. Capacidad cognitiva, situación emocional y psicológica

d. Complicaciones aparecidas durante el período de inmovilización

53. Según el art. 6 de la Ley 1/1994, de 24 de mayo de accesibilidad y eliminación de barreras en Castilla-La Mancha, los desniveles de itinerarios y espacios públicos peatonales se salvarán mediante rampas con inclinación NO superior al:

a. 10%   b. 6%   c. 4%   d. 5%

54. En cuanto a la mielomeningocele:

a. Es un trastorno que se caracteriza por afectar principalmente a las fibras musculares fásicas

b. El padecimiento de úlceras por presión es muy común por lo que es importante prevenir su aparición

c. Suele haber deformidades en el plano anteroposterior de la columna vertebral siendo aislados los casos en los que aparece escoliosis

d. Rara vez existe afectación de los pies

55. Según P. Moruno, establecer las prioridades, determinación de las metas y diseño de actividades, programas y espacios terapéuticos, son los pasos principales de:

a. La evaluación ocupacional

b. La implementación del tratamiento o intervención

c. La planificación del tratamiento

d. La programación

56. El respeto al dolor, equilibrio entre descanso y trabajo, ejercicio en rango no doloroso, reducción del esfuerzo, eliminación de posiciones de deformidad y uso de equipamiento adaptado son principios de:

a. conservación de energía

b. posicionamiento general

c. protección articular

d. prevención de la deformidad

57. Según Hoffman y cols. el paciente con enfermedad cardíaca y/o respiratoria puede aprender a afrontar las dificultades utilizando técnicas de control del estrés, métodos de conservación de energía, trabajo equilibrado con el reposo, así como:

a. ...actividades recreativas, y rehabilitación pulmonar/cardíaca

b. ...actividades recreativas y relajación

c. ...actividades productivas y rehabilitación pulmonar/cardíaca

d. ...actividades productivas y relajación

58. El Modelo de Ocupación Humana divide la organización interna de un sistema en 3 niveles o partes jerarquizadas: Habituación, Ejecución y:

a. Procesamiento   b. Adaptación

c. Volición   d. Resiliencia

59. Según P. Durante y B. Noya, en cuanto a los programas de activación con personas mayores:

a. Una de las tareas fundamentales del terapeuta ocupacional es el desempeño en primera persona de estos programas

b. Entre los puntos clave para el logro de objetivos encontramos proporcionar actividades interesantes y estimulantes, y promover los programas de activación en grupo

c. Se componen de actividades cuyo objetivo principal es el tratamiento de procesos agudos

d. Se componen de tareas dirigidas a la evaluación y seguimiento de la situación funcional de los individuos

60. La ortesis tipo Capener:

a. Es una ortesis dinámica comúnmente utilizada para la extensión de alguna articulación del dedo

b. Es una ortesis estática comúnmente utilizada para mantener la extensión de muñeca

c. Es una ortesis dinámica comúnmente utilizada para mantener la extensión de la muñeca permitiendo una flexión contra resistencia

d. Es una ortesis dinámica fabricada en material deformable que facilita o asiste a la supinación de antebrazo

61. Cuál de estas actividades NO formaría parte de un programa de tratamiento de trastornos pulmonares desde Terapia Ocupacional en su fase de cuidados agudos:

a. Ejercicios y actividades en la cama

b. Actividades de fortalecimiento

c. Actividad cognitiva

d. Análisis y regulación de la necesidad e intensidad de oxigenoterapia

62. Es una base de datos específica de Terapia Ocupacional:

a. Medline

b. PEDro

c. Pubmed

d. OTseeker

63. Según Bobath, el movimiento de qué tipo de parálisis cerebral infantil se caracteriza por amplitud articular extrema, sin graduación de amplitud articular media, sin fijación, con grandes movimientos espasmódicos, y utiliza la asimetría para lograr estabilidad:

a. Apráxica

b. Atetoide

c. Espástica o hipertónica

d. Atáxica

64. El artículo 10 de la Ley 1/1994, de 24 de mayo de accesibilidad y eliminación de barreras en Castilla-La Mancha, clasifica los edificios como:

a. Accesibles, practicables y adaptables

b. De uso público y de uso privado

c. Centros públicos, centros privados y viviendas de promoción pública y privada

d. Accesibles, urbanísticos e integrales

65. Sobre el análisis de la actividad en Terapia Ocupacional, según B. Polonio (indica la FALSA):

a. Es el estudio de cómo se realiza una actividad de forma general, en una cultura determinada

b. Permite la selección de actividades terapéuticas

c. Facilita la posibilidad de graduar y adaptar actividades

d. Es menos objetivo que el análisis ocupacional

66. Según el Glosario de Promoción de la Salud de la OMS, se define la Acción Comunitaria para la Salud como:

a. El proceso que permite a las personas y a los grupos sociales incrementar el control sobre su salud para mejorarla

b. El Conjunto de esfuerzos colectivos de las comunidades para incrementar su control sobre los determinantes de la salud y, en consecuencia, para mejorar la salud

c. El conjunto de factores personales, sociales, económicos y ambientales que determinan el estado de salud de los individuos o poblaciones

d. El proceso mediante el cual las personas adquieren un mayor control sobre las decisiones y acciones que afectan a su salud

67. Según la escala de afectación neurológica de la American Spinal Injury Association (ASIA), si un usuario tiene un diagnóstico de lesión medular C6 ASIA B, presenta una lesión...

a. completa sensitivomotora por debajo del nivel de la lesión

b. incompleta sensitiva y completa motora por debajo del nivel de lesión

c. incompleta sensitiva y motora no funcional por debajo del nivel de sesión

d. incompleta sensitiva y motora funcional por debajo del nivel de lesión

68. NO es una categoría de la clasificación de las ortesis de la Sociedad Americana de Terapeutas de Mano (ASHT):

a. De inmovilización

b. De movilización

c. De traslación

d. De restricción

69. Según la clasificación por niveles que recoge el Centro de Referencia Estatal de Autonomía Personal y Ayudas Técnicas (CEAPAT) de la norma ISO 9999, las prótesis transpélvicas se definen como:

a. Dispositivo que reemplaza una parte del miembro inferior entre la articulación de la cadera y la articulación de la rodilla

b. Dispositivo que reemplaza el miembro inferior a nivel de la articulación de la cadera

c. Dispositivo que reemplaza el miembro inferior junto con toda o parte de la hemipelvis

d. Sustituto artificial utilizado después de la amputación de ambos miembros inferiores y de la pelvis

70. Conjunto de técnicas mediante las que la persona toma conciencia de su situación en el tiempo, en el espacio y respecto a su propia persona:

a. Reminiscencia

b. Gerontoterapia

c. Terapia cognitiva específica

d. Terapia de orientación a la realidad

71. Según E. B. Crepeau, el proceso cognitivo complejo y multifacético utilizado por los profesionales para planificar, dirigir, ejecutar y reflexionar sobre la intervención es:

a. Razonamiento clínico
b. Razonamiento crítico
c. Razonamiento ocupacional
d. Razonamiento lógico

72. En relación al tratamiento de Terapia Ocupacional en la Esclerosis Múltiple:

a. La capacidad mental permanece intacta, por lo que no constituye un objetivo de tratamiento
b. Es posible utilizar un programa común para cualquier paciente ya que la sintomatología es similar en todas las personas afectadas de Esclerosis Múltiple
c. No es frecuente la aparición de síntomas depresivos
d. Los programas de conservación de la energía tienen por objetivo disminuir la fatiga en el desempeño de las ocupaciones

73. Actividad que comprende las oportunidades de aprendizaje creadas conscientemente destinadas a mejorar la alfabetización sanitaria que incluye la mejora del conocimiento de la población y el desarrollo de habilidades personales que conduzcan a la mejora de la salud:

a. Promoción de la Salud
b. Educación para la Salud
c. Intervención Sociosanitaria
d. Integración ambiental

74. Según S. Barrios (2011), dentro del trabajo en un Centro Ocupacional para personas con discapacidad, la intervención en aspectos como el bienestar emocional y desarrollo personal, autoestima, relaciones interpersonales, control del estrés y ansiedad, resolución de conflictos, etc. en qué área se incluye:

a. Área de ajuste personal y social
b. Área ocupacional
c. Área de empleo
d. Área de ajuste psicosocial

75. Señale la respuesta incorrecta:

a. La fiabilidad interobservador se refiere al grado de acuerdo existente entre dos o más evaluadores que valoran los mismos sujetos con el mismo instrumento, de forma simultánea
b. Un procedimiento de evaluación estandarizado incluye instrucciones para la administración y puntuación y existe evidencia estadística de su validez y fiabilidad
c. Para Pedretti (1996) la valoración se refiere a la 'batería de pruebas o test específicos de medida'
d. Las herramientas de evaluación no estandarizadas son subjetivas y no tienen unas instrucciones específicas para su administración, ni criterio para puntuar

76. Según Shannon (1970), la productividad se refiere a:

a. Actividades únicamente remuneradas
b. Actividades de autocuidado o automantenimiento
c. Actividades tanto remuneradas como no remuneradas que entregan servicios o productos a otros
d. Actividades que entregan servicios o productos a otros, siempre que no sean ideas, conocimiento o información

77. Con el fin de conseguir la integración de las diferentes dimensiones del funcionamiento, la Clasificación Internacional del Funcionamiento, de la Discapacidad y de la Salud (CIF) utiliza un enfoque:

a. Bidimensional
b. Biopsicosocial
c. Médico
d. Centrado en la persona

78. La empuñadura de bastones y muletas para caminar debe colocarse:

a. A la altura de la cintura
b. A la altura de la cresta ilíaca
c. A la altura del trocánter menor de la cadera
d. A la altura del trocánter mayor de la cadera

79. Sobre la intervención de Terapia Ocupacional en la Enfermedad de Parkinson:

a. En la deambulación, a la hora de girar, evitaremos que el paciente camine describiendo un semicírculo
b. Nunca usaremos la música en el tratamiento de la marcha para evitar la desconcentración
c. Según avanza la enfermedad hemos de prestar mayor atención a que el paciente mantenga una correcta posición sentada para facilitar la alimentación
d. La elección del calzado no depende del nivel de movilidad de la persona

80. Según L. Domínguez y V. Lozano, en la fase de rehabilitación activa de un paciente con lesión medular C5, qué objetivos funcionales se pretenden conseguir tras el primer año de la lesión:

a. Independencia en la alimentación, vestido superior e inferior, transferencias y propulsión de silla de ruedas
b. Dependencia o independencia con adaptaciones colocadas en la alimentación, ayuda en el vestido superior y dependencia en el vestido inferior, dependencia en las transferencias e independencia en el manejo de silla de ruedas eléctrica pero dependencia en la propulsión de silla de ruedas manual
c. Dependencia total en alimentación, vestido superior e inferior, transferencias y manejo de silla de ruedas
d. Independencia en la alimentación, vestido superior e inferior, independencia en las transferencias con/sin tabla e independencia en la propulsión de la silla de ruedas manual salvo en pendientes o terreno irregular

81. Según Hagedorn, qué es un marco de referencia primario:

a. Representación a escala reducida de la estructura y el contenido de un fenómeno o una situación
b. Esquema conceptual que sintetiza e interpreta el conocimiento para que pueda ser utilizado por la disciplina
c. Sistema de teorías que sirven para orientar y dar significado y coherencia a las bases conceptuales de la Terapia Ocupacional
d. Roles que la persona mantiene en su día a día en las áreas de trabajo, ocio y autocuidado

82. Sobre el centro de día psicogeriátrico, según S. Guzmán:

a. Es un servicio diurno integrado en la comunidad, dentro de la atención primaria de salud y alternativo a la institucionalización
b. Ofrece atención diurna especializada e interdisciplinaria a pacientes de edad avanzada con alteraciones psicocognitivas y funcionales que presentan enfermedades agudas
c. A través del 'programa de vinculación y ajuste' se trabajará para mejorar, potenciar, iniciar y desarrollar la vinculación de los pacientes a programas más reglados, para lo cual se recomiendan contextos y actividades del 'programa de ocio y tiempo libre'
d. En la intervención en las demencias con cuerpos de Lewy, el terapeuta ocupacional estimulará de manera prioritaria las capacidades verbales e intelectuales, ya que evolucionan más rápido que las motoras

83. En referencia a la actividad física para personas mayores, los ejercicios aeróbicos:

a. Aumentan la frecuencia cardíaca basal
b. Son ejercicios regulares mantenidos en el tiempo, de intensidad regular y que mejoran la función cardiovascular
c. Su principal beneficio es reforzar y potenciar la musculatura y aumentar la fuerza
d. Son ejemplos de este tipo de ejercicio: nadar, levantamiento de lastres/pesas y pedalear

84. La American Psychiatric Association establece una clasificación de la gravedad del trastorno intelectual en el DSM-5 TM (manual diagnóstico y estadístico de los trastornos mentales). Sobre esta clasificación:

a. El cociente intelectual entre 20-35 y 35-40 determina una discapacidad intelectual moderada
b. El cociente intelectual inferior a 20-25 determina una discapacidad intelectual profunda
c. El cociente intelectual entre 35-40 y 50-55 determina una discapacidad intelectual leve
d. El cociente intelectual no es considerado para clasificar la gravedad de la discapacidad intelectual

85. Según D. Romero e I. Sánchez (2003) al hablar de relación terapéutica, definimos 'la habilidad para estar alerta a las necesidades del paciente y ser consciente del efecto que provocamos en él' como:

a. Sensibilidad
b. Respeto
c. Calidez
d. Autenticidad

86. Las gafas, lentes y sistemas de lentes para aumento, están catalogados por el Centro de Referencia Estatal de Autonomía Personal y Ayudas Técnicas (CEAPAT):

a. No, no están catalogados
b. Sí, están catalogados como productos de apoyo para la comunicación y la información
c. Sí, están catalogados como productos de apoyo para el cuidado y la protección personal
d. Sí, están catalogados como productos de apoyo para el tratamiento médico personalizado

87. La Asociación Americana de Discapacidad Intelectual y del Desarrollo (AAIDD) clasifica los apoyos requeridos para la realización de actividades en cuatro tipos según su intensidad:

a. Intermitente, limitado, extenso, permanente
b. Esporádico, limitado, extenso, generalizado
c. Intermitente, limitado, extenso, generalizado
d. Esporádico, limitado, extenso, permanente

88. Señale la respuesta incorrecta:

a. Según D. Romero y P. Moruno, la evaluación ocupacional es el procedimiento sistemático de adquisición de información a través del cual interpretamos la naturaleza, condición y evolución de la faceta ocupacional o estatus ocupacional del sujeto evaluado
b. Según Castillo Arredondo (2004) las entrevistas, según su objetivo, se pueden clasificar en: individual, terapéutica, informativa y de investigación
c. Según Creek (1990) se establecen cuatro criterios genéricos para determinar el momento en que se da por concluida la evaluación inicial: las características de la institución, el encuadre del tratamiento, las características singulares del paciente y la urgencia de la intervención
d. El marco de referencia teórico o modelo de práctica adoptado por cada terapeuta ocupacional influye en la fase de evaluación, determinando qué es aquello que se evalúa y las herramientas adecuadas para esa evaluación

89. Según la Fundación Socio-Sanitaria de Castilla-La Mancha (FSCLM), en los Centros de Rehabilitación Psicosocial y Laboral (CRPSL), qué profesional es el responsable principal del programa de actividades de la vida diaria:

a. Monitor
b. Terapeuta ocupacional
c. Trabajador social
d. Auxiliar administrativo

90. Señale la respuesta correcta:

a. La Escala de Klein-Bell (Klein y Bell, 1982) evalúa vestido, eliminación, movilidad, baño, higiene, comida emergencia y uso de teléfono en 100 ítems
b. Según el Índice de Barthel (Mahoney y Barthel, 1965), si una persona necesita ayuda física o verbal para subir y bajar escaleras, es puntuado con 10 puntos en ese ítem
c. En el Índice de las Actividades Instrumentales de la Vida Diaria (Lawton y Brody, 1969) si una persona realiza independientemente pequeñas compras es puntuado con 1 punto en el ítem 'hacer compras'
d. La Medida de Independencia Funcional (MIF) es una escala que consta de 18 ítems o áreas y 7 niveles de medida de independencia funcional

CINCO PREGUNTAS DE RESERVA

(SIN RESPUESTA EN LA PLANTILLA OFICIAL)

91. La calidad de la evidencia respecto a la efectividad de la intervención en las actividades de promoción de la salud según la United States Preventive Services Task Force, se dice que es de nivel I cuando es:

a. Obtenida a partir de estudios de series de casos con intervención o sin ella
b. Obtenida a partir de estudios de cohortes o de casos controles, realizados preferentemente en más de un centro o grupo de investigación
c. Obtenida a partir de opiniones de expertos reconocidos, basadas en la experiencia clínica, en estudios descriptivos o en documentos de comités técnicos
d. Obtenida a partir de, al menos, un ensayo clínico controlado y aleatorizado diseñado de forma apropiada

92. Según la Ley 4/2011 de Empleo Público de Castilla-La Mancha, se considera una falta disciplinaria grave:

a. La agresión grave a cualquier persona con la cual se relacione el personal en el ejercicio de sus funciones
b. El abuso de autoridad en el ejercicio del cargo
c. El retraso, descuido o negligencia en el ejercicio de sus funciones
d. La presentación extemporánea de partes de baja y de confirmación pasados tres días desde su expedición y antes de cumplirse el decimosexto día de la misma, a no ser que se pruebe la imposibilidad de hacerlo

93. El inventario de intereses de ocupaciones de ocio (LOOI) de Stein y Cutler:

a. Se compone de treinta áreas de ocupación
b. Informa sobre el patrón de uso del tiempo de ocio del paciente en el pasado y las motivaciones para abandonar los intereses pasados
c. Tiene como objetivo identificar la historia de intereses de ocio y compararla con el presente
d. Puntúa las actividades en cuatro niveles (alto, medio, bajo y nulo)

94. El artículo 7.2 c. de la ley 44/2003 de 21 de noviembre de Ordenación de las profesiones sanitarias, señala que corresponde a los Diplomados Universitarios en Terapia Ocupacional la aplicación de técnicas y relación de actividades de carácter ocupacional:

a. Que tiendan a potenciar o suplir funciones físicas, intelectuales o mentales disminuidas o perdidas y a orientar y estimular el desarrollo de tales funciones
b. Que tiendan a potenciar o suplir funciones físicas o psíquicas disminuidas o perdidas, y a orientar y estimular el desarrollo de tales funciones
c. Que tiendan a potenciar, rehabilitar o suplir funciones y capacidades físicas o psíquicas disminuidas o perdidas y a orientar y estimular el desarrollo de tales funciones
d. Que tiendan a potenciar o recuperar funciones físicas o psíquicas disminuidas o déficits y a orientar y estimular el desarrollo de tales funciones

95. De acuerdo a J. R. Bellido, el modelo de trabajo en equipo que sitúa el origen del conflicto en la divergencia de los miembros de un grupo corresponde a:

a. Teoría de la identidad social
b. Modelo constructivista
c. Metas supraordenadas
d. Modelo competitivo

Junta de
Extremadura

CONVOCATORIA:
DIARIO OFICIAL DE EXTREMADURA
DE 6 DE ABRIL DE 2017

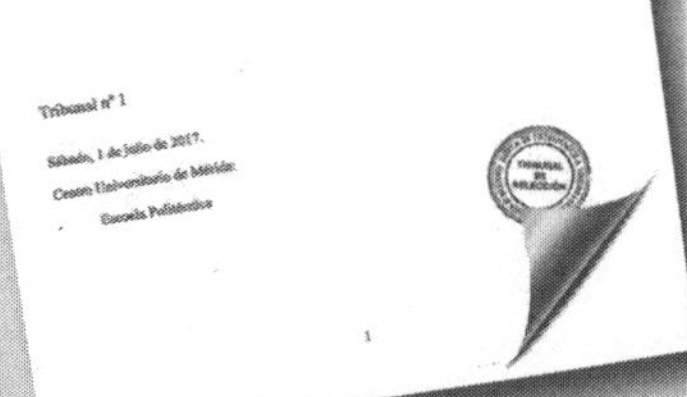

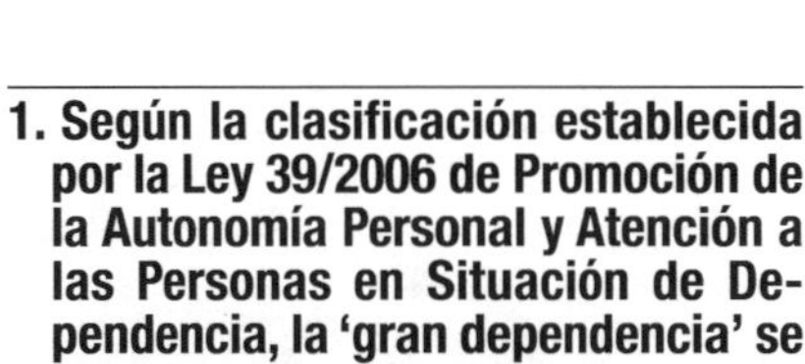

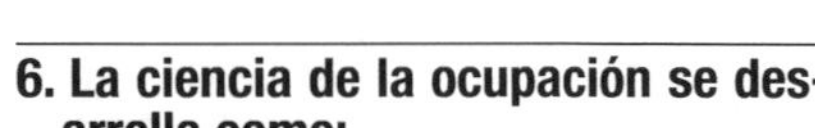

EXAMEN:
1 DE JULIO DE 2017

CLAVE DE RESPUESTAS

1 C	31 A	61 C
2 C	32 C	62 B
3 A	33 B*	63 D
4 D	34 C	64 D
5 B	35 D	65 A
6 B	36 B	66 D
7 A	37 B	67 B
8 A	38 B	68 B
9 C	39 A	69 A
10 D	40 B	70 C
11 A	41 A	71 A
12 B	42 B	72 A
13 B	43 D	73 B
14 A	44 D	74 D
15 B	45 B	75 C
16 A	46 B	76 D
17 D	47 A	77 A
18 B	48 D	78 A
19 C	49 C	79 A*
20 C	50 B	80 D
21 A	51 A	81 C
22 B	52 B	82 B
23 D	53 B	83 C
24 A	54 C	84 D
25 C	55 A	85 B
26 B	56 B	86 D
27 D	57 B	87 B
28 C	58 D	88 B
29 A	59 A	89 D
30 A	60 B	90 C

*DOS PREGUNTAS ANULADAS

1. Según la clasificación establecida por la Ley 39/2006 de Promoción de la Autonomía Personal y Atención a las Personas en Situación de Dependencia, la 'gran dependencia' se encuadra en qué grado:

a. I   b. II   c. III   d. IV

2. Es una de las funciones a realizar por parte de un Terapeuta Ocupacional en el modelo de actuación social dentro del marco del PIDEX:

a. Ser responsable de los grupos psicoeducativos y de autoayuda
b. Intervenir en los procedimientos de higiene, alimentación, enfermería, movilización y de eliminación existentes en un recurso de referencia
c. Ser responsable de la intervención en el mantenimiento de la autonomía funcional del sujeto con demencia
d. Promover las medidas de apoyo y atención a cuidadores

3. Qué procedimiento de partida se utiliza para aplicar el baremo de Valoración de la Dependencia (BVD):

a. Los informes de salud y del entorno de la persona a valorar
b. La entrevista
c. La observación y comprobación directa
d. La aplicación de pruebas en un contexto estructurado

4. Entre los servicios que puede recibir una persona que tiene Grado I de dependencia, según la Orden de 30 de noviembre que establece el catálogo de servicios y prestaciones económicas, están:

a. Servicios de Prevención de las situaciones de Dependencia
b. Atención Residencial
c. Estancias Residenciales Temporales en centros residenciales
d. Centros de Día y Noche

5. En qué fecha se estableció el título universitario oficial de Terapia Ocupacional en España:

a. 2 de febrero de 1920, RD 1123/20
b. 26 de octubre de 1990 RD 1420/90
c. 3 de noviembre de 2002 RD 1321/02
d. 25 de enero de 2005 RD 1724/05

6. La ciencia de la ocupación se desarrolla como:

a. Una disciplina separada de la Terapia Ocupacional
b. Un movimiento dentro de la Terapia Ocupacional
c. Una ciencia en sí misma que nada tiene que ver con la Terapia Ocupacional
d. Ninguna es correcta

7. A partir de que ley quedó constituido el COPTOEX:

a. Ley 4/2006, de 10 de octubre
b. Ley 2/1990, de 3 de septiembre
c. Ley 25/2012, de 25 de julio
d. Ley 13/2002, de 15 de octubre

8. El marco de trabajo que tiene por objetivo inmediato lograr el equilibrio entre inhibición y facilitación, promoviendo las secuencias fisiológicas del control motor es:

a. El marco de referencia del neurodesarrollo
b. El marco de referencia biomecánico
c. El marco de referencia rehabilitador
d. El marco de referencia perceptivo cognitivo

9. El marco de referencia que tiene por objeto lograr la mayor independencia posible, enseñando al paciente a compensar los déficits subyacentes que NO pueden remediarse es:

a. El marco de referencia cognitivo perceptivo
b. El marco de referencia neurofisológico
c. El marco de referencia rehabilitador
d. El marco de referencia biomecánico

10. Si basamos nuestras intervenciones en el planteamiento de que toda persona tiene potencial de desarrollo innato que tiende al crecimiento individual y hacia la consecución de metas positivas, estamos asumiendo planteamientos del:

a. Marco cognitivo conductual
b. Marco psicodinámico
c. Marco médico
d. Marco humanista

11. Cuál de los siguientes modelos tiene como premisa fundamental la práctica centrada en el cliente:

a. El modelo canadiense
b. El modelo de la ocupación humana
c. El modelo de habilidades adaptativas
d. El modelo de adaptación a través de la ocupación

12. El modelo de TO que plantea el análisis y desarrollo según su curso evolutivo de habilidades perceptivo motoras, cognitivas, de interacción diádica, de interacción grupal, de identidad personal y de identidad sexual, para llegar al desarrollo psicosocial normal es:

a. El modelo canadiense
b. El modelo de habilidades adaptativas de Mosey
c. El modelo de la ocupación humana
d. El modelo universal

13. Los Patrones de Ejecución según el Marco de Trabajo para la práctica de la Terapia Ocupacional de la AOTA (2010) se refieren a:

a. Las acciones y comportamientos utilizados en el proceso de participar en las actividades
b. Los hábitos, las rutinas, los roles y los rituales utilizados en el proceso de participar en las actividades
c. El entorno en el cual se lleva a cabo el proceso de participación en las actividades
d. Los roles y las acciones que se utilizan en el proceso de participación de las actividades

14. El Código Deontológico de la WFOT (1992, revisado en 2004), describe:

a. Características generales de comportamiento apropiado de los Terapeutas Ocupacionales en cualquier circunstancia profesional
b. Su posicionamiento sobre la provisión de servicios de la Terapia Ocupacional
c. Fortalecer los servicios integrales de habilitación y rehabilitación
d. Colaboración entre el Terapeuta Ocupacional y otros profesionales como tomadores de decisiones

15. Es aconsejable que las actividades terapéuticas sean seleccionadas y elegidas por:

a. El terapeuta ocupacional que es el que conoce el significado de las actividades
b. Debe ser una decisión conjunta entre el paciente y el terapeuta, teniendo en cuenta los fines terapéuticos
c. Por el paciente que es el que va a tomar el papel activo, y puede así elegir tareas que le resulten familiares y le produzca bienestar su ejecución
d. Por el terapeuta que es el que va a evaluar la actividad

16. Según Hagedorn (1995) el proceso de recogida de información precisa y relevante relacionada con el individuo, su situación personal y sus necesidades y habilidades potenciales con objeto de mejorar áreas específicas del desempeño ocupacional y medir los resultados de la intervención en T.O. es:

a. Valoración
b. Identificación de problemas
c. Revisión de resultados
d. Identificación de indicadores

17. Para valorar las ABVD:

a. Escala de Lawton
b. CAPE (The Clifton Assessment Procedures for the Elderly)
c. Cuestionario del Estado Mental Portátil de Pfeiffer
d. Índice de Katz

18. Según Kielhofner, la cualidad de ser capaz o tener la capacidad de responder efectivamente a las demandas de una o de un abanico de situaciones, se denomina:

a. Exploración
b. Competencia
c. Logro
d. Cualquiera de las tres

19. La escucha activa tiene entre sus componentes:

a. Intervención
b. Orientación
c. Reafirmación
d. Ninguno de los tres

20. Estrechamiento del espacio formado por el ligamento anular que comprime el paquete vasculonervioso y que provoca el adormecimiento de los dedos en el territorio del nervio mediano y parestesias:

a. Aplanamiento palmar
b. Nódulos de Bouchard
c. Síndrome del túnel carpiano
d. Contractura de Dupuytren

21. La lesión de qué nervio/s dificulta la estabilización de la muñeca en dorsiflexión y produce una incapacidad para extender los dedos al coger los objetos, manteniendo la dorsiflexión de la muñeca:

a. Nervio radial
b. Nervio median
c. Nervio cubital
d. Lesión de los tres

22. Componente de la prótesis que es una pieza fundamental y constituye la conexión entre la prótesis y el cuerpo del paciente, se denomina:

a. Arnés
b. Encaje protésico
c. Calceta
d. Pieza terminal

23. En la artritis reumatoide evitamos las posturas nocivas. Por ejemplo, sería una postura correcta:

a. Apoyarse sobre las cabezas de los metacarpos
b. Dejar descansar la mano en supinación
c. Transportar bolsas con los dedos en garra
d. Adoptar una postura de reposo con la muñeca en dorsiflexión

24. En las manos, una férula de alineación y protección para la articulación interfalángica distal, estaría indicada si existieran:

a. Nódulos de Heberden
b. Nódulos de Bouchard
c. En ambos casos, con nódulos de Heberden y de Bouchard
d. La deformidad de la articulación interfalángica distal no tiene ninguna relación con la existencia de nódulos

25. Cuál de las siguientes, sería una lesión medular COMPLETA:

a. Síndrome medular anterior
b. Síndrome medular posterior
c. La que produce una pérdida total de la función motora y sensitiva por debajo del nivel de la lesión
d. Síndrome de Brown Sequard

26. En referencia a la esclerosis múltiple:

a. Sus consecuencias son sólo físicas
b. Además de sus síntomas físicos aproximadamente el 50 % de las personas desarrollan otros síntomas cognitivos
c. Tiene una esperanza de vida de 3 a 5 años
d. El episodio inicial suele cursar con varios síntomas durante un largo periodo de tiempo

27. La Escala del Rancho de los Amigos se puede utilizar en la valoración del funcionamiento cognitivo en una lesión cerebral adquirida. Esta escala describe:

a. Niveles de conciencia
b. Funcionamiento cognitivo
c. Respuestas conductuales
d. Niveles de conciencia, funcionamiento cognitivo y respuestas conductuales

28. Establecer rutinas y estructurar la vida diaria del paciente, así como entrenar al paciente en técnicas de resolución de problemas, serían estrategias adecuadas para personas con problemas:

a. De atención
b. De lenguaje
c. De función ejecutiva
d. De memoria

29. La esteropsia tiene que ver con la percepción de:

a. La profundidad de una imagen
b. El color de un objeto
c. La figura-fondo
d. El esquema corporal

30. En qué enfermedad están ausentes los signos 'parkinsonianos':

a. Esclerosis múltiple
b. Enfermedad de Alzheimer
c. Traumatismo Craneoencefálico
d. Infartos cerebrales múltiples

31. La ataxia cerebelosa:

a. Se refiere a ciertos síntomas relacionados con el control de la postura, equilibrio y la coordinación
b. Se asocia a arreflexia precoz de las extremidades inferiores
c. Puede ser el resultado de una enfermedad de la médula espinal
d. Es la consecuencia de neuropatías periféricas

32. Qué niveles de intervención existen en atención temprana:

a. Prevención secundaria y terciaria
b. Prevención primaria y secundaria
c. Prevención primaria, secundaria y terciaria
d. Sólo prevención secundaria

33. [ANULADA] Tipo de parálisis cerebral infantil en el que es frecuente la hipertonía, las sincinesias de imitación homolateral, las manifestaciones distónicas y un crecimiento asimétrico de los dos hemicuerpos:

a. Parálisis cerebral atetósica
b. Hemiplejia infantil
c. Parálisis cerebral atáxica
d. Diplejia

34. En el baño de un niño con mielomeningocele es prioritario:

a. Colocarle todo tipo de ayudas, ya que son frecuentes las dificultades
b. Ponerle unas barras de apoyo
c. Enseñarle a regular la temperatura del agua de forma adecuada
d. No tiene en el baño ninguna dificultad

35. Sobre las miopatías:

a. Son de naturaleza progresiva
b. Cursan con debilidad muscular
c. Pueden ser genéticas o adquiridas
d. Todos son correctas

36. En los niños con trastornos generalizados del desarrollo:

a. Las alteraciones no suelen deberse a dificultades en el procesamiento sensorial
b. Una de las dificultades más importantes es la falta de mecanismos de seguridad y de respuestas adecuadas a las emergencias
c. Las actividades de la vida diaria no van a llegar a desarrollarlas
d. No suele observarse retraso escolar

37. En el trabajo con un niño con discapacidad intelectual decimos que estamos abordando las destrezas relativas a elegir, iniciar actividades apropiadas al contexto y a desempeñar y completar tareas, o sea, habilidades:

a. de comunicación
b. de autodirección
c. de atención
d. de socialización

38. En el entrenamiento de personas ciegas, primeras destrezas en enseñarse son:

a. Las destrezas con bastones largos
b. El desarrollo de conceptos y las destrezas motoras
c. La movilidad con perros guías
d. No hay que enseñar ninguna destreza específica

39. Según Lawton, 'atributos del entorno':

a. Seguridad, confianza, accesibilidad y comprensibilidad
b. Seguridad, confianza y comprensibilidad
c. Tranquilidad, satisfacción, confianza y comprensibilidad
d. Tranquilidad, confianza, necesidades personales y accesibilidad

40. Altura más adecuada de un lavabo volado en un cuarto de baño para que sea un entorno accesible:

a. Entre 90 cm y 100 cm
b. 80 cm desde el suelo
c. A partir de 100 cm
d. No se necesita ninguna altura determinada, pero es imprescindible que no tenga pedestal

41. Los pictogramas son:

a. Sistemas de comunicación aumentativo o alternativo
b. Son dibujos lineales más complejos que los signos gráficos
c. Son específicos para una sola categoría semántica
d. Sólo se pueden utilizar con niños con autismo

42. En qué trastorno mental grave es especialmente importante que las normas, reglas y objetivos de la actividad estén claramente explicitados:

a. Trastorno del estado de ánimo
b. Trastorno de la personalidad
c. Trastorno bipolar
d. Esquizofrenia

43. Son factores de protección para la esquizofrenia:

a. Las destrezas de afrontamiento que posee la persona
b. La ingestión regular de medicación
c. El apoyo familiar
d. Todas son correctas

44. Ciencia que estudia los aspectos clínicos, preventivos y terapéuticos del anciano sano y enfermo, aportando conocimientos sobre la salud y las principales enfermedades en esta etapa de la vida:

a. Neurología
b. Gerontología
c. Psiquiatría
d. Geriatría

45. Según Pilar Durante, la valoración geriátrica integral, también llamada valoración cuádruple dinámica, evalúa las siguientes áreas:

a. Situación funcional y cognitiva
b. Situación clínica, función física, psíquica y social
c. Situación funcional, cognitiva y social
d. Historia clínica, función física, cognitiva y relacional

46. La terapia de validación está relacionada con:

a. La incapacidad de los pacientes con demencia de hacer asociaciones necesarias sin el estímulo de un objeto
b. Un método de comunicación con las personas que están en distintos estadíos de demencia
c. La inconsistencia del ánimo y del afecto que muestran pacientes psicogeriátricos
d. Una técnica de presentación multimodal para reforzar información básica

47. La enfermedad de Alzheimer comparte rasgos característicos especialmente con:

a. Demencia frontotemporal
b. Delirium
c. Depresión primaria con afectación cognitiva
d. Retraso mental

48. Alteración más frecuente en los trastornos del sueño de las personas que padecen la enfermedad de Alzheimer:

a. El empeoramiento de la conducta al amanecer
b. Se mantiene la fase REM del sueño
c. Tienen relación con un declive cognitivo lento
d. La fragmentación del descanso nocturno, aumentando el número de despertares

49. Cuál es la filosofía de un programa de activación:

a. Programación de actividades, adecuándolas a la patología del mayor que fomenten su dependencia
b. Proporcionar material adecuado para lograr la máxima autonomía del mayor
c. Incrementar la calidad de vida de los residentes proporcionándoles oportunidades para la participación en actividades saludables y satisfactorias
d. Realización, por parte del personal, de tareas si el mayor no puede realizarlas

50. Para evitar caídas el anciano debe ser reeducado en las ABVD. Para ello el terapeuta programará:

a. Actividades que impliquen perder el suelo como referencia visual
b. Actividades que desarrollen la fuerza muscular y la amplitud articular
c. Actividades con giros y cambios posturales rápidos
d. Actividades que requieran la inclinación de la cabeza hacia atrás

51. Duración adecuada de una sesión de psicomotricidad:

a. Durará de media hora a tres cuartos de hora y se impartirá dos días a la semana
b. Nunca será inferior a una hora
c. No tendrá una duración definida
d. Dos horas aproximadamente

52. En la teoría de la integración sensorial el miedo al movimiento, a abandonar una posición erguida o a tener los pies separados del piso es:

a. Irritabilidad sensorial
b. Inseguridad gravitacional
c. Respuesta de rechazo al movimiento
d. Somatodispraxia

53. Herramienta para la evaluación de las actividades de la vida diaria que consta de una entrevista semiestructurada que explora la historia ocupacional, un conjunto de escalas de calificación sobre el desempeño y una narración de la historia de vida:

a. Canadian Occupational Performance Measure (COPM)
b. Entrevista Histórica del funcionamiento Ocupacional (OPHI-II)
c. Evaluación del funcionamiento Ocupacional (AFO)
d. Evaluación Comprensiva de Terapia Ocupacional (COTE)

54. Si hablamos de intervención en déficits laborales, aspectos como la asistencia, la puntualidad, la iniciativa y la capacidad para seguir instrucciones, se considerarían dentro de:

a. Orientación vocacional
b. Habilidades de búsqueda de empleo
c. Hábitos básicos de trabajo
d. Habilidades de ajuste al entorno laboral

55. Evaluación del Modelo de la Ocupación Humana que recoge información sobre la fuerza del interés y la participación actual y futura de la persona en 68 actividades:

a. El listado de intereses modificado
b. El cuestionario ocupacional
c. El registro de actividad del NIH (National Institute of Health)
d. El cuestionario Volitivo

56. Cuál es la etapa cronológica del juego sensoriomotor según Piaget:

a. De 2 a 6 años
b. De 0 a 2 años
c. De 2 a 10 años
d. Toda la etapa escolar hasta la adolescencia

57. Percepción de la articulación, del movimiento corporal, de la posición del cuerpo y sus partes en el espacio:

a. Cinestesia
b. Propiocepción
c. Sensación superficial
d. Sensación exteroceptiva

58. El enfoque de Affolter:

a. Proporciona una alternativa al tratamiento, sobre todo en pacientes afásicos y apráxicos
b. Emplea actividades con propósito o basadas en ocupaciones
c. La idea es que el aprendizaje tiene lugar a través de la repetición de experiencias favorables
d. Todas son ciertas

59. Tipo de apraxia en el que está preservada la habilidad para utilizar objetos reales de forma espontánea, es decir que la dificultad se observa cuando el gesto es propositivo, a la orden o fuera de contexto:

a. Ideomotora   b. Ideacional
c. Constructiva   d. Visoconstructiva

60. La cultura, las prácticas y rutinas institucionales pueden limitar el desarrollo y crecimiento personal de los residentes, a este fenómeno ampliamente descrito en la bibliografía especializada se le llama:

a. Desautomatización
b. Institucionalización
c. Limitación
d. Descapacitación

61. Al planificar el tratamiento de una persona con trastorno mental debemos tener en cuenta que:

a. La familia siempre es fuente de apoyo
b. La familia ha de mantenerse al margen de la planificación del tratamiento en la fase aguda de la enfermedad
c. La sobreimplicación emocional de la familia dificulta la intervención
d. Ninguna de las respuestas es correcta

62. Los síntomas característicos del Trastorno por Déficit de Atención con Hiperactividad se agrupan en tres áreas:

a. Problemas de conducta, falta de atención e hiperactividad
b. Falta de atención, hiperactividad e impulsividad
c. Problema de rendimiento académico, falta de concentración y problemas del habla
d. Agresividad, problemas psicomotores y falta de atención

63. Técnica de abordaje manual que centra su efectividad en la respuesta del cuerpo y que considera aspectos intrínsecos de la persona (emociones, percepción), utilizada en daño cerebral adquirido:

a. Ejercicio terapéutico cognoscitivo
b. Técnica Bobath
c. Reaprendizaje motor orientado a tareas
d. Técnica de liberación miofascial

64. Qué evaluación/es estandarizada/s utilizarías con alteraciones perceptivas-cognitivas para explorar la presencia de trastornos agnósicos:

a. La batería COTNAB
b. La evaluación cognitiva LOTCA
c. La batería de Rivermead (RPAB)
d. Las tres son correctas

65. 'Dorso inclinado o en silla de montar':

a. Lordosis
b. Escoliosis
c. Cifosis
d. Ninguna de las tres

66. Antes de elegir una silla de ruedas para un usuario tendremos en cuenta:

a. El equilibrio en posición sedente, la simetría lateral y el rango de movimiento
b. Tono, espasticidad, reflejos primitivos y conciencia cognitivo-perceptiva
c. El rango de movimiento de las caderas y de las rodillas
d. Todas son correctas

67. En qué patrón postural global aparece en el niño el 'control cefálico':

a. En decúbito ventral, a los 2 meses
b. En decúbito ventral, a los 3 meses
c. En decúbito dorsal, a los 5 meses
d. En decúbito dorsal, a los 6 meses

68. Un concepto fundamental de la Teoría Sociocultural de Vygotsky, en relación al desarrollo cognitivo del niño es:

a. Finalismo
b. Zona de desarrollo próximo
c. Animismo
d. Realismo

69. Ejemplo de articulación biaxial:

a. La muñeca
b. La rodilla
c. Cadera
d. Las interfalángicas

70. Plano que divide al cuerpo en una sección anterior y otra posterior:

a. Sagital
b. Transversal
c. Frontal
d. Longitudinal

71. Arco de movimiento a través del cual la articulación pasa cuando los músculos que actúan sobre ella la mueven:

a. El rango de movimiento activo
b. El rango de movimiento pasivo
c. El rango de movimiento mixto
d. La resistencia

72. En la articulación del codo, una medición con goniómetro de 20° a 140°, indica:

a. Una extensión limitada
b. Una flexión limitada
c. Un movimiento normal
d. El codo es en la única articulación donde no se usa goniómetro

73. El máximo grado de tensión posible de un músculo se alcanza en:

a. Contracción isométrica
b. Contracción excéntrica
c. Contracción concéntrica
d. Contracción isométrica y concéntrica

74. Músculo principal que se contrae para realizar el movimiento:

a. Antagonista
b. Sinergista
c. Largo
d. Agonista

75. Músculo antagonista en la flexión de cadera:

a. Isquiotibiales
b. Cuádriceps
c. Glúteo mayor
d. Psoas

76. Propósito principal de una ortesis de restricción:

a. Reposo
b. Protección
c. Soporte
d. Permitir el movimiento en un arco parcial predeterminado

77. Las prótesis son:

a. Dispositivos que sustituyen total o parcialmente un miembro o segmento corporal
b. Dispositivos destinados a mitigar alguna discapacidad funcional para realizar una actividad
c. Dispositivos que compensan o suplen una función perdida
d. Dispositivos externos que se aplican para el tratamiento de lesiones o enfermedades

78. Las prótesis transradiales son dispositivos que reemplazan una parte del miembro superior después de una amputación o por deficiencia congénita del miembro:

a. Entre la articulación del codo y la articulación de la muñeca
b. A nivel de la articulación del codo
c. Entre la articulación del hombro y la articulación del codo
d. A nivel de la articulación del hombro

79. [ANULADA] Entre los sistemas para conseguir adaptabilidad y accesibilidad en un ambiente sin barreras, las puertas giratorias requieren:

a. Descansos en ambos lados
b. Que la persona tenga fuerza para manejar el peso
c. Que la persona tenga conservados los movimientos laterales para manipularla
d. Mecanismos de resorte e hidráulicos

80. Los productos de apoyo se definen como:

a. Cualquier producto fabricado específicamente o disponible en el mercado para ser utilizado por personas con discapacidad
b. Dispositivos, equipos, instrumentos y software destinado a facilitar la participación
c. Tienen como objetivo realizar una tarea con eficacia, seguridad y comodidad
d. Todas las respuestas son correctas

81. En el Modelo de Rehabilitación Cognitiva de Allen:

a. Nivel 3: Actividades dirigidas a un objeto
b. Nivel 1: coma
c. Nivel 5: acción exploratoria
d. Nivel 2: acción automática

82. EIRD 174/2011, aprueba el baremo de valoración de la situación de dependencia, cuál de los siguientes tipos de apoyos contempla:

a. Sustitución mínima
b. Apoyo especial
c. Apoyo psicológico
d. Apoyo frecuente

83. Es una destreza necesaria para una escritura legible:

a. Desarrollo motor grueso
b. Coordinación mano pie
c. Habilidad para dibujar líneas y círculos
d. Percepción auditiva

84. Entre las distintas patologías asociadas a las caídas cabe destacar:

a. Accidente isquémico transitorio
b. Las crisis comiciales y los síncopes
c. Los trastornos del ritmo cardíaco y la osteoporosis
d. Todas son correctas

85. Etapas de la Evolución Libidinal según la Teoría Psicoanalítica:

a. Oral, anal y fálica
b. Oral, anal, fálica y latencia
c. Oral, anal, fálica y adolescencia
d. Anal, fálica, latencia y adolescencia

86. Actividades como pedir que se enumere los pasos para realizar una tarea, ordenar series de razonamiento lógico, de flexibilidad mental, etc, sería adecuadas para intervenir en problemas de:

a. Atención
b. Memoria
c. Praxias
d. Funciones ejecutivas

87. Qué modelo defiende que la esquizofrenia es el resultado de la relación entre un conjunto de factores estresantes del ambiente y la vulnerabilidad individual subyacente:

a. El de trastorno mental grave
b. El de vulnerabilidad estrés
c. El de interacción reciproca
d. El de vulnerabilidad médica

88. S egún el Marco de Trabajo para la práctica de la TO de la AQTA (2010) cuáles de las siguientes son las Actividades Instrumentales de la Vida Diaria (AIVD):

a. Actividades que son fundamentales para vivir
b. Actividades de apoyo a la vida cotidiana en la casa y en la comunidad
c. Actividades personales de la vida
d. Actividades que están orientadas al propio cuerpo

89. Sobre la lesión de los nervios periféricos en la mano, es FALSO:

a. El primer signo de recuperación es la contracción mínima de un músculo inervado por el nervio
b. La lesión puede provocar acortamientos de los músculos intactos y ciertas deformaciones típicas
c. La regeneración no será posible si se ha producido una sección total del nervio, necesitando una reparación quirúrgica
d. La recuperación espontánea se realiza de distal a proximal

90. Sobre el marco de referencia adecuado para tratar un amputado en Terapia Ocupacional, según Polonio:

a. Debemos utilizar el Marco Rehabilitador exclusivamente
b. El más adecuado es el Marco Biomecánico siempre
c. Va a depender de la etiología de la amputación y de la edad de la persona, pudiendo utilizar varios marcos de referencia combinados
d. La etiología de la amputación no influye para nada en la utilización del marco de referencia

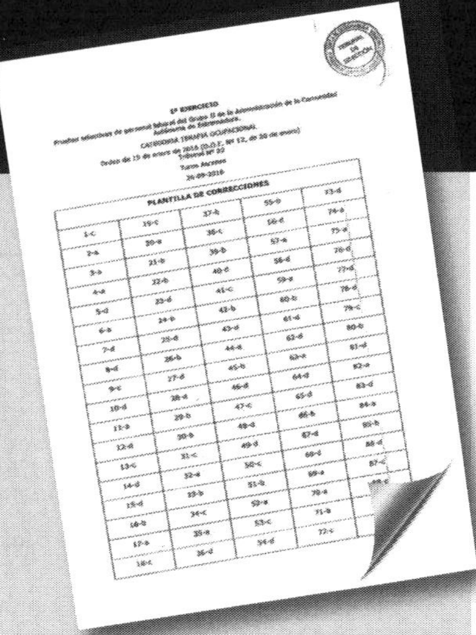

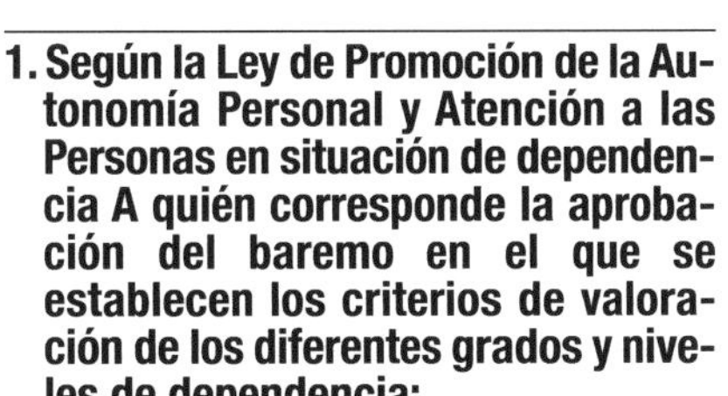

EXAMEN:
26 DE SEPTIEMBRE DE 2016

CLAVE DE RESPUESTAS*

1 C	31 C	61 D
2 A	32 A	62 D
3 A	33 B	63 A
4 A	34 C	64 D
5 D	35 A	65 D
6 A	36 D	66 B
7 D	37 B	67 D
8 D	38 C	68 D
9 C	39 B	69 A
10 D	40 D	70 A
11 A	41 C	71 B
12 D	42 B	72 C
13 C	43 D	73 D
14 D	44 A	74 A
15 D	45 B	75 A
16 B	46 D	76 D
17 A	47 C	77 D
18 C	48 D	78 D
19 C	49 D	79 C
20 A	50 C	80 B
21 B	51 B	81 D
22 B	52 A	82 A
23 D	53 C	83 D
24 B	54 D	84 A
25 D	55 B	85 B
26 B	56 D	86 D
27 D	57 A	87 C
28 A	58 D	88 C
29 B	59 A	89 A
30 B	60 B	90 B

*SIN RECLAMACIONES NI ANULACIONES
PROBABLEMENTE POR TRATARS DE UNA
CONVOCATORIA DE PROMOCIÓN INTERNA Y
POR TANTO CON MENOS CONCURRENCIA

1. Según la Ley de Promoción de la Autonomía Personal y Atención a las Personas en situación de dependencia A quién corresponde la aprobación del baremo en el que se establecen los criterios de valoración de los diferentes grados y niveles de dependencia:

a. A cada Comunidad Autónoma, mediante Decreto del Consejo de Gobierno
b. A cada Comunidad Autónoma, mediante Orden del Titular del Departamento con competencia en materia de asuntos sociales
c. Al Gobierno, mediante Real Decreto
d. Al Consejo Territorial del Sistema para la Autonomía y Atención a la Dependencia

2. Piaget distingue varios tipos de juegos según la edad cronológica del niño:

a. Juego sensoriomotor 0-2 años, simbólico o representativo 2-6 años y social y de reglas hasta la adolescencia
b. Juego simbólico o representativo 0-2 años, sensoriomotor 2- 6 años y social y de reglas hasta la adolescencia
c. Juego sensoriomotor 0-2 años, social y de reglas 2-6 años y simbólico o representativo hasta la adolescencia
d. Juego social y de reglas 0-2 años, sensoriomotor 2-6 años y simbólico o representativo hasta la adolescencia

3. La ley 14/2015, de 9 de abril, de Servicios Sociales de Extremadura:

a. En su título II recoge los derechos y deberes
b. Consta de ochenta y siete artículos
c. Consta de diez títulos
d. En su artículo 1 desarrolla el ámbito de aplicación de la ley

4. Sobre el movimiento de la rodilla:

a. La flexión activa de rodilla alcanza los 140°, si la cadera ya está en flexión, y los 120° si la cadera está en extensión
b. En la flexión pasiva, la rodilla puede alcanzar 180°
c. En la flexión pasiva, la rodilla puede alcanzar 185°
d. Son correctas A y B

5. En relación a la rotación de cadera:

a. Para apreciar la amplitud de este movimiento es preferible realizar el estudio con la persona en decúbito prono o sentado en el borde de una camilla con la rodilla flexionada en ángulo recto
b. La rotación interna tiene una amplitud máxima de 30-40° y la externa de 60°
c. La rotación interna tiene una amplitud máxima de 60° y la externa de 40-50°
d. Las opciones a y b son correctas

6. Según recoge el artículo 39 del DECRETO 151/2006, de 31 de julio, por el que se regula el Marco de Atención a la Discapacidad en Extremadura (MADEX), el servicio de residencia para personas con discapacidad y necesidades de apoyo extenso o generalizado:

a. Cuenta con el número de plazas adecuadas para garantizar un ambiente acogedor, donde la convivencia sea óptima y saludable
b. Tendrá entre 9 y 24 personas usuarias
c. Tendrá entre 4 y 8 personas usuarias
d. Contará como mínimo con 20 plazas

7. El tratamiento de Logopedia en el servicio de habilitación funcional pretende:

a. Detectar los trastornos innatos o adquiridos del lenguaje
b. Explorar los trastornos innatos o adquiridos del lenguaje
c. Intervenir en los trastornos innatos o adquiridos del lenguaje
d. Las tres cosas

8. Según recoge el Plan Integral de Atención Sociosanitaria al Deterioro Cognitivo en Extremadura (PIDEX), el Equipo de Atención Primaria es el encargado de:

a. Detección del deterioro cognitivo
b. Primer juicio diagnóstico
c. Tratamiento y seguimiento del deterioro cognitivo
d. Las tres cosas

9. Dentro de la Intervención del terapeuta ocupacional en psicogeriatría:

a. El terapeuta ocupacional debe dejar la intervención a los psiquiatras
b. El terapeuta puede aplicar escalas líquidas de valoración
c. El terapeuta debería complementar la evaluación del anciano con la obtención de información adicional a través de sus familiares
d. El terapeuta ocupacional debe derivar al anciano a la unidad de psiquiatría más próxima para su internamiento

10. Según el PIDEX, en qué caso el paciente será excluido de ser visto por el Neuropsicólogo:

a. Estado avanzado de demencia
b. Cuadro psiquiátrico evidente y corroborado por neurólogo y atención primaria
c. Evidencia clínica clara de no existir deterioro cognitivo
d. Las tres son correctas

11. Real Decreto por el que se aprueba el Baremo de Valoración de la Situación de Dependencia establecido por la Ley 39/2006 de 14 de diciembre de Promoción de la Autonomía Personal y Atención a las personas en situación de dependencia:

a. 174/2011 de 11 de Febrero
b. 178/2012 de 21 de Febrero
c. 170/2013 de 19 de Febrero
d. Ninguna de las tres

12. El Baremo de Valoración de Dependencia incluye en la valoración de tareas domésticas:

a. Realizar desplazamientos, acceder a todas las estancias del hogar, preparar comidas y lavar la ropa
b. Planificar las tareas domésticas, hacer la compra, preparar comida y lavar la ropa
c. Gestionar el dinero, hacer la compra, limpiar la vivienda y lavar la ropa
d. Preparar comidas, hacer la compra, limpiar y cuidar la vivienda y lavar y cuidar la ropa

13. En relación al juego:

a. El juego es dispensable para el desarrollo de las personas
b. El juego es una de las características que solo existe en las sociedades modernas
c. El juego es indispensable para el desarrollo normal e integral del niño
d. Ninguna de las tres

14. Según la ORDEN de 30 de noviembre de 2012, por la que se establece el catálogo de servicios y prestaciones, una prestación económica vinculada al servicio es compatible con qué servicio o prestación:

a. Servicio de teleasistencia, salvo que la prestación vinculada se destine a contratar un servicio de Atención Residencial
b. Servicio de prevención de las situaciones de dependencia
c. Servicio de promoción de la autonomía personal
d. Las tres son correctas

15. De los siguientes instrumentos de evaluación de las Actividades de la Vida Diaria cuál podemos utilizar para evaluar actividades básicas de la vida diaria:

a. Evaluación de las destrezas cotidianas para la independencia
b. Indice de Katz
c. Indice de Barthel
d. Las tres son correctas

16. Para qué utilizamos el instrumento de evaluación de inventario de intereses de ocupaciones de ocio (LOII)

a. Para estimular la sensación psicomotora
b. Para evaluar las actividades avanzadas de la vida diaria (AAVD)
c. Para evaluar las actividades instrumentales de la vida diaria (AIVD)
d. Pare evaluar las actividades físico deportivas de intensidad HIIT

17. Como perspectivas filosóficas que han influido en el desarrollo de Terapia Ocupacional conocemos el Reduccionismo y el Holismo. Señala qué punto de vista sería holista:

a. La actividad se genera desde dentro, el individuo es activo y dinámico
b. La actividad es el resultado de fuerzas externas, el individuo es pasivo, reactivo y robótico
c. El todo es igual a la suma de las partes
d. Cualquier cambio en el organismo puede ser reducido a la forma más elemental

18. Ley por la que se crea el Colegio Profesional de Terapeutas Ocupacionales en Extremadura:

a. 5/1998, de 18 de Junio
b. 1/2000, de 26 de Marzo
c. 4/2006, de 10 de Octubre
d. 2/2010, de 26 de Febrero

19. El código deontológico de la Federación Mundial de Terapeutas Ocupaciones (WFOT), describe:

a. La conducta que deben desarrollar los fisioterapeutas en el tratamiento con los pacientes
b. Es un decálogo, de debido cumplimiento, para todos los profesionales que se encargan de la rehabilitación de pacientes
c. La conducta correcta de los terapeutas ocupaciones que ejercen en todos los campos de la terapia ocupacional
d. Ninguna de las tres

20. Qué es el código ético de la Asociación Americana de Terapia Ocupacional (AOTA) [2000]:

a. Una declaración de valores y principios usados para promover y mantener las normas de comportamiento en la Terapia Ocupacional
b. Un manual que recoge las acciones, presupuestos y medidas preventivas que deben poner en práctica todos los terapeutas ocupacionales en el trato con los pacientes
c. Ambas son correctas
d. Ninguna lo es

21. En el Código de Ética de la AOTA (2000) se recoge en el enunciado del principio 2, que:

a. Los terapeutas ocupacionales deben atender a todos los consumidores con respeto y considerando su situación particular
b. El personal de terapia ocupacional tomará precauciones razonables para evitar infligir o producir daño a los receptores de los servicios y sus propiedades
c. La salud de mi paciente será mi primera preocupación
d. El personal de terapia ocupacional demostrará interés por el bienestar de los receptores de sus servicios

22. El objetivo principal de promocionar la cooperación internacional entre los Terapeutas Ocupacionales, sus asociaciones nacionales y los grupos profesionales, mediante congresos internacionales, proyectos de investigación y publicaciones, corresponde a:

a. Red europea de estudios universitarios de Terapia Ocupacional (ENOTHE)
b. Federación Mundial de Terapeutas Ocupacionales (WFOT)
c. Comité Europeo de Terapeutas Ocupacionales (COTEC)
d. Colegios y asociaciones profesionales de Terapeutas Ocupacionales

23. Qué abordaje del neurodesarrollo utiliza especialmente estimulación táctil:

a. Bobath
b. Brunnstrom
c. Kabat
d. Rood

24. Por qué es importante el juego con niños en la TO:

a. Realmente no es tan importante como se cree, hay otras terapias más intrusivas
b. Porque es la principal ocupación del niño y le ayuda a tomar contacto con el mundo
c. Hay que evitar el juego en las terapias ya que fomenta conductas ludopáticas
d. Ninguna de las tres

25. Dentro del Marco biomecánico, el abordaje relacionado con la facilitación de la función en personas con discapacidades residuales, mediante el uso de ortesis, prótesis, entre otros, es el:

a. Abordaje rehabilitador
b. Abordaje mediante actividades graduadas
c. Abordaje mediante actividades de la vida diaria
d. Abordaje compensatorio

26. Es considerado el padre del condicionamiento operante:

a. Paulov
b. Skinner
c. Bandura
d. Watson

27. Sobre la fisiología del envejecimiento, a nivel tisular, qué tipo de factores convergen en el envejecimiento de los distintos tejidos:

a. genéticos
b. inmunológicos
c. hormonales
d. De los tres tipos

28. En la valoración geriátrica integral y a fin de determinar un diagnóstico funcional; qué aspectos debe incluir el Terapeuta Ocupacional:

a. Estado emocional, clínico, la situación social
b. Estado civil, clínico y estado legal
c. Estado civil, estado clínico y mental
d. Todas las respuestas son correctas

29. La conocida Jerarquía de las Necesidades Humanas es un trabajo del psicólogo humanista

a. Carl Rogers
b. Abraham Maslow
c. Sigmund Freud
d. Aaron Beck

30. Se refiere al tercer nivel del Modelo de discapacidad cognitiva de Allen:

a. Las acciones posturales son movimientos gruesos iniciados por el individuo que vence los efectos de la gravedad y mueve el cuerpo en el espacio
b. El uso de las manos, y en ocasiones, otras partes del cuerpo, para manipular objetos materiales
c. Descubrimientos de cómo los cambios en el control neuromuscular pueden producir diferentes efectos sobre los objetos materiales
d. Se estima el efecto de las acciones sobre los objetos materiales, sin que estos estén presentes

31. Siguiendo a Dulce Romero, entre las actividades laborales se incluye la de ejecución laboral, que son:

a. de interacción comunitaria
b. de patología pública
c. de interacción sociolaboral
d. de interacción psicoparticipativa

32. Uno de los conceptos centrales del modelo de Reed y Sanderson es:

a. La adaptación
b. La competencia
c. La identidad
d. La práctica centrada en el cliente

33. Sobre la rehabilitación psicosocial; la práctica rehabilitadora se debería basar en:

a. el Principio de relatividad
b. el Principio de individualización
c. el Principio de repercusión
d. Los tres

34. Enun servicio de rehabilitación psicosocial, los profesionales cualificados que trabajan directamente con los pacientes deben:

a. Mantener altos niveles de amistad y relación para que puedan trabajar mejor con los pacientes
b. Poseer un buen encuadre, sobre la estructura edificativa del servicio, para que sea más manejable por los pacientes
c. Conocer los objetivos de rehabilitación que se persiguen con cada paciente y seguir el mismo tipo de indicaciones
d. Ninguna de las tres

35. El 'Modelo de Habilidades Adaptativas en Terapia Ocupacional' es de:

a. Mosey
b. Reed y Sanderson
c. Cinkyn y Robinson
d. Trombly

36. Forma más frecuente de Distrofia muscular en la práctica pediátrica:

a. Distrofia muscular miotónica
b. Distrofia muscular oculofaríngea
c. Distrofia muscular de Becker
d. Distrofia muscular de Duchenne

37. Según el Modelo de la Ocupación Humana de Kielhofner, la Causalidad personal es:

a. Lo que uno encuentra satisfactorio hacer
b. El conocimiento personal de la capacidad y eficacia
c. Lo que uno considera que es importante
d. Lo que uno cree que debe hacer

38. NO es una fractura del radio:

a. Fractura de Colles
b. Fractura de Smith
c. Fractura de Bennett
d. Fractura de Barton

39. Siguiendo a Pilar Durante Molina Cómo podemos definir la valoración ocupacional de la persona mayor:

a. Proceso de reconocimiento mediante la auscultación
b. Proceso completo de recogida de información y su posterior análisis crítico, necesario para tomar decisiones para la intervención ocupacional
c. Proceso mediante el cual se supervisa la información obtenida de manera multidisciplinar
d. Ninguna de las respuestas es correcta

40. Según Goldmann, la apraxia facial-oral o bucofacial:

a. Se asocia a trastornos afásicos tipo Broca
b. Se asocia solo a trastornos del neurodesarrollo con afectación del rostro o partes de él (boca, ojos, lengua, mejillas...)
c. se asocia a apraxia cinética de miembros
d. Las opciones a y c son correctas

41. Según Pilar Durante Molina, existen 4 fases en las que se evaluará formalmente a la persona mayor. Cuál de las siguientes NO:

a. Evaluación previa o de la situación basal de la persona mayor
b. Evaluación en el momento del ingreso
c. Evaluación mecánica del patrón Miller
d. Evaluación de alta

42. De estos instrumentos de evaluación en terapia ocupacional gerontológica, cuál NO se usa en evaluación cognitiva/demencia:

a. Escala de demencia de Blessed
b. Índice de Katz
c. Set test de Isaacs
d. Miniexamen Cognoscitivo de Lobo

43. En la mano, hiperextensión de la articulación interfalángica proximal y como consecuencia de ello la flexión de la articulación interfalángica distal:

a. Deformación en Z
b. Dedo en resorte
c. Dedo en ojal
d. Dedo en cuello de cisne

44. La segunda edición del año 2008, del Marco de Trabajo para la Práctica de Terapia Ocupacional editado por la AOTA es:

a. Un documento que presenta un resumen de trabajos interrelacionados que definen y guían la práctica profesional de la terapia ocupacional
b. Una taxonomía sobre la terapia ocupacional
c. Una teoría sobre la terapia ocupacional
d. Un documento de enfoques para describir y clasificar las destrezas de la ejecución de la terapia ocupacional

45. Cómo se define en el segunda edición (2008) del marco de trabajo para la práctica de la terapia ocupacional (AOTA), las características del cliente:

a. Como los principios, normas, o cualidades consideradas valiosas del cliente que los tiene
b. Las habilidades, características o creencias que residen en el cliente y que pueden afectar su rendimiento en el desempeño de una ocupación
c. Son los aspectos genéticos, de orientación sexual y condiciones relacionadas con la salud del cliente
d. Son las características específicas de una actividad que influyen en el tipo y cantidad de esfuerzo requerido para realizarla por el cliente

46. Según Begoña Polonio, los programas de intervención neuropsicológica en personas con daño cerebral sobrevenido deben contener las siguientes áreas principales de intervención:

a. La aceptación por parte de la persona y su familia de su situación de salud; movilización de recursos públicos y privados de apoyo
b. Rehabilitación cognitiva; modificación de conductas perturbadoras y alteraciones emocionales
c. Apoyo psicosocial y terapia familiar; reintegración en los distintos ámbitos de la vida (laboral, académica, ocio...)
d. Son correctas B y C

47. La enfermedad de Quervain, o 'esguince de las lavanderas', afecta a:

a. Músculos lumbricales
b. Aductor corto del pulgar
c. Abductor corto del pulgar y extensor corto del pulgar
d. Flexor superficial de los dedos

48. Algunas de las alteraciones comportamentales, más frecuentes, de los enfermos de Alzheimer, son:

a. Quejas
b. Desinhibición
c. Negativismo
d. Las tres

49. Test funcional en el que pedimos al paciente que coja distintos objetos, los reconozca y los coloque en un recipiente con los ojos vendados:

a. El test de Dellon
b. Los monofilamentos de Semmes Weinstein
c. El test de Werber
d. El picking-up test de Moberg

50. Define la valoración en Terapia Ocupacional como: 'proceso de recogida de información precisa y relevante relacionada con un individuo, su situación personal y sus necesidades y habilidades potenciales':

a. Spackman
b. Willard
c. Hagedorn
d. Sanderson

51. Siguiendo a Begoña Polonio, qué procedimientos específicos de evaluación en TO, podemos utilizar para evaluar el área psicológica:

a. Integración oculomotora, percepción visual, praxias
b. Test proyectivos, evaluaciones cognitivas, evaluaciones afectivas
c. Índices geriátricos, pruebas óculo manual, procesamiento somáticos
d. Ninguna de las tres

52. En el movimiento del cuerpo humano:

a. Existen tres planos de movimiento: sagital o anteroposterior, frontal o coronal y horizontal o transversal
b. Existen tres ejes de movimiento: sagital, bilateral y paralelo
c. Ambas son correctas
d. Ninguna lo es

53. NO es una herramienta utilizada en Terapia Ocupacional para valorar o evaluar ABVD:

a. Escala de Barthel
b. Índice de Katz
c. Goodman Battery
d. Escala de incapacidad física de Cruz Roja

54. Los pacientes que reciben radiación por cáncer de mama o pulmón pueden desarrollar una plexopatía braquial.:

a. La plexopatía inducida por radiación es una pérdida permanente de la función nerviosa
b. La plexopatía a menudo es progresiva y lleva una pérdida funcional importante del miembro afectado
c. Los cambios sensitivos asociados pueden causar dolor o no
d. Todas las respuestas son correctas

55. Sensación que el amputado experimenta en la parte del miembro que ha sido eliminada:

a. Dolor fantasma
b. Sensación del miembro fantasma
c. Síndrome del miembro ausente
d. Síndrome post-amputación neuropático

56. Como técnica de intervención, la psicomotricidad se inspira en los principios siguientes, EXCEPTO:

a. Interacción del sujeto con el medio
b. Interdependencia entre los psíquico y lo motor
c. El 'sujeto' se hace en relación con el otro
d. El sujeto con elemento central del principio axial

57. Qué es el guante protésico:

a. La cubierta de la mano protésica
b. El mecanismo prensor de una prótesis
c. Una malla o guante que sirve para calzar el muñón antes de colocar la prótesis
d. Una pieza que constituye la conexión entre la prótesis y el cuerpo del paciente

58. Teniendo en cuenta la economía articular, en el caso de rizartrosis del pulgar, es conveniente:

a. Emplear las pinzas laterales del índice y del dedo corazón
b. Utilizar la prensión de los dedos con la zona palmar
c. Evitar las posturas de reposo nocivas
d. Todas las respuestas son correctas

59. La enfermedad de Alzheimer (EA) es un proceso.

a. Neurodegenerativo, que produce una demencia progresiva en la edad adulta
b. No podemos considerar que sea un proceso, es más bien una alteración
c. Imperativo que provoca el colapso de la estructura muscular
d. Todas las respuestas son correctas

60. 'Apoyo u otro dispositivo externo aplicado al cuerpo para modificar los aspectos funcionales o estructurales del sistema neuromusculoesquelético':

a. Prótesis
b. Ortesis
c. Implante
d. Electrodos

61. Sistema de clasificación de los trastornos mentales para diagnosticar Alzhéimer y otras demencias:

a. Manual de diagnóstico DSM V
b. Manual de Clasificación CIE 10
c. Ninguna de las dos es correcta
d. Ambas lo son

62. Las deformaciones que tienen que ver con la artritis reumatoide son:

a. Dedo pulgar en aducción, dedo pulgar en Z, subluxación de la articulación trapecio-metacarpiana
b. Dedo en cuello de cisne y dedo en ojal
c. Nódulos de Heberden y Nódulos de Bouchard
d. Son correctas A y B

63. En pacientes tetrapléjicos con lesión cervical C4, para su autonomía en la movilidad, será necesario:

a. Silla de ruedas eléctrica y grúa
b. Silla de ruedas eléctrica y tabla de transferencias
c. Silla de ruedas manual y grúa
d. No puede usar ninguna silla de ruedas de forma autónoma

64. Según Pilar Durante Molina, la planificación del tratamiento en TO es un proceso que conlleva:

a. Organización de la información, e identificación de los problemas del paciente
b. Especificación de los principios del tratamiento
c. Negociación de los objetivos del tratamiento
d. Todas las respuestas son correctas

65. Síntoma/signo característico de la afectación de la motoneurona superior o primera motoneurona:

a. Debilidad y atrofia muscular
b. Hiperreflexia
c. Espasticidad
d. Las tres son correctas

66. 'Parálisis cerebral' es:

a. Un trastorno de la postura y el movimiento de naturaleza progresiva
b. Un trastorno de la postura y el movimiento de naturaleza no progresiva con otros problemas asociados
c. Una afectación de varios sistemas del cuerpo que incluye alteraciones cognitivas
d. Una afectación de varios sistemas del cuerpo con problemas en la nutrición y el crecimiento

67. En la Esclerosis Lateral Amiotrófica se producen alteraciones...

a. mentales
b. sensoriales
c. esfinterianas
d. Ninguna de las tres

68. Alteración psicológica frecuente en los enfermos de Alzheimer:

a. Delirio
b. Alucinaciones
c. Ansiedad
d. Las tres

69. Enfermedad progresiva relacionada con la desmielinización en la sustancia del encéfalo y médula espinal y que en estadios iniciales presenta debilidad generalizada, rigidez, torpeza con hipotonía y neuritis óptica:

a. Esclerosis múltiple
b. Esclerosis lateral amiotrófica
c. Enfermedad de Parkinson
d. Ataxia de Friedreich

70. Mediante Glasgow evaluamos:

a. La respuesta ocular, la respuesta verbal y la respuesta motora
b. El funcionamiento cognitivo, la movilidad y la respuesta sensorial
c. La respuesta sensitiva, los reflejos óculo-cefálicos y ciclo vigilia-sueño
d. Las tres son correctas

71. 'Actividades que están orientadas al cuidado del propio cuerpo'

a. Hace referencia a programas de HIIT
b. Es la definición que da la AOTA sobre Actividades Vida Diaria (AVD)
c. Es un concepto que se utiliza en física
d. Ninguna de las anteriores

72. Durante la fase aguda de un Accidente Cerebrovascular, la primera actuación en la intervención de las Actividades de la Vida Diaria sería:

a. Despegar la pelvis de la cama
b. Abrir y cerrar las rodillas en decúbito
c. Realización de volteos en la cama
d. Trasladarse hacia arriba/abajo en la cama

73. Una persona en un estadio 5 de afectación de la enfermedad de Parkinson (según Hoehn y Yahr) presenta :

a. Afectación de ambos lados del cuerpo sin trastornos del equilibrio
b. Los síntomas afectan sólo a un lado del cuerpo
c. Alteración bilateral leve o moderada con cierta inestabilidad postural, físicamente independiente
d. Permanece en cama o sentado

74. Temblor que aparece durante el movimiento voluntario, es menos manifiesto o está ausente durante el reposo y se intensifica al concluir el movimiento:

a. Temblor intencional
b. Temblor de acción
c. Temblor de reposo
d. Temblor postural

75. En relación a la plasticidad cerebral en atención temprana:

a. El cerebro inmaduro de un niño es capaz de sufrir una recuperación adaptativa mayor que el cerebro de un adulto
b. El cerebro debe haber madurado para poder sufrir una recuperación adaptativa
c. El cerebro inmaduro de un niño es sumamente plástico pero tiene menor potencial de reestructuración neuronal tras una lesión
d. Todas las respuestas son correctas

76. Los terapeutas ocupacionales necesitan una serie de destrezas y habilidades expertas, unas cualidades necesarias para establecer y mantener una relación terapéutica. Indica cuál NO lo es:

a. Confianza
b. Empatía
c. Liderazgo grupal
d. Construir cuestionarios

77. Cómo clasifica Hagedorn las habilidades nucleares del TO:

a. Primarias y de acción
b. Primarias y específicas
c. De acción y de reacción
d. Primarias y genéricas

78. El papel de la Terapia Ocupacional en Atención temprana es:

a. Trabajar con los padres dándoles las pautas para lograr que cuiden bien a sus hijos
b. Aumentar los retrasos del desarrollo y promover un crecimiento armónico
c. Fomentar exclusivamente las interacciones padre-hijo
d. Facilitar el funcionamiento independiente de los lactantes y niños pequeños y sus familias

79. Es una alteración de la columna vertebral:

a. Hipercifosis y escoliosis
b. Hiperlordosis
c. Ambas son correctas
d. Ninguna lo es

80. Andújar y Santonja definen la postura armónica como:

a. Toda aquella que no sobrecarga la columna ni a ningún otro elemento del aparato locomotor
b. La postura más cercana a la postura correcta que cada persona puede conseguir, según sus posibilidades individuales en cada momento y etapa de su vida
c. La que sobrecarga a las estructuras óseas, tendinosas, musculares, vasculares, etc., desgastando el organismo de manera permanente, en uno o varios de sus elementos, afectando sobre todo a la columna vertebral
d. Son correctas A y B

81. En atención temprana, atendiendo a las áreas del desarrollo cognitivo, motor, del lenguaje, perceptivo y emocional:

a. El desarrollo o la interrupción en un área pueden afectar al desarrollo de otras
b. La falta de corrección de una discapacidad puede producir déficits secundarios
c. Cuanto más temprana sea la intervención de programas correctivos de estimulación sensorial para compensar los déficits, mejor será el desarrollo del niño
d. Todas las respuestas son correctas

82. En Terapia Ocupacional, las estructuras de referencia más adecuadas para tratar la Parálisis Cerebral, son:

a. Del neurodesarrollo, Compensatoria y biomecánica
b. Psicoanalítico, Modelo de la ocupación humana y modelo canadiense
c. Modelo de Reed y Sanderson, Modelo de la discapacidad cognitiva
d. Cognitivo conductual, Integración sensorial y Psicodinámico

83. Los productos de apoyo que se recomiendan a niños con espina bífida tienen el objetivo de:

a. Mejorar la función y brindar apoyo
b. Ayudar a prevenir las deformidades
c. Facilitar los cuidados de la familia
d. Todas las respuestas son correctas

84. Son síntomas frecuentes en la distrofia muscular:

a. Debilidad muscular con desequilibrios musculares y contracturas secundarias
b. Hipertonía con aumento de la base de sustentación
c. Rigidez muscular y temblor esencial
d. Cifosis dorsal y limitaciones intelectuales

85. Enfermedad neurológica degenerativa que se manifiesta sólo en niñas, con rápida degeneración a partir de los tres años tanto de habilidades físicas como cognitivas:

a. Autismo
b. Síndrome de Rett
c. Síndrome de Asperger
d. Ninguna de las tres

86. Problemas comúnmente observados (entre otros) en niños con autismo:

a. Problemas de ideación
b. Problemas de registro y modulación sensorial
c. Problemas de organización y planificación del comportamiento
d. Todas las respuestas son correctas

87. Cómo considera Kielhofner a la actividad en el ser humano:

a. Es algo fundamental para el ser humano, no serían los roles que la persona mantiene con respecto al ocio y trabajo
b. Como los roles que la persona mantiene sólo en las áreas de trabajo
c. Es algo fundamental para el ser humano, ya que este tiene una tendencia espontánea a ser activo y a explorar su entorno para dominarlo y manejarlo
d. Como los roles que la persona mantiene sólo con respecto al ocio

88. Para prescribir una actividad como medio terapéutico la Terapia Ocupacional puede basarse en cuántos elementos:

a. 4   b. 6   c. 5   d. 7

89. Las personas sordociegas que utilizan el método de Takoma:

a. Tocan con el pulgar los labios del que habla y con los otros dedos la garganta, la mejilla, etc
b. Reciben la información a través del deletreo de palabras sobre un fondo negro
c. Utilizan el lenguaje de signos adaptado a sus necesidades
d. Reciben información con el sistema Braille

90. Son músculos de la eminencia tenar:

a. Abductor corto, oponente y flexor largo del pulgar
b. Abductor corto, oponente y flexor corto del pulgar
c. Abductor largo, extensor y flexor del índice
d. Ninguna opción es correcta

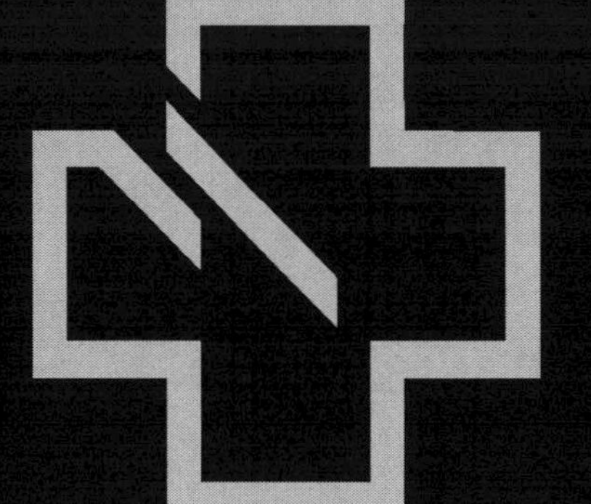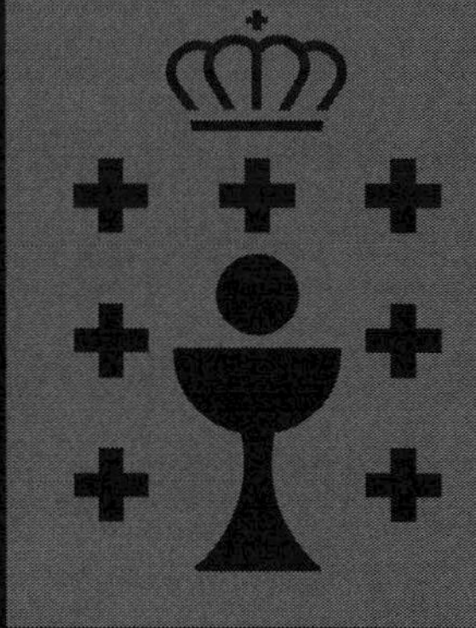

Servicio Gallego de Salud / **Sergas**

CONVOCATORIA:

DIARIO OFICIAL DE GALICIA DE 30 DE JUNIO DE 2015

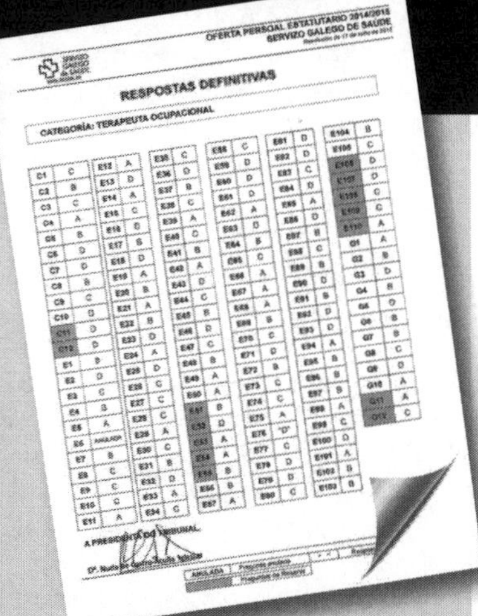

RESPOSTAS DEFINITIVAS

EXAMEN:

29 DE MAYO DE 2016

CLAVE DE RESPUESTAS

1 B	29 A	57 A	85 A
2 D	30 C	58 C	86 D
3 C	31 B	59 D	87 B
4 B	32 D	60 D	88 C
5 A	33 A	61 D	89 B
6 *	34 C	62 A	90 D
7 B	35 C	63 D	91 B
8 C	36 D	64 B	92 D
9 C	37 B	65 C	93 D
10 C	38 C	66 A	94 A
11 A	39 A	67 A	95 B
12 A	40 C	68 A	96 B
13 D	41 B	69 B	97 B
14 A	42 A	70 C	98 A
15 C	43 D	71 D	99 C
16 D	44 C	72 B	100 D
17 B	45 B	73 C	101 A
18 D	46 D	74 C	102 B
19 A	47 C	75 A	103 B
20 B	48 B	76 D	104 B
21 A	49 A	77 C	105 C
22 B	50 A	78 D	106 D
23 D	51 B	79 D	107 D
24 A	52 D	80 C	108 C
25 D	53 A	81 D	109 C
26 C	54 A	82 D	110 A
27 C	55 B	83 C	
28 C	56 B	84 D	

*UNA PREGUNTA ANULADA, LA NÚMERO 6, POR «NO RESULTAR CONFORME A LA BIBLIOGRAFÍA DE USO COMÚN EN ESTE ÁREA»

---

1. Cuántas fases integran el Círculo de la Mejora Continua (Círculo de Deming) en los programas de calidad:

a. 3
b. 4
c. 5
d. 6

---

2. Según Kielhofner G (2006), el Modelo de Ocupación Humana (MOHO) se ocupa de:

a. La influencia del ambiente en la ocupación
b. El patrón de vida ocupacional
c. La motivación de la persona por la ocupación y por la dimensión subjetiva del desempeño ocupacional
d. Las tres cosas

---

3. Según las guías de desarrollo visual normal, a qué edad el niño se mira las manos en la línea media (desarrollo de la acomodación) y alcanza objetos, se perfecciona el seguimiento y se completa el campo visual:

a. 1 mes
b. 2 meses
c. 4 meses
d. 6 meses

---

4. Cuál de estas variables está directamente relacionada con la capacidad de utilizar una silla de ruedas eléctrica en población pediátrica:

a. Edad cronológica
b. Edad de desarrollo cognitivo
c. Cociente intelectual
d. Capacidades visuales

---

5. En palabras de Moruno P. y Talavera M. A. (2012), la Evaluación Ocupacional:

a. Se caracteriza por seguir una secuencia que la estructura y regula
b. Es un proceso donde el terapeuta ocupacional define únicamente los problemas en el desempeño ocupacional
c. La evaluación ocupacional inicial es dinámica, sistemática y circular
d. Ninguna tres es correcta

---

6. [ANULADA] Vidal D. y Morrison R. (2009), citan a Simo S. y Urbanowski R. (2006) y Kronenberg et al. (2006) para definir el concepto de 'problema ocupacional' en la perspectiva político-social de terapia ocupacional:

a. Se relaciona con un desequilibrio entre el ser humano y su ambiente, obstaculizando su flujo vital en el contexto político-social
b. Es definido por el propio ser humano, en base a la realización de ocupaciones basadas en su espíritu y la relación con el contexto político-social
c. Está más allá de las condiciones personales, se concibe como el resultado de decisiones externas al ser humano, y que le influyen de manera inmediata
d. En esta teoría no hay 'problema ocupacional'

---

7. El dolor fantasma (Keenan y Morris 2001) se caracteriza por:

a. Calor, dolor y hormigueo
b. Sensación de presión o calambre, dolor ardiente
c. Frío, calambres y dolores parestésicos
d. Keenan y Morris (2001) no mencionan el dolor fantasma

---

8. Entre la normativa autonómica asumida por el Consejo de Bioética de Galicia, está el Decreto 177/2000 de 21 de junio, que regula la creación y autorización de los Comités de Ética Asistencial. Dichos Comités deben estar compuestos por un mínimo de:

a. 2 personas: presidente y secretario, uno de ellos nunca podrá ser personal directivo del hospital. Formado por 1 médico, I diplomado en enfermería. Si hubiese más de 2 personas el resto serán considerados vocales
b. 10 personas: nunca podrán formar parte de este comité personal directivo del hospital. Formado por 4 médicos y por 2 diplomados en enfermería, profesional sanitario de titulación diferente a las anteriores, 2 personas ajenas a las profesiones sanitarias (una de ellas debe ser licenciada en derecho), 1 administrativo que hará veces de secretario. De entre ellas se decidirá un presidente, el resto se consideran vocales
c. 7 personas: nunca podrán formar parte de este comité personal directivo del hospital. Formado por 3 médicos y por 1 diplomado en enfermería, 1 profesional sanitario de titulación diferente a las anteriores, 2 perso-

nas ajenas a las profesiones sanitarias (una de ellas debe ser licenciada en derecho). De entre ellas se decidirá un presidente y un secretario, el resto se consideran vocales

d. Un mínimo de 5 personas: podrán formar parte de este comité personal directivo del hospital. Formado por 11. persona de gerencia hospitalaria, 2 médicos, 1 diplomado en enfermería, 1 persona ajena a las profesiones sanitarias (debe ser licenciada en derecho). De entre ellas se decidirá un presidente y un secretario, el resto se consideran vocales

9. Sobre la distrofia muscular de Duchenne, es FALSO:

a. La afectación empieza en la musculatura proximal de la cintura pélvica

b. La maniobra de Gowers es un dato significativo para el diagnóstico

c. Entre los 5 y 6 años el niño comienza a depender de una silla de ruedas

d. Es una enfermedad degenerativa

10. Moruno P. y Fernández P. (2012) citan a Townsend E. y Wilcock A. (2004) para nombrar los determinantes ocupacionales que subyacen a la justicia ocupacional, que son:

a. Experiencias prolongadas de desconexión, aislamiento, vacío, falta de sentido de identidad, expresión limitada del espíritu o sensación de falta de sentido

b. La tecnología, la división (social) del trabajo, la ausencia de oportunidades de empleo, la pobreza o el poder adquisitivo, los valores culturales, las normas o regulaciones legales locales y las limitaciones impuestas por los sistemas educativos o de servicios sociales, así como la enfermedad y la discapacidad

c. El tipo de economía, la estructura social y los sistemas de creencias que dan forma a la salud

d. Aislamiento geográfico, malas condiciones de empleo (desempleo, subempleo y sobreexplotación), diferencias o estereotipos ligados al género y situaciones de refugiados de guerra

11. Estudio que identifica a personas con una enfermedad y las compara con un grupo que no la tiene:

a. Estudio de casos y controles

b. Estudio de cohorte

c. Estudio experimental

d. Estudio de seguimiento

12. Según Moruno P. y Talavera M.A. (2012), el 'Enviroment First' es un 'Procedimiento de evaluación ocupacional, cuando el terapeuta ocupacional pone mayor énfasis en conocer el entorno para realizar su intervención sobre él, enfatizando en la modificación del mismo' y fue promulgado por:

a. Christiansen C. y Baum C. (2005)

b. Christiansen C. y Baum C. (2000)

c. Gutman S. et al. (2007)

d. Trombly C. A. (1993)

13. En la esclerosis múltiple pueden darse:

a. Síntomas motores

b. Síntomas neuropsicológicos

c. Síntomas sexuales

d. Los tres tipos

14. La participación del Terapeuta Ocupacional en la Intervención comunitaria se realiza:

a. Formando parte de un equipo multidisciplinar

b. Actuando individualmente

c. Coordinando los recursos comunitarios que gravitan alrededor del paciente

d. Ninguna de las anteriores es correcta

15. 'Patología dual' se refiere a la coexistencia de:

a. Estados depresivos y maniacos

b. Un trastorno psicótico y otro del estado de ánimo

c. Un trastorno psiquiátrico y otro de abuso de sustancias psicoactivas

d. Un trastorno somático y otro de abuso de sustancias psicoactivas

16. Una prótesis tibial de encaje 3S:

a. Ayuda a evitar la pseudoartrosis muñón-encaje en las Actividades de la Vida Diaria (AVD)

b. Mejora la capacidad de suspensión, acoplamiento y unión íntima

c. Utiliza un forro de silicona hecho a medida y que está en contacto con la piel

d. Las tres son correctas

17. Según Hernández R. (2010) 'gatekeepers' son:

a. Las técnicas de muestreo que asignan probabilidades iguales a todo el marco muestral

b. Individuos que autorizan o al menos facilitan la entrada al ambiente

c. Informantes que generan información en el muestreo por criterio de autoridad

d. Ninguna de las anteriores

18. Según las autoras Polonio B. y Noya B. (2001), el marco de referencia primario fisiológico da lugar a los diferentes marcos de referencia aplicados. Entre ellos, da origen al marco aplicado de referencia que se ocupa principalmente de...

a. el aparato locomotor y del movimiento funcional

b. los trastornos de percepción e interpretación del entorno por problemas que afectan a los componentes perceptivos, cognitivos y de integración del desempeño

c. los trastornos del control motor desde diferentes perspectivas, en sus vertientes de desarrollo o reeducación, para mejorar la habilidad funcional del individuo

d. Las tres son correctas

19. Huesos cortos que forman parte de la hilera proximal del carpo:

a. Escafoides, semilunar, piramidal y pisiforme

b. Trapecio, radio, semilunar y ganchoso

c. Escafoides, trapecio, trapezoide y pisiforme

d. Escafoides, trapezoide, hueso grande y ganchoso

20. Son componentes implicados en la comunicación:

a. Psicológicos

b. Código y canal

c. La clase de estímulos

d. Ninguna de las tres

21. Red a nivel europeo para la información sobre las tecnologías para la autonomía en la discapacidad es:

a. EASTIN

b. ISO

c. REHADAT

d. CEAPAT

22. Según el Decreto 389/1994 que regula la salud mental en Galicia, las unidades de salud mental podrán:

a. Estar destinadas a la atención de personas con una patología concreta que exija de una actuación terapéutica activa de duración intermedia cuando no esté indicada realizarla en otros dispositivos de la red de salud mental

b. Estar anexadas a las unidades de hospitalización de psiquiatría, siempre que se haga una diferenciación física y funcional

c. Estar anexadas a las unidades de hospitalización de psiquiatría, siempre que se haga una diferenciación física y funcional. El establecimiento de estas unidades no implicará en ningún caso la creación de redes paralelas con centros independientes o recursos especiales que desarrollen su actividad al margen de los programas generales de salud mental y asistencia psiquiátrica

d. Son correctas A y B

23. Según Rubinstein, en qué aspecto ha demostrado su efectividad la valoración geriátrica integral:

a. Detecta, previene y mejora el estado funcional

b. Disminuye la institucionalización

c. Mayor precisión diagnóstica

d. Las tres son correctas

24. Cuál de los siguientes productos de apoyo NO pertenece a la 'clase 09 Productos de apoyo para el cuidado y protección personal' de la Norma UNE EN ISO 9999:2011

a. Pinzas manuales de largo alcance

b. Alza para inodoro

c. Abrochabotones

d. Dispensador de jabón por infrarrojos

25. Beneficio que aporta una adaptación ambiental:

a. Prevenir situaciones peligrosas

b. Optimizar el aprovechamiento de las capacidades funcionales de la persona

c. Facilitar la realización de actividades

d. Las tres son correctas

26. La compensación ambiental es un término propuesto para:

a. El Modelo de Ocupación Humana (MOHO), Kielhofner G (2006)

b. El Modelo biomédico, Organización Mundial de la Salud (2001)

c. El Modelo de la discapacidad cognitiva, Allen C (1982)

d. El Modelo Canadiense del desempeño ocupacional, Law M. et al. (1997)

27. Según Pizzi M. y Burkhardt A. (2005), el terapeuta ocupacional en adultos con cáncer debe:

a. Evaluar movilidad (rango de movimiento, fuerza muscular, destreza, coordinación, velocidad de movimiento y propósito del movimiento), sensibilidad (protectora y discriminativa), cognición y visión (agudeza y percepción visual)

b. Evaluar movilidad (rango de movimiento, fuerza muscular, destreza, coordinación, velocidad de movimiento y propósito del movimiento), sensibilidad (protectora y discriminativa), cognición y visión (agudeza y percepción visual); y evaluar las actividades de la vida diaria básicas e instrumentales, actividades laborales, de ocio, de participación social

c. Evaluar movilidad (rango de movimiento, fuerza muscular, destreza, coordinación, velocidad de movimiento y propósito del movimiento), sensibilidad (protectora y discriminativa), cognición, visión (agudeza y percepción visual); evaluar las actividades de la vida diaria básicas e instrumentales, actividades laborales, de ocio, de participación social; y evaluar la capacidad para planificar y obtener un reposo suficiente

d. Evaluar actividades de la vida diaria básicas e instrumentales, actividades laborales, de ocio, de participación social

28. Según el Plan Estratégico de Salud Mental de Galicia 2006-2011 los programas preventivos, asistenciales, rehabilitadores y especiales, constituyen parte de su cartera de servicios. En este caso, Cuáles son los programas que se vinculan a los llamados especiales:

a. Programa de formación de especialistas (MIR, PIR, EIR, entre otros); Programa de formación continuada y Programas de investigación;

b. Programa anti estigma; Programa de cuidado a cuidadores y Programas preventivo-asistenciales

c. Programa de atención a problemas relacionados con el consumo perjudicial de alcohol, tabaco así como aquellos relacionado con dependencias sin sustancia; Programa de trastornos de conducta alimentaria; Programa de intervención en crisis y urgencias comunitarias (Programa Acougo en colaboración con el 061) y Programa de salud mental y catástrofes

d. Programas de interconsulta y enlace; Programa con procedimientos específicos; Programa de teleasistencia y Programa de consulta de alta resolución

29. Según el Modelo de Ocupación Humana (MOHO) es una actividad 'Productiva':

a. Realización de un trabajo no remunerado y voluntario en la Cruz Roja

b. Mantener una rutina adecuada en el aseo diario

c. Realizar una actividad de senderismo

d. Ninguna de las tres es una actividad productiva

30. En palabras de Law M. et al. (1997), una de las ideas centrales del Modelo Canadiense es:

a. La ocupación es un proceso dinámico a través del cual las personas mantienen la organización de sus cuerpos y mentes. La participación en el trabajo, juego y actividades de la vida diaria sirven para organizar el ser

b. Las experiencias que se producen durante el desempeño ocupacional de una persona conducen a que la persona realiza un comportamiento ocupacional más complejo la siguiente vez

c. Cualquier cambio en la interacción entre ocupación, persona y entorno repercute a las otras partes y, a la vez, influye en el desempeño ocupacional

d. Las tradiciones psicoterapéuticas de la psicología y la psiquiatría guían al terapeuta para intervenir con el uso terapéutico del ser en la terapia ocupacional

31. La terapia de movimiento inducido por restricción (TMIR) NO está indicada en:

a. Parálisis cerebral de tipo hemipléjico

b. Espina bífida

c. Parálisis braquial neonatal

d. Hemiplejia tumoral

32. Polonio B et al. (2001) definen que los resultados esperados tras la intervención del terapeuta ocupacional bajo el prisma de un marco de referencia aplicado a la disfunción física del neurodesarrollo son:

a. La motivación de la persona influye en el grado de recuperación de la autonomía

b. La motivación para la autonomía no puede separarse del contexto ambiental, el entorno doméstico, el sistema de soporte familiar o la situación económica de la persona. Estos son ejemplos de factores que pueden influir en el proceso de recuperación

c. La motivación para la autonomía influye en su consecución debido principalmente a la distorsión cognitiva que se encuentra presente en el origen y mantenimiento de numerosos trastornos de la persona

d. Ninguna de las tres

33. Según el marco de trabajo para la práctica de la terapia ocupacional: dominio y proceso [Occupational Therapy Practice Framework: Domain and Process. 2nd ed. (2008)] cuál de los siguientes abordajes o enfoques, tiene entre su objetivo de intervención únicamente las características del cliente, las destrezas y patrones de ejecución:

a. Establecer, restaurar

b. Mantenimiento

c. Promover da salud

d. Modificación

34. El índice de Swaroop mide el número de defunciones por edad:

a. De 0 a 3 años

b. De 0 a 20 años

c. De 50 años o más

d. Este índice no tiene relación con la edad

35. Según Parham & Fazio (1997), en el marco de trabajo para la práctica de la terapia ocupacional: dominio y proceso (2a edición), el ocio se define como:

a. Actividad no obligatoria con una motivación extrínseca

b. Una obligación placentera

c. Actividad no obligatoria con una motivación intrínseca

d. Actividad no obligatoria, unida a ciertas responsabilidades

36. 'Su función es la de establecer y sistematizar los diferentes tipos de conocimientos que se integran en la disciplina, estableciendo las relaciones entre ellos. Entre sus componentes, se encuentra todo lo referente a nuestra profesión, filosofía, conocimientos teóricos, valores éticos y estéticos, metodología, ámbitos, tipos de problemas a los que nos enfrentamos y medios para resolverlos, niveles de competencia, el perfil curricular y las principales líneas de investigación'; esta descripción realizada por Moruno P. y Talavera MA (2009) corresponde a:

a. Modelo de Práctica

b. Paradigma

c. Marco de Referencia Teórico

d. Ninguno de los tres

37. Qué tipo de contracción muscular presenta mayor sobrecarga para el aparato cardiovascular y favorece la aparición de fatiga muscular:

a. Contracción isotónica

b. Contracción isométrica

c. Contracción dinámica

d. No hay diferencia entre ellas

38. En la escala de Ashworth modificada sobre espasticidad muscular (Bohannon & Smith, 1987), cuál es la puntuación de 'aumento considerable del tono muscular, movimiento pasivo difícil':

a. 0   b. 1   c. 3   d. 6

39. Sobre el respaldo de una silla de ruedas, es FALSO:

a. Por norma general es aconsejable mantener una inclinación del respaldo de 110°

b. Sobre la estructura del respaldo pueden adaptarse soportes laterales de tronco

c. El tipo de patología y el grado de recuperación influyen en las dimensiones del respaldo

d. En muchas sillas activas el respaldo sólo da soporte a la región lumbar

40. 'Falta de reconocimiento de las partes del cuerpo'

a. Estereognosia   b. Apraxia

c. Somatognosia   d. Afasia

41. La Asociación Americana de Terapeutas de Mano publicó en 1991 un sistema de clasificación de órtesis de miembro superior en base a:

a. Propósito, lugar anatómico, material empleado y dirección cinemática

b. Propósito, lugar anatómico, dirección cinemática y articulaciones secundarias

c. Propósito, configuración externa, lugar anatómico y articulaciones secundarias

d. Propósito, características mecánicas, lugar anatómico y material empleado

42. Qué indica la tasa de crecimiento vegetativo:

a. La diferencia entre la tasa bruta de natalidad y la tasa bruta de mortalidad

b. El número de nacidos vivos en un período determinado

c. Natalidad referida a mujeres en edad fértil

d. Es un buen indicador del nivel sociosanitario del país

43. Según el Marco de trabajo para la práctica de la terapia ocupacional: dominio y proceso (2008, 2a edición), cuál de las siguientes actividades es una actividad instrumental de la vida diaria:

a. Participación en el sueño

b. Actividad sexual

c. Movilidad funcional

d. Cuidado de mascotas

44. Qué demencia es debida a depósitos microscópicos anormales que dañan las células cerebrales:

a. Demencia vascular

b. Demencia de la enfermedad de Huntington

c. Demencia de cuerpos de Levy

d. Demencia frontotemporal

45. La terapia ocupacional comienza a desarrollarse en España con la llegada de Mercedes Abella, desde:

a. 1960

b. 1961

c. 1963

d. 1967

46. Según Hernández R. (2010), 'prueba estadística para evaluar hipótesis acerca de la relación entre dos variables categóricas':

a. Alfa de Crombach

b. Curva ROC

c. Índice Kappa

d. Ninguna de las tres

47. Sobre las palabras de Moruno P. et al. (2003), en relación al marco de referencia aplicado a la disfunción psicosocial cognitivo-conductal:

a. Rechaza el concepto de enfermedad y las etiquetas diagnósticas; entiende que el comportamiento puede ser considerado normal si se analiza desde la perspectiva de la persona que realiza ese comportamiento

b. Postula una estructura de la persona formada por distintas instancias que regulan los procesos, las conductas y las creencias individuales

c. Rechaza el concepto de enfermedad y considera las alteraciones dentro de un continuo normalidad- anormalidad

d. Son correctas A y C

48. En el caso de una lesión medular, según la American Spinal Injury Association (ASIA), cuál es el músculo clave de un nivel de lesión C7:

a. Extensores de muñeca

b. Extensores de codo

c. Interóseos

d. Flexores dorsales del tobillo

49. En general y basándonos en el 'Marco de trabajo para la práctica de la terapia ocupacional: dominio y proceso' (2° edición), en qué se centra el análisis de la actividad:

a. Identificación de las demandas de la misma y las destrezas del desempeño requeridas

b. Identificación de la patología a tratar

c. Valoración de las destrezas cognitivas requeridas para realizar la actividad

d. Valoración de las destrezas motoras requeridas para realizar la actividad

50. Es un síntoma negativo en la psicosis esquizofrénica:

a. Aplanamiento afectivo

b. Ideas delirantes

c. Lenguaje desorganizado

d. Alucinaciones

51. En palabras de Moruno P. et al. (2012), la causalidad personal se puede concebir como el compendio de dos dimensiones, que son:

a. La conciencia amplia de una identidad particular y las obligaciones ligadas a ella que de forma concreta ayudan a construir el comportamiento apropiado

b. El conocimiento de la capacidad y el sentimiento de eficacia

c. La visión holística, como un todo en el que se integran mente, cuerpo y espíritu, y los elementos sociales y de interacción personal

d. Las interacciones de las acciones asociadas con la realización de una actividad y las interacciones entre las distintas entidades de motivación personal

52. En palabras de Hansen R. (2005) 'derecho de un individuo a la autodeterminación; el derecho de tomar decisiones independientes respecto de la propia vida':

a. Justicia Ocupacional

b. Justicia distributiva

c. Capacitación

d. Ninguna opción anterior es correcta

53. Como indicador demográfico a qué hacen referencia las tasas:

a. A una relación dinámica entre magnitudes

b. A un conjunto poblacional observable

c. A la diferencia entre dos flujos de igual naturaleza

d. a Ninguna de las tres

54. NO es un criterio de diagnóstico clínico para la enfermedad de Parkinson según el United Kingdom Parkinson's Disease Society Brain Bank:

a. Edad

b. Bradicinesia

c. Temblor de reposo

d. Rigidez muscular

55. Según Moruno P. y Talavera M.A. (2012) 'Herramienta que nos ayuda a ordenar y clarificar los resultados de la totalidad del proceso de evaluación inicial contribuyendo a mejorar la aprehensión de la causalidad multidimensional de los problemas de desempeño ocupacional, permitiéndonos mejorar la planificación e implementación de nuestra intervención':

a. Razonamiento diagnóstico

b. Diagnóstico ocupacional

c. Perfil ocupacional

d. No existe esta herramienta en la evaluación ocupacional inicial

56. Sobre productos de apoyo para alimentación, es FALSO:

a. El cuchillo balancín evita posturas forzadas de muñeca y dedos

b. El vaso con escotadura es útil si existe dificultad para realizar la flexión de cuello

c. La cincha palmar se utiliza si no hay posibilidad de agarre

d. El cuchillo Nelson es adecuado para pacientes con hemiplejia

57. Una paciente de 19 años diagnosticada de anorexia nerviosa y clasificada en el subtipo restrictivo cómo consigue la pérdida de peso:

a. Realizando dieta y ejercicio intenso

b. Realizando solamente dieta

c. Provocándose vómitos

d. Utilizando diuréticos y laxantes

58. María es una niña de 4 años con parálisis cerebral cuadripléjica distónica y buen nivel cognitivo, utiliza un andador NF-Walker unos 30 minutos al día que, aunque le genera mucho gasto energético, facilita en gran medida la interacción con sus compañeros en el patio del colegio. Dispone de una silla de ruedas manejada por un acompañante, ya que sus dificultades de agarre y coordinación a nivel manual NO le permiten autopropulsarse:

a. Debería dejar de utilizar el andador debido al gasto energético que le produce usarlo

b. Es muy pequeña para manejar una silla de ruedas eléctrica

c. Se debería valorar la conveniencia de iniciar el entrenamiento para la utilización de silla de ruedas eléctrica

d. No se debe iniciar el entrenamiento con la silla de ruedas eléctrica mientras queda utilizar el andador porque después no querrá caminar

59. Pedro es TO. Desarrolla su actividad en el terreno de la salud mental, quiere realizar una intervención con un grupo de personas. Tiene necesidad de promover estilos de vida saludables y prevenir la aparición de problemas de salud somáticos o psicológicos y de los déficits consecuencia de ellos. En palabras de Moruno P y Talavera MA (2012), cuál sería la modalidad que podría utilizar:

a. La ocupación como fin en sí misma

b. Los métodos preparatorios

c. La ocupación como medio para el desarrollo

d. La ocupación como agente

60. Qué intervención realizaría con un hombre de 69 años, con hemiparesia izquierda y heminegligencia izquierda, con una puntuación en el Barthel 85/100:

a. Entrenamiento en vestido y desvestido

b. Uso de actividades bimanuales significativas

c. Valoración de la necesidad de la adaptación de su vivienda

d. Todas las anteriores son correctas

61. Jorge es TO. Tiene a su cargo la intervención con una persona que presenta un problema en el desempeño ocupacional en las actividades de la vida diaria básicas (AVDB), concretamente en el vestido, y que sufrió un accidente que le generó un daño cerebral. Tras la evaluación ocupacional inicial debe decidir qué tipo de intervención realizará utilizando un marco de referencia aplicado perceptivo-cognitivo. Cuál es la más indicada, según Polonio B (2015), si los déficits son permanentes y no recuperables:

a. Un trabajo sobre la comunidad, ya que esta es la responsable de que con estos déficits esta persona no se pueda vestir

b. Un trabajo de promoción de la salud, ya que es la mejor forma de que esta persona realice las actividades significativas que él pretende

c. Un entrenamiento en el que se produzcan cambios en el funcionamiento cerebral

d. Un entrenamiento repetitivo del desempeño ocupacional para facilitar la adaptación al entorno natural en el que la persona desarrolla su vida

62. En una persona con hemiplejia que va a ponerse una chaqueta estaría contraindicado:

a. Echársela, inicialmente, por los hombros

b. Introducir por último la mano sana en la otra manga

c. Buscar la sisa e introducir la mano afectada en la manga

d. Sujetar con la boca el cuello de la chaqueta

63. Miguel y Sergio quieren realizar una investigación desde un enfoque cualitativo para estudiar cómo evoluciona el razonamiento diagnóstico del estudiante de TO a lo largo de su formación, pero antes necesitan saber cuáles son las características que posee el enfoque cualitativo. Según Hernández R. (2010):

a. Pueden desarrollar preguntas a hipótesis antes, durante y después de la recolección y análisis de los datos

b. En la mayoría de los estudios cualitativos no se prueban hipótesis, éstas se generan durante el proceso y van refinándose

c. Ninguna opción es correcta

d. Son correctas A y B

64. En un caso de Trastorno Mental Severo, el Terapeuta Ocupacional estima empezar con el paciente un programa de habilidades sociales. Cuál es la primera actuación de la intervención que realizaría:

a. Empezar a entrenar habilidades sociales específicas

b. Asegurarse de que el paciente comprenda la conducta social adecuada a entrenar

c. Desestimar repercusiones en el desempeño de dicha conducta en su entorno cultural

d. No evaluar la generalización de lo aprendido en los contextos de ejecución habituales del paciente

65. Juan, de 75 años de edad, tiene artrosis; a pesar de ello, lleva una vida muy activa participando en múltiples actividades en la comunidad. Puede caminar pero los trayectos largos le cansan y le causan dolor, por lo que acude a usted para que le asesore sobre cómo mejorar su movilidad en la comunidad. Qué le recomendaría:

a. Silla de ruedas manual

b. Silla de ruedas eléctrica

c. Vehículo eléctrico (scooter)

d. Silla de ruedas de acompañante

66. Una paciente de 70 años a tratamiento en nuestra unidad de Terapia Ocupacional por una Enfermedad de Parkinson presenta dificultades para la realización de las Actividades de la Vida Diaria (AVD). Como TO, qué tipo de actividades serían las más recomendables en su plan de intervención:

a. Actividades de movimientos rítmicos con secuencia de lento a rápido

b. Actividades de movimientos rítmicos con secuencia de rápido a lento

c. Actividades encaminadas solamente a aumentar el rango articular

d. Actividades encaminadas a aumentar la tolerancia a la fatiga y aumentar el rendimiento

67. Cuál de los siguientes productos de apoyo NO está indicado para un usuario con esclerosis lateral amiotrófica que está encamado:

a. Escalerilla de cuerda para incorporarse en la cama

b. Lavacabezas hinchable

c. Control con la mirada para acceder al ordenador y facilitar la comunicación

d. Cama articulada

68. En una rampa de acceso a un edificio de uso público, cuál se adapta a la normativa en materia de accesibilidad:

a. La rampa tiene una pendiente transversal del 2%

b. El inicio de la rampa está señalizado con diferenciación del pavimento en una franja de 80 cm

c. La rampa tiene metro de ancho

d. La pendiente longitudinal es del 15%

69. Tiene a tratamiento a un niño de 8 meses con parálisis braquial obstétrica. Cuál NO es un objetivo de TO en este momento:

a. Estimular la integración en el esquema corporal del miembro afectado haciendo hincapié en la manipulación bimanual

b. Mantener la extremidad en reposo, inmovilizada en aducción y rotación interna

c. Estimular el equilibrio en sedestación

d. Férula palmar de reposo en posición funcional en caso de mano-muñeca flaccida

70. Cuántos mensajes puede almacenar grabados este comunicador Go Talk 9:

a. 12   b. 60   c. 48   d. Otra cantidad

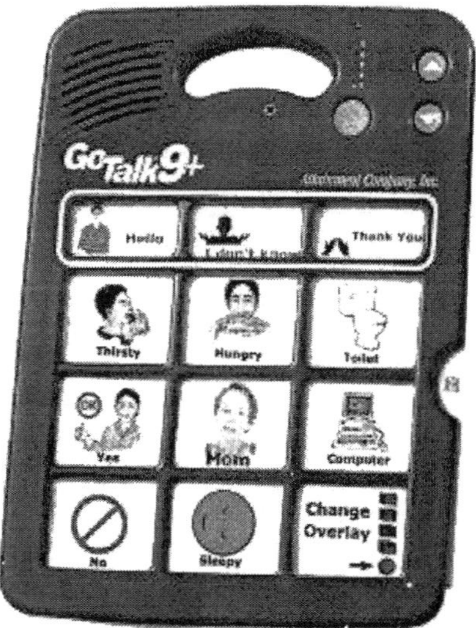

71. María está diagnósticada de esclerosis múltiple e incluida en un programa de conservación de la energía. Qué se debería realizar dentro de este programa:

a. Es fundamental planificar las tareas con antelación

b. Necesita reunir todos los objetos que vaya a necesitar para llevar a cabo una tarea

c. Es necesario planificar periodos de descanso

d. Las tres son correctas

72. Iria es una niña de 20 meses con parálisis cerebral atetósica y afectación corporal universal. Sus padres refieren que es muy difícil darle de comer, tose mucho cuando come y únicamente ingiere alimentos con textura de puré. Cuál de estos NO es un objetivo adecuado del plan de intervención de terapia ocupacional:

a. Deberá alimentarse en una silla que le permita una sedestación estable y simétrica

b. Deberá alimentarse en posición reclinada sobre el regazo de su madre

c. Se aumentará su capacidad para comer alimentos de diferentes texturas

d. Se enseñará a sus padres la forma de manejarla y ayudarle a moverse

73. En una intervención, qué estrategia seguiríamos para graduar la actividad:

a. Alterar los pasos de la secuencia

b. Cambiar de tarea

c. Realizar un aumento secuencial de la tarea

d. Alterar la disposición de los objetos de la tarea

74. Carmen es TO. Necesita trabajar educación para la salud con un grupo de personas. Según las recomendaciones de la OMS (1954) tendrá mejores resultados si selecciona un método directo porque la relación entre educador y educando es más estrecha, como por ejemplo:

a. Los carteles y prensa

b. La charla y la clase

c. Diálogo de la entrevista y discusión en grupo

d. Métodos audiovisuales

75. A un paciente que tenemos en tratamiento en el departamento de TO para rehabilitación y entrenamiento protésico le indicamos cómo debe cuidar la prótesis:

a. Lavar y secar concienzudamente el encaje protésico por dentro y por fuera, a poder ser antes de acostarse

b. Realizar el lavado de la prótesis antes de colocársela

c. Realizar el lavado de la prótesis una vez a la semana

d. Realizar el lavado sumergiendo la prótesis totalmente en agua

76. En la asignatura de Fundamentos de TO, la profesora está explicándolos marcos de referencia primarios y sus diferentes divisiones. Según Polonio By Noya B (2001), cuáles son sus postulados:

a. Fisiológico: biomecánico, analítico y perceptivo-cognitivo; Psicológico: conductual, humanista y del neurodesarrollo

b. Fisiológico: biomecánico, del neurodesarrollo y perceptivo-cognitivo; Psicológico: cognitivo-conductual, analítico y humanista

c. Fisiológico: biomecánico, analítico, perceptivo-cognitivo y de la percepción; Psicológico: conductual, humanista, del neurodesarrollo y el experimental

d. Ninguna de las tres

77. Iván es terapeuta ocupacional. En la formación para residentes y alumnos de grado en prácticas, imparte una sesión sobre el TO en unidades de hospitalización breve de psiquiatría. Expone los objetivos de TO relacionados con el dispositivo del que está hablando. Cuál NO sería un objetivo en esa unidad:

a. Favorecer el desarrollo de relaciones interpersonales

b. Favorecer el desempeño de las actividades básicas de la vida diaria de la forma más normalizada posible

c. Contención y eliminación de la sintomatología aguda, por medio de la realización de actividades significativas, que contribuyan a la elaboración de la crisis y a la normalización o estabilización en el plazo mínimo posible

d. Colaborar con el resto del equipo en la elaboración de un plan de alta y/o de continuidad de cuidados que persiga la reintegración del paciente en la comunidad

78. Un adulto de 23 años es ingresado en la Unidad de Hospitalización de Psiquiatría del Hospital en el que usted trabaja por trastorno esquizofrénico. Es su primer ingreso y todavía está en fase aguda cuando viene al Departamento de Terapia Ocupacional. En este primer contacto, qué actitud debe adoptar con él:

a. Preguntarle que quiere hacer

b. Darle seguridad

c. Evitar que se lesione o lesione a otros

d. Son correctas B y C

79. Iván es terapeuta ocupacional en un Centro de Rehabilitación Psicosocial y Laboral de personas con problemas de salud mental, le gustaría obtener información sobre capacidad de vida independiente por medio de destrezas. De todas las herramientas de evaluación que posee, cuál podría utilizar:

a. Mayo-Portland Adaptability Inventory-4 (MPAI-4)

b. Pie of time

c. NIH Activity Record (ACTRE)

d. Ninguna de las anteriores es correcta

80. Los alumnos de la asignatura de Fundamentos de Terapia Ocupacional en la Universidade de A Coruña tienen una duda y preguntan a Carmen, profesora de esta asignatura, cuáles son los componentes de las bases filosóficas en esa profesión. Qué respuesta daría Carmen apoyándose en los planteamientos de Polonio B (2001):

a. Componente holista de la visión del mundo, componente dimensional de las personas y componente filosófico de la ocupación

b. Componente estético, componente ético y axiología

c. Componente metafísico, componente epistemológico y axiología

d. Componente de identidad profesional, componente ético y componente metafísico

81. Requieren de su asesoramiento para la realización de una adaptación del puesto escolar para un niño de 8 años con atrofia muscular espinal tipo II, usuario de silla de ruedas eléctrica. Cuál ofrece mayores garantías de ergonomía:

a. Transferencia a silla de aula y utilizar una mesa como la de sus compañeros

b. Permanecer sentado en su silla de ruedas y utilizar bandeja acoplada a la silla como mesa de aula

c. Permanecer sentado en su silla de ruedas y utilizar una mesa como la de sus compañeros

d. Permanecer sentado en su silla de ruedas y utilizar mesa con escotadura regulable en altura e inclinación

82. Con una persona con enfermedad de Parkinson, en estadios III y IV (estadios de Hoehn & Yahr), cuál de las siguientes manifestaciones tenemos que tener en cuenta como terapeutas ocupacionales para adaptar las actividades de la vida diaria:

a. Dificultades comunicativas
b. Dificultades al caminar y en el equilibrio
c. Síntomas con relación a los fármacos
d. Todas las anteriores son correctas

---

83. Laura es una niña de 5 años con mielomeningocele cuya lesión se localiza en la zona lumbar alta. En relación con este caso, es FALSO:

a. Necesitará ayudas técnicas para caminar
b. El entrenamiento para el manejo de silla de ruedas autopropulsable será un objetivo de tratamiento
c. La postura más adecuada para vestirse y desvestirse será en bipedestación con apoyo
d. En el baño habrá que enseñarle a regular la temperatura del agua porque tiene disminución de la sensibilidad térmica y dolorosa

---

84. Niño de 5 años que presenta una contractura no traumática en flexión de la articulación interfalángica proximal del dedo medio. Se le ha estado valorando para intervención quirúrgica pero finalmente se ha decidido posponerla e intentar ganar unos grados de flexión utilizando férulas progresivas. Esta malformación congénita se conoce como:

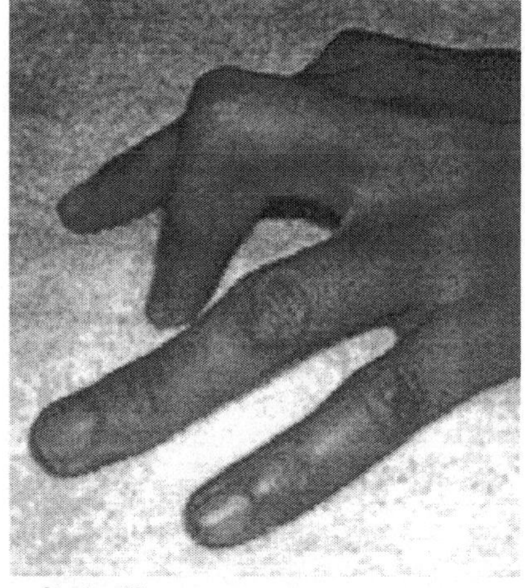

a. Sindactilia
b. Clinodactilia
c. Dedo en garra
d. Camptodactilia

---

85. Si a una persona le recomendamos el uso del cuchillo Nelson, un abrochabotones y la tabla sueca, estamos hablando de una persona que:

a. Sólo puede utilizar una extremidad superior para realizar las actividades de la vida diaria
b. Tiene artritis reumatoide
c. Utiliza una silla de ruedas
d. Tiene dificultades de comprensión

---

86. Estamos trabajando con una persona que previamente a la jubilación no realizaba ninguna actividad de ocio, qué debemos hacer:

a. Posibilitar que la persona tenga acceso y conocimiento de las actividades de ocio que hay en su entorno
b. Es importante que la persona sea consciente de sus destrezas y limitaciones
c. Si es necesario el uso de alguna adaptación, se hará
d. Todas las anteriores son correctas

---

87. Qué medidas de autocuidado podemos realizar para prevenir caídas en una mujer de 83 años con caídas frecuentes:

a. Que no realice ninguna de las actividades de la vida diaria (AVD)
b. Adaptar las actividades y el entorno
c. Poner alfombras
d. Todas las anteriores son correctas

---

88. Bárbara trabaja en un dispositivo asistencial de rehabilitación física en un hospital. En su jornada de trabajo atiende a un elevado número de personas, ya que en una hora está interviniendo con 4 y 5 personas a la vez con una elevada heterogeneidad en sus problemas de salud y del desempeño ocupacional. Bárbara intenta realizar una evaluación ocupacional inicial con cada una de esas personas a las que atiende, pero se da cuenta que en ocasiones no es posible. Siguiendo las recomendaciones de Labrador et al. (2012), qué tipo de formato o de informe le recomendaríamos:

a. Tipo de informe de Conjunto Mínimo Básico de Datos (CMBD)
b. Registro SOAP
c. Formato de historia clínica orientada a problemas (HCOP)
d. Tipo de informe de evaluación-diagnóstico ocupacional

---

89. En el caso de una lesión medular completa, en qué Nivel de lesión tendría una extensión activa de muñeca que permite un agarre grosero a través del efecto tenodesis:

a. C5   b. C6   c. C7   d. L5

---

90. Un hombre de 65 años, que sufre un accidente de tráfico con resultado de una lesión medular transversa C4, con zona de preservación parcial C5 motor, D2 sensitivo, ASIA A; qué objetivo a medio-largo plazo nos plantearemos:

a. Independencia en el uso de una silla electrónica
b. Independencia en la alimentación con adaptaciones
c. Independencia en el uso del ordenador/tablet/móvil con adaptaciones
d. Los tres

---

91. Para Hagedom, qué destrezas de carácter general son necesarias para el desarrollo de su trabajo como profesional de la salud:

a. Habilidades deportivas
b. Habilidades de supervisión y evaluación del trabajo
c. Habilidades artesanales
d. Ninguna de las anteriores

---

92. Qué debemos trabajar con una persona con demencia tipo Alzheimer en fase moderada:

a. Simplificar las tareas
b. Guiar en secuencias el vestido, dando ayuda verbal
c. Adaptar el entorno
d. Las tres son correctas

---

93. En un paciente con una fractura del extremo inferior del radio, en la fase de abandono de la inmovilización (días 30 a 45), qué tratamiento está indicado:

a. Tratamiento de la cicatriz, en el caso de que la hubiera
b. Trabajar pinzas sin resistencia
c. Trabajar oposición del pulgar
d. Las tres son correctas

---

94. Los ocupantes de un piso protegido que supervisamos desde nuestro departamento de Terapia Ocupacional tienen distribuidas las diferentes tareas domésticas a realizar en función a su dificultad y al tiempo que implica el realizarlas. Según la 3a edición de la terminología uniforme para terapia ocupacional desarrollada por la Asociación Americana de Terapeutas Ocupacionales, señale la opción correcta en relación con la realización de la compra semanal de lo necesario para cocinar y el mantenimiento del piso:

a. Se considera una actividad productiva
b. Es una Actividad Instrumental de la Vida Diaria
c. Es una actividad Básica de la Vida Diaria
d. Es una actividad relacionada con el voluntariado y con la Participación Social

---

95. Carmelo, terapeuta ocupacional, quiere realizar una intervención pero antes de ello quiere revisar cual será la mejor evidencia. Para ello dispone de varios recursos. Él necesita una versión más corta y menos rigurosa que una revisión sistemática, pero que resuma la mejor evidencia disponible para la investigación sobre un tema. Cuál sería el mejor recurso a utilizar:

a. OTseeker
b. OTCATS
c. Chochrane
d. Ninguna de las opciones anteriores es correcta

96. Sonia, terapeuta ocupacional, quiere utilizar una herramienta de evaluación diseñada por Baum C y Wolf TJ (2013) en la fase de screening de su evaluación ocupacional inicial. Esta prueba está diseñada con tres propósitos: 1) determinar qué funciones ejecutivas están deteriorados; 2) determinar la capacidad de un individuo para el funcionamiento independiente; 3) determinar la cantidad de asistencia necesaria para la realización de tareas. A diferencia de otras pruebas de Actividades de la Vida Diaria Instrumental, esta herramienta de evaluación no examina lo que los individuos no pueden hacer, sino que identifica lo que pueden hacer, y la cantidad de asistencia necesaria para que puedan llevar a cabo una tarea. Cuál es el nombre de esa herramienta de evaluación que pretende utilizar Sonia:

a. West Tool Sort
b. Executive Function Performance Test (EFPT)
c. Bay Area Functional Performance Evaluation (BaFPE)
d. Daily Activities Checklist

97. La férula de Quervain está indicada para:

a. Fractura de falange distal
b. Tendinitis del abductor largo y el extensor del pulgar
c. Fractura de Colles
d. En casos de rigidez articular

98. Recibe en su consulta a una persona mayor de 80 años con una puntuación de 12 en el Mini-Examen Cognoscitivo de Lobo y colaboradores (MEC) Su nivel de deterioro según esta prueba es:

a. Deterioro grave
b. Deterioro moderado
c. Deterioro leve
d. Borderline

99. Javier, de 9 años, con sordera moderadamente severa y con adaptación binaural acaba de cambiarse de colegio. Cuál de estas pautas de adaptación del entorno escolar NO debe recomendar el terapeuta ocupacional:

a. Pegar protectores en las patas de sillas y pupitres
b. Ubicar la clase lejos de fuentes de ruido
c. Javier deberá sentarse al fondo de la clase
d. El profesor llevará el micrófono de un sistema FM

100. Acuden a usted para evaluar si la rampa de acceso a un edificio público de su ciudad reúne las características exigidas por la normativa vigente. Suponiendo que las condiciones físicas del lugar en el que se sitúa la rampa no permiten utilizar las pendientes establecidas, cuánto se podría aumentar la pendiente exigible utilizando una memoria justificativa:

a. 5%
b. 4%
c. 3%
d. 2%

101. A causa de un accidente laboral, a un trabajador se le realiza una amputación cirúrgica supracondílea del miembro superior derecho dejándole un muñón funcional para protetizacion. En cuántas fases se divide generalmente la intervención de terapia ocupacional:

a. En dos fases: preprotésica y protésica
b. En tres fases: quirúrgica, postquirúrgica y rehabilitadora
c. En cuatro fases: quirúrgica, postquirúrgica, rehabilitadora y protésica
d. El tratamiento no se divide en fases

102. Una persona que queremos que realice una actividad con una carga metabólica de 2 a 3 Mets, cuál de las siguientes actividades podrá hacer:

a. Carpintería
b. Coser
c. Cavar en el jardín
d. Correr 2 kilómetros

103. A causa de un accidente laboral, a un trabajador se le realiza una amputación quirúrgica supracondílea del miembro superior izquierdo dejándole un muñón largo y funcional para protetizacion. Cuál es el método en el que se le adiestraría para colocar la prótesis:

a. Método de la bufanda
b. Método del jersey
c. Método del guante
d. No existe ninguno de los anteriores métodos

104. En un paciente con síndrome de túnel carpiano, cuál NO es una opción terapéutica conservadora, según Bouche (2013):

a. Aplicación de frío local y baños de contrastes
b. Férulas nocturnas en posición funcional
c. Modificaciones ergonómicas
d. Férulas nocturnas en posición neutra

105. Paula, terapeuta ocupacional, elabora su Informe de Historia Clínica Orientado a Problemas (HCOP) donde aparece que David presenta una disfunción ocupacional, ya que tiene dificultades para llevar a cabo una actividad de higiene personal en su mayoría por un problema de causalidad personal, de hábitos y de factores ambientales. En palabras de Durante P (2001), cuál es el modelo propio de terapia ocupacional que está utilizando Paula, si utiliza la expresión disfunción ocupacional:

a. El marco de trabajo para la práctica de la terapia ocupacional: dominio y procesos [Occupational Therapy Practice Framework: Domain and Process. 2nd ed (2008)]
b. El término "disfunción ocupacional" no existe en ningún modelo propio de terapia ocupacional, está acuñado por los terapeutas ocupacionales que desarrolla su labor desde el reduccionismo en su mayoría circunscritos a un modelo biomédico
c. El Modelo de Ocupación Humana (MOHO)
d. Ninguna opción anterior es correcta

106. El índice de Katz se utiliza para evaluar el nivel de independencia en las Actividades Básicas de la Vida Diaria (ABVD). Señale la respuesta FALSA con respecto a dicho cuestionario de evaluación:

a. Se hará constar lo que el paciente hace realmente, no lo que es capaz de hacer
b. El baño y el vestido son las actividades que primero se pierden en el proceso de deterioro
c. Un paciente clasificado en el grupo B es independiente en todas las actividades salvo en una
d. Evalúa baño, vestido, uso de retrete, deambulación, continencia y alimentación

107. Jorge, terapeuta ocupacional, está trabajando en un equipo de Trastorno Mental Severo. Tras realizar la evaluación ocupacional inicial, concluye que la persona con la que está trabajando muestra un claro nivel de atención a niveles táctiles y visuales que se mantiene durante actividades a corto plazo hasta su finalización. Jorge cree que podrá intervenir con actividades dirigidas a objetivos o productos finales concretos. Según esta reflexión, en qué nivel cognitivo del modelo de la discapacidad de Alien C se encuentra la persona con la que trabaja:

a. Nivel 2,5
b. Nivel 3
c. Nivel 6
d. Ninguna de las tres

108. Marisa, terapeuta ocupacionai, está finalizando el procedimiento de evaluación ocupacional inicial y establece el diagnóstico ocupacional. Un compañero le dice que sus planteamientos son reduccionistas. En cambio, ella cree que sus razonamientos son holísticos o, al menos, cree tener en cuenta la causalidad multidimensional de los problemas de desempeño ocupacional. Según Moruno PyTalavera MA (2012), Para establecer un diagnóstico ocupacional holístico o que realmente tuviera en cuenta la causalidad multidimensional de los problemas de desempeño ocupacional María debería elaborar, en la evaluación ocupacional inicial, un diagnóstico ocupacional con componente descriptivo...

a. ...de un componente explicativo de una variable, indicadores con hipotéticas causas de los problemas del desempeño ocupacional e información adicional que, sin estar directamente relacionada con la enfermedad, pueda influir en el problema del desempeño ocupacional

b. ...de tres niveles de reflexión, un componente explicativo de una variable, indicadores con hipotéticas causas de los problemas del desempeño ocupacional e información adicional que, sin estar directamente relacionada con la enfermedad, pueda influir en el problema del desempeño ocupacional

c. ... de tres niveles de reflexión, un componente explicativo de dos o más variables, indicadores con hipotéticas causas de los problemas del desempeño ocupacional e información adicional que, sin estar directamente relacionada con la enfermedad, pueda influir en el problema del desempeño ocupacional

d. ...de dos niveles de reflexión, un componente explicativo de cero variables, indicadores con hipotéticas causas de los problemas del desempeño ocupacional e información adicional que, sin estar directamente relacionada con la enfermedad, pueda influir en el problema del desempeño ocupacional

109. Si trabajamos con una persona con enfermedad de Parkinson, cuál de los siguientes NO es un objetivo específico de la terapia ocupacional:

a. Entrenamiento en actividades de la vida diaria

b. Asesoramiento en modificaciones del entorno

c. Mejorar la movilidad de los miembros inferiores

d. Ayudar a organizar las rutinas diarias

110. A causa de un accidente laboral, a un trabajador se le realiza una amputación quirúrgica supracondílea del miembro superior derecho dejándole un muñón funcional para protetización. Antes de la colocación de la prótesis, cuáles son los objetivos como Terapeuta Ocupacional:

a. Endurecimiento y desensibilización del muñón

b. Adaptación de las prótesis

c. Entrenamiento funcional

d. Las tres son correctas

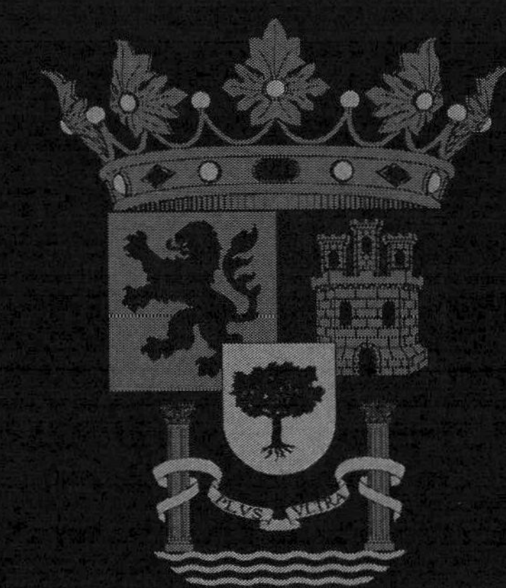

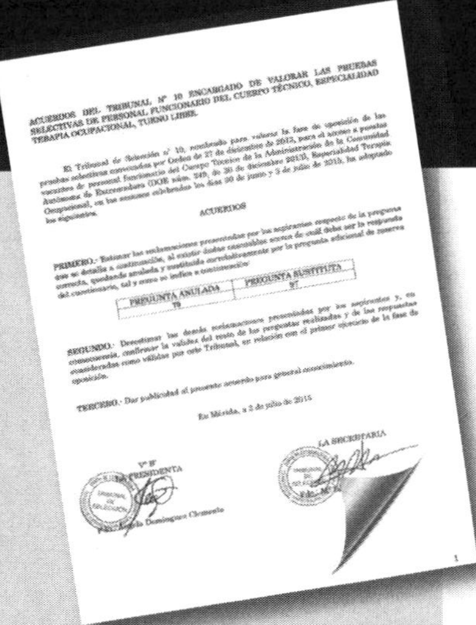

Examen:
6 DE JUNIO DE 2015

Clave de Respuestas

[...]	48 C	78 C
19 A	49 B	79 A*
20 B	50 D	80 B
21 B	51 B	81 C
22 D	52 C	82 C
23 C	53 C	83 A
24 A	54 B	84 A
25 B	55 D	85 D
26 B	56 A	86 C
27 D	57 C	87 B
28 A	58 D	88 D
29 B	59 B	89 A
30 A	60 B	90 C
31 A	61 C	91 C
32 B	62 A	92 B
33 C	63 C	93 B
34 C	64 D	94 A
35 B	65 B	95 B
36 D	66 C	96 A
37 B	67 A	97 C
38 C	68 D	98 C
39 D	69 A	99 B
40 B	70 A	100 C
41 A	71 A	101 C
42 B	72 B	102 C
43 B	73 B	103 D
44 C	74 A	104 D
45 D	75 C	105 A
46 C	76 D	106 D
47 A	77 C	

*Una pregunta anulada

[Preguntas 1 a 18 no específicas]

19. La Ley 5/1987 de 23 de abril, de Servicios Sociales de Extremadura, estructura a los servicios sociales en:

a. Servicios Sociales de Base y Especializados

b. Servicios Sociales de Atención Primaria y Especializados

c. Servicios Sociales Específicos y Generales

d. Ninguna es correcta

20. Según el artículo 3 de la ORDEN de 30 de noviembre de 2012 por la que se establece el catálogo de servicios y prestaciones económicas del Sistema para la Autonomía y Atención a la Dependencia en Extremadura, la intensidad de los servicios y el régimen de compatibilidades aplicables. La prioridad en el acceso a los servicios vendrá determinada por:

a. Por la valoración técnica y por la valoración social de la persona

b. Por el grado de dependencia y por la capacidad económica del solicitante

c. No existe prioridad en el acceso a los servicios

d. Por la prelación de las solicitudes y por la valoración técnica

21. El Plan Integral de Atención Sociosanitaria al Deterioro Cognitivo en Extremadura (PIDEX) establece 10 signos o síntomas de alerta a tener en cuenta como posible indicador de un cuadro de deterioro cognitivo. Durante cuánto tiempo los pacientes tienen que presentar uno o varios de esos signos, para considerar que se está ante un cuadro de deterioro cognitivo:

a. Al menos dos meses de manera continuada

b. Al menos tres meses de forma continuada

c. Durante cuatro meses de manera continuada

d. Al menos durante seis meses de manera continuada

22. Qué procedimientos se utilizan para obtener la información al aplicar el BVD (Baremo de Valoración de la situación de Dependencia):

a. La entrevista y aplicación de pruebas en un contexto estructurado

b. Los procesos evaluativos madurativos

c. La observación directa y los informes de salud y del entorno

d. Son correctas A y C

23. Quiénes son los beneficiarios del MADEX según el artículo 5 del decreto 151/2006, de 31 de julio:

a. Todas las personas que cumpliendo los requisitos específicos para cada uno de los servicios, estén residiendo en cualquiera de los municipios de la Comunidad Autónoma de Extremadura

b. Todas las personas que, cumpliendo los requisitos específicos para cada uno de los servicios, estén residiendo en cualquiera de los municipios de la Comunidad Autónoma de Extremadura durante los seis meses anteriores a la solicitud de los servicios

c. Personas con discapacidad que, cumpliendo los requisitos específicos para cada uno de los servicios, estén empadronados en cualquiera de los municipios de la Comunidad Autónoma de Extremadura durante los doce meses anteriores a la solicitud de los servicios

d. El decreto 151/2006 de 31 de julio no regula el MADEX

24. El artículo 46 de la Ley 39/2006, de Promoción de la Autonomía Personal y Atención a las Personas en Situación de Dependencia, regula las prescripciones de las sanciones. Cuándo prescriben las sanciones de las faltas muy graves:

a. A los cinco años

b. A los dos años

c. A los cuatro años

d. Nunca

25. Perfetti desarrolló las bases de su tratamiento en torno a 3 elementos:

a. La movilidad del cuerpo, la percepción táctil en relación con la elaboración del movimiento y la cognición
b. La movilidad de la mano, la sensibilidad y percepción táctil en relación con la elaboración del movimiento y la atención
c. La motricidad gruesa, la sensibilidad y tacto profundo y la atención
d. La movilidad de la mano, la sensibilidad y percepción táctil en relación con la elaboración del movimiento y la metacognición

26. Siguiendo a Begoña Polonio, qué procedimientos específicos de evaluación se utilizan para evaluar el área psicológica:

a. Integración oculomotora, percepción visual, praxias
b. Test proyectivos, evaluaciones cognitivas, evaluaciones afectivas
c. Índices geriátricos, pruebas óculo manual, procesamiento somáticos
d. Ninguna es correcta

27. Técnica que consiste en usar el aprendizaje observacional para que la conducta del modelo actúe como estimulo para generar conductas en otra persona:

a. Moldeamiento
b. Modelado
c. Aprendizaje vicario
d. Son correctas B y C

28. En el Modelo Canadiense de Desempeño Ocupacional:

a. La ocupación aparece como una interacción entre el sujeto y el entorno
b. Uno de sus puntos débiles es la limitada investigación, que no ha logrado mostrar la validez de su instrumento de evaluación
c. La espiritualidad se considera un factor secundario en el modelo
d. El terapeuta actúa de experto asumiendo la responsabilidad del proceso

29, Qué siglas son sinónimas:

a. AVD, ABVD, ABVT
b. AVD, ABVD, APVD
c. AVD, ABVD, ACVD
d. Ninguna es correcta

30. Qué es el código ético de la Asociación Americana de Terapia Ocupacional (AOTA) [2000]:

a. Una declaración de valores y principios usados para promover y mantener las normas de comportamiento en la Terapia Ocupacional
b. Un manual que recoge las acciones, presupuestos y medidas preventivas que deben poner en práctica todos los terapeutas ocupacionales en el trato con los pacientes
c. Ambas son correctas
d. Ninguna lo es

31. Según Hagedorn hay una serie de elementos sobre los que puede basarse la TO para prescribir una actividad como medio terapéutico. Cuál NO lo es:

a. La elección
b. El producto
c. La interacción persona-ambiente
d. El proceso

32. Según Kielhofner, cuál ha sido la aportación de los paradigmas a la profesión de TO:

a. En sus comienzos la disciplina adoptó el paradigma mecanicista
b. El paradigma de la ocupación reconocía que la participación influye en el bienestar mental y físico
c. El paradigma de la ocupación presentaba la práctica como la aplicación de actividades para reducir estados patológicos de los mecanismos internos
d. El paradigma mecanicista no trajo ningún avance a la profesión

33. En qué año se crea la World Federation of Occupational Therapists (WFOT):

a. 1950
b. 1960
c. 1952
d. 1957

34. Según Schwartzberg, la relación terapéutica incluye una serie de aspectos o elementos:

a. Respecto incondicional, honestidad, humildad
b. Honestidad, realización, alternancia
c. Empatía, comprensión, preocupación
d. Alternancia, realización, comprensión

35. Indica la FALSA:

a. En la enfermedad de Parkinson, la mayor dificultad está en la frenada de la marcha
b. La marcha en la esclerosis múltiple es típicamente atáxica con las piernas muy juntas
c. La marcha del hemipléjico es una marcha típica llamada 'en segador'
d. El tratamiento del paciente hemipléjico incluye simetría postural en sedestación y bipedestación

36. La ciencia ocupacional, según Gómez Tolón, plantea que la ocupación tiene una serie de subsistemas:

a. Subsistema de procesamiento información y de valoración simbólica
b. Subsistema físico, biológico, trascendental y sociocultural
c. Ninguna de las dos es correcta
d. Ambas lo son

37. Para qué utilizarías un estesiómetro:

a. Para valorar el tacto ligero
b. Para evaluar la discriminación entre dos puntos
c. Para valorar la discriminación táctil
d. Para valorar la esterognosia

38. Cuando existe disartria, disfagia, trastorno de la fonación y/o sialorrea, estamos hablando de Esclerosis Lateral Amiotrófica con afectación predominante de:

a. Motoneurona superior o primera motoneurona
b. Motoneurona inferior o segunda motoneurona
c. Afectación bulbar
d. XII par craneal

39. En la intervención de Terapia Ocupacional con un paciente que se encuentra en una fase preprotésica, cuál de los siguientes objetivos trabajarías:

a. Enseñarle los cuidados de la futura prótesis
b. Adquisición de habilidades de vida diaria y habilidades laborales
c. Entrenamiento funcional
d. Trabajar la corrección postural, la movilidad articular, así como la potenciación y resistencia de la musculatura residual del miembro amputado

40. Según la clasificación ASIA (American Spinal Injury Association), existen varios tipos de lesión medular:

a. En una lesión medular incompleta D hay preservación de la sensibilidad, pero no motor por debajo del nivel neurológico abarcando segmentos sacros, es decir existe sensibilidad para defecar y miccionar, pero no control voluntario
b. En una lesión medular incompleta C hay preservación de la sensibilidad y la fuerza por debajo del nivel de lesión pero los músculos se encuentran débiles y se consideran no funcionales
c. En una lesión medular incompleta B, un 75% de los músculos por debajo del nivel neurológico son funcionales
d. Ninguna es correcta

41. A la hora de planificar el tratamiento que va a realizar el terapeuta ocupacional, se suelen incluir varias fases principales:

a. Establecer la prioridad, determinación de las metas y diseño de las actividades, programas y espacios terapéuticos
b. Estudio del paciente y de su familia, determinar el entorno y aplicar el tratamiento
c. Determinar el trabajo multidisciplinar, estudio del paciente y selección de las técnicas
d. Ninguna es correcta

42. Un paciente con Traumatismo Craneoencefálico que acude al departamento de Terapia ocupacional presenta negación de la gravedad de su patología, esto es:

a. Síndrome de negligencia
b. Anosognosia
c. Somatognosia
d. Déficit de reconocimiento espacial y personal

43. En el Modelo de la Ocupación Humana de Gary Kielhofner el término de competencia ocupacional hace referencia a:

a. Desempeño de una o más formas ocupacionales, y pensamientos y sentimientos que conllevan, que se producen como parte de la terapia
b. Grado en el que uno es capaz de sostener un patrón de participación ocupacional que refleje la identidad ocupacional propia
c. Construcción de una identidad ocupacional positiva y logro de competencia ocupacional con el tiempo en el contexto del ambiente propio
d. Ninguna es correcta

44. En el tratamiento de la enfermedad de Parkinson:

a. Se deben potenciar los músculos afectados con ejercicios contra resistencia
b. Se debe trabajar en una postura en bipedestación con ligera flexión de rodillas
c. Se deben evitar los movimientos muy lentos y contra resistencia
d. Son correctas B y C

45. Según el Libro Blanco de Atención Temprana, cuál NO es un principio básico de la atención temprana:

a. Diálogo, integración y participación
b. Sectorización
c. Interdisciplinariedad y alta cualificación profesional
d. Centralización

46. Según Durante Molina, P., sobre los programas de activación del entorno en residencias geriátricas:

a. Se benefician los usuarios con más motivación
b. Puede ser obligatorio para determinados usuarios
c. El individuo realiza actividades elegidas por el mismo
d. Ninguna es correcta

47. En relación con la intervención del Terapeuta Ocupacional en el ámbito escolar:

a. El Terapeuta Ocupacional asesora en las adaptaciones de acceso al curriculum
b. El TO aplica test estandarizados para evaluar el cociente intelectual
c. El TO es responsable de la gestión directa con la consejería competente
d. Ninguna es correcta

48. En la intervención del TO en las distrofias musculares:

a. El objetivo será prevenir la debilidad muscular
b. Se recomendará el uso de sillas de ruedas manuales para mantener la fuerza en los miembros superiores
c. Se orientará a la familia en el uso de productos de apoyo
d. Son correctas A y C

49. NO es un principio de economía articular:

a. Usar las articulaciones en su plano anatómico y funcional más estable
b. Utilizar todas las articulaciones por igual para desarrollar las actividades
c. Respetar el dolor
d. Los tres son principios de economía articular

50. En relación al Trastorno del Espectro del Autismo, es FALSO:

a. Tienen deficiencias persistentes en la comunicación e interacción social
b. En el Manual Diagnóstico y Estadístico para Trastornos Mentales (DSM V) el síndrome de Asperger se incluye en Trastornos del Espectro Autista
c. Los síntomas han de estar presentes en las primeras fases del periodo del desarrollo
d. Los trastornos del Aspecto Autista no es frecuente que coincidan con la discapacidad intelectual

51. Cuando el TO interviene en el domicilio entra en contacto directo con el entorno más inmediato del cliente. Según el Marco de Trabajo para la Práctica de la TO:

a. El entorno hace referencia a la variedad de condiciones interrelacionadas que están dentro y rodeando al cliente
b. El entorno se refiere a los entornos físico y social que rodean al cliente y donde tienen lugar las ocupaciones de la vida diaria
c. Los entornos incluyen el cultural, personal, temporal y virtual, donde tienen lugar las ocupaciones del cliente
d. La mayoría de literatura sobre TO distingue claramente el contexto del entorno

52. En relación a la función-disfunción, de las siguientes respuestas, es FALSO:

a. El continuum función-disfunción ocupacional está marcado por el modelo teórico que siga
b. El modelo biomecanicista distingue seis continuidades de función-disfunción
c. El continuum viene marcado por los modelos empíricos de acción-reacción
d. En el modelo neurodesarrollo, el continuum se establece entre el control axial de cuello y tronco

53. En relación a la Basale Stimulation (Estimulación Basal):

a. Se accede a ella si se cumplen unos requisitos mínimos (mínimas capacidades de movimiento y comunicación) y en unas determinadas condiciones
b. Es un método terapéutico basado fundamentalmente en la rehabilitación
c. Una forma de potenciación de la comunicación, la interacción y el desarrollo orientada en todas sus áreas a las necesidades básicas del ser humano
d. Son correctas B y C

54. En qué cuadro clínico se indica especialmente comenzar con actividades en las que la toma de decisiones esté muy limitada y no sean actividades conocidas con anterioridad por el paciente:

a. En la esquizofrenia
b. En la depresión
c. En el trastorno disociativo
d. En ninguno de los tres. Es importante comenzar siempre con actividades que conozca el paciente

55. En la discapacidad intelectual las áreas de intervención en que puede centrarse el terapeuta ocupacional son:

a. Habilidades académicas y habilidades de comunicación
b. Habilidades sociales, habilidades comunitarias, habilidades de trabajo
c. Autocuidados y habilidades de tiempo libre
d. Todas son correctas

56. Según Corregidor, A. sobre las ocupaciones en la vejez sabemos que:

a. El mayor número de personas que necesitan ayuda son mujeres
b. Las últimas habilidades en verse afectadas son las instrumentales
c. Los hombres participan menos del ocio que la mujeres
d. Existe una gran masculinización de los fenómenos de dependencia

57. Sobre el Mielomeningocele, es FALSO:

a. Comprende displasia de la médula espinal y las meninges, causando distintos grados de discapacidad neurológica permanente e irreversible
b. El tratamiento debe incluir la escisión y cierre neuroquirúrgicos
c. En la bibliografía actual se afirma que la hidrocefalia se asocia a este trastorno en menos de la mitad de los casos
d. El deterioro neurológico puede ser muy lento e insidioso o muy rápido y dramático

58. Las evaluaciones que proporcionan información sobre el estatus ocupacional del anciano y se centran en la identificación y el análisis de las habilidades y limitaciones son evaluaciones...

a. discriminativas
b. predictivas
c. valorativas
d. descriptivas

59. Un paciente de 44 años de edad acude a Terapia Ocupacional tras haber sufrido un Accidente Cerebro Vascular. Una de las áreas más afectadas ha sido el área de Broca. Qué funciones estarían comprometidas:

a. Análisis de los estímulos auditivos, así como la transformación de las secuencias auditivas
b. Planificación y formación fonológica, morfológica y formación y establecimiento de dependencias sintácticas
c. Síntesis de estímulos sensoriales provenientes de todo el cerebro
d. Programación motora necesaria para la producción del habla

60. En las personas mayores depresión y demencia:

a. Raramente ocurren juntas
b. Existe un alto grado de vinculación entre ambas
c. En las personas mayores los síntomas de depresión no mejoran con tratamiento
d. El diagnóstico de una u otra es fácil de establecer

61. Ante una persona con demencia tipo Alzheimer que está presentando síntomas alucinatorios, lo más adecuado es:

a. Las personas con Alzheimer no suelen presentar alucinaciones, aunque si delirios
b. Convencer al paciente de que no son ciertas dando criterios de realidad
c. El contacto físico y la distracción pueden ser herramientas adecuadas
d. Usar siempre fármacos que controlen esta sintomatología

62. Según la localización de la lesión los tipos de deficiencia auditiva son:

a. Hipoacusia de conducción, hipoacusia neurosensorial, hipoacusia mixta y sordera central
b. Sordera central, hipoacusia de conducción, hipoacusia media e hipoacusia mixta
c. Hipoacusia neurosensorial, hipoacusia de conducción, hipoacusia de transmisión y sordera central
d. Hipoacusia cerebral, hipoacusia de percepción, hipoacusia central e hipoacusia de conducción

63. Para prevenir las caídas en ancianos NO se recomienda:

a. Utilizar ventanas tintadas o con visillos
b. Colocar asideros en el baño
c. Usar mesas tipo pedestal
d. Colocar un dispensador de jabón en el baño

64. En la actualidad la Psicomotricidad es considerada:

a. Como una técnica utilizada exclusivamente por profesionales del ámbito educativo
b. Como una técnica que no contempla la interdependencia entre lo psíquico y lo motor en la concepción de la persona
c. Como una técnica que ha ido pasando de una concepción holística a una concepción instrumentalista
d. La tendencia actual es integrar el aspecto funcional e instrumental de la psicomotricidad en un trabajo relacional

65. El diagnóstico ocupacional según Rogers y Holm (1991) está constituido por 4 componentes:

a. Descriptivo, explicativo, analítico y transacional
b. Descriptivo, explicativo, indicios e información diagnóstica adicional
c. Descriptivo, observacional, indicios y cualitativo
d. Descriptivo, explicativo, analítico y cualitativo

66. Cuál NO es un predictor de éxito en la integración laboral de personas con enfermedad mental crónica:

a. Haber participado en programas de entrenamiento de búsqueda de empleo
b. El apoyo profesional
c. Los resultados en test de inteligencia, aptitudes y personalidad
d. La historia laboral previa

67. Piaget distingue varios tipos de juegos según la edad cronológica del niño

a. Juego sensoriomotor 0-2 años, simbólico o representativo 2-6 años y social y de reglas hasta la adolescencia
b. Juego simbólico o representativo 0-2 años, sensoriomotor 2-6 años y social y de reglas hasta la adolescencia
c. Juego sensoriomotor 0-2 años, social y de reglas 2-6 años y simbólico o representativo hasta la adolescencia
d. Juego social y de reglas 0-2 años, sensoriomotor 2-6 años y simbólico o representativo hasta la adolescencia

68. Un asiento moldeado pélvico en yeso:

a. Se realiza con el niño en sedestación, adaptando el yeso a la forma de éste
b. Está indicado para niños con cualquier lesión neurológica
c. Se considera un asiento pasivo cuando el ángulo de flexión de cadera es superior a 140°
d. Ninguna de las tres

69. Sobre las lesiones nerviosas periféricas del miembro superior;

a. La lesión del nervio radial dificulta la dorsiflexión de la muñeca y se caracteriza por una 'mano caída'
b. La lesión del nervio mediano puede comprometer la función para coger objetos de gran tamaño. La mano se aplana, pierde volumen y los dedos se colocan en garra dando lugar a una 'mano de simio'
c. La lesión del nervio cubital es la más frecuente de todas y se valora con el test de Romberg
d. Todas las respuestas son correctas

70. Según el principio de reclutamiento de Henneman:

a. Para ejecutar un movimiento se activan primero las motoneuronas situadas medialmente, que inervan musculatura tónica o postural y posteriormente, se activan las motoneuronas situadas lateralmente, que activan la musculatura fásica o de movimiento
b. Para ejecutar un movimiento se activan primero las motoneuronas situadas lateralmente, que activan la musculatura fásica y posteriormente, se activan las motoneuronas situadas medialmente, que inervan la musculatura tónica o postural
c. Todo movimiento se inicia desde una determinada postura y termina en una determinada postura, aún más, la postura sigue siempre al movimiento como si fuera su sombra
d. Para ejecutar un movimiento se activan primero las motoneuronas situadas medialmente, que inervan la musculatura fásica o de movimiento y posteriormente, se activan las motoneuronas que activan la musculatura tónica o postural

71. La apraxia ideomotora se asocia a:

a. Lesiones parietales izquierdas y lesiones asociadas al cuerpo calloso
b. Lesiones temporales izquierdas
c. Lesiones parietales derechas
d. Lesiones occipitales derecha e izquierda

72. Indique la FALSA:

a. El objetivo principal de la Teoría del Neurodesarrollo (NDT) en intervención en trastornos neuromotores y PCI es cambiar la base neuronal de la respuesta motriz y prevenir el progreso de deformidades
b. La intervención utilizando NDT puede dividirse en dos tipos: intervención individual y en grupo
c. El tratamiento de la PCI es activo y enmarcado en el contexto funcional de la vida diaria
d. Los estudios de eficacia en niños con PCI sugieren que debe utilizarse no sólo NDT, sino practicas de habilidades motoras fina, participación de los padres en programa de tratamiento, el uso de ortesis y yesos y un programa oral motor

73. Si un TO, trabajando las actividades de la vida diaria con un paciente, observa que no puede encontrar una camisa en una pila de ropa, podría sospechar la existencia de:

a. Déficit del subsistema volitivo
b. Déficit en la percepción de la figura fondo
c. Prosopagnosia
d. Son correctas B y C

74. En la definición de trastorno mental grave del Manual de Trastorno Mental Grave de Extremadura, SE EXCLUYE como diagnóstico principal:

a. El trastorno de la conducta alimentaria
b. El trastorno depresivo
c. El trastorno obsesivo compulsivo
d. El trastorno de personalidad

75. Teoría que postula que las recaídas psicóticas surgen como resultado de la aparición de eventos estresantes en la vida en una persona con escasos factores de protección:

a. Teoría topográfica
b. Modelo de protección personal
c. Modelo de vulnerabilidad estrés
d. Teoría de Maslow

76. Las puntuaciones del test de Memoria conductual de Rivermead (RBMT), ha mostrado correlación positiva con:

a. La escala de memoria de Weschler
b. Escala de Memoria de la Batería Neuropsicológica Luria Nebraska
c. Minimental State Exam de Folstein
d. Todas son correctas

77. Sobre las demencias:

a. Todas son irreversibles
b. Las vasculares y tipo Alzheimer tienen un curso progresivo
c. La tipo Alzheimer tiene un curso progresivo e irreversible
d. Las tres respuestas son correctas

78. Para el mantenimiento de una postura correcta, el ser humano necesita de los siguientes sistemas:

a. Sistema propioceptivo, sistema auditivo y visión
b. Sistema vestibular, propioceptivo y sensorial
c. Sistema vestibular, músculos y articulaciones y visión
d. Sistema táctil, sistema musculoesquelético y visión

79. [ANULADA] Cuál de las categorías de disfunción sensorial NO se reconoce en Integración sensorial:

a. Disfunción propioceptiva
b. Disfunción de la integración y secuenciación bilateral
c. Disfunción de la modulación sensorial
d. Dispraxia del desarrollo

80. Sobre el desarrollo de la función de prensión en el niño, es FALSO:

a. El reflejo de prensión irá disminuyendo progresivamente a partir del tercer mes de vida
b. La prensión propositiva comienza el tercer trimestre de vida a la vez que va apareciendo la diferenciación funcional de las extremidades superiores
c. La manipulación del objeto alcanzado está relacionada con la coordinación de los movimientos de los dedos y de los inputs táctiles y cinestésicos
d. La función prensora manual supone una importante habilidad visual

81. Los músculos del cuerpo humano actúan como un sistema de palancas:

a. Las palancas de primer género son las más frecuentes del cuerpo humano
b. Las palancas de segundo género se consideran de velocidad
c. Las palancas de tercer género son las que utiliza el cuerpo humano tanto en los miembros superiores como inferiores
d. Ninguna de las tres

82. La accesibilidad a la vivienda y en su interior debe valorarse exhaustivamente en personas con dificultades de movilidad. Cuál de estas recomendaciones es FALSA:

a. Las puertas deben tener una anchura mínima de 80 cms
b. El ascensor debe tener unas medidas de 1 m de ancho por 1,20 de fondo como mínimo
c. La puerta del baño debe ser abatible hacia el interior
d. El suelo de la ducha debe ser antideslizante

83. En el movimiento de cepillarse el cabello, los músculos de la mano que sujetan el cepillo están realizando una contracción:

a. isométrica
b. isotónica concéntrica
c. isotónica excéntrica
d. isocinética

84. Sobre la batería LOTCA, es FALSO:

a. Se puede aplicar a cualquier edad
b. Se divide en cuatro áreas: orientación, percepción, organización visomotora y operaciones racionales
c. Se aplica en 30-45 minutos aproximadamente
d. Se ha traducido al chino

85. Según Daniels y Worthingham En qué posición se debe colocar a una persona para realizarle un balance muscular de flexión de codo:

a. En decúbito supino
b. En sedestación
c. En bipedestación
d. Son correctas A y B

86. En una órtesis dinámica, la fuerza de movilización que se aplica en la articulación debe ser;

a. A 110° de inclinación sobre el eje de rotación
b. Paralela al eje de rotación
c. Perpendicular al eje de rotación
d. Dependerá de la lesión

87. Las prótesis mecánicas:

a. Funcionan a partir del potencial eléctrico que existe en la musculatura del muñón
b. Es un tipo de prótesis que se acciona con los movimientos corporales
c. Supone una importante ventaja frente a otro tipo de prótesis por su incremento en la fuerza de agarre
d. Suelen pesar más que las mioeléctricas, así como suponer un mayor coste

88. Según la teoría de Piaget, un niño que se encuentra en el periodo preoperacional ha adquirido:

a. Permanencia del objeto
b. Reversibilidad
c. Función simbólica
d. Son correctas A y C

89. En cuál de los siguientes casos NO utilizarías un tablero de comunicación:

a. Persona con enfermedad de Alzheimer con GDS 7
b. Persona con Esclerosis Lateral Amiotrófica
c. Persona con Trastorno de Espectro Autista
d. Persona con traumatismo craneoencefálico con habilidades cognitivas conservadas y afasia expresiva

90. En relación a la aplicación de Tests estandarizados para la evaluación de los Trastornos Neuromotores y Parálisis Cerebral Infantil:

a. Bailey Scales of Infant Development II se usa para una edad de aplicación de 36 a 52 meses
b. Bruininks-Oserestsky Test of Motor Proficiency, batería de 5 tests estandarizados para la identificación de déficits en área cognitiva, de lenguaje, motora gruesa y fina, comportamiento adaptativo y social
c. Peabody Developmental Motor Scales para evaluar las destrezas motoras finas y gruesas en 6 áreas (reflejos, postura estática, locomoción, manipulación de objetos, prensión manual e integración visomotora)
d. Pediatric Evaluation of Disability Inventory (PEDI) se aplica desde el nacimiento hasta los 6 años

91. Qué amplitud articular alcanza la articulación de la cadera en flexión activa:

a. 140°
b. Si la rodilla está en extensión, 80°
c. SI la rodilla está en flexión, 120°
d. Siempre más de 100°, independientemente de la posición de la rodilla

92. En una lesión medular a nivel C7:

a. Existe función completa de las extremidades superiores, incluyendo la prensión fina

b. Se conserva inervada la musculatura extensora del codo

c. La persona es totalmente dependiente para la mayoría de las actividades de la vida diaria

d. Puede realizar la bipedestación y marcha con productos de apoyo y adaptaciones

93. El sistema de economía de fichas:

a. Modifica el medio estimular para disminuir una conducta

b. Es un sistema de reforzamiento para aumentar la probabilidad de emisión de una respuesta de baja frecuencia

c. Es una técnica humanista

d. Todas son correctas

94. Cuando el TO revisa junto a la persona mayor las actividades que realiza en la comunidad para identificarlas y ver si son acordes a sus aptitudes, gustos e intereses está centrando su trabajo en qué 'área ocupacional':

a. participación social

b. justicia ocupacional

c. actividades instrumentales de la vida diaria

d. participación con compañeros y amigos

95. Según Moruno y Talavera, cuando la intervención con la persona con trastorno mental grave se realiza en el entorno comunitario, la herramienta de análisis de actividad más recomendada es:

a. Análisis basado en la actividad y en la teoría

b. Análisis basado en la ocupación

c. Análisis de la actividad-tarea

d. Cualquiera de ellas es igualmente válida

96. Las técnicas adaptadas de colocar peso en los miembros superiores, utilización de un miembro superior para estabilizar el otro y mantener los brazos fijados contra el tronco o codos y muñecas estabilizadas en la mesa se usan para:

a. Deficiencias en la coordinación de los miembros superiores

b. Deficiencias del arco activo y pasivo de movimiento de los miembros superiores

c. Deficiencias del arco activo y pasivo del movimiento de los miembros superiores y cuello

d. Deficiencias de un miembro superior o lado del cuerpo

97. Para evaluar el Trastorno del Espectro Autista se utiliza como instrumento el Inventario del Espectro Autista (IDEA) que fue diseñado por:

a. Uta Frith

b. Lorna Wing

c. Angel Rivière

d. Baron-Cohen

98. En el modelo de las discapacidades cognitivas de Allen:

a. Nivel 0: coma, nivel 1: acciones posturales, nivel 2: acciones automáticas, nivel 3: acciones manuales, nivel 4; acciones orientadas a logro, nivel 5: acciones exploratorias, nivel 6: acciones planificadas

b. Nivel 0: coma, nivel 1: acciones posturales, nivel 2: acciones automáticas, nivel 3: acciones manuales, nivel 4: acciones orientadas a logro, nivel 5: acciones planificadas, nivel 6: acciones exploratorias

c. Nivel 0: coma, nivel 1: acciones automáticas, nivel 2: acciones posturales, nivel 3: acciones manuales, nivel 4: acciones orientadas a logro, nivel 5: acciones exploratorias, nivel 6: acciones planificadas

d. Nivel : coma, nivel 1: acciones automáticas, nivel 2: acciones posturales, nivel 3: acciones automáticas, nivel 4: acciones orientadas a logro, nivel 5: acciones exploratorias, nivel 6: acciones planificadas

99 La escala de Kurtzke valora el estado de incapacidad de una persona con:

a. Parálisis Cerebral Infantil

b. Esclerosis múltiple

c. Parkinson

d. Ataxia de Friedreich

100. Los músculos de la eminencia tenar son:

a. Abductor corto del pulgar, oponente del pulgar y flexor largo del pulgar

b. Aductor del meñique, flexor del meñique y oponente del meñique

c. Abductor corto del pulgar, oponente del pulgar y flexor corto del pulgar

d. Abductor corto del pulgar, extensor del pulgar y flexor largo del pulgar

101. Lesión nerviosa en la que hay una interrupción completa de los axones y del tejido conectivo:

a. Neuropraxia

b. Axonotmesis

c. Neurotmesis

d. Neuropatía periférica

102. Una escala utilizada para evaluar el nivel del conciencia y funcionamiento cognitivo cuando existe un Traumatismo Craneoencefálico es la Escala del Hospital Rancho de los Amigos:

a. Establece 7 niveles diferentes de respuesta al estímulo

b. En el nivel I, la persona ofrece una respuesta adecuada, aunque puede persistir algún déficit cognitivo (respuesta apropiada)

c. En el nivel II, las respuestas son inespecíficas, inconsistentes y no propositivas ante el estimulo (respuesta generalizada)

d. Ninguna de las tres

103. Es un instrumento de evaluación estandarizado en la evaluación gerontológica en TO:

a. Test de los 7 minutos

b. Inventario de Tareas Rutinarias RTI -2

c. Cuestionario de Actividades Funcionales de Pfeiffer (FAQ)

d. Todas son correctas

104. El artículo 12 de la Ley 5/1987 de 23 de abril de Servicios Sociales de Extremadura se refiere al Servicio Social Especializado de Atención a...

a. la Discapacidad

b. la Dependencia

c. los Disminuidos

d. los Minusválidos

105. Según Lawton, el entorno ha de tener 4 atributos principales:

a. Confianza, seguridad, accesibilidad y legibilidad

b. Confianza, adaptabilidad, accesibilidad y universalidad

c. Confianza, seguridad, viabilidad e igualdad

d. Ninguna de las respuestas es correcta

106. Salvo que la propia Ley de Presupuestos establezca uno diferente, en los supuestos de reintegro de subvenciones, se devengará el interés legal del dinero fijado en la correspondiente Ley de Presupuestos del Estado incrementado en un:

a. 10%   b. 15%   c. 20%   d. 25%

CONVOCATORIA:
BOLETÍN OFICIAL DEL AYUNTAMIENTO DE MADRID DE 12 DE JULIO DE 2013

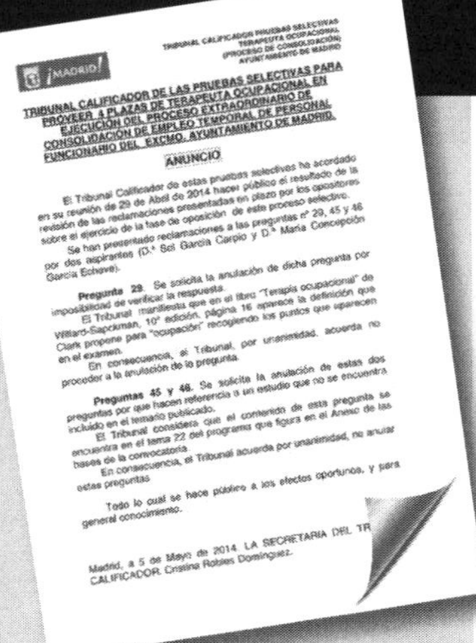

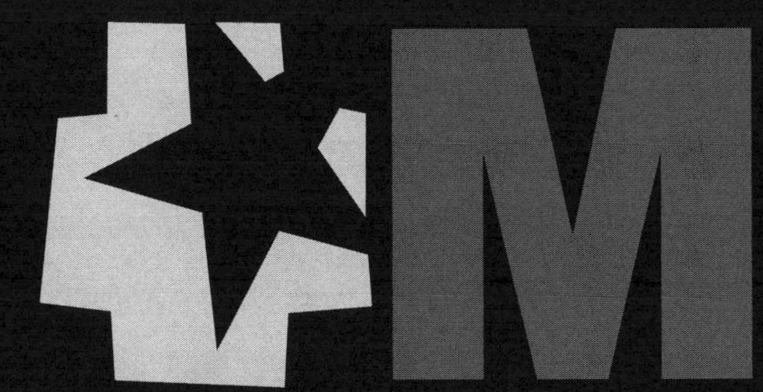

EXAMEN:

27 DE MARZO DE 2014

CLAVE DE RESPUESTAS

[...]	20 B	36 C
5 B	21 B	37 B
6 A	22 B	38 C
7 B	23 B	39 B
8 C	24 A	40 A
9 A	25 B	41 B
10 C	26 C	42 A
11 C	27 C	43 A
12 C	28 A	44 C
13 A	29 B	45 A
14 C	30 B	46 C
15 A	31 C	47 C
16 C	32 C	48 A
17 C	33 B	49 B
18 B	34 B	50 B
19 A	35 B	

*NINGUNA PREGUNTA ANULADA

[Preguntas 1 a 4 no específicas]

5. En qué año tuvo lugar la conferencia internacional que dio lugar a la carta de Ottawa:

a. 1978   b. 1986   c. 1992

6. La carta de Ottawa define la Promoción de la Salud como:

a. 'Proceso que confiere a la población los medios de asegurar un mayor control sobre su propia salud y como mejorarla'

b. 'Proceso que confiere a la población con riesgo de enfermar, los medios de asegurar un mayor control sobre su propia enfermedad y como mejorarla.'

c. 'Proceso que confiere a la políticas sanitarias los medios de asegurar un mayor control sobre la salud y como mejorarla'

7. Dentro de las actuaciones en materia de asistencia que se recogen en la ley de Drogodependencias y otros trastornos Adictivos de la Comunidad de Madrid, encontramos:

a. La consideración de la drogodependencia como un problema social y no una enfermedad, debiendo ser abordado a través del asociacionismo y los grupos de autoayuda

b. La equiparación del drogodependiente a otros enfermos, y la consideración de la drogodependencia, a efectos asistenciales, como una enfermedad

c. La priorización de las políticas y actuaciones dirigidas a la prevención del consumo, especialmente en el ámbito de las personas mayores de edad

8. Según el artículo 40 de la Ley 33/2011, de 4 de octubre, Ley General de Salud Pública, el sistema de información de salud pública estará integrado por indicadores basados, entre otros, en los criterios de la OMS y de...

a. la Comunidad Autónoma correspondiente
b. el Ministerio Nacional de Sanidad
c. la Unión Europea

9. En un problema crónico de salud, cuál cabe esperar que sea la relación entre incidencia y prevalencia:

a. Prevalencia mayor que incidencia
b. Prevalencia menor que incidencia
c. Ambas iguales

10. Sobre los estudios de casos y controles:

a. Son estudios analíticos
b. Son estudios observacionales
c. Ambas son correctas

11. Según el Artículo 7 de los estatutos del Organismo Autónomo 'Madrid Salud' Corresponden al Consejo Rector las siguientes funciones:

a. Ostentar la máxima representación institucional del Organismo Autónomo sin perjuicio de las competencias que, como representante legal del mismo, correspondan al Gerente

b. La celebración de contratos administrativos y privados, en las condiciones y con los límites que se establezcan por la Junta de Gobierno Local

c. Adoptar los acuerdos necesarios relativos al ejercicio de toda clase de acciones y recursos, salvo en los supuestos de urgencia

12. En la Carta de Servicios Instituto de Adicciones NO se recoge el derecho de los madrileños a...

a. recabar información para la prevención de las adicciones
b. ser destinatarios de acciones de prevención generales o específicas'
c. ser atendidos por los sistemas formales del Servicio Madrileño de Salud'

13. El modelo EFQM de excelencia consta de:

a. Un total de 9 criterios y 32 subcriterios divididos entre agentes facilitadores y resultados
b. Un total de 32 criterios que conforman el modelo
c. Un numero variable de criterios y subcriterios según el ámbito de aplicación

14. En el modelo EFQM, los resultados se dividen en:

a. resultados intermedios y finales
b. resultados de primer nivel, segundo nivel y tercer nivel
c. resultados en las personas, en los clientes y en la sociedad, además de los resultados clave

15. Una de las especificidades necesarias para las personas con conflictos legales o judiciales recogidas en el Plan de Adicciones 2011- 2016 de la Ciudad de Madrid es:

a. La información y asesoramiento a los drogodependientes que cometen actos delictivos y asesoramiento, no vinculante, a los jueces sobre alternativas al ingreso en prisión de carácter rehabilitador

b. La información y asesoramiento a los drogodependientes que comenten actos delictivos y asesoramiento, vinculante, a los jueces sobre alternativas al ingreso en prisión de carácter rehabilitador

c. No incluye la coordinación con la Administración de Justicia

16. Según el Plan de Adicciones de la Ciudad de Madrid 2011-2016, la Red Municipal de Atención Integral a las Drogodependencias articula sus recursos y servicios en 3 niveles:

a. Un primer nivel donde se diseña y coordina el proceso individualizado de intervención con cada paciente

b. Un segundo nivel que es la puerta de entrada a la red y se motiva para el tratamiento

c. Un tercer nivel donde se agrupan los recursos con un mayor grado de especificidad

17. Entre los Modelos de Prevención de Drogodependencias basados en el Empoderamiento están:

a. El Modelo de Detección e Intervención Temprana en Patología Dual de la OMS

b. El Modelo de Prevención de Recaídas de Marlatt y Gordon

c. Los Modelos de Potenciación y Fomento de la Resiliencia

18. En relación con los estadios de cambio del Modelo Transteórico:

a. Son dos estadios: Precontemplación y Contemplación

b. Uno de ellos es la Recaída

c. En el estadio de contemplación el adicto toma la decisión y se compromete a abandonar su conducta adictiva

19. Según la OMS, 'Tolerancia cruzada':

a. Desarrollo de tolerancia a una sustancia a la cual no ha habido exposición previa, debido al consumo agudo o crónico de otra sustancia

b. Tendencia a establecer una conducta dependiente de sustancias diferentes, incluso con efectos opuestos

c. Necesidad de consumir sustancias con efectos opuestos con el fin de contrarrestar los efectos secundarios de la droga de elección

20. Según la OMS el 'Consumo Compulsivo' se caracteriza por:

a. La búsqueda de placer inmediato y la incapacidad de controlar la conducta ante señales externas relacionadas con la droga

b. Un deseo fuerte y apremiante de consumir la sustancia guiado por sentimientos internos (señales internas de malestar)

c. Un consumo de dosis mayores de las inicialmente previstas por el individuo, incapaz de refrenar su deseo

21. La entrevista motivacional tiene como uno de sus principios

a. La enseñanza de estrategias especificas de resolución de problemas

b. Trabajar la resistencia al cambio a partir de la reflexión

c. Énfasis importante en la aceptación de si mismo como poseedor de un problema y aceptación del diagnostico como algo esencial para el cambio

22. La clasificación de actividades grupales desde Terapia Ocupacional, según el protocolo de intervención del IAMS, establece:

a. Cinco tipos de grupos específicos según la sustancia

b. Cinco tipos de grupos orientados al cambio de estilo de vida, mejora de destrezas y habilidades, orientados a la adquisición de hábitos saludables, intervención con colectivos específicos y grupos de orientación y asesoramiento familiar

c. Un grupo de Terapia Ocupacional (Aula de actividades) y cinco subgrupos específicos

23. El tratamiento grupal en terapia ocupacional se basa en:

a. La actuación a través de la introspección y la expresión primordialmente verbal

b. La combinación del proceso grupal adaptado y estructurado y las tareas o actividades dirigidas con propósito de adaptación y cambio en las personas atendidas

c. Focalizar la atención en las experiencias del pasado, generalmente familiares, para comprender los conflictos presentes

24. En el Modelo de Discapacidad Cognitiva de Allen:

a. La terapia debe medir y tratar las limitaciones residuales permanentes, el análisis de tareas y manejo ambiental

b. Se basa en la utilización terapéutica del yo

c. El tratamiento se basa en el movimiento y en actividades de base táctil que promueven respuestas adaptativas

25. Según el modelo de Adaptación a través de la ocupación de Reed y Sanderson, las dimensiones del ambiente se consideran:

a. Ambiente físico y social

b. Entorno biopsicológico, físico y sociocultural

c. Dimensión física, social, cultural e institucional

26. La base teórica del Modelo de Ocupación Humana (MOHO) considera:

a. La base teórica del modelo de Reed y Sanderson más los aportes de otras ciencias como la antropología y sociología entre otras

b. El modelo canadiense de desempeño ocupacional además de los aportes de otras ciencias como la antropología y sociología entre otras

c. El modelo del comportamiento ocupacional de Reilly y aportes de otras ciencias como la antropología y sociología entre otras

27. El Marco de Referencia Rehabilitador:

a. Evalúa primordialmente la percepción, la cognición y las áreas de ocupación

b. Se ocupa de cómo está diseñado el cuerpo y cómo se utiliza, para conseguir el movimiento funcional de nuestra ocupación diaria

c. Enseña a la persona a compensar la discapacidad que no se pueda recuperar a través de diferentes procedimientos para conseguir la máxima independencia en las áreas de ejecución

28. El documento de la OMS 'Salud 21. Salud para todos en el Siglo XXI' se articula en torno a 3 valores básicos como cimientos éticos de la salud:

a. La salud como derecho, la solidaridad y la participación

b. La investigación científica, la aportación de recursos económicos y las políticas de los Estados

c. El respeto al medio ambiente, la justicia social y los canales democráticos

29. Cuando Clark, en 2001, habla sobre 'unidades de acción con principio y fin identificado; son repetibles, intencionales y ejecutadas conscientemente', está refiriéndose a:

a. Las actividades

b. Las ocupaciones

c. Las rutinas

30. Según la escala de deterioro global (GDS) de Riesberg para demencias degenerativas, en qué grado de se prevé que aparezca la dependencia en las ABVD:

a. 4   b. 6   c. 7

31. La TO está basada en una triada que facilita al terapeuta establecer una relación terapéutica con el individuo en el transcurso del desempeño de una actividad:

a. Ambiente/ Terapeuta/Paciente

b. Paciente/ Ambiente/Ocupación

c. Ocupación/Terapeuta/Paciente

32. Según la Asociación Americana de Terapeutas Ocupacionales (AOTA), en su 3ª edición de Terminología Uniforme para Terapia Ocupacional, 'Trabajo y actividades productivas':

a. Actividades significativas para el desarrollo de uno mismo, la contribución social y el sustento
b. Actividades significativas y propositivas para el desarrollo de uno mismo, la contribución social y el sustento
c. Actividades propositivas para el desarrollo de uno mismo, la contribución social y el sustento

33. La Entrevista Histórica del Funcionamiento Ocupacional (OPHI-II), es una evaluación organizada en:

a. Dos áreas y una escala de rutinas
b. Una entrevista, escalas y narración de la historia de vida
c. Una escala de rutinas y otra del ocio

34. Según el Programa de Integración Social a través del Ocio del IAMS, en la población atendida en los CAD encontramos diferencias respecto al uso del tiempo libre, que vienen marcadas por:

a. El tipo de sustancias y programa adscrito
b. El sexo, la edad, experiencias anteriores, nivel cultural
c. El tiempo y la historia de consumo

35. El Programa de Integración Social a través del Ocio del IAMS es un proyecto que mantiene como objetivo general 'Promover la utilización del ocio entre las personas con problemas de adicción, como un instrumento normalizador y facilitador de la integración social, mediante el diseño de estrategias orientadas a':

a. ...buscar sus necesidades, hábitos personales y culturales y a facilitar el crecimiento personal, el aprendizaje, la culturización y la socialización
b. ...desarrollar sus habilidades personales, sociales y culturales y a facilitar el crecimiento personal, el aprendizaje, la culturización y la socialización
c. ...desarrollar sus habilidades personales, sociales y culturales y a facilitar mejorar amigos y lugares no peligrosos, así como a ser más sociales

36. El programa de Integración Social a través del Ocio del IAMS recomienda para la evaluación:

a. Realizar evaluación inicial, continua y de resultados
b. Realizar únicamente evaluación de resultados
c. Realizar evaluación del proceso, de resultados y de satisfacción

37. La escala de Lawton y Brody mide:

a. Las actividades básicas de la vida diaria
b. Las actividades instrumentales de la vida diaria
c. Las actividades avanzadas de la vida diaria

38. A qué tipo de modelo, en el marco de la Educación para la Salud, corresponde el conocido en la literatura científica como KAP (Knowledge, Attitudes, Practices):

a. Modelo basado en la política económica
b. Modelo de creencias de la salud
c. Modelo de comunicación persuasiva

39. Por reducción del daño en drogodependencias se entiende:

a. Toda acción individual, colectiva, médica o social orientada a disminuir, administrar y autogestionar la probabilidad de daños, consecuencias negativas e indeseadas asociadas al consumo de drogas, y otras prácticas asociadas como sexualidad insegura y situaciones de violencia
b. Toda acción individual, colectiva, médica o social, destinada a minimizar y reducir los efectos negativos del consumo de drogas y otras prácticas asociadas como la sexualidad insegura y las situaciones de violencia
c. Toda acción individual, colectiva, médica o social con probabilidad de causar consecuencias o efectos no deseados sobre la práctica de uso de sustancias

40. Cuando hablamos de evaluación de áreas de ejecución o de desempeño ocupacional, nos referimos a evaluación:

a. De las Actividades de la Vida Diaria, del juego/ocio y actividades productivas/formación
b. Solo del juego y actividades de ocio, tiempo libre y esparcimiento
c. Del trabajo y actividades productivas

41. Dentro del Modelo de Ocupación Humana (MOHO) los seres humanos son conceptualizados por estar compuestos por:

a. Volición, participación y capacidad de desempeño
b. Volición, habituación y capacidad de desempeño
c. Volición, ambiente e identidad ocupacional

42. Durante qué momento del proceso de tratamiento en terapia ocupacional es preciso explorar cuáles son las áreas de ocupación exitosas y cuáles están causando problemas

a. En la evaluación, para la elaboración del perfil ocupacional
b. En la evaluación, mientras se lleva a cabo el análisis de la ejecución ocupacional
c. Son correctas. A y C

43. Siguiendo a Kielhofner, desde el modelo de ocupación humana, la disfunción ocupacional es el resultado de la interrelación entre factores de tipo biológico...

a. ..., psicológico y ecológico
b. ... psicológico y emocional
c. ...contextual y ecológico

44. En la clasificación de las Actividades de la Vida Diaria se incluye:

a. Alimentación y aseo
b. El manejo económico y el uso de dispositivos de comunicación
c. La limpieza y administración del hogar

45. Las preferencias indicadas por los estudiantes sobre cuáles son las vías mas apropiadas para recibir información sobre drogas, según la Encuesta Estatal sobre uso de drogas en estudiantes de enseñanzas secundarias 'ESTUDES 2010':

a. Los profesionales sanitarios
b. Sus amigos
c. Internet

46. Según la Encuesta Estatal sobre uso de drogas en estudiantes de enseñanzas secundarias 'ESTUDES 2010':

a. Los chicos consumen en menor proporción que las chicas todas las drogas ilegales
b. Las chicas consumen en menor proporción el tabaco y los tranquilizantes o pastillas para dormir
c. La prevalencia de consumo intensivo de cualquier droga de comercio ilegal es mayor en los varones que en las mujeres

47. Según el protocolo de Intervención en Terapia Ocupacional del IAMS, las principales temáticas que constituyen la intervención individual con los pacientes y que hacen referencia a las áreas del desempeño ocupacional son:

a. Las actividades de la vida diaria (AVD)
b. Las actividades de la vida diaria (AVD) y actividades productivas
c. Las actividades de la vida diaria (AVD), actividades productivas y actividades de ocio y tiempo libre (OTL)

48. La memoria comprende tres niveles de procesamiento, que operan en los sistemas de memoria a largo plazo:

a. Registrar, Retener y Recordar
b. Reflejar, Reconocer y Restituir
c. Reintegrar, Rememorar y Relegar

49. NO es una escala de valoración de deterioro cognitivo

a. Cuestionario de Pfeiffer
b. Escala de Zarit
c. Miniexamen de Lobo

50. Para 'Mejorar la preparación y formación de los usuarios en la gestión del ocio' el Programa de Integración Social a través del Ocio del Instituto de Adicciones propone:

a. Trabajar la motivación personal y la autoestima
b. Realizar un taller de ocio
c. Realizar una guía actualizada de recursos básicos de ocio

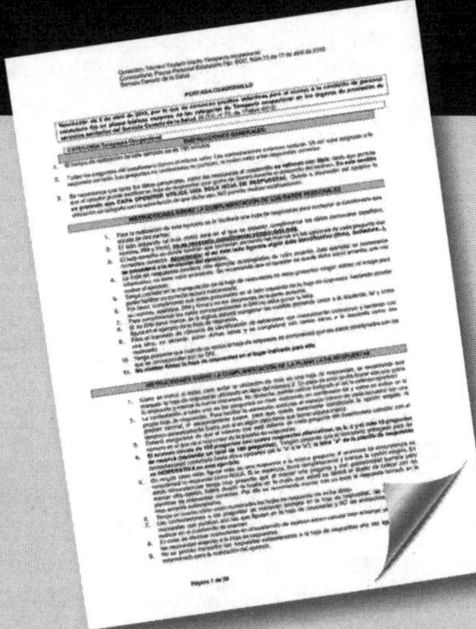

EXAMEN:

30 DE SEPTIEMBRE DE 2012

CLAVE DE RESPUESTAS

1 D	33 B	65 D	97 A	129A*
2 D	34 D	66 A	98 B	130 B
3 B	35 D	67 A	99 D	131C*
4 A	36 C	68 D	100 D	132 A
5 D	37 B	69 A	101 C	133 D
6 B	38 C	70 D	102 B	134 B
7 D	39 D	71 D	103 A	135 C
8 D*	40 D	72 B	104 A	136 D
9 A	41 D	73 C	105 A	137 D
10 D	42 D	74 B	106 D	138 D
11 D	43 B	75 B	107 D	139 D
12 D	44 A	76 B	108 C	140 D
13 A	45 B	77 D	109 B	141 A
14 D	46 D	78 D	110 A	142 A
15 C	47 C	79 D	111 A	143 C
16 A	48 A	80 C	112D*	144 D
17 A	49 D	81 C	113 B	145 C
18 A	50 C	82 D	114 C	146 A
19 D	51 D	83 B	115 B	147 D
20 A	52 D	84 A	116 B	148 C
21 D	53 C	85 D	117 A	149 A
22 A	54 A	86 B	118 A	150 B
23 B	55 B	87 C	119 C	151 D
24 C	56 C	88 B	120 C	152 B
25 D	57 D	89 A	121 A	153 A
26 B	58 A	90 D	122 D	154 D
27C*	59 C	91 D	123 C	155 D
28 C	60 D	92 D	124 C	156 D
29 D	61 B	93 D	125A*	157 A
30B*	62 D	94 C	126 D	158 D
31 A	63 D	95 C	127 A	159 C
32 C	64 C	96 A	128D*	160 D

*OCHO PREGUNTAS ANULADAS

1. Entre los conflictos éticos más relevantes del ámbito socio sanitario español está:

a. Limitación del esfuerzo terapéutico
b. La confidencialidad en la práctica clínica
c. Abuso y negligencia
d. Las tres

2. Es función de un Comité de Ética asistencial

a. Analizar asuntos económicos o laborales relacionados con la asistencia socio sanitario en el Hospital o Residencia en que se presentan
b. Elaborar protocolos de actuación
c. Elaborar juicios sobre la ética profesional o las conductas de usuarios
d. Son correctas B y C

3. Según la AOTA, son 'valores y actitudes fundamentales de la Terapia Ocupacional':

a. El altruismo, la libertad y la fidelidad
b. La verdad, la prudencia y la dignidad
c. El altruismo, el respeto y la dignidad
d. Ninguna de las anteriores

4. La información que se ha de proporcionar a cada paciente ha de comprender, como mínimo:

a. La finalidad y la naturaleza de cada intervención, sus riesgos y consecuencias
b. Los derechos que tiene cada paciente en sus relaciones con los demás
c. El listado de actuaciones posibles a practicar
d. La relación de personal que existe a su disposición en el medio asistencial

5. El secreto profesional respecto al paciente, se extingue:

a. A los cinco años
b. A los quince años
c. Con el fallecimiento
d. Ninguna es correcta

6. La forma de recoger información a través de encuestas nacionales de salud, es una característica de:

a. Morbilidad diagnosticada
b. Morbilidad percibida o sentida
c. Morbilidad diagnosticable
d. Morbilidad aparente

7. Cuáles son los periodos de evolución de la enfermedad:

a. Periodo de incubación
b. Periodo prodrómico
c. Periodo de invasión
d. Los tres

8. [ANULADA] Las consecuencias de la enfermedad constituyen una interacción compleja entre:

a. El individuo y su medio
b. El sistema de atención primaria y el nivel de competencia de los profesionales de la salud
c. La capacidad de adaptación de la persona a su nueva situación y la asistencia médica y rehabilitadora individualizada
d. La alteración de la salud y los factores del contexto u 'outcomes'

9. La discapacidad más significativa entre las personas mayores de 65 años se relaciona con:

a. El desplazamiento dentro y fuera del hogar y la realización de tareas domésticas
b. Los autocuidados básicos y las gestiones
c. La disminución de habilidades cognitivas
d. La disminución de los recursos económicos

10. Sobre la esperanza de vida:

a. Su cálculo es fácil
b. Se realiza a partir de la tasa de morbilidad de un país
c. No puede utilizarse para comparar regiones o países
d. Es una medida hipotética

11. El/la terapeuta ocupacional, en su intervención, debe proveer oportunidades para que:

a. Los individuos planifiquen, organicen y lleven a cabo las actividades de la vida diaria
b. Los individuos puedan crear y aprender a utilizar materiales y herramientas, y obtener placer en el logro
c. Los individuos mantengan o incrementen su calidad de vida y grado de satisfacción
d. Todas las respuestas son correctas

12. El marco de integración sensorial:

a. Es un marco basado en la teoría de las neurociencias, neuropsicología, neurofisiología y desarrollo expuesta por Ayres

b. Se basa en el proceso de organizar la información sensorial en el cerebro y poder dar una respuesta adaptada

c. La información que recibe el cerebro es a través de los sistemas auditivo, visual, propioceptivo, táctil y vestibular

d. Todas las respuestas son correctas

13. Como método de facilitación para la estimulación táctil, en el método de Rood se realiza:

a. El cepillado rápido, frotado ligero y facilitación térmica con hielo

b. Contracciones y relajaciones

c. Patrones básicos de posturas y movimientos

d. Ninguna es correcta

14. Los métodos o enfoques de tratamiento del neurodesarrollo tienen en común:

a. Mejoran el control motor de la persona con daño cerebral

b. Utilizan como base la propia información del Sistema Nervioso Central

c. En general, dan más importancia al movimiento autónomo que al consciente con alguna excepción

d. Todas las respuestas son correctas

15. Entre los criterios que deben tener los marcos de referencia aplicados, se incluye:

a. Tener un valor divulgativo, sin base teórica o fundamentos teóricos

b. Tener un valor predicativo, sin aportar continuidad de la función-disfunción

c. Proporcionar fundamentos para el razonamiento y adaptación al cambio a lo largo del tratamiento

d. Ninguna de las tres

16. Los marcos aplicados en la discapacidad física derivan del marco primario y son:

a. Marco del neurodesarrollo, marco de integración sensorial, marco biomecánico, marco rehabilitador, marco cognitivo perceptual

b. Marco de referencia teórico-médico, marco de referencia teórico-psicoanalítico, marco de referencia teórico-humanista, marco cognitivo-conductual

c. Marco del neurodesarrollo, marco de integración sensorial, marco psicoanalítico, marco humanista

d. Marco de referencia teórico-médico, marco de referencia teórico-psicoanalítico, marco cognitivo-perceptual

17. La integración sensorial es:

a. La habilidad del Sistema Nervioso Central para recibir, procesar y organizar los estímulos sensoriales del medio externo y traducirlos en una respuesta adaptativa

b. La habilidad del Sistema Nervioso Central para recibir, integrar y responder ante los estímulos sensoriales del medio externo de una manera adaptativa

c. La capacidad del Sistema Nervioso Periférico y Central para recibir, procesar y organizar los estímulos sensoriales del medio externo y traducirlos en una respuesta adaptativa

d. La habilidad de la persona para procesar y responder de una manera adaptativa ante los estímulos externos

18. Paradigma propuesto por M. Reilly:

a. Teoría del Comportamiento Ocupacional

b. Teoría del Desarrollo Ocupacional

c. Teoría de Sostenimiento Ocupacional

d. Ninguna es correcta

19. El modelo Canadiense del Desempeño Ocupacional nos retorna a la corriente:

a. Cognitivista   b. Conductual

c. Psicoanalista   d. Humanista

20. Qué componente del MOHO se relaciona con lo que hacemos cada día (de rutina), las formas de hacer habituales (de desempeño) y las costumbres compartidas socialmente (de estilo):

a. Hábitos   b. Roles

c. Habilidades   d. Valores

21. Señala la respuesta correcta:

a. Las ocupaciones tienen dos dimensiones, una visible, en la que se incluye el desempeño o ejecución de la tarea, lo observable; y otra dimensión invisible, no observable, ni concreta, en la que se incluye el significado que la ocupación tenga para la persona

b. Para conocer el significado que tienen para las personas la ocupación, el/la terapeuta ocupacional lo logrará ignorando su historia ocupacional

c. El programa terapéutico será efectivo si el/la Terapeuta Ocupacional es capaz de diseñar experiencias terapéuticas significativas dentro de los contextos de vida de las personas asistidas

d. Son correctas A y C

22. Según el paradigma propuesto por Meyer, la Terapia Ocupacional:

a. Se identificó como la disciplina que aprecia la importancia de la ocupación en la vida del ser humano y que atiende a los problemas relacionados con la interrupción de la ocupación, utilizando la ocupación como medida terapéutica

b. Es el continuo entre la actividad y la rutina del entorno

c. Guarda estrecha relación con el quehacer del entorno

d. Ninguna es correcta

23. Es posible aplicar el Moho con otros marcos conceptuales:

a. De ningún modo, es de uso exclusivo

b. Puede complementarse con marco conceptual afines a sus principios

c. No puede usarse solo

d. Puede complementarse con cualquier marco conceptual

24. Según el modelo Trombly, el funcionamiento ocupacional satisfactorio:

a. Ha de estar en consonancia con el medio que nos rodea, que es compartido por todos los sujetos en él

b. Es una herramienta del terapeuta ocupacional para conseguir el objetivo del modelo, esto es, la ausencia de discapacidad

c. Busca la ocupación competente, propositiva, y significativa

d. Son correctas A y C

25. El concepto de promoción de la salud:

a. Tiene por objetivo informar a las personas sobre los determinantes de la salud

b. Identifica la acción sanitaria como responsable de la promoción de la salud en los sujetos

c. Los condicionantes ambientales, sociales y económicos de la salud son objetivos secundarios

d. Pone el énfasis en la capacidad del sujeto y la comunidad para producir cambios en su salud

26. Una de las diferencias entre los medios e instrumentos de terapia ocupacional y el proceso terapéutico en Terapia Ocupacional es que:

a. El proceso de Terapia Ocupacional y los medios e instrumentos conforman la misma entidad

b. El proceso de Terapia ocupacional es más amplio, engloba entre sus componentes a los medios e instrumentos

c. Los medios e instrumentos se pueden poner en práctica sin previa planificación, el proceso terapéutico no

d. Son correctas B y C

27. [ANULADA] Los corpúsculos de Ruffini actúan como receptores de:

a. Calor   b. Tacto

c. Frío   d. Presión profunda

28. Las dendritas llevan los impulsos nerviosos:

a. Al axón   b. Al nódulo de Ranvier

c. Al cuerpo celular   d. A la corteza

29. Qué es la sensación:

a. La capacidad del sujeto para interpretar un estímulo

b. La percepción del grado de contracción de los músculos al ser estimulados

c. La capacidad del organismo de adaptarse a los cambios internos y externos

d. El mecanismo fisiológico que se desencadena tras la aplicación de un estímulo a un receptor

30. [ANULADA] Las neuronas deferentes son:

a. Sensitivas
b. Motoras
c. Internunciales
d. Pueden ser sensitivas y motoras

---

31. Según la terminología uniforme de terapia ocupacional, se distinguen tres áreas de ocupación:

a. Actividades de la vida diaria, actividades laborales y productivas, y juegos o actividades de tiempo libre
b. Actividades básicas de la vida diaria, actividades instrumentales de la vida diaria y actividades avanzadas de la vida diaria
c. Actividades físicas, actividades cognitivas y actividades sociales
d. Ninguna de las anteriores es correcta

---

32. Entendemos por 'ergonomía del producto':

a. La adecuación del puesto de trabajo al individuo
b. La adecuación del individuo al puesto de trabajo
c. El estudio, adaptación, diseño y evaluación de las herramientas necesarias para el desempeño de la actividad
d. Enseñar al individuo a utilizar una herramienta para su trabajo

---

33. Una vez evaluado el desempeño de las tareas ocupacionales, se determina qué tareas no pueden ser efectuadas, y cuáles son los factores limitantes. Si no es posible corregir estos últimos, el/la Terapeuta Ocupacional:

a. No incluye al paciente en un programa de Terapia Ocupacional
b. Enseña al paciente a vivir con ellos
c. Enseña al paciente cómo cambiarlos
d. Escoge el enfoque de tratamiento que resulta adecuado al problema

---

34. En la aplicación del ocio como tratamiento el/la terapeuta ocupacional puede utilizar la estrategia de restauración para:

a. Mejorar las habilidades sociales
b. Aprender nuevas destrezas psicomotoras
c. Mejorar estrategias cognitivas implícitas en la planificación del ocio
d. Todas las anteriores

---

35. La evaluación del ocio en enfermos:

a. Implica el conocimiento de sus intereses y habilidades
b. Implica el conocimiento de su nivel de desempeño en el resto de las áreas de ejecución, su motivación, el entorno en que vive, su nivel de ajuste premórbido y la cantidad y tipo de barreras con que pueda encontrarse
c. Implica el conocimiento de la red de apoyo social con la que cuenta y el tipo de actividades que realiza habitualmente y con quien las realiza
d. Todas las anteriores

---

36. El/la terapeuta ocupacional evalúa en los programas de psicoeducación familiar:

a. Todos los aspectos concernientes al enfermo y su familia; es el único profesional que puede realizar esta tarea
b. Únicamente evalúa la red social de las personas con enfermedad mental
c. Evalúa aspectos como la rutina, dinámica y ambiente familiar, así como los valores que tiene la familia respecto a la ocupación
d. Todas las respuestas anteriores son falsas

---

37. Sobre las prótesis de miembro superior, es FALSO:

a. La finalidad principal de la prótesis es restaurar la funcionalidad perdida por causa de amputación o malformación congénita
b. La protetización es un proceso simple
c. También es importante recuperar la imagen física y simetría corporal
d. El enfoque rehabilitador requiere la actividad coordinada por un equipo de trabajo clínico multiasistencial

---

38. El/la terapeuta ocupacional, en la intervención de programas psicoeducativos:

a. Interviene solo, puesto que solo él posee conocimientos y formación para ponerlos en práctica
b. Su intervención es de tipo individual, dado que este formato es el más idóneo
c. Lo hace como parte de un equipo multidisciplinar, elaborando un plan de intervención conjunta y distribuyendo así en qué aspectos y cómo va a intervenir el/la terapeuta ocupacional
d. Son correctas A y B

---

39. Los/as terapeutas ocupacionales en los programas psicoeducativos son los encargados de:

a. Asesoramiento vocacional y prelaboral
b. Mejorar la actividad social e interpersonal entre episodios
c. Crear hábitos ocupacionales de vida diaria
d. Todas son correctas

---

40. Qué aspecto se considera imprescindible abordar desde los programas de psicoeducación familiar:

a. Tener un buen nivel socioeconómico y cultural medio-alto
b. Aumentar de forma progresiva la carga subjetiva de las familias participando en programas de 'cuidados al cuidador'
c. Promover el asociacionismo
d. Dotar a la familia de información y herramientas de comunicación y manejo que permitan que 'el cuidador ' también ' se cuide'

---

41. Para evaluar en los programas de psicoeducación familiar se utilizan:

a. La entrevista y la observación directa
b. El mapa de red social
c. Algunas escalas, como la de desempeño Psicosocial (SBAS) y cuestionarios de evaluación
d. Las tres son correctas

---

42. Como cuidadores principales, los familiares:

a. Son la causa principal de la enfermedad mental de los sujetos
b. También están enfermos, por eso se utiliza 'cuidados al cuidador'
c. Deben permanecer al margen del tratamiento, por eso participan en los programas de psicoeducación familiar
d. Todas las respuestas anteriores son falsas

---

43. El posicionamiento adecuado de la mano en un lesionado medular es:

a. Muñeca en extensión y MCF a 45º
b. Muñeca en dorsiflexión, MCF a 45º de flexión, IFP flexionadas e IFD en posición neutra
c. Muñeca en posición neutra y dedos flexionados
d. Muñeca flexionada a 35º y MCF en extensión

---

44. Cuando hacemos una valoración muscular de un paciente con paraplejía, en una lesión de L2 nos encontraremos:

a. Parálisis completa de las extremidades inferiores
b. Incapacidad para la flexión de cadera
c. Ninguna es correcta
d. Son correctas A y B

---

45. En paciente tetrapléjicos con lesión en C4 para su autonomía en la movilidad y transferencias, se recomienda especialmente:

a. Silla de ruedas manual
b. Silla de ruedas eléctrica y grúa
c. Silla de ruedas eléctrica y tabla de transferencias
d. Silla de ruedas manual y grúa

---

46. En la intervención desde terapia ocupacional del Síndrome de Guillain-Barré, es importante:

a. Que la persona no salga de la cama, hasta indicación médica
b. Que la persona realice movimientos forzados para ofrecer información al sistema
c. Que la persona no se fatigue nada en absoluto
d. Que la intervención encuentre un equilibrio entre el esfuerzo y la fatiga

---

47. La intervención de terapia ocupacional específicamente en el paciente en coma después de un tratamiento cráneo-encefálico, aparte de prevenir deformidades, se basa en:

a. Esperar a que despierte e intervenir de manera temprana
b. Dar apoyo familiar
c. Proporcionar estimulaciones que utilicen todos los canales sensoriales
d. Intervenir ambientalmente

48. Dentro de la intervención en personas con daño cerebral adquirido que presentan espasticidad, según el 'método Bobath':

a. El control central del cerebro puede ser modificado mediante la experimentación de los patrones de movimiento normales
b. El control postural y la estabilidad aunque son esenciales para el movimiento, no son importantes para el logro de resultados a largo plazo
c. Los patrones motores normales se aprenden a través de la experiencia sensorial que proporciona la normalización del tono
d. Las habilidades complejas, como son: la simetría corporal, las reacciones correctas, la rotación del tronco y otras que ayuden a desarrollar una postura y movimiento normal ; deben aprenderse o mejorarse antes que las básicas

49. En el entrenamiento del ACVA la Terapia Ocupacional supone un estímulo constante a través del trabajo y favorece la creación de esquemas motores adecuados incluyendo las siguientes modalidades:

a. Ejercicios de escritura
b. Ayudas técnicas
c. Ejercicios de coordinación óculo-manual
d. Todas son correctas

50. Para poder realizar la adaptación laboral debemos realizar previamente una valoración de:

a. La actividad laboral y el puesto de trabajo
b. El puesto de trabajo y la ejecución del paciente
c. La actividad laboral , el puesto de trabajo y la ejecución del paciente
d. La actividad laboral y la ejecución del paciente

51. En el entrenamiento de la rizartrosis, utilizaremos una férula funcional como la férula en T, que consiste en:

a. Se ajusta el primer espacio interdigital
b. Deja libre la articulación interfalángica
c. Mantiene el pulgar en abducción y extensión
d. Todas son correctas

52. Cuáles son las articulaciones de la mano que se afectan con mayor frecuencia en la artrosis:

a. Trapeciometacarpiana
b. Interfalángicas proximales y distales
c. Metacarpofalángicas
d. Son correctas A y B

53. Deformidad de los dedos caracterizada por flexión de la articulación interfalángica proximal e hiperextensión de la interfalángica distal:

a. En zigzag   b. En cuello cisne
c. En ojal   d. En garra

54. Para que se utiliza una ortesis en terapia ocupacional:

a. Disminuir la presión durante el apoyo, prevenir o corregir deformidades y para mejorar una o varias funciones
b. Aumentar la presión durante el apoyo, corregir deformidades y para mejorar una o varias funciones
c. Disminuir la presión durante el apoyo, prevenir o corregir deformidades y para empeorar una o varias funciones
d. Aumentar la presión durante el apoyo, prevenir deformidades y para mejorar una o varias funciones

55. Sobre los tipos de prótesis:

a. Las prótesis estéticas se suelen utilizar por su gran peso
b. Las prótesis mecánicas se utilizan porque realizan actividades de prensión con bastante precisión
c. Las prótesis pasivas se utilizan porque realizan actividades de prensión con bastante precisión
d. Las prótesis mecánicas tienen como único fin el estético

56. En qué fase del tratamiento de amputados se deben trabajar las actividades de la vida diaria:

a. En el periodo pre-protésico
b. En el periodo protésico
c. En los dos anteriores
d. Unos días antes del alta

57. Forma de ayudar a un paciente terminal:

a. Saber tener empatía
b. Ayudar a vencer el miedo al dolor
c. Vencer el miedo a la soledad
d. Las tres

58. Cuál de las siguientes destrezas se trabajaría en último lugar en la intervención de la Terapia Ocupacional, en personas con deficiencias visuales:

a. El entrenamiento en el uso del bastón largo
b. El entrenamiento en destrezas motoras, principalmente la postura correcta, desarrollo del cuerpo y coordinación
c. El entrenamiento sensorial para aprender a utilizar y agudizar los sentidos
d. El desarrollo de conceptos espaciales

59. Sobre la comunicación sin ayuda:

a. Comunicación sin ayuda es la que permite la comunicación con soporte físico
b. Las comunicaciones son un ejemplo de comunicación sin ayuda
c. La dactilografía es un ejemplo de comunicación sin ayuda
d. Los software son el tipo más importante de comunicación sin ayuda

60. Los sistemas aumentativos o complementarios de comunicación:

a. Son aquellos diseñados para incrementar el habla
b. No suprimen el lenguaje oral
c. No son suficientes para establecer una comunicación satisfactoria
d. Todas son correctas

61. Son síntomas de la distrofia muscular:

a. Debilidad muscular-cifosis
b. Escoliosis –debilidad muscular
c. Miocardiopatía-espasticidad
d. Ninguno de los tres

62. Consecuencia de la espina bífida:

a. Disminución de sensibilidad por debajo de la lesión
b. Debilidad muscular por debajo del nivel de lesión
c. Incontinencia urinaria y fecal
d. Las tres

63. La parálisis braquial obstétrica ocurre por:

a. Tracción excesiva, directa sobre las raíces nerviosas en el momento del parto
b. Compresión directa-indirecta de los dedos del obstetra
c. Lesión intrauterina
d. Las tres son correctas

64. En caso de parálisis cerebral, se iniciará la reeducación para vestirse cuando el niño tenga:

a. Control de la motricidad suficiente para atarse los cordones de las botas
b. Sostenimiento del pie para calzarse y del brazo para que le metan la manga
c. Buen control del tronco sentado y algún control de los brazos
d. Conocimiento de los colores e integración del esquema corporal

65. Las actividades de la vida diaria en el niño:

a. Tienen múltiples beneficios sobre el desarrollo de sus habilidades
b. Según las van aprendiendo se va desarrollando mayor independencia y autoconfianza para la realización de las distintas actividades
c. A medida que se logra aprender y dominar distintas tareas, se desarrolla un sentido de logro y orgullo sobre las propias habilidades
d. Todas son correctas

66. En la valoración de la capacidad del sujeto para jugar:

a. Se identifican las destrezas o habilidades motoras, cognitivas y psicosociales implicadas
b. La mayoría de las valoraciones de este tipo se basan en describir los juegos en los que participa la persona
c. Se recoge información sobre el único factor a valorar en la ocupación del juego
d. No existen valoraciones de este tipo desarrolladas exclusivamente para niños

67. Actividades de la vida diaria:

a. Los niños aprenden las actividades de la vida diaria básicas a medida que maduran mejorando con la práctica, y depende del ambiente o contexto social en el que vivan y la importancia que le den
b. Las actividades de la vida diaria instrumentales, se aprenden a través de la inadecuación y la práctica, no dependiendo en su gran mayoría el entorno social, cultural y económico
c. Es muy fácil definir el desarrollo evolutivo de las actividades de la vida diaria instrumentales pues depende del ambiente en el que se desarrolla el niño
d. Son correctas A y C

68. Coherentemente con el Marco de Referencia Rehabilitador, en lo que respecta al paciente quemado:

a. Se contempla la posibilidad de adaptar el entorno (contexto facilitador)
b. Puede realizarse un abordaje compensador en la reeducación postural y gestual
c. El uso de dispositivos externos tales como ortesis u otras adaptaciones facilitadoras está permitido
d. Todas las tres

69. Señale la correcta:

a. El cuidado de la piel en el quemado es una actividad a abordar en el contexto del re-entrenamiento de la AVD
b. Las actividades en grupos reducidos son las más recomendables desde el principio de la intervención
c. Ambas
d. Ninguna de las dos

70. NO supone una dificultad a tener en cuenta en el proceso rehabilitador del paciente quemado:

a. La severidad de las secuelas en el plano físico, psicológico y emocional
b. La multiplicidad de profesionales que intervienen y su coordinación
c. La duración del periodo de cuidados y rehabilitación
d. Las tres son dificultades a tener en cuenta

71. Definición de 'Accesibilidad':

a. Campo de conocimiento que estudia las características, necesidades, capacidades y habilidades de los seres humanos, relacionado directamente con los actos y gestos involucrados en toda actividad de éste
b. Ciencia que estudia el entorno, producto o servicio para ser utilizable en condiciones de confort, seguridad e igualdad por todas las personas y en particular, por aquellas que tienen alguna minusvalía
c. Ciencia que estudia las características, necesidades, capacidades y habilidades de los seres humanos, relacionado directamente con los actos y gestos involucrados en toda actividad de éste
d. Conjunto de características de que debe disponer un entorno, producto o servicio para ser utilizable en condiciones de confort, seguridad e igualdad por todas las personas y, en particular, por aquellas que tienen alguna discapacidad

72. En relación con la accesibilidad en las puertas:

a. Los pomos son los más adecuados
b. Los pomos deben evitarse
c. Siempre se utilizan pestillos
d. Son correctas A y C

73. Las ayudas técnicas constituyen la vía para conseguir:

a. Aumento en la dependencia de las actividades de la vida diaria
b. Disminución en la calidad de vida
c. Integración social
d. Mayor gasto energético

74. Cuál es el primer paso para el asesoramiento, por parte del terapeuta ocupacional, a un paciente en el uso de ayudas técnicas:

a. Realizar medidas antropométricas
b. Evaluación funcional
c. Realizar entrenamiento para su uso
d. Tener una ortopedia de contacto

75. Al evaluar una ayuda técnica o dispositivo de asistencia lo más importante es:

a. Si es efectiva
b. Si satisface al consumidor desde su punto de vista
c. Si es fácil de manejar
d. Si es económicamente posible

76. Además de las ayudas técnicas, el/la terapeuta ocupacional necesita en muchos casos realizar adaptaciones en el entorno, cuyo objetivo primario es:

a. Conseguir una mayor accesibilidad
b. Ajustar las necesidades de la persona según la actividad a realizar
c. Crear un ambiente de seguridad
d. Mantener los caminos libres de obstáculos

77. Ayudas técnicas que favorecen la coordinación de MMSS:

a. Utensilios con peso
b. Juegos de mesa magnéticos
c. Botones del teléfono grandes
d. Todas las respuestas son correctas

78. Para las personas con discapacidad intelectual, la domótica...

a. Les facilita las tareas diarias y garantiza su seguridad
b. Puede permitir al usuario pulsar un botón al salir de casa que apague todas las luces
c. Puede permitir mandar un aviso a terceros fuera de la casa (familiares, vecinos, profesionales del servicio de teleasistencia) que puedan ayudarle a resolver cualquier contingencia que surja en el domicilio
d. Todas son correctas

79. Calidad científico-técnica de los profesionales es la:

a. Eficiencia
b. Satisfacción
c. Adecuación
d. Competencia profesional

80. En la eliminación de barreras arquitectónicas el TO debe:

a. Suprimirlas inmediatamente
b. Asesorarse por un arquitecto
c. Estudiar, conocer, analizar y adaptar el entorno a las personas que tengan dificultad para su realización, prevenir, compensar o corregir una disfunción ocupacional
d. Ninguna de las anteriores

81. Los espacios de convivencia en salud mental son:

a. Desaconsejables por conflictivos
b. Desaconsejables para esquizofrénicos
c. Son aconsejables para relacionarse con el grupo
d. Salas donde se realizan talleres de jardinería y huerta

82. Cualidad del buen investigador:

a. Creatividad, perseverancia y curiosidad
b. Sentido crítico y un poco de escepticismo
c. Experiencia y estructura organizativa
d. Todas son ciertas

83. El método científico es un procedimiento sistémico que favorece la adquisición de conocimiento, sin embargo, tiene limitaciones:

a. Facilita hacer generalizaciones
b. Problemas morales y éticos
c. Los datos empíricos son las observaciones
d. Debe asegurar la confidencialidad y la intimidad

84. Qué técnica da importancia a la generalización o universalización de los resultados de la investigación:

a. Técnicas cuantitativas
b. Técnicas cualitativas
c. Técnicas secundarias
d. Toda metodología científica debe priorizar estos aspectos

85. NO es una definición de TO:

a. Realización de actividades físicas y mentales encaminadas a conseguir la recuperación de los trastornos psíquicos y somáticos
b. El arte y la ciencia de dirigir la respuesta del hombre a la actividad relacionada para favorecer y mantener la salud, prevenir la incapacidad, valorar la conducta y tratar o adiestrar a los pacientes con disfunciones psicosociales
c. La ocupación utilizada terapéuticamente, recuperando al paciente mediante actividades
d. Persigue la prevención, tratamiento y recuperación de enfermedades y lesiones mediante el uso de diversos tratamientos físicos

86. 'Capacitar a las personas para participar en las actividades de la vida diaria 'según la definición de Terapia Ocupacional de la Woft es:

a. La función principal de las/os terapeutas ocupacionales
b. El principal objetivo de la TO
c. La herramienta de trabajo de los/as terapeutas ocupacionales
d. El objetivo secundario en pacientes físicos

87. Cuál de estos Marcos de Referencia se caracteriza por dar importancia al individuo como persona, NO primando su núcleo patógeno:

a. Conductual
b. Psicodinámico
c. Humanista
d. Fisiológico

88. NO es un principio o norma de la estimulación precoz:

a. Se basa en el desarrollo evolutivo del niño normal
b. Se debe regir por un programa rigurosamente planificado
c. Debe ser llevada a cabo fundamentalmente por la familia
d. Está orientado por un equipo multidisciplinar

89. En la aplicación en Terapia Ocupacional del marco de referencia cognitivo-conductual:

a. Las cogniciones del individuo relacionadas con las alteraciones del desempeño ocupacional, constituyen objetivos de intervención y tratamiento
b. Las cogniciones del individuo relacionadas con las alteraciones del desempeño ocupacional no tienen ningún interés para la intervención y el tratamiento
c. Las cogniciones del individuo relacionadas con sus miedos, inseguridades y resentimientos constituyen objetivos de intervención y tratamiento
d. Las cogniciones del individuo sobre su forma de hacer las actividades orientan las líneas de intervención

90. Qué desarrolló Carl Rogers:

a. La aplicación de las dinámicas grupales en Psicología
b. Técnicas de autocontrol y autorrealización
c. La Terapia Ocupacional centrada al cliente
d. La terapia centrada en el cliente

91. Qué técnica utilizaría el/la terapeuta ocupacional que trabaja siguiendo un marco de referencia aplicado analítico:

a. Rehabilitación cognitiva
b. Técnicas creativas y expresivas
c. Actividades artísticas y dramáticas
d. Son ciertas B y C

92. Entre los procedimientos de evaluación en Terapia Ocupacional se encuentran las fuentes de información indirectas, como:

a. Informes, reuniones de equipo y observación
b. Informes, auto informes y herramientas de evaluación formalizadas
c. Reuniones de equipo, cuestionarios y observaciones
d. Auto informes, cuestionarios y auto registros

93. Es uno de los pasos a seguir en el análisis del desempeño ocupacional:

a. Resumir la información del perfil ocupacional
b. Observar el desempeño del cliente en las actividades deseadas
c. Interpretar los datos de los instrumentos de evaluación
d. Todas las respuestas son correctas

94. 'Proceso global de recogida y análisis de información sobre una persona'

a. Entrevista
b. Auto-registro
c. Evaluación
d. Valoración

95. NO corresponde a las utilidades de la valoración funcional:

a. Identificar necesidades y tipos de cuidados
b. Establece regímenes rehabilitadores individualizados
c. Analiza la motivación del paciente
d. Valora la eficacia de las interacciones

96. Las Actividades Instrumentales de la Vida Diaria (AIVD) son:

a. Actividades complejas que indican la capacidad del individuo para vivir de manera independiente en su entorno habitual
b. Amplia categoría de actividades que incluyen actividades de la vida diaria, actividades de trabajo y actividades de juego y esparcimiento
c. Actividades que no son indispensables para la independencia, pero permiten el desarrollo de los roles sociales
d. Secuencia de acciones que se ejecutan para completar una parte de las actividades

97. Indique la correcta:

a. Las férulas del antebrazo deberán abarcar dos terceras partes del antebrazo
b. El soporte móvil para brazo se utiliza para paciente con hipertonía
c. La férula flexora de gozne se utiliza para facilitar la aducción
d. La ortesis de tenodesis se utiliza para la fractura de carpo

98. Mide la capacidad funcional en estos niveles: cuidado personal, control de esfínteres, movilidad, locomoción, comunicación y conciencia del mundo externo:

a. Escala de Barthel
b. Escala de FIM (Medida de Independencia Funcional)
c. Escala de Lawton
d. Escala de AIVD (Actividades Instrumentales de la Vida Diaria)

99. NO es un parámetro para describir y medir el desempeño de las actividades de la vida diaria:

a. Independencia
b. Adecuación
c. Seguridad
d. Suficiencia

100. Según la AOTA son ABVD (Actividades Básicas de la Vida Diaria):

a. Comprar, alimentación y control de esfínteres
b. Descanso y uso de dispositivos de comunicación
c. Actividad sexual, limpieza y arreglo personal
d. Ninguna de las tres

101. Sobre las AVD, es FALSO:

a. Las AVD están reguladas por normas sociales, culturales y personales
b. Una labor del terapeuta ocupacional en relación con las AVD es proponer modificaciones o ajustes del medio
c. Un paciente es autónomo en una AVD cuando es capaz de llevarla a cabo, independientemente del entorno en lo que la realice
d. Las AVD están relacionadas con lo familiar, diario y lo cotidiano

102. Para el tratamiento de un paciente encamado el/la terapeuta ocupacional debe conocer el motivo que ha ocasionado esta situación, las posibles complicaciones derivadas de la inmovilización y las patologías asociadas:

a. Esto es función del equipo médico y de la enfermera
b. Se trata de condiciones previas para la valoración funcional
c. El/la terapeuta ocupacional solo debe conocer las dificultades del paciente en las AVD para poder tratarlo
d. Todas son falsas

103. Para enseñar al paciente con síndrome de inmovilidad a girarse en la cama de decúbito supino a decúbito lateral nos situaremos:

a. De pie, en el lado de la cama hacia donde se vaya a realizar el giro
b. De pie, en el lado contrario de la cama hacia donde se vaya a realizar el giro
c. De pie, en el lado que el paciente prefiera ser asistido
d. Al principio de pie, en el lado de la cama hacia donde se vaya a realizar el giro y cuando tenga más habilidad en el lado contrario

104. 'El aprendizaje depende de la capacidad del sujeto para interactuar eficaz y eficientemente con el ambiente, es decir la capacidad para utilizar la información sensorial y poder planificar y organizar el comportamiento' según qué marco:

a. Marco de Integración Sensorial de Ayres
b. Marco Biomecánico
c. Marco Rehabilitador
d. Marco aplicado al neurodesarrollo

105. En pacientes con trastornos de la alimentación son aspectos fundamentales del tratamiento:

a. La imagen corporal y el manejo del alimento
b. La imagen corporal y un régimen de ejercicios punitivos
c. La imagen corporal y desarrollar conductas rituales
d. Ninguna de las anteriores es correcta

106. Dentro del equipo multidisciplinar el papel del terapeuta ocupacional en la prevención de las caídas es:

a. Reforzar la función músculo esquelética e inducir respuestas posturales adecuadas
b. Enseñar actividades sin riesgo, adecuar el entorno y facilitar desplazamientos
c. Estimular el nivel de atención-concentración y potenciar la seguridad y confianza
d. Todas son correctas

107. La parálisis braquial obstétrica se puede definir como:

a. Una diplejía del miembro superior
b. Una monoplejía del miembro inferior
c. Una monoplejía del miembro superior, espástica
d. Una monoplejía del miembro superior, flácida

108. Qué significa ser asertivo:

a. Mayor competencia grupal en general
b. Saber manejar los conflictos interpersonales y grupales
c. La capacidad de expresar nuestro punto de vista respetando a nuestro interlocutor
d. Conocer las ventajas del trabajo en equipo

109. En la evolución más frecuente de una demencia en qué fase se da un aumento progresivo de la dependencia para las Actividades Básicas de la Vida Diaria:

a. Fase inicial
b. Fase intermedia
c. Fase avanzada
d. En la demencia no se deteriora la capacidad de autonomía

110. Los requisitos de los pacientes para formar un grupo de entrenamiento de habilidades sociales son:

a. No presentar sintomatología positiva, mostrar motivación y tener dificultad para interactuar en el medio social, resolver problemas interpersonales y ejecutar habilidades instrumentales de la vida diaria
b. Ser pacientes activos, dinámicos, que tengan conservadas todas las capacidades cognitivas y que no presenten sintomatología negativa
c. No es necesario ningún requisito especial, pues la heterogeneidad del grupo favorece el proceso
d. Ninguna de las respuestas anteriores es correcta

111. Según Catherine A. Trombly el programa de rehabilitación cardiaca se divide en qué fases;

a. Programa para pacientes internos , programa intermedios o para pacientes externos y programas dentro de la comunidad
b. Programa de agudos y programa de pacientes ambulatorios
c. Inicial, medio y avanzado
d. Programa de crónicos y programa de externos

112. [ANULADA] Indica la FALSA:

a. Intensidad, frecuencia, duración, postura, ansiedad, digestión y temperatura son factores que influyen en la actividad cardiaca
b. Se debe evitar periodos prolongados de contracciones musculares isométricas
c. La actividad que requiere menor gasto energético es la realizada con grandes músculos y con las piernas
d. En caso de aumento de la frecuencia cardiaca, de más de 120 latidos por minuto, está indicada la interrupción de la actividad

113. En los niños con formas graves de artrogriposis y arco de movimiento y función limitada en los miembros inferiores, el/la terapeuta ocupacional:

a. Adapta la silla de ruedas para la propulsión manual
b. Enseña a manejar silla de ruedas eléctricas
c. Interviene una vez efectuada la cirugía
d. Evalúa la conveniencia de otras ayudas técnicas para la movilidad independiente

114. 'Patología Dual' es la coexistencia...

a. de estados maniacos y depresivos
b. de un trastorno psicótico y un trastorno del estado de ánimo
c. de un trastorno psiquiátrico y un trastorno por el uso habitual de sustancias psicoactivas
d. de un trastorno somático y un trastorno por el uso habitual de sustancias psicoactivas

115. La repetición seriada de una actividad aprendida de la forma más ergonómica posible, conlleva:

a. Mayor concentración mental
b. Mayor seguridad
c. Mayor miedo
d. Mayor gasto energético

116. En qué se mide la intensidad de las actividades:

a. Kelvin
b. Mets
c. Newtons
d. Kilocalorías

117. Con qué autor se relaciona la teoría cognitiva del desarrollo:

a. Piaget
b. Vigotsky
c. Brofenbrenner
d. Todos son correctos

118. El tratamiento de un paciente con enfermedad de Parkinson desde el enfoque de la Terapia Ocupacional se dirige a:

a. Hacer participar al paciente en un patrón de actividad continua
b. Permitir periodos de inmovilidad por causa de la depresión
c. Ayudar al paciente a resignarse y aceptar la disminución gradual de su habilidad
d. Que encuentre un ayudante para las habilidades funcionales de cuidados personales

119. Es característico del 2º trimestre de vida del niño:

a. La inestabilidad postural y la posición en flexión de los miembros
b. La aparición de los reflejos tónicos cervicales
c. En decúbito supino capaz de separar la cabeza y los hombros del plano
d. Se mantiene en cuatro puntos y comienza el gateo

120. La intervención del terapeuta ocupacional en las distrofias musculares:

a. Puede prevenir la debilidad
b. Puede prevenir la perdida de función
c. Puede proporcionar ayudas técnicas para lograr una movilidad independiente
d. Puede intervenir desde la edad de recién nacido

121. En la adquisición de la habilidad manipulativa, qué destreza se desarrolla en último lugar:

a. Coger objetos con el índice flexionado y el pulgar en oposición (prensión en tenaza)
b. Pasar lo objetos de una mano a otra
c. Coger objetos con el dedo índice extendido y el dedo pulgar en oposición (prensión en pinza)
d. Coger objetos con toda la mano y el dedo pulgar extendido (prensión palmar)

122. En la adquisición de autonomía en la AVD, qué es característica de un niño de 2-3 años:

a. Bebe por vaso sin derramar, se viste solo, se lava los dientes y controla esfínteres día y noche
b. Sujeta el biberón, se quita alguna prenda solo, intenta limpiarse la boca y no hay control de esfínteres
c. Bebe solo vaso con boquilla, necesita poca ayuda para desvestirse, participa en el baño e indica cuando tiene pipi o caca
d. Come solo con cuchara y tenedor, solo necesita ayuda para quitarse alguna prenda, se limpia la boca y la nariz y controla esfínteres de día

123. Sobre las férulas:

a. Las semiarticulares son las que no tienen ningún mecanismo dinámico
b. Las estáticas seriadas son férulas de restricción
c. Las dinámicas con bloqueo limitan el movimiento en una dirección
d. Las estáticas progresivas tienes mecanismos externos elásticos

124. NO está entre de los objetivos potenciales de las ortesis:

a. Sustituir la falta de fuerza motriz y restablecer la función

b. Aliviar el dolor e inmovilizar una parte del cuerpo

c. Reemplazar un segmento corporal y mejorar la psicomotricidad

d. Mejorar o mantener la alineación articular o corregir la deformidad

125. [ANULADA] Sobre la escoliosis congénita, es FALSO:

a. Un corsé como el Milwaukee no debe llevarse durante todo el día, porque impide la realización de muchas actividades

b. Se divide en escoliosis estructurales de la columna y las costillas

c. Es una deformidad rotacional de la columna y las costillas

d. Da lugar a cambios patológicos a nivel de las vértebras y estructuras relacionadas en la zona de la curvatura

126. En la atención sanitaria, la calidad es una entidad:

a. Alcanzable

b. Mesurable

c. Rentable

d. Las tres cosas

127. Cuando se requiere una graduación de tareas y actividades se debe considerar:

a. La tarea debe favorecer y mantener una buena postura

b. No alterar la resistencia de la actividad

c. No se requiere utilizar patrones normales de movimiento

d. Regular el tiempo de la actividad para aumentar la velocidad

128. [ANULADA] El modo en que el usuario reciba o perciba los servicios reflejarán un aspecto básico de la calidad sanitaria. Su concepto de calidad puede estar basado en criterios como:

a. Nivel de información que recibe

b. El tipo de infraestructuras a las que se dirija

c. La rapidez en la atención

d. Son correctas A y B

129. [ANULADA] La entrevista clínica y sus técnicas son una herramienta imprescindible para:

a. Reconocer y proporcionar información al paciente y su familia

b. Conocer las necesidades del usuario según su edad

c. Favorecer la relación entre profesionales

d. Estructurar los objetivos

130. Qué habilidades de conducta, que actúan como facilitadores de la comunicación, debe dominar el profesional de la Terapia Ocupacional:

a. Elegir un momento en que el interlocutor procese adecuadamente información

b. Demostrar que escucha y entiende al interlocutor, hacer una escucha activa

c. Emplear siempre palabras y expresiones con frases cortas

d. Yendo de preguntas cerradas a preguntas abiertas

131. [ANULADA] Entre los criterios que deben tener los marcos de referencia aplicados está:

a. Tener en valor divulgativo, sin base teórica o fundamentos tóricos

b. Tener en valor predicativo, sin aportar continuidad de la función- disfunción

c. Proporcionar Fundamentos para el razonamiento y adaptación al cambio a lo largo del tratamiento

d. Ninguna de las tres

132. En el tratamiento de los niños con mielomeningocele el/la terapeuta ocupacional deberá tener en cuenta los siguientes problemas ortopédicos:

a. El mayor problema asociado con la columna es la escoliosis

b. Los tipos de problemas que se observan en las caderas dependen del tratamiento correctivo

c. Las deformidades en los pies no suelen interferir en la deambulación

d. Las fracturas, aun teniendo en cuenta, que el niño las detecta en el momento

133. La ventaja de una prótesis mioeléctrica es:

a. Peso reducido

b. Buena potencia prensora

c. Fácil de reparar

d. Buena fuerza prensora

134. En qué se basa el marco aplicado al neurodesarrollo:

a. en la funcionalidad anatómica y fisiológica

b. en la neurofisiología, es decir, en el desarrollo neurológico y los procesos normales de la fisiología

c. en la capacidad del individuo para funcionar independientemente

d. en la unión de la percepción, reconocimiento e interpretación consciente de los estímulos sensitivos

135. Un objetivo de la Terapia Ocupacional en la Esclerosis lateral amiotrófica es:

a. Enfatizar sobre la calidad del movimiento

b. Utilizar técnicas de inhibición

c. Prestar asistencia física y psicológica para el desarrollo de capacidad y la resolución de problemas

d. Actividades que supongan progresar en la complejidad para llegar a la potencia muscular

136. El marco cognitivo perceptivo tiene en cuenta los siguientes factores como método de tratamiento:

a. La capacidad y potencial de aprendizaje

b. El contexto en que está la persona

c. Características emocionales ante la nueva situación

d. Las tres son correctas

137. El rol del terapeuta ocupacional en la intervención de las actividades de la vida diaria (AVD) incluye:

a. Observar el desempeño de tareas

b. Situar el desempeño de tareas dentro de los roles ocupacionales y ambiente del paciente

c. Analizar qué afecta al desempeño de las tareas

d. Todas son correctas

138. El rol del terapeuta ocupacional en atención temprana, como miembro de un equipo interdisciplinar es:

a. Facilitar el funcionamiento independiente de los lactantes y niños pequeños y sus familias

b. Trabajar con los padres para prevenir o minimizar los retrasos del desarrollo

c. Efectuar tareas de evaluación y tratamientos como especialista independiente

d. Son ciertas A y B

139. En los programas de intervención en actividades de la vida diaria (AVD) en Salud Mental, el/la terapeuta ocupacional:

a. Tiene un rol directivo, convirtiéndose en el motor de cambio del usuario

b. No tendrá competencias en la reconstrucción del funcionamiento volitivo

c. Solo participará en aquellos casos en los que el equipo multidisciplinar no cuente con enfermeros

d. Considera que las dificultades en el desempeño de las AVD pueden producirse en tres categorías básicas de aprendizaje, conocimiento, destrezas y actitudes

140. Para que las actividades puedan utilizarse como medio terapéutico:

a. Deben ser significativa para el sujeto

b. Deben tener un objetivo o estar dirigidas a una meta concreta que proporcionen desarrollo o mejora en al paciente

c. No necesariamente deben tener en cuenta los valores e intereses del sujeto

d. Son correctas A y B

141. El análisis de la actividad tiene como objetivo último:

a. Identificar qué actividad es la más adecuada para una situación determinada y una persona concreta

b. No necesita plantear el potencial terapéutico de la actividad

c. Desarrollar las capacidades de interactuar del terapeuta ocupacional

d. Proporcionar al paciente un rol según su cultura y estatus social

142. Es una característica del Modelo de Análisis Detallado de la Actividad:

a. Permitir al terapeuta ocupacional comprender porque ciertas actividades pueden plantear dificultades especiales para ciertos individuos
b. Tiene en cuenta aspectos básicos relativos al propósito de la actividad
c. Se utiliza el análisis simple junto con el encuadre del entorno
d. Se pregunta: quién está implicado en la realización de la actividad:

143. Sobre la intervención de la TO en drogodependencia:

a. El marco de referencia analítico es el enfoque más usado
b. En la fase de desintoxicación el/la terapeuta ocupacional juega un papel fundamental
c. El trabajo en equipo constituye un modo principal de tratamiento
d. Los pacientes con problemas de adicción, presentan incapacidad para expresar sus puntos de vista con patrones de pensamiento lógicamente secuenciales

144. Las secuelas psicopatológicas que aparecen como consecuencia del consumo de sustancias pueden presentarse en qué contexto:

a. Manifestaciones agudas de la intoxicación por la sustancia
b. Manifestaciones agudas de la abstinencia a la sustancia
c. Manifestaciones tras el uso prolongado de sustancias
d. Todas son verdaderas

145. El envejecimiento se puede dividir en (Indique la FALSA):

a. Primario (proceso fisiológico que ocurre con el normal devenir de los años)
b. Secundario (cuando al proceso anterior se añade una enfermedad o incapacidad)
c. Terciario (las situaciones sociales, y económicas no modifican el proceso del envejecimiento)
d. Adicional (cuando se añade alteración por el abuso de drogas, incluyendo fármacos)

146. La valoración inicial de un paciente geriátrico por parte de un/a terapeuta ocupacional debe incluir:

a. Un estudio clínico, físico, funcional, psíquico y social
b. La presencia de un familiar para comprobar la veracidad de los datos
c. Un informe del equipo multidisciplinario cuando presenta pluripatología
d. Objetivos claros del tratamiento según los protocolos de la práctica geriátrica

147. En los periodos de inmovilismo, en los que el anciano está encamado, la intervención del terapeuta ocupacional suele ir dirigida a:

a. Mejorar la comodidad y seguridad del paciente
b. Instalación de ayudas técnicas
c. La formación del cuidador y/o familia
d. Todas son correctas

148. Sobre el tratamiento de la TO en la esclerosis múltiple:

a. Durante un brote es positivo trabajar las funciones deterioradas para que el paciente no retroceda en su proceso terapéutico
b. Es necesario que aparezcan mínimamente signos de fatiga como un indicador que nos señala que el sistema está trabajando
c. Deben evitar un incremento en la temperatura corporal
d. Deben diseñarse las actividades para que gradualmente implique menos esfuerzo tanto motor como cognitivo

149. Sobre la Esclerosis lateral amiotrófica:

a. La perdida de células nerviosas produce atrofia muscular progresiva
b. Es una enfermedad hereditaria
c. La debilidad muscular se extiende de forma distal de hombros a mano
d. Los inicios son siempre iguales en la localización y gravedad

150. Mediante el uso del Modelo de Ocupación Humana el paciente oncológico puede ser evaluado bajo los encabezamientos de:

a. Aspecto sensorio motriz, cognitivo y de integración cognitiva
b. Autocuidado, productividad y actividades recreativas
c. Resistencia, fuerza y rango articular
d. Conducta ocupacional, integración sensorial y la interacción de los sistemas

151. Escala utilizada para la valoración cognitiva en geriatría:

a. Escala de Tineta
b. Índice de Barthel
c. Índice de Katz
d. Escala de Pfeiffer

152. Qué pacientes serian los ideales para las prótesis eléctricas:

a. Pacientes con agenesia unilateral
b. Pacientes con agenesia bilateral
c. Pacientes con luxación congénita de codo
d. Pacientes con agenesia de la clavícula

153. Qué son las salas de Snozelen:

a. Salas para tratamiento de estimulación sensorial
b. Salas específicas para tratamiento con personas mayores
c. Espacios terapéuticos en salud mental
d. Salas que puede diseñar el propio terapeuta

154. La silla de ruedas:

a. Ayuda técnica por excelencia
b. Provoca dependencia, pues debe propulsarla una persona (cuidador)
c. Para escogerla hay que atender a las medidas del paciente
d. Son correctas A y C

155. Uno de los factores más importante a tener en cuenta en el paciente quemado es:

a. El dolor
b. La autoimagen
c. La incertidumbre
d. Todas las anteriores

156. Son derechos de los pacientes y usuarios de Canarias:

a. El respeto a su personalidad, dignidad e intimidad y a la no discriminación por causas injustificadas
b. A la confidencialidad, en los términos de la legislación aplicable, de toda la información relacionada con su proceso y estancia en cualquier centro sanitario de Canarias y, en general, la derivada de su relación con los servicios del Sistema Canario de la salud
c. A la formulación de sugerencias y reclamaciones, así como a recibir respuesta por escrito, siempre de acuerdo con lo que reglamentariamente se establezca
d. Todas son correctas

157. Son síntomas característicos de la esquizofrenia:

a. Ideas delirantes, lenguaje desorganizado
b. Lenguaje desorganizado cuando coincide con episodios depresivos
c. Es un trastorno debido a efectos fisiológicos de alguna sustancia
d. La actividad cognitiva es normal

158. Es FALSO que el/la Terapeuta Ocupacional:

a. es uno más de los integrantes del equipo multidisciplinar
b. da a conocer los puntos de vista de la profesión para la toma de decisiones
c. aporta al resto del equipo interdisciplinar el punto de vista del especialista en la comprensión y análisis de la ocupación humana
d. plantea y revisa la motivación y la participación de los integrantes del equipo interdisciplinar

159. Cuando en una enfermedad los signos y síntomas son ya manifiestos y además alcanza su máxima expresión se habla de:

a. Incubación o fase de latencia
b. Fase prodrómica
c. Periodo de estado
d. Fase de resolución

160. Las técnicas básicas de aprendizaje en Habilidades Sociales:

a. Consisten en evaluar tanto lo que hace la gente en situaciones de interacción social como las reacciones que su conducta provoca en los demás
b. No necesitan de la generalización gradual de respuestas de las habilidades aprendidas en la vida real
c. Están constituidas por: operaciones de adquisición de respuestas, operaciones de reproducción de respuestas, operaciones de generalización de respuesta y operaciones de reestructuración de respuestas
d. Con los que podemos contar sin operaciones de adquisición de respuestas, operaciones de reproducción de respuestas, operaciones de fortalecimiento de respuestas, operaciones de reestructuración cognitiva

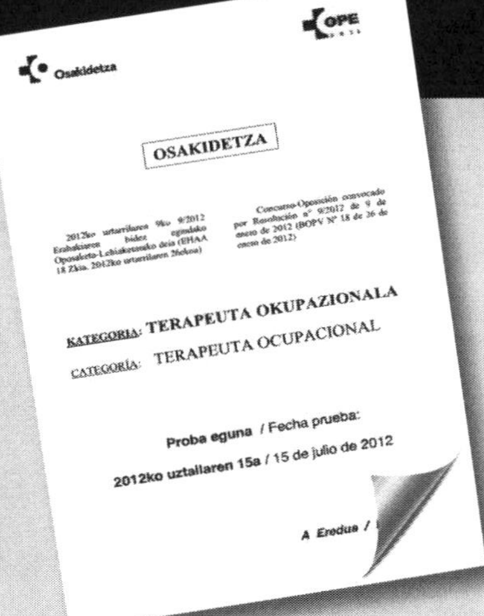

EXAMEN:
15 DE JULIO DE 2012

CLAVE DE RESPUESTAS

1 C	29 D	57 D	85 D
2 A	30 B	58 A	86 C
3 B	31 B	59 C	87 B
4 A	32 A	60 D	88 C
5 C	33 D	61 D	89 A
6 B	34 D	62 B	90 A
7 A	35 B	63 *	91 B
8 B	36 B	64 B	92 D
9 D	37 A	65 C	93 C
10 B	38 B	66 D	94 A
11 C	39 B	67 A	95 A*
12 D	40 A	68 A	96 B
13 C	41 C	69 B	97 A
14 C	42 D	70 A	98 C
15 A	43 B	71 B	99 D
16 B	44 B	72 C	100 D
17 A	45 A	73 D	101 D
18 B	46 A	74 D	102 D
19 A	47 D	75 *	103 C
20 A	48 D	76 D	104 B
21 D	49 D	77 A	105 D
22 C	50 A	78 C	106 B
23 B	51 B	79 D	107 B
24 C	52 C	80 A	108 C
25 B	53 B	81 *	109 D
26 C	54 A	82 C	110 C
27 C	55 C	83 D	
28 A	56 C	84 A	

*CUATRO PREGUNTAS ANULADAS

TRES DE ELLAS DE OFICIO Y LA NÚMERO 95 POR RECLAMACIÓN

---

1. Asumir un marco de referencia concreto como base teórica para la práctica en la salud mental implica adoptar una perspectiva ética, ideológica y social sobre...

a. ...los seres humanos y la enfermedad mental
b. ...el papel de los profesionales de la salud
c. Ambas son ciertas
d. Ninguna lo es

2. El modelo de ocupación humana se articula alrededor de:

a. El comportamiento ocupacional
b. La volición
c. Las actividades
d. La teoría general de sistemas

3. Las dos dimensiones de la causalidad personal del modelo de ocupación humana son:

a. Intereses y tendencia de disfrute
b. Conocimiento de la capacidad y sentimiento de eficacia
c. Procedimiento para percibir e interpretar los contextos y el sentimiento de eficacia
d. Hábitos y conocimiento de la capacidad

4. En sus últimas ediciones el modelo de ocupación humana identifica tres niveles distintos de la acción humana: Participación ocupacional, Desempeño ocupacional y:

a. Habilidad ocupacional
b. Identidad ocupacional
c. Competencia ocupacional
d. Adaptación ocupacional

5. Si en el modelo canadiense del desempeño ocupacional se mencionan los aspectos afectivos, cognitivos y físicos como los aspectos implicados en el desempeño de ocupaciones se toma como referencia a:

a. La espiritualidad
b. La cultura
c. La persona
d. La sociedad

6. La rehabilitación psicosocial apoya su base teórica en el modelo de vulnerabilidad-estrés de la esquizofrenia. Cuál NO es una de las principales causas de la vulnerabilidad:

a. Factores genéticos y biológicos
b. Factores legislativos
c. Factores sociales
d. Factores ecológicos o ambientales

7. Según el marco para la práctica de la terapia ocupacional, el eje central de la evaluación es el desempeño ocupacional, que viene influido por los factores individuales, factores contextuales y:

a. El perfil ocupacional de la persona evaluada
b. Las áreas ocupacionales desempeñadas
c. La espiritualidad de la persona evaluada
d. El contexto virtual de la persona evaluada

8. 'Procedimiento sistematizado de adquisición de información a través del cual interpretamos la naturaleza, condición y evolución de la faceta ocupacional o estatus ocupacional de una persona':

a. Análisis de la actividad
b. Evaluación ocupacional
c. Adaptación ocupacional
d. Razonamiento ocupacional

9. Según Moruno y Talavera, la evaluación ocupacional en salud mental, captar el perfil ocupacional de un sujeto implica identificar, delimitar y describir el entrecruzamiento de las características...

a. extrínsecas de las ocupaciones que realiza
b. intrínsecas de las tareas que realiza
c. extrínsecas e intrínsecas de las tareas que realiza
d. extrínsecas e intrínsecas de las ocupaciones que realiza

10. De qué fase de la evaluación inicial, en salud mental, su principal función se describe como 'determinar la necesidad de realizar una evaluación detallada que haga posible una intervención futura':

a. Derivación
b. Screening o cribado
c. Evaluación comprensiva
d. Juicio clínico

11. El diagnóstico ocupacional en salud mental incluye, según Rogers y Holm, cuatro componentes:

a. Descriptivo, explicativo, anticipatorio e hipotético
b. Descriptivo, anticipatorio, indicios e información diagnóstica adicional
c. Descriptivo, explicativo, indicios e información diagnóstica adicional
d. Descriptivo, explicativo, sensoriomotores y psicológicos

12. Sobre la evaluación, es FALSO:

a. El marco de referencia o modelo de práctica adoptado da forma a la evaluación
b. Es un proceso de recogida de información
c. La evaluación ocupacional se centra en identificar actividades significativas para la persona
d. La evaluación ocupacional no se centra en identificar actividades deseadas

13. Un conjunto de objetivos relacionados entre sí y ordenados de forma jerárquica, en la planificación de la intervención en salud mental permite seleccionar (indique la FALSA):

a. Los abordajes para alcanzar los resultados deseados
b. Los tipos de intervención para alcanzar los resultados deseados
c. Los espacios para alcanzar los resultados deseados
d. Las técnicas para alcanzar los resultados deseados

14. En la planificación de la intervención en salud mental, cada programa, actividad o espacio terapéutico puede centrarse en:

a. Un objetivo único
b. En varios objetivos a la vez
c. Las dos anteriores son ciertas
d. Ninguna de las anteriores son ciertas

15. En la planificación de la intervención en salud mental, según Moruno y Talavera, determinar los objetivos se puede subdividir en: encuadrar temporal mente los objetivos, establecer resultados funcionales esperados y...

a. Cuantificar los resultados
b. Priorizar objetivos
c. Seleccionar estrategias
d. Negociar objetivos con la persona

16. En salud metal, qué subyace al diseño de un programa individual de intervención que permite asociar déficits con los objetivos y éstos con los patrones de desempeño y problemas en las áreas ocupacionales:

a. El diagnóstico médico
b. El razonamiento clínico
c. El principio de prevención
d. El plan individualizado de rehabilitación

17. La puesta en funcionamiento eficaz de un programa o plan de intervención implica el seguimiento de una secuencia de cuántas actuaciones:

a. 5   b. 7   c. 3   d. 4

18. El uso terapéutico del yo y el uso terapéutico de las ocupaciones y las actividades, que son aplicables en salud mental, son tipos de intervención definidos por:

a. Moruno y Talavera
b. El marco para la práctica de la terapia ocupacional
c. El terapeuta ocupacional
d. Ninguna de las anteriores es cierta

19. Según Abelardo Rodríguez, las personas que sufren enfermedades mentales graves y crónicas, como la esquizofrenia u otras psicosis, presentan una compleja problemática que se puede agrupar en 3 dimensiones: ...

a. Diagnóstico, discapacidad y duración
b. Diagnóstico, rehabilitación y duración
c. Diagnóstico, discapacidad y pronóstico
d. Rehabilitación, pronóstico y cuidados

20. Sobre los centros de rehabilitación laboral para personas con enfermedad mental es FALSO:

a. Su función fundamental es favorecer la rehabilitación laboral de personas con trastornos psiquiátricos crónicos pero no la vocacional
b. Articular y organizar el contacto y la coordinación con los recursos de formación profesional y con el mercado laboral existente es uno de sus objetivos
c. Fomentar la colaboración entre empresarios, asociaciones o instituciones para aumentar las oportunidades de inserción laboral
d. El trabajo se ajustará al proceso de rehabilitación laboral y preparación para la inserción laboral al perfil de problemáticas, déficit y recursos de cada usuario/a

21. Identifique la FALSA. Planificar el entrenamiento en habilidades de personas que sufren enfermedades mentales crónicas, implica que las personas organicen la búsqueda de empleo:

a. Definiendo con claridad objetivos
b. Estableciendo prioridades
c. Temporalizando esas prioridades
d. Definiendo resultados

22. 'Dominio de los procesos de selección: pruebas psicotécnicas y otros procesos de selección', se corresponde con cuál de las fases del proceso de intervención del entrenamiento en técnicas de búsqueda de empleo de personas con trastornos mental crónico:

a. Secuencia
b. Conocimiento del mercado laboral
c. Entrenamiento en técnicas y habilidades de búsqueda de empleo
d. Planificación

23. Según San Bernardo y Sánchez, en el entrenamiento en técnicas de búsqueda de empleo de personas con trastornos mental crónico, 'composición, estructuración de las sesiones, material y contenidos de intervención en cada área', son elementos de..

a. La metodología
b. La organización práctica de la intervención
c. Los objetivos
d. El perfil para el entrenamiento

24. Los enfermos mentales crónicos, en la búsqueda de un empleo, entran en juego dos elementos importantes: las habilidades y capacidades propias de la persona y...

a. La preferencia de los familiares
b. El análisis de los recursos sociales
c. Las características del mercado de trabajo
d. La decisión del terapeuta ocupacional

25. Atendiendo a la descripción de 'marco de referencia', es FALSO:

a. Es un cuerpo de conocimiento organizado
b. Es una representación abstracta de la práctica profesional
c. Está compuesto por teorías y hallazgos procedentes de la investigación
d. Constituye las bases conceptuales de un aspecto específico de la práctica profesional

26. Atendiendo al marco de referencia del neurodesarrollo, es FALSO:

a. Proviene del desarrollo de la neurofisiología
b. Uno de los principios sobre los que está basado es el control motor
c. Debe existir un equilibrio entre el principio de reposo y acción
d. El sistema nervio central coordina la información sensitiva y motora

27. Según el enfoque Bobath, es FALSO:

a. Realiza la intervención siguiendo una secuencia de desarrollo
b. Controla la postura y el tono anormales
c. Estimula los dermatomas mediante pequeños golpeteos
d. El tratamiento está orientado a frenar los patrones anormales de movimiento

28. Según los principios básicos de intervención del método Perfetti, es FALSO:

a. La progresión va de proximal a distal
b. La motricidad de exploración (tacto) es de vital importancia
c. La espasticidad se entiende como un gran obstáculo al movimiento evolucionado
d. Se debe comenzar por proporcionar percepciones de origen cinestésico y extereoceptivo

29. Centrándose en el marco de referencia biomecánico, es FALSO:

a. Después de recuperar el movimiento, la fuerza y la resistencia, el paciente recupera automáticamente la función
b. El sistema nervioso central del paciente debe estar intacto
c. Un enfoque de este marco es el abordaje mediante actividades graduadas
d. Posee tres niveles de ejercicios. Ejercicios de primer, segundo y tercer grado

30. El enfoque de Brunstrom:

a. Está diseñado para ser utilizado en el tratamiento de niños con parálisis cerebral
b. Uno de los estímulos que se utiliza es la resistencia
c. La mejoría de la capacidad motora depende del aprendizaje de la motricidad
d. Este método está diseñado para proporcionar estimulación sensorial

31. Según la escala de funcionamiento cognitivo del Rancho de los Amigos a qué nivel pertenece la característica: 'en ocasiones el paciente puede mostrarse agresivo. Puede haber respuestas motoras espontáneas y NO propositivas de sus extremidades':

a. III   b. IV   c. V   d. VI

32. El síndrome de Brown Sequard es:

a. Una lesión que involucra principalmente un lado de la médula espinal
b. Una lesión que involucra casi exclusivamente a la parte cervical
c. Una lesión que compromete los dos tercios anteriores de la médula espinal
d. Una lesión de las raíces del cordón sacro y los nervios lumbares

33. Qué músculos NO son inervados a nivel neurológico por C6-C12:

a. Musculatura abdominal
b. Músculos de la parte baja de la espalda
c. Intercostales
d. Trapecios superiores

34 NO es característico de la afectación de la motoneurona superior o primera motoneurona:

a. Debilidad y atrofia muscular leve
b. Espasticidad
c. Hiperreflexia y reflejos patológicos
d. Hipo o arreflexia

35. Cuál estos síntomas/signos NO es característico de la afectación bulbar:

a. Disfagia
b. Fasciculaciones y calambres musculares
c. Risa/llanto espasmódico
d. Disartria

36. NO es un síntoma primario de la esclerosis múltiple:

a. Neuritis óptica
b. Déficit en el control de tronco y postural
c. Alteraciones de la sensibilidad
d. Deterioro cognitivo

37. Una prótesis mecánica en una amputación a nivel del brazo:

a. Permite realizar actividades de prensión con más precisión que otros tipos
b. Tiene como desventaja la falta de habilidades de prensión
c. Funciona a partir del potencial eléctrico existente en los músculos del muñón
d. Se utiliza en los casos de amputaciones distales

38. Sobre la forma sistémica o enfermedad de Still de la artritis reumatoide juvenil:

a. Afecta a más de cuatro articulaciones
b. Se caracteriza por artritis y fiebre intermitente. Es la forma más severa
c. Afecta a cuatro o menos articulaciones
d. Tiende a ser de corta duración, y en casi la mitad de los niños remite en tres-cinco años

39. A qué fase del desarrollo del plan terapéutico pertenece normalmente el tiempo trascurrido entre la cuarta y la sexta semana tras una artroplastia de la articulación trapezometacarpiana:

a. Segunda
b. Tercera
c. Cuarta
d. Quinta

40. En cuántos grupos podemos clasificar según Frykman las fracturas de extremidad distal del radio:

a. 8   b. 7   c. 5   d. 3

41. NO constituye, en líneas generales, una parte de una prótesis de miembro superior:

a. Sistema de control
b. Pieza terminal
c. Cable para bloquear la muñeca
d. Encaje protésico

42. Qué objetivo de los siguientes NO suele pertenecer a la fase preprotésica del tratamiento de terapia ocupacional tras una amputación a nivel de brazo:

a. Aprendizaje de los cuidados del muñón
b. Control de la sensación de miembro fantasma
c. Conservar la bilateralidad
d. Entrenamiento funcional

43. Tomando como base el concepto de economía articular, ante una tendencia de flexión palmar de muñeca cuál de estas recomendaciones es ERRÓNEA:

a. Evitar andar con los codos flexionados
b. Cruzarse de brazos cuando se esté más cansado
c. Evitar el apoyo con el dorso de la mano dejando los dedos flexionados
d. No tener las manos sin apoyo y colgando

44. En caso de rizartrosis del pulgar, es FALSO:

a. Emplear pinzas laterales con el índice y con el dedo corazón
b. Intentar provocar un estrechamiento del primer espacio interdigital
c. Usar férulas funcionales
d. Utilizar la prensión de los dedos con la zona palmar

45. Para la realización de una férula, el material termoplástico debe calentarse en agua a:

a. 80°C, entre 30 segundos y 1 minuto, dependiendo del tipo de material y de su grosor
b. 50°C, entre 30 segundos y 1 minuto, dependiendo del tipo de material y de su grosor
c. 80°C, entre 2 y 3 minutos, dependiendo del tipo de material y de su grosor
d. 50°C, entre 2 y 3 minutos, dependiendo del tipo de material y de su grosor

46. Para una persona que padece artritis reumatoide que ya presenta alguna limitación articular en la muñeca o en los dedos y que se le ha prescrito una férula de reposo:

a. La férula deberá adaptarse y acoplarse a la forma de la mano, aunque corrigiéndola al máximo
b. La posición idónea sería con una flexión palmar de 20° y los dedos en forma de 'C'
c. La posición idónea sería con una dorsiflexión de muñeca de 30° y los dedos en forma de 'C'
d. En este caso no se debe prescribir una férula de reposo

47. NO es una posible variación de una férula de reposo para artritis reumatoide:

a. Férula con control del índice
b. Férula con control de más dedos dependiendo de la tendencia que presenten
c. Férula con sujeción y tracción de la cabeza del segundo metacarpiano
d. Férula en 'T'

48. En una férula de reposo para el pulgar, es FALSO:

a. Está diseñada para el tratamiento de la rizartrosis
b. Permite la utilización de los demás dedos
c. La fijación se realiza en la muñeca y en el antebrazo
d. El pulgar debe colocarse en aducción y extensión

49. Según el 'Manual de ayudas externas del servicio de daño cerebral' del hospital Aita Menni; al usar una silla de ruedas habremos de modificar el ancho de las puertas interiores del domicilio hasta (cm):

a. 75   b. 80   c. 85   d. 90

50. Según el 'Manual de ayudas externas del servicio de daño cerebral' del hospital Aita Menni; en referencia al borde delantero de la silla de ruedas: 'si medimos la distancia de las nalgas al hueco poplíteo y nos da 43 cm, qué profundidad debe tener el asiento':

a. 38-40 cm
b. 40-43 cm
c. 43-38 cm
d. 38-41 cm

51. Según la 'Guía de referencia de comunicación aumentativa y alternativa', de Ceapat, qué marco legislativo y normativo se destaca en relación a la comunicación:

a. La Constitución Española de 1976
b. La Ley 51/2003, del 2 de diciembre, de igualdad de oportunidades, no discriminación y accesibilidad universal de las personas con discapacidad
c. La Ley 79/2006, de 14 de diciembre, de Promoción de la Autonomía Personal y Atención a las personas en situación de dependencia
d. Todas son correctas

52. Según la 'Guía de referencia de comunicación aumentativa y alternativa', de Ceapat, qué sistema permite a personas con grandes dificultades de movimiento, controlar el puntero del ratón con la mirada:

a. Ratón virtual
b. Ratón de cabeza
c. Control del ratón por el iris
d. Control del ratón por voz

53. Qué síntomas son el problema real de la disfunción sensorial:

a. Fuerza muscular
b. Los síntomas no son los problemas reales de la disfunción sensorial
c. Desarrollo cognitivo
d. Problemas de lenguaje

54. 'La disfunción integrativa sensorial sería más fácil de reconocer y de tratar si el problema fuera el mismo en cada niño'

a. Verdadero
b. Falso
c. En el caso de la disfunción integrativa sensorial siempre hay un conjunto común de síntomas
d. No ocurre con frecuencia, no los podemos considerar síndromes

55. Sobre el síntoma del tono muscular y coordinación:

a. Frecuentemente el niño con disfunción integrativa sensorial tiene alto tono muscular, por lo que parece fuerte
b. Aún cuando los sistemas vestibular, propioceptivo y táctil trabajen bien el niño es propenso a tener una coordinación motora suficiente
c. El juego inmaduro es una señal temprana muy común en la disfunción integrativa sensorial
d. Únicamente las sensaciones del sistema vestibular proporcionan el tono muscular que mantiene el cuerpo erguido y energético

56. Introdujo y desarrolló el tratamiento del neurodesarrollo:

a. Brunnstrom
b. Rood
c. Los Bobath
d. Kabat

57. El tratamiento de neurodesarollo actual incorpora la influencia sobre el movimiento de los sistemas:

a. Cinestésico-motriz
b. Visomotor
c. Propioceptivo
d. Vestibular y somatosensitivo

58. La teoría del neurodesarrollo se desarrolló con la esperanza de mejorar el comportamiento motor de individuos con:

a. Parálisis cerebral
b. Accidente cerebro vascular
c. Tumor cerebral
d. Parkinson

59. El Pediatric Evaluation of Disability Inventory (PEDI), herramienta de evaluación estandarizada, es a la vez normativa y referente al contenido que mide el desempeño del niño en tres dominios principales:

a. Autocuidado, cognitivo y función social
b. Autocuidado, movilidad y función emocional
c. Autocuidado, movilidad y función social
d. Autocuidado, cognitivo y función emocional

60. La Peabody Developmental Motor Scales-2 (PDMS-2), es una herramienta de evaluación estandarizada y a la vez normativa y referente al contenido. Consiste en 6 subpruebas y mide el desempeño fino y grueso en niños de 0 a 6 años. Las subpruebas incluyen:

a. Reflejos para bebés hasta los 18 meses
b. Integración motora
c. Habilidades motoras gruesas con movimiento
d. Manipulación de objetos

61. Cuál fue el diagnóstico que tuvo mayor número de casos tratados en los servicios de rehabilitación a domicilio en el único estudio realizado durante el periodo 1988-2002:

a. Fractura de epífisis proximal del fémur
b. Síndrome de inmovilidad
c. Prótesis de cadera
d. Hemiplejía

62. Normalmente el tratamiento de rehabilitación domiciliaria es realizado por un equipo multidisciplinar. En el estudio de Dow et al. (2003) en qué porcentaje está presente el terapeuta ocupacional para este tipo de dispositivos de rehabilitación:

a. 70% b. 100% c. 50% d. 0%

64 NO es un concepto central del modelo canadiense de desempeño ocupacional:

a. El concepto central es el rol que asume el terapeuta ocupacional
b. Existen tres roles centrales del terapeuta ocupacional
c. El rol primario consiste en posibilitar la ocupación en las áreas de autocuidado, ocio y productividad
d. Capacita a la persona para promover estilos de vida independiente

65. Cuál de estos valores o creencias NO pertenece al modelo canadiense de desempeño ocupacional:

a. La ocupación cambia a través de la vida
b. La persona es única
c. Las personas son seres sociales, no espirituales ni dogmatizados
d. Las personas poseen conocimiento sobre sus ocupaciones

66. Según Rubenstein, la valoración geriátrica es un proceso diagnóstico multidimensional e interdisciplinario diseñado para cuantificar las capacidades y problemas médicos, psicosociales y funcionales de un determinado paciente, con la intención de:

a. Conocer en profundidad al paciente
b. Elaborar un informe para otros especialistas que lo soliciten y para los familiares
c. Mejorar la comunicación entre los componentes del equipo multidisciplinar
d. Desarrollar un plan de tratamiento y de seguimiento a largo plazo

67. La escala de incapacidad mental de la Cruz Roja valora el estado mental del anciano puntuando desde un mínimo de 'cero', que representa la normalidad cognitiva hasta 'un deterioro grave con una vida totalmente dependiente' en el valor máximo, que es:

a. 5 b. 10 c. 20 d. 6

68. Definición de 'ocupación' aportada por Reed y Sanderson:

a. 'Es cualquier actividad en la cual participan los recursos temporales y energéticos de la persona, la cuál está compuesta de habilidades y valores'
b. 'Procesos de hacer dirigidos hacia un resultado final planeado o hipotético'
c. 'Cualquier actividad significativa para el individuo dirigida a un objetivo y que le proporciona feedback sobre su valor y mérito como individuo y sobre sus interrelaciones con los demás'
d. 'Un nombre genérico, utilizado para denominar la profesión y cuando (cada vez) se habla del ámbito total de acción humana. Un término paraguas'

69. Definición de 'actividad' aportada por Trombly (1990):

a. 'Una acción específica, función o esfera de acción que implica aprender a hacer por experiencia directa'
b. 'Cualquier cosa que requiere el procesamiento mental de datos, la manipulación física de los objetos o el movimiento dirigido'
c. 'El estado que es esencial para el mantenimiento y la continuación de la vida'
d. 'Implica acción productiva, esto es, ser activo y hacer cosas particulares, por ejemplo hacer un sándwich a la plancha y después comerlo'

70. Hagedorn (1995) describe como las ocupaciones están compuestas por una jerarquía de esfuerzos que construyen la ejecución, dicha ejecución se produce a tres niveles. Para el nivel 2 (nivel de efectividad):

a. Se realiza el encadenamiento de tareas en forma de rutinas o procedimientos
b. Incluye las habilidades o componentes de ejecución
c. Se aprenden tareas por separado
d. Incluye una secuencia de actividades que se combinan para completar uno o varios procesos

71. Cuando es necesario el análisis de la actividad para un terapeuta ocupacional:

a. Fase de evaluación
b. En todas las fases
c. Fase de evaluación y planificación
d. Fase de evaluación e implementación

72. Las actividades auxiliares son aquellas que:

a. Tienen una meta específica pero no un 'propósito'
b. Son el objetivo al que se dirigen las conductas y tareas
c. Inciden en la intervención a nivel de componentes de desempeño
d. Forman parte de las expectativas del usuario en cuanto a sus roles y situación concreta

73. Según Hagedorn, NO forma parte de los focos o elementos sobre los que la terapia ocupacional puede basarse para prescribir una actividad como medio terapéutico:

a. El producto
b. La interacción del individuo con los demás
c. La ejecución competente
d. La interacción entre los diferentes contextos

74 Cuál de las siguientes herramientas de evaluación NO valora las actividades básicas de la vida diaria:

a. Índice de Barthel
b. Escala OARS
c. Índice de Katz
d. Escala de Pfeiffer

75. [ANULADA] Respecto a la actividad instrumental de la vida diaria 'criar a los niños/cuidar de los nietos', es FALSO:

a. En el marco de trabajo para la práctica de la Terapia Ocupacional se clasifica dentro del 'cuidado de otros'
b. En la actualidad la cifra de personas mayores que asumen el cuidado de sus nietos es de uno de cada cuatro
c. El cuidado de un nieto puede suponer efectos negativos como la aparición de estrés y otros problemas de salud
d. Para esta actividad, desde Terapia Ocupacional, se debe ayudar al mayor en la obtención de un equilibrio ocupacional

76. NO es un parámetro para describir o medir el desempeño de las actividades de la vida diaria:

a. Independencia   b. Adecuación
c. Seguridad   d. Suficiencia

77. Qué población objetivo tiene el instrumento 'evaluación de las habilidades de la vida diaria de Milwaukee':

a. Adultos con problemas crónicos de Salud Mental
b. Personas en asistencia doméstica
c. Adultos con deterioro físico
d. Pacientes con diagnósticos psiquiátricos, incluidos aquellos con deterioro cognitivo

78. Con qué propósito se desarrolló el instrumento de evaluación 'Evaluación de las habilidades de la vida de Kohlman':

a. Describir las actividades de la vida diaria basales y buscar cambios en éstas
b. Medir la capacidad para desempeñar actividades de la vida diaria y actividades instrumentales de la vida diaria
c. Evaluar la capacidad para vivir de forma independiente y segura en la comunidad
d. Medir la independencia en las actividades de la vida diaria para determinar el estado actual

79. NO es una estrategia de compensación para la actividad de la vida diaria de 'aseo, higiene bucal, baño, ducha' en una persona con déficit visual:

a. Guardar los objetos de las tareas siempre en el mismo lugar
b. Usar un jabón sujeto a un cordel
c. No apresurarse durante la tarea
d. Entrenamiento sensorial para aumentar la sensibilidad táctil

80. Es útil comprender el 'modelo de los sistemas ecológicos' para apreciar plenamente el proceso grupal. En base a este modelo, es FALSO:

a. El comportamiento y el desempeño humano, se comprende fuera del contexto
b. El comportamiento debe entenderse como una interacción entre el individuo con una formación biopsicosocial intrínseca y un sistema ambiental dado
c. El uso de este modelo en Terapia Ocupacional se basa en el trabajo de Bronfenbrenner (1979)
d. El uso de este modelo está basado en el trabajo sobre el desarrollo humano y en la teoría de los sistemas generales

81. [ANULADA] NO es un 'grupo pequeño de tareas' en terapia ocupacional:

a. Grupos de apoyo de compañeros
b. Grupos de enfoque
c. Grupos de consulta y supervisión
d. Grupos de reminiscencia

82. Si comparamos los usos terapéuticos de las propiedades grupales de la terapia ocupacional con los de la psicoterapia verbal, es FALSO:

a. La participación del líder es muy central en Terapia Ocupacional y no central en Psicoterapia verbal
b. La actividad con propósito es muy central en Terapia Ocupacional y no central en Psicoterapia verbal
c. La estructura y formato son muy centrales en Terapia Ocupacional y Psicoterapia verbal
d. El 'aquí y ahora' es muy central en Terapia Ocupacional y Psicoterapia verbal

83. Según Durante Molina y Noya Arnaiz, las conductas contraproducentes más frecuentes en torno al trabajo en equipo son:

a. El individualismo
b. La falta de claridad en la actitud
c. El autoritarismo
d. Todas son correctas

84. Según Durante Molina y Noya Arnaiz, NO es una ventaja del trabajo en equipo:

a. El trabajo en equipo es sinónimo de calidad
b. En muchas ocasiones, es necesaria la combinación de acciones individuales junto con el trabajo del equipo
c. No es la única vía para la planificación, mejora y atención adecuada
d. En general, los equipos están compuestos por los profesionales más implicados en el tema y se utilizan las disciplinas que deben incidir para conseguir el objetivo marcado

85. Según Durante Molina y Noya Arnaiz, qué punto NO ayuda a promover la participación de los miembros del equipo:

a. Hacer que cada integrante se sienta valorado
b. Promover desafíos
c. Proporcionar oportunidades para el desarrollo
d. Reconocer actitudes negativas

86. Según Durante Molina y Noya Arnaiz, existen unas reglas comunes para que sea posible el trabajo en equipo efectivo:

a. Confianza
b. Creatividad conjunta
c. Respeto mutuo
d. Crecimiento profesional

87. Según Cucurella, 'aspectos indispensables para constituir un equipo':

a. La colaboración para conseguir los diferentes objetivos plantados por los miembros del equipo
b. Aceptar e integrar las aportaciones de los distintos miembros
c. Trabajar interdependientes para conseguir los objetivos planteados
d. Desarrollar una participación activa y estática en todo el proceso

88. Según Durante Molina y Noya Arnaiz, 'trabajo en equipo' es:

a. La suma de objetivos de trabajo individuales

b. Un grupo de individuos motivados para constituir un grupo de trabajo

c. Un conjunto de personas comprometidas para desarrollar un propósito común, con un conjunto de objetivos y un enfoque determinado

d. Un conjunto de personas que trabajan con un propósito y un marco teórico comunes

89. La CIF de la Discapacidad y de la Salud tiene dos partes, cada una con cuántos componentes:

a. 2   b. 3   c. 4   d. 6

90. Según la CIF de la Discapacidad y de la Salud, las 'deficiencias' son:

a. problemas en las funciones o estructuras corporales

b. problemas que un individuo puede experimentar al involucrarse en situaciones vitales

c. dificultades que un individuo puede tener en el desempeño de actividades

d. alteraciones a nivel neuromuscular, osteoarticular y musculoesquelético

91. Quién es el titular del derecho a la información asistencial:

a. El hospital   b. El paciente

c. El médico   d. Ninguno de los tres

92. Un paciente:

a. Nunca puede revocar su consentimiento a un tratamiento

b. Puede revocar sin informar a nadie de su tratamiento

c. Puede revocar libremente por escrito un tratamiento pero solo dos días antes de que se efectúe aquel

d. Puede revocar libremente por escrito su consentimiento en cualquier momento

93. Por regla general, el consentimiento para un tratamiento cualquiera se hará:

a. por soporte informático

b. tácitamente

c. verbalmente

d. como disponga el facultativo

94. Osabide Global...

a. ...es la historia clínica electrónica única

b. ...fue una aplicación informática

c. ...ha sido un grupo de trabajo y apoyo

d. Ninguna de las anteriores

95. [ANULADA] El Proyecto Osarean echó a andar en:

a. 2009   b. 2010   c. 1998   d. 2013

96. Número de proyectos que se han establecido dentro de la estrategia de cronicidad de Euskadi con el objeto de transformar el sistema sanitario vasco:

a. 225   b. 14   c. 2   d. Ninguno

97. En el marco del sistema vasco de salud es FALSO que existan derechos específicos de los pacientes...

a. de la tercera edad

b. menores

c. mujeres

d. Las tres son falsas

98. Los niños en el marco del sistema vasco de salud

a. Tienen derecho a tener las sábanas del color que quieran

b. Tienen la obligación de ser obedientes ante las instrucciones del personal sanitario

c. Tienen derecho a ser hospitalizados preferentemente de día

d. No tienen ningún derecho: en todo caso sus progenitores o tutores

99. Qué colectivo tiene reconocido el específico derecho a colaborar de conformidad con las autoridades sanitarias en actividades de apoyo a Osakidetza:

a. Los niños

b. Las mujeres, únicamente

c. Los trabajadores, únicamente

d. Los pacientes y usuarios en general

100. Un paciente...

a. ...en ningún caso puede negarse a un tratamiento prescrito por su médico especialista

b. ...en ningún caso puede negarse a un tratamiento prescrito por su médico de cabecera

c. ...siempre puede negarse a seguir un tratamiento prescrito por cualquier médico de un Hospital público

d. ...podría ser obligado a seguir un determinado tratamiento prescrito por un facultativo en determinadas circunstancias

101. En el modelo canadiense del desempeño ocupacional se estipula un proceso metodológico integrado por una secuencia de intervención de cuántas etapas:

a. 4   b. 5   c. 7   d. 8

102. Cuál de las siguientes pruebas estandarizadas NO son pruebas para completar el 'screening':

a. Evaluación del funcionamiento ocupacional

b. Cuestionario ocupacional

c. Evaluación del potencial de rehabilitación pre-vocacional

d. Evaluación global de las ocupaciones humanas

103. Según Ayres, en el segundo nivel de integración funcional, cuáles son los bloques de construcción para la estabilidad emocional:

a. Las funciones táctiles, vestibulares y auditivas

b. Las funciones táctiles, auditivas y propioceptivas

c. Las funciones táctiles, vestibulares y propioceptivas

d. Todas las funciones son correctas

104. En referencia a la descripción de las herramientas de evaluación estandarizadas en pediatría:

a. Son aquellas que no tienen procedimientos específicos de aplicación y puntuación

b. Se proveen los materiales de las pruebas y los formularios para el registro en un equipo junto con el manual de la prueba

c. Hay dos tipos de herramientas de evaluación estandarizadas: las pruebas normativas y las referidas a la secuencia del desarrollo de las habilidades

d. Todas son correctas

105. Según el manual de ayudas externas del servicio de daño cerebral del hospital Aita Menni; en referencia a la iluminación, los interruptores deben de ir colocados por lo general, a una altura entre:

a. 60 y 80 cm

b. 60 y 90 cm

c. 70 y 90 cm

d. 70 y 100 cm

106. La escala de incapacidad física de la Cruz Roja valora la capacidad de autocuidado de los pacientes, clasificándola en cuántos grados:

a. 5   b. 6   c. 7   d. 10

107. Cuál de estos ítems de evaluación NO pertenece al miniexamen cognoscitivo de Lobo:

a. Orientación

b. Abstracción

c. Atención y cálculo

d. Lenguaje y construcción

108. Pertenece a un 'enfoque de restablecimiento' para la actividad de 'aseo, higiene bucal, baño, ducha' en una persona con limitación en las actividades por deterioro de los miembros superiores e inferiores:

a. Estabilizar los objetos de la tarea sobre toallas

b. Descansar los codos sobre el borde de la mesa para aplicarse desodorante

c. Aprendizaje motor

d. Mostrar el uso correcto de objetos adaptados de tareas

109. Qué meta o técnica de los grupos de terapia ocupacional NO pertenece a un formato grupal de mantenimiento y rehabilitación en pacientes hospitalizados:

a. Seguridad

b. Revaluación

c. Planificación del alta

d. Reducción del estrés

110. Encuadrándonos dentro del proceso grupal en terapia ocupacional cuál de los siguientes roles pertenece al 'miembro del grupo':

a. Establecer el clima

b. Proveer estructura

c. Identificar el propósito

d. Ofrecer apoyo

Junta de
Extremadura

Convocatoria:
**Diario Oficial de Extremadura
de 22 de Octubre de 2010**

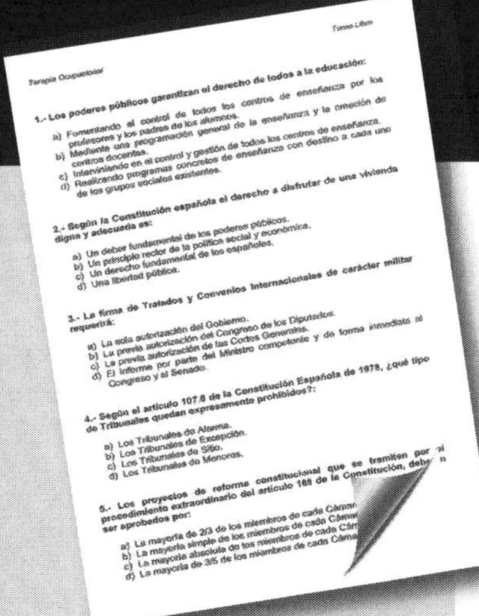

Examen:

16 de abril de 2011

Clave de Respuestas

[...]	48 B	76 A
21 C	49 B	77 D
22 C	50 C	78 D
23 A	51 A	79 A
24 C	52 A	80 D
25 C	53 C	81 D
26 B	54 B	82 C
27 C	55 C	83 B
28 B	56 A	84 C
29 B	57 D	85 C
30 D	58 B	86 B
31 B	59 B	87 A
32 B	60 A	88 D
33 A	61 D	89 C
34 C	62 C	90 B
35 B	63 A	91 B
36 B	64 B	92 C
37 A	65 D	93 C
38 D	66 D	94 C
39 D	67 D	95 D
40 C	68 A	96 D
41 D	69 A	97 C
42 C	70 B	98 C
43 A	71 B	99 C
44 B	72 C	100 D
45 A	73 C	101 A
46 A	74 B	102 A
47 D	75 C	103 D

***Ninguna pregunta anulada**

[Preguntas 1 a 20 no específicas]

21. Teniendo en cuenta la topografía lesional, la enfermedad por Cuerpos de Lewy es una demencia:

a. Cortical
b. Subcortical
c. Mixta
d. Vascular

22. Según el PIDEX (Plan Integral de atención sociosanitaria al Deterioro Cognitivo en Extremadura), para la detección del deterioro cognitivo, el equipo de Atención Primaria realizará un examen cognitivo mínimo:

a. Mediante Minimental State Examination (MMSE) y Memory Impairment Screening (MIS) obligatorios; Test Abreviado del Informador opcional
b. Sólo a través de MMSE
c. Mediante MMSE obligatorio; MIS y Test Abreviado del Informador opcionales
d. A través de MMSE y Escala Global del Deterioro de Reisberg obligatorios

23. Según la Ley 44/2003, de ordenación de las profesiones sanitarias:

a. Dota al sistema sanitario de un marco legal que posibilita la mayor integración de los profesionales en el servicio sanitario
b. Se refiere al ejercicio libre de las profesiones sanitarias
c. Determina las competencias de las profesiones de una forma cerrada y concreta
d. Prevé la homologación de programas de formación postgraduada

24. Es conocido como el Padre de la Terapia Ocupacional:

a. Benjamin Rush
b. El doctor Adolf Meyer
c. El doctor William Rush Dunton Jr
d. George Edward Barton

25. Los tres tipos de análisis de la ocupación de Hagedorn son:

a. básico, funcional y adaptado
b. de la tarea, del entorno y del usuario
c. básico, funcional y aplicado
d. simple, básico y detallado

26. NO es un objetivo de la adaptación de la actividad:

a. Convertir en terapéuticas actividades que no lo son
b. Detectar las habilidades necesarias para realizar cada parte de la actividad
c. Adecuar la tasa de exigencias de habilidades de la actividad para satisfacer los objetivos
d. Permitir a la persona con discapacidad realizar actividades que de otra manera no podría

27. Para que la aplicación del Marco Biomecánico sea posible y adecuado, es necesario que el sujeto:

a. conserve el arco de movimiento
b. no tenga limitaciones musculares
c. tenga intacto el sistema nervioso central
d. no tenga capacidad para controlar los movimientos

28. «Las sinergias básicas de los miembros y los reflejos posturales primitivos deben ser estimulados, como parte normal de la secuencia de retorno a la función motriz», según:

a. Bobath
b. Brunnstrom
c. Kabat
d. Rood

29. La Terapia Racional Emotiva de Ellis es una técnica del Marco:

a. Conductual
b. Cognitivo conductual
c. Analítico
d. Humanista

30. Qué modelo propios de TO añade el entorno institucional:

a. El modelo de desempeño ocupacional de la American Occupational Therapy Association
b. El de la ocupación humana de Kielhofner
c. El de funcionamiento ocupacional de Trombly
d. El canadiense de desempeño ocupacional

31. En relación con los conceptos clave del Modelo de la Ocupación Humana de Kielhofner, es FALSO:

a. La conducta ocupacional y la interacción de los subsistemas
b. El subsistema volitivo y el subsistema de rehabituación
c. El subsistema de ejecución y la teoría general de los sistemas
d. El entorno y la disfunción ocupacional

32. Según el Código ético de TO de la AOTA de 2000, son derechos del receptor de los servicios:

a. Información, intimidad y voluntariedad
b. Autonomía, privacidad y confidencialidad
c. Libertad, veracidad y justicia
d. Fidelidad, bienestar y equidad

33. Los monofilamentos de Semmes-Weinstein permiten evaluar:

a. Tacto ligero, presión superficial y localización táctil
b. Tacto ligero, presión superficial y dolor
c. Tacto ligero y presión superficial
d. Tacto ligero, localización táctil y cinestesia

34. Niveles cognitivos de Allen:

a. Nivel 1: coma
b. Nivel 6: acciones exploratorias
c. Nivel 4: acciones dirigidas a un objetivo
d. Nivel 2: acciones manuales

35. Según Durante Molina, los estadíos del proceso de planificación son:

a. Evaluación y establecimiento de metas y elaboración de objetivos
b. Organización de la información, establecimiento de metas y objetivos y diseño del programa
c. Obtención de la información, diseño de objetivos y aplicación del tratamiento
d. Obtención de la información y establecimiento de metas y objetivos

36. Según el Modelo de la Ocupación Humana:

a. La ineficacia y la exploración son dos niveles de disfunción
b. La ineficacia es el nivel inicial de disfunción
c. La incompetencia es la interrupción total del desempeño
d. La impotencia es la incapacidad para el desempeño de tareas de forma adecuada

37. Sobre las habilidades del TO:

a. Son habilidades 'generales' las de organización, observación o registro
b. Son habilidades 'específicas' el análisis y la adaptación de actividades
c. Son habilidades 'expertas' la valoración o la intervención
d. Son habilidades 'generales' la gestión del caso y la evaluación

38. Hagedorn clasifica las habilidades 'nucleares' o 'necesarias para la práctica de la TO' en:

a. Generales y básicas
b. Primarias y secundarias
c. Básicas y específicas
d. Genéricas y primarias

39. De acuerdo con la 2ª edición del Marco de Trabajo para la práctica de Terapia Ocupacional, qué términos se utilizan para denominar algunas de las áreas ocupacionales:

a. 'Autocuidado', 'educación' y 'trabajo'
b. 'Descanso y sueño', 'manejo del hogar' y 'participación social'
c. 'Aseo', 'educación' y 'juego'
d. 'Ocio', 'juego' y 'descanso y sueño'

40: Según la clasificación de tipos de ocio de Gunter y Gunter, 'hacer una excursión o viaje organizado' sería:

a. Ocio puro
b. Ocio anómico
c. Ocio institucional
d. Ocio alienado

41. NO es una fase de un programa de empleo con apoyo:

a. Adaptación y entrenamiento en el puesto de trabajo
b. Análisis del mercado laboral ordinario
c. Captación de empleos
d. Apoyo y seguimiento de la formación

42. Engrosamiento de las bandas de la aponeurosis palmar, localizada entre la piel y los tendones flexores de la mano, y que afecta a las articulaciones MCF e IFP:

a. Síndrome del túnel Carpiano
b. Aplanamiento Palmar
c. Contractura de Dupuytren
d. Tenosinovitis de De Quervain

43. Prueba de motricidad fina que incluye 'subpruebas con escritura, volver naipes, recoger objetos pequeños, alimentación simulada y apilar objetos':

a. Prueba de función manual de Jebsen-Taylor
b. Prueba de la velocidad de manipulación de Minnesota
c. Prueba de destreza fina
d. Prueba de destreza con piezas pequeñas de Crawford

44. Si el sujeto emplea el dedo meñique y el anular para coger los objetos, es posible que exista lesión de:

a. Nervio cubital
b. Nervio mediano
c. Nervio radial
d. De los tres

45. El entrenamiento funcional con una prótesis del brazo seguirá esta secuencia:

a. Flexoextensión antebrazo; apertura, cierre y fuerza de la mano; bloqueo, desbloqueo del codo
b. Apertura, cierre y fuerza de la mano; bloqueo, desbloqueo del codo; flexoextensión antebrazo
c. Bloqueo, desbloqueo del codo; flexoextensión antebrazo; apertura, cierre y fuerza de la mano
d. La secuencia de entrenamiento no suele estar prefijada; depende del usuario de la prótesis

46. Los nódulos de Bouchard limitan sobre todo el movimiento de:

a. flexión de la articulación interfalángica proximal
b. extensión de la articulación interfalángica proximal
c. flexión de la articulación interfalángica distal
d. extensión de la articulación interfalángica distal

47. Una persona con una lesión medular a nivel de la 5ª Vértebra Cervical NO podría realizar:

a. Supinación y flexión del codo
b. Flexión y abducción del hombro
c. Empujar el mismo la silla de ruedas
d. Levantar los brazos

48. NO es una de las 'enfermedades de motoneurona':

a. Parálisis bulbar progresiva
b. Parálisis supranuclear progresiva
c. Esclerosis lateral primaria
d. Esclerosis lateral amiotrófica

49. La esteropsia está relacionada con la capacidad para percibir:

a. El color
b. La profundidad
c. La figura-fondo
d. Constancia de la forma

50. La Batería de Evaluación Neurológica de Chessington (COTNAB) se divide en 4 áreas:

a. Orientación, percepción, memoria y coordinación
b. Atención, orientación, praxias y gnosias
c. Percepción visual, capacidad constructiva, capacidad sensitivo-motora y capacidad para seguir instrucciones
d. Percepción visual, capacidad visuoconstructiva, capacidad sensitivo-motora y coordinación

51. Para hacer el diagnóstico diferencial del síndrome de negligencia y la hemianopsia homónima, tendremos en cuenta que:

a. Con hemianopsia intentan compensar sus déficits con rastreo visual
b. Con negligencia se suele tener una clara conciencia sobre las limitaciones
c. Con hemianopsia si el paciente gira la cabeza no suele encontrar visualmente el estímulo
d. Con negligencia intentan compensar sus déficits con movimientos dirigidos

52. La escala de Rancho de los amigos utilizada en Traumatismo Craneoencefálico describe:

a. El nivel de conciencia y funcionamiento cognitivo
b. La respuesta motora y respuesta conductual
c. El nivel de conciencia y respuesta verbal
d. La respuesta conductual y verbal

53. Durante la fase aguda de un Accidente Cerebrovascular, la primera actuación en la intervención de las Actividades de la Vida Diaria sería:

a. Despegar la pelvis de la cama
b. Abrir y cerrar las rodillas en decúbito
c. Realización de volteos en la cama
d. Trasladarse hacia arriba/abajo en la cama

54. Una persona que es incapaz de manipular objetos previamente conocidos, suprime elementos, altera secuencias o utiliza objetos de forma inadecuada presenta apraxia:

a. ideomotora
b. ideatoria
c. callosa
d. constructiva

55. Un estadio 3 de afectación de la enfermedad de Parkinson (según Hoehn y Yahr) presenta:

a. Afectación de ambos lados del cuerpo sin trastornos del equilibrio
b. Los síntomas afectan sólo a un lado del cuerpo
c. Alteración bilateral leve o moderada con cierta inestabilidad postural, físicamente independiente
d. Permanece en cama o sentado

56. Postura característica en un enfermo de Parkinson:

a. Ligera flexión de cabeza y tronco hacia delante
b. Reflejos de enderezamiento intactos
c. Extensión de las articulaciones de los codos y rodillas
d. Disminución de la base de sustentación

57. Se valora con un punto en la Escala de Tinetti:

a. Equilibrio en bipedestación: inestable
b. Sentarse: inseguro (cae en la silla)
c. Levantarse: capaz sin utilizar los brazos
d. Intentos de levantarse: capaz pero necesita más de un intento

58. Incoordinación de movimientos voluntarios y del equilibrio sin alteración de la potencia muscular, que puede afectar a la marcha, al tronco y/o a los miembros:

a. Atetosis
b. Ataxia
c. Corea
d. Hemibalismo

59. Método utilizado en Parálisis Cerebral Infantil, que combina educación y terapia, y en el que el niño busca la solución a los problemas y el conductor aporta los instrumentos necesarios:

a. Método Le Métayer
b. Método Peto
c. Método Kabat
d. Método de Phelps

60. El instrumento de Evaluación de la función escolar (Coster, 1998) evalúa;

a. El desempeño del niño, el nivel de participación y la necesidad de apoyo en tareas escolares
b. Habilidades motoras y de procesamiento
c. Movilidad funcional, AVD y comportamiento social
d. El desempeño del niño y la integración sensorial

61. La forma más frecuente de parálisis cerebral infantil es:

a. Atónica
b. Mixta
c. Extrapiramidal
d. Espástica

62. Tipo frecuente de espina bífida, que se caracteriza por la carencia del cierre del tubo neural:

a. Espina bífida oculta
b. Meningocele
c. Mielomeningocele
d. Raquisquisis

63. Principales características de las miopatías congénitas:

a. Hipotonía y pérdida de fuerza
b. Hipertonía y espasticidad
c. Hiperreflexia e hipersensibilidad
d. Pérdida de fuerza e hipertonía

64. Síntomas característicos del síndrome de Rett:

a. Períodos de hipoventilación
b. Movimientos estereotipados de las manos
c. Escoliosis e Hipotonía
d. Hiperactividad e impulsividad

65. Qué nueva dimensión incluye la definición de retraso mental, hecha por la Asociación Americana de Retraso Mental en 2002:

a. Salud (salud física, salud mental, etiología)
b. Contexto (ambientes y cultura)
c. Conducta adaptativa (conceptual, social y práctica)
d. Participación, interacciones y roles sociales

66. Primer paso en la evaluación de un niño con discapacidad intelectual:

a. Ver qué puede y no puede desempeñar
b. Evaluar las áreas funcionales
c. Identificar el tipo de apoyo que necesita
d. Revisión de la historia clínica y del desarrollo del niño

67. La escala de Bayley identifica:

a. Lo que el niño puede y no puede hacer
b. El patrón de participación en actividades escolares
c. El análisis en la ejecución de tareas
d. En qué nivel de desarrollo están los niños

68. Las personas sordociegas que utilizan el método de Tadoma:

a. Tocan con el pulgar los labios del que habla y con los otros dedos la garganta, la mejilla, etc
b. Reciben la información de la persona que habla a través del deletreo en sus manos
c. Utilizan el lenguaje de signos por medio del contacto de sus manos
d. Reciben información con el sistema Braille adaptado a sus necesidades

69. La escala de valoración SMAF (Sistema de Medición de Autonomía Funcional) valora:

a. Actividades básicas e instrumentales de la vida diaria y movilidad
b. Actividades de la vida diaria básicas e instrumentales
c. Actividades avanzadas de la vida diaria
d. Movilidad funcional

70. Una persona tiene trastorno mental grave cuando presenta:

a. 2 años de evolución de la enfermedad mental
b. 2 años de tratamiento de la enfermedad mental
c. Que la enfermedad curse, como mínimo, con un mes de sintomatología activa
d. Que el psiquiatra haga un diagnóstico de psicosis

71. Según Lawton, 'Atributos del medio físico o del entorno':

a. Seguridad, adaptabilidad, fiabilidad y confianza
b. Seguridad, confianza, accesibilidad y legibilidad
c. Seguridad, fiabilidad, tranquilidad y confianza
d. Confianza, accesibilidad, fiabilidad y legibilidad

72. La Batería de Loewenstein Occupational Therapy Cognitive Assessment (LOTCA) geriátrico evalúa 4 áreas cognitivas:

a. Atención, memoria, percepción y funciones ejecutivas
b. Orientación, atención, gnosias y memoria
c. Orientación, percepción visual y espacial, organización visomotora y organización del pensamiento
d. Orientación, memoria, praxias y resolución de problemas

73. La prueba de memoria conductual de Rivermead (RBMT), evalúa de manera más específica:

a. La memoria semántica
b. La memoria implícita
c. La memoria cotidiana
d. La memoria a corto plazo

74. Los pacientes con depresión tienen problemas en el desempeño de tareas atribuibles a déficit:

a. de destrezas
b. de hábitos
c. cognitivos
d. sensoriales

75. Trastorno mental, frecuente en demencias, que afecta a la capacidad de identificación. El paciente cree que una persona es reemplazada por un impostor idéntico a ella:

a. El síndrome de Klüver Bucy
b. Entorno fantasma
c. El síndrome de Capgras
d. Delirio de parasitosis

76. Un señor de 75 años que vive en un Centro Residencial de Mayores da un resultado de 10 puntos en la Escala de Yesavage:

a. Es un paciente normal
b. Tiene una depresión leve
c. Tiene depresión grave
d. Tiene depresión establecida

77. El mantenimiento del equilibrio para prevenir las caídas, requiere la interacción entre los sistemas:

a. Respiratorio, circulatorio, sensorial y endocrino
b. Muscular, circulatorio, sensorial y respiratorio
c. Nervioso periférico, muscular, circulatorio y sensorial
d. Vestibular, nervioso periférico, sensorial y muscular

78. Son técnicas psicodramáticas:

a. Catarsis y encuentro
b. Encuentro y tele
c. Tele y ego
d. Doble y espejo

79. Según Perfetti, qué está relacionado con los ejercicios de primer grado:

a. Enseñar al paciente a controlar la relajación muscular de forma selectiva

b. Regular la difusión de las contracciones. El Terapeuta Ocupacional sólo supervisa o facilita una ayuda minima

c. Diversificar los gestos a partir de situaciones significativas

d. Realizar una intervención siguiendo una secuencia de desarrollo

80. Cuál de estas evaluaciones estandarizadas NO es válida para explorar la existencia de trastornos agnósicos:

a. COTNAB (Batería de Evaluación Neurológica de Chessington)

b. LOTCA (Evaluación Cognitiva de Terapia Ocupacional de Loewenstein)

c. Rivermead (RPAB, Prueba de memoria conductual de Rivermead)

d. AMPS (Evaluación de habilidades motoras y de procesamiento)

81. La capacidad para desplazar la atención rápidamente entre tareas que requieren distinta exigencia cognitiva es nuestra 'atención...:

a. focalizada   b. dividida

c. selectiva   d. alternante

82. Cuál de estos instrumentos NO busca realizar una consideración global del estatus ocupacional:

a. Medida Canadiense de rendimiento ocupacional (COPM)

b. Instrumento de Screening del Modelo de la Ocupación Humana (MOHOST)

c. Evaluación de las destrezas de la vida diaria de Kohlman (KELS)

d. Perfil ocupacional inicial del niño (SCOPE)

83. Técnica que consiste en exponer al sujeto a estímulos aversivos de gran intensidad, durante un periodo de tiempo prolongado, para eliminar una respuesta de evitación:

a. Condicionamiento aversivo

b. Inundación

c. Modelado

d. Desensibilización sistemática

84. Es FALSO:

a. La psicosis es siempre un trastorno mental grave

b. La sintomatología psicótica está formada por alteraciones psicológicas y del comportamiento

c. En los trastornos neuróticos siempre hay alteraciones en el conocimiento de la realidad

d. Los trastornos de personalidad pueden presentarse como una acentuación de algún rasgo de la personalidad

85. El centro de gravedad del cuerpo humano está situado en la vértebra:

a. 5ª lumbar   b. 1ª sacra

c. 2ª sacra   d. 3ª sacra

86. La deformación tridimensional de la columna vertebral puede ser una:

a. Lordosis   b. Escoliosis

c. Cifosis   d. Deformación torácica

87. Por razones prácticas, el cojín adecuado para un lesionado medular que utilice silla de ruedas manual y que sea además capaz de conducir un vehículo:

a. Sería indiferente de aire o de espuma

b. Sería mejor de aire

c. Sería mejor de gel

d. Sería mejor de espuma

88. Sobre movilización pasiva, es FALSO:

a. Es capaz de impedir retracciones musculares

b. Puede reducir la hipertonia muscular

c. Es capaz de favorecer la circulación sanguínea

d. Puede proporcionar fortalecimiento muscular

89. Los movimientos de rotación y de abducción-aducción horizontal se realizan alrededor del eje:

a. Sagital   b. Coronal

c. Longitudinal   d. Medial

90. Se emplea para hacer una valoración de la amplitud articular de las interfalángicas:

a. Una medición articular con desviación magnética

b. Una medición articular con trazado de contornos

c. Un goniómetro de dos brazos

d. Un espondilómetro

91. En el proceso de sujetar un peso con la mano y llevarlo hacia el hombro, aumentando la flexión del codo, se produce una contracción muscular:

a. Isométrica

b. Isotónica concéntrica

c. Isotónica excéntrica

d. Isolítica

92. Según la escala Kendall, si un músculo se encuentra al 75%, quiere decir que está al 'Grado...

a. 2   b. 3   c. 4   d. 5

93. Si se le pide al paciente que lleve la mano al borde superior de la escápula contraria, por detrás de la cabeza, se está valorando movimientos de:

a. Anteversión, aducción y rotación interna del hombro

b. Retroversión, abducción y rotación externa del hombro

c. Anteversión, abducción y rotación externa del hombro

d. Retroversión, aducción y rotación interna del hombro

94. La flexión de la cadera tiene una amplitud de:

a. 60° con rodilla en extensión

b. 70° con rodilla en extensión

c. 120° con rodilla en flexión

d. 150° con rodilla en flexión

95. Indique la correcta:

a. Los componentes de las prótesis no varían según el tipo de prótesis

b. Las prótesis mioeléctricas llevan arnés

c. El sistema de control es propio de la prótesis mioeléctrica

d. El gancho y la mano son piezas terminales de las prótesis

96. Parte de la Constitución que regula los derechos y deberes de los ciudadanos:

a. Parte introductoria   b. Parte orgánica

c. Parte legal   d. Parte dogmática

97. El Ministerio Fiscal ejerce sus funciones conforme a los principios de:

a. unidad de poder e independencia jerárquica

b. independencia y unidad jurisdiccional

c. unidad de actuación y dependencia jerárquica

d. unidad jurisdiccional

98. Ezeform y Polyform son materiales:

a. Termoplásticos de alta temperatura

b. Termoplásticos de temperatura moderada

c. Termoplásticos de baja temperatura

d. Termoestables

99. La férula en tubo corta se utiliza en:

a. Tratamiento del dedo en ojal

b. Tratamiento del cuello de cisne

c. Tratamiento de los nódulos de Heberden

d. Es una férula preventiva

100. En la posición de descanso o de reposo de la mano la muñeca está a:

a. 20-30° de extensión, pulgar en abducción y oposición, 30° flexión metacarpofalángicas y 45 ° interfalángicas

b. 10-20° de extensión, pulgar en aducción, 45' flexión metacarpofalángicas, 0-200 flexión interfalángicas proximales y distales

c. 10-20° de flexión, pulgar en oposición parcial y ligera flexión de metacarpofalángicas e interfalángicas

d. 10-20° de extensión, pulgar en oposición parcial y ligera flexión de metacarpofalángicas e interfalángicas

101. Ortesis cervicales que más inmovilizan:

a. Halos   b. Minervas

c. Collarines cervicales   d. Corsés

102. Estrechamiento del espacio formado por el ligamento anular, que comprime el paquete vasculonervioso y que provoca adormecimiento de los dedos en el territorio del nervio mediano:

a. Síndrome del túnel carpiano

b. Contractura de Dupuytren

c. Aplanamiento Palmar

d. Artritis Reumatoide,

103. Ratón que consigue que los movimientos que se realizan con la cabeza se conviertan en movimientos del puntero del ordenador:

a. Licornio   b. Ratón de bola

c. Ratón joystick   d. Ratón de cámara

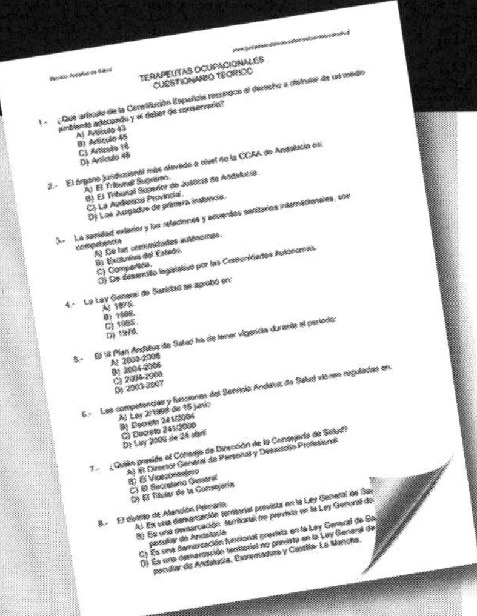

EXAMEN:

10 DE FEBRERO DE 2008

CLAVE DE RESPUESTAS

[...]	43 D	74 D
13 C	44 A	75 A
14 C	45 C	76 C
15 D	46 C	77 A
16 C	47 C	78 C
17 C	48 C	79 A
18 B	49 C	80 B
19 C	50 A	81 D
20 B	51 D	82 B
21 D	52 C	83 C
22 B	53 C	84 B
23 A	54 B	85 A
24 A	55 C	86 B
25 C	56 B	87 C
26 C	57 C	88 C
27 D	58 B	89 B
28 D	59 C	90 B
29 B	60 B	91 C
30 D	61 A	92 C
31 B	62 D	93 C
32 B	63 A	94 A
33 C	64 D	95 B
34 D	65 C	96 B
35 A	66 D	97 D
36 B	67 C	98 C
37 C	68 A	99 C
38 D	69 C	100 C
39 A	70 D*	101 D
40 D	71 A	102 A
41 B	72 A	103 B
42 A	73 C	

*UNA PREGUNTA ANULADA

[Preguntas 1 a 12 no específicas]

13. Susan Tracy es considerada como:

a. La autora de la terapia centrada en el cliente
b. La traductora del Código de Ética Profesional de la WFOT
c. La autora del primer manual de Terapia Ocupacional
d. La delegada española de la WFOT

14. NO es un marco aplicado en la discapacidad física:

a. Marco del neurodesarrollo
b. Marco biomecánico
c. Marco teórico-psicoanalítico
d. Marco cognitivo-perceptual

15. En cuanto a la evaluación de la calidad el 'diagrama de Isikawa':

a. Muestra la calidad
b. Muestra la relación entre los diversos factores de estudio
c. Muestra la relación existente entre un estudio y su muestreo
d. Muestra la relación entre una característica de calidad y los factores que influyen en ella

16. NO es una atribución de las comisiones clínicas hospitalarias:

a. Forman parte de la estructura organizativa del Plan de Calidad de los hospitales
b. Son instrumentos para la definición de la práctica clínica correcta
c. Cada comisión clínica tiene independencia para definir sus propios objetivos
d. Está formada por personal hospitalario que participa voluntariamente manteniendo su actividad asistencial

17. La Clasificación Internacional de Deficiencias, Discapacidades y Minusvalías (CIF) es:

a. Un marco conceptual basado en la etiología
b. Un diagnóstico de enfermedades, trastornos u otras condiciones
c. Una clasificación diseñada con un propósito múltiple para ser utilizadas en varias disciplinas y diferentes sectores
d. Clasificación estadística internacional de enfermedades y otros problemas de salud

18. Cuál de estos conceptos de discapacidad es el utilizado por la CIF:

a. Término genérico que se refiere a la consecuencia de la alteración para la función y la actividad
b. Término genérico que incluye déficit, limitaciones en la actividad y restricciones en la participación. Indica los aspectos negativos de la interacción entre un individuo y sus factores contextuales
c. Es la desventaja experimentada por la persona como resultado de la alteración para la función y refleja la interacción de la persona con el ambiente
d. Es toda restricción o ausencia de la capacidad de realizar una actividad en la forma o dentro del margen que se considera normal para un ser humano

19. Según la OMS, 'equidad de género':

a. Ausencia de discriminaciones basada en el sexo de las persona en materia de oportunidades, asignación de recursos y beneficios o acceso a los servicios
b. Descripción de características entre hombres y mujeres, que están basadas en factores sociales
c. Imparcialidad y la justicia en la distribución de beneficios y responsabilidades entre hombres y mujeres
d. Estudio de las medidas encaminadas a hacer frente a las desigualdades que deriven de los distintos papeles de la mujer y el hombre

20. El aumento de la tasa de morbilidad en enfermedades transmisibles es atribuible, en mayor medida, a:

a. Factores biológicos humanos
b. Pobreza
c. Factores medioambientales físicos
d. Condiciones laborales

21. La confidencialidad se refiere a:

a. La cantidad de los datos e informaciones reservados o secretos y se aplica a los datos del individuo que no deben o no pueden ser difundidos en público o transmitidos a terceros, sin consentimiento del usuario

b. La cualidad de los datos e informaciones reservados o secretos y se aplica a los datos del individuo que no deben o no pueden ser difundidos en público o transmitidos a terceros, aún con el consentimiento del interesado

c. La cantidad de los datos e informaciones reservados o secretos y se aplica a los datos del individuo que no deben o no pueden ser difundidos en público o transmitidos a terceros, aún con el consentimiento del interesado

d. La cualidad de los datos e informaciones reservados o secretos y se aplica a los datos del individuo que no deben o no pueden ser difundidos en público o transmitidos a terceros, sin consentimiento del interesado

22. Cuál de estos métodos de análisis y representación de datos NO pertenece a la estadística descriptiva:

a. Moda
b. Factor primo
c. Varianza
d. Desviación típica

23. Una forma de organizar los datos de que disponemos en la estadística descriptiva consiste en determinar variables. Qué dos grandes grupos de variables existen:

a. Cualitativas y cuantitativas
b. Numéricas y caracteres
c. Discretas y continuas
d. Cualitativas y no cualitativas

24. Variables que tienden a confundir los efectos que la Variable Independiente ejerce sobre la Variable Dependiente:

a. Variables extrañas o contaminadoras
b. Variables de error aleatorio
c. Variables anormales
d. Variables raras o contagiadoras

25. Los diseños experimentales se pueden clasificar en:

a. factoriales y multifactoriales
b. simples y complejos
c. simples y factoriales
d. simples y compuestos

26. Cuál de estos métodos de recolección de información NO pertenece a la investigación cualitativa:

a. Observación participativa
b. Entrevista de grupo focal
c. Muestra aleatoria
d. Taller investigativo

27. Cuando el objeto de investigación son estudios ya publicados se realiza una investigación:

a. Primaria
b. Indirecta
c. Referida
d. Secundaria

28. NO pertenece a la terminología uniforme para la Terapia Ocupacional:

a. Componente sensoriomotor
b. Aspectos temporales del contexto del desempeño
c. Actividades de la vida diaria: tareas de automantenimiento
d. Destrezas laborales

29. Los tres parámetros del dominio de intervención de los Terapeutas Ocupacionales según las Directrices de la Terminología Uniforme en Terapia Ocupacional (AOTA 3ª Edición) son:

a. Los contextos de ejecución, el ambiente de ejecución y las áreas de ejecución
b. Las áreas de ejecución, los componentes de ejecución y los contextos de ejecución
c. Las áreas de ejecución, los contextos y el escenario de ejecución
d. Las áreas de ejecución, el escenario de ejecución y el ambiente de ejecución

30. La primera Escuela Universitaria de Terapia Ocupacional en España fue creada en el año 1991 en:

a. La Universidad de Santiago de Compostela
b. La Universidad Complutense de Madrid
c. La Universidad de Castilla-La Mancha
d. La Universidad de Zaragoza

31. El marco de referencia del neurodesarrollo está basado en un metamodelo:

a. Reduccionista
b. Organicista
c. Mecanicista
d. Neurociencias

32. Uno de los siguientes fundamentos teóricos pertenecen al marco de referencia de integración sensorial:

a. El daño cerebral de los centros superiores produce la liberación de los centros inferiores generando movimientos en masa estereotipados
b. Los segmentos cerebrales de evolución más reciente dependen de la información de estructuras más antiguas; éstos modulan la actividad de los primeros
c. Un mínimo de destrezas cognitivas y emocionales son necesarias para que la autonomía sea posible
d. No se pueden imponer movimientos normales sobre un tono muscular anormal

33. La integración sensorial se basa en tres sentidos:

a. Táctil, vestibular y auditivo
b. Táctil, auditivo y propioceptivo
c. Táctil, vestibular y propioceptivo
d. Táctil, propioceptivo y auditivo

34. Cuál de estos enfoques teóricos pertenece al marco de referencia humanista:

a. Los seres humanos desarrollan conductas desadaptadas y patrones afectivos negativos a partir de procesos cognitivos
b. La resistencia es una manifestación inconsciente que manifiesta la falta de recursos del paciente ante una realidad que no puede abordar simbólicamente
c. El aprendizaje es la base de todos los comportamientos
d. Cada ser humano tiene la tendencia básica a evolucionar y a autorealizarse mediante la interacción con su entorno

35. Movimiento que Samuel Tuke desarrolló en la ciudad de York:

a. Modelo Quaker
b. Modelo Reed
c. Modelo Sanderson
d. Modelo de cambio ocupacional

36. En el periodo histórico en que se separa el trabajo de Meyer y Reilly, cuál es el paradigma que se establece:

a. El de Ocupación Humana
b. El Mecanicista
c. El del Comportamiento Humano
d. El Organicista

37. La definición del 'cuarto nivel cognitivo de Allen' es la siguiente:

a. Uso de las manos y en ocasiones otras partes del cuerpo para la manipulación de objetos
b. Generar cambios en los objetos a través de descubrir y modificar el control neuromuscular
c. Realizar acciones en busca de un logro observable. Puede realizar actividades de autocuidado de manera independiente
d. Movimientos posturales que vencen la gravedad. La persona es capaz de sentarse y ponerse de pie

38. Cuál de estos instrumentos de valoración utilizados por el Modelo de Ocupación Humana de Kielhofner NO evalúa los componentes volitivos de la persona:

a. Entrevista Histórica del Desempeño Ocupacional (OPHI-II)
b. Entrevista del Rol del Trabajador (WRI)
c. Cuestionario Ocupacional
d. Evaluación de las Habilidades de Comunicación e Interacción (ACIS)

39. El Terapeuta Ocupacional define la ocupación como:

a. Las actividades individual y culturalmente significativas en las cuales los seres humanos se comprometen
b. La necesidad del ser humano de explorar el medio ambiente y modificarlo
c. La necesidad que tiene el ser humano de involucrarse en actividades que involucran al medio y a sí mismo
d. La necesidad humana de ocuparse y construir

40. La mirada, la sonrisa, la postura, el contacto físico, la distancia, el asentir, la orientación de nuestro cuerpo, las manos, la apariencia personal, son elementos de la comunicación:

a. paraverbal
b. no verbal y paraverbal
c. verbal
d. no verbal

41. Cuál de estos marcos conceptuales de la Terapia Ocupacional hace referencia a una nueva ciencia social de carácter básico, no aplicado, y que presenta a la persona 'como un conjunto de subsistemas ordenados jerárquicamente que interactúan con el medio':

a. Modelo de Comportamiento Ocupacional de Mary Reilly
b. Modelo de la Ciencia de la Ocupación de Yerxa
c. Modelo canadiense de Desempeño Ocupacional
d. Modelo de adaptación de la Ocupación de Reed y Sanderson

42. En 1984 se pone en marcha la Reforma Psiquiátrica Andaluza (RPA) con el objetivo de:

a. Sustituir el sistema de institucionalización manicomial por un modelo alternativo de atención integral comunitaria
b. Constituir una red de asistencia especializada privada, paralela al Sistema Sanitario Público Andaluz
c. Incluir dispositivos de rehabilitación psicosocial dentro de las instituciones manicomiales, dependientes de las diputaciones provinciales de Andalucía
d. Crear una única estructura de gestión en la atención de las personas con problemas de salud mental

43. Para la prevención de la marginación y el apoyo a la integración sociolaboral de las personas que padezcan enfermedades mentales generadoras de discapacidades de funcionamiento personal y social y con dificultades de acceso a recursos normalizados, se crea en 1993:

a. El Instituto Andaluz de la Salud Mental (IASAM)
b. El Servicio Andaluz de Salud Mental (SASM)
c. El Sistema Sanitario Público de Andalucía (SSPA)
d. La Fundación Andaluza para la Integración Social y Laboral del Enfermo Mental (FAISEM)

44. 'Persona con Trastorno Mental Grave' es aquella que:

a. Presenta sintomatología de características psicóticas
b. Presenta una evolución breve en el tiempo
c. No requiere de un abordaje completo
d. Padece un trastorno del comportamiento debido al consumo de sustancias psicotropas

45. El Proceso Asistencial Integrado Ansiedad, Depresión, Somatizaciones:

a. Aborda la atención a síntomas somáticos explicados por una enfermedad orgánica
b. Promueve la psiquiatrización y psicologización del sufrimiento mental de la vida cotidiana
c. Atiende a personas que demanden asistencia por síntomas ansiosos, aunque no estén diagnosticados de enfermedad psíquica o física
d. Pone de manifiesto que el Sistema Sanitario Público Andaluz tiene actualmente plena capacidad para tratar todos estos problemas de salud

46. Característica de calidad referida a los grupos psicoeducativos que aparecen en el Proceso Asistencial Integrado de Ansiedad, Depresión y Somatizaciones:

a. Brindar asistencia especializada en los casos necesarios
b. Proporcionar tratamiento farmacológico sólo si fallan las intervenciones psicoterapéuticas y psicosociales
c. Asistencia proporcionada por el profesional más cualificado en cada fase del proceso
d. Calidad técnica evaluada mediante instrumentos estandarizados

47. El Proceso Asistencial Integrado Trastornos de la Conducta Alimentaria considera criterios de mejoría clínica:

a. La persistencia de peculiaridades alimentarias perjudiciales para la salud
b. Unas relaciones familiares que favorezcan la dependencia del paciente
c. Una vida relacional adecuada
d. El mantenimiento estable del peso y las alteraciones nutricionales durante más de seis meses

48. Cuál de estos objetivos generales de las actividades del Equipo Terapéutico NO aparece en el Proceso Asistencial Integrado de Trastornos de la Conducta Alimentaria:

a. Ocupar el ocio con objetivos sencillos y posibles. Búsqueda de nuevos intereses
b. Fomentar la autonomía y la toma de decisiones
c. Fomentar las ideas y estilos personales
d. Potenciar la espontaneidad y hablar de emociones

49. Las nuevas Unidades de Salud Mental Infanto Juveniles-Hospitales de Día (USMIJ-HD):

a. Tienen una cobertura de edad de 0 a 15 años
b. Sólo cumplen funciones de consultas externas
c. Proporcionan una atención integral a las necesidades de cada niño
d. No abordan el tratamiento de la esquizofrenia de inicio en la infancia y la adolescencia

50. Herramienta utilizada en las Unidades de Salud Mental Infanto Juveniles-Hospitales de Día, en la que se concretan diagnóstico clínico y psicopatológico, diagnóstico situacional del entorno y jerarquización de objetivos terapéuticos:

a. Plan Individualizado de Tratamiento
b. Evaluación Ocupacional Continua
c. Protocolo estandarizado de Hospital de Día
d. Diagnóstico Ocupacional

51. Grupo de trastornos caracterizados por alteraciones cualitativas en la interacción social recíproca y en las formas de comunicación y por un repertorio repetitivo, estereotipado y restringido de intereses y actividades:

a. Trastornos por conductas perturbadoras o disruptivas
b. Psicosis
c. Trastornos del estado de ánimo
d. Trastornos generalizados del desarrollo

52. Cuál de éstos síntomas NO suele asociarse con los Trastornos Generalizados del Desarrollo (TGD):

a. Trastorno de la comunicación verbal
b. Trastorno de las relaciones sociales
c. Trastornos psicomotores
d. Centros de interés restringidos y/o conductas repetitivas

53. El Terapeuta Ocupacional en las Unidades de Salud Mental Infanto Juveniles-Hospitales de Día:

a. Evalúa el funcionamiento ocupacional del niño y adolescente a nivel grupal únicamente
b. Diseña, pero no ejecuta, los planes de intervención ocupacional en niños y adolescentes
c. Evalúa e interviene en los entornos escolares y prelaborales de niños y adolescentes
d. No ha de involucrar a los padres en las actividades ocupacionales del niño

54. NO es una característica de la Psiquiatría Comunitaria:

a. Creación de centros de salud mental
b. Atención centrada en instituciones hospitalarias
c. Continuidad de cuidados asistenciales
d. Detección, prevención y tratamiento temprano de trastornos mentales graves

55. La Terapia Ocupacional en los programas de Trastorno Mental Grave Comunitarios:

a. Tendrá siempre una perspectiva compensadora
b. Se centrará en la provisión de los servicios e intervenciones concernientes al domino de cualquier disciplina sanitaria
c. Podrá desarrollar actividades de modificación y adaptación de domicilios
d. Tendrá fundamentalmente un enfoque biologicista

56. Los estudios de evaluación de la detección e intervención temprana en psicosis concluyen que:

a. La progresión a la psicosis esta predeterminada

b. Es posible proporcionar atención a jóvenes con riesgo de desarrollar un episodio psicótico

c. Los mejores predictores de transición a la psicosis son los criterios farmacológicos

d. No existen tratamientos psicosociales y biológicos que parezcan efectivos

57. El término 'Patología Dual' hace referencia a:

a. La coexistencia de estados maniacos y depresivos

b. La coexistencia de un trastorno psicótico y un trastorno del estado de ánimo

c. La coexistencia de un trastorno psiquiátrico y un trastorno por el uso habitual de sustancias psicoactivas

d. La coexistencia de un trastorno somático y un trastorno por el uso habitual de sustancias psicoactivas

58. La evaluación del funcionamiento cognitivo por parte del Terapeuta Ocupacional implica:

a. La identificación sólo de los componentes cognitivos del desempeño ocupacional deficitarios

b. La evaluación de la repercusión de los déficits cognitivos en el desempeño ocupacional

c. El uso de todos los instrumentos existentes estandarizados de evaluación, que incluyan información en función de la edad, nivel intelectual y estatus social

d. La consideración del deterioro cognitivo progresivo común a los procesos psicóticos

59. NO es un objetivo específico del programa de habilidades sociales:

a. Mejorar la adaptación e integración del usuario a su medio ambiente

b. Aprendizaje de comportamientos asertivos

c. Prevenir las recaídas

d. Reducir la sintomatología negativa gracias a la adquisición de nuevos repertorios de interacción

60. En los programas de entrenamiento de habilidades sociales en personas con trastorno mental grave, el Terapeuta Ocupacional:

a. Comenzará por el entrenamiento de habilidades sociales específicas

b. Se asegurará de que el paciente comprende los principios básicos de la conducta social adecuada a entrenar

c. Desestimará repercusiones del desempeño de dicha conducta en el entorno cultural del paciente

d. No evaluará la generalización del aprendizaje en los contextos de ejecución habituales del paciente

61. NO es un objetivo de intervención del Terapeuta Ocupacional en programas psicoeducativos de pacientes con Trastorno Mental Grave:

a. Ajustar medicación psicofarmacológica

b. Apoyar estilos de vida saludables

c. Entrenar actividades de autocuidado, incluyendo el mantenimiento de la salud

d. Asesorar sobre el ocio y el tiempo libre

62. Las intervenciones del Terapeuta Ocupacional en programas de psicoeducación familiar son intervenciones centradas fundamentalmente en:

a. Los componentes de ejecución sensoriomotores del paciente

b. El área de ejecución de juegos y actividades de ocio del paciente

c. Los contextos de ejecución temporales del paciente

d. Los contextos de ejecución ambientales del paciente

63. La intervención del Terapeuta Ocupacional en programas de psicoeducación familiar:

a. Podrá ser llevada a cabo en el domicilio del paciente

b. Se limitará a aspectos relacionados con el manejo de la medicación

c. Estará descoordinada con las intervenciones del resto del equipo multidisciplinar

d. Siempre tendrá que realizarse fuera del domicilio del paciente

64. La ausencia o inestabilidad en el proyecto vital, la negación a la participación, los niveles muy bajos de autoestima son aspectos a valorar en el diseño de programas de intervención de Terapia Ocupacional relacionados con:

a. La competencia ocupacional

b. Los ambientes de competencia ocupacional

c. La ausencia de filosofía de rehabilitación

d. La identidad ocupacional

65. Pertenece a la volición:

a. Roles

b. Hábitos

c. Intereses

d. Rutinas

66. En los programas de intervención en Actividades de la Vida Diaria en Salud Mental (AVD), el Terapeuta Ocupacional:

a. Tiene un rol directivo, convirtiéndose en el motor de cambio del usuario

b. No tendrá competencias en la reconstrucción del funcionamiento volitivo

c. Sólo participará en aquellos casos en los que el equipo multidisciplinar no cuente con enfermeros

d. Considerará que las dificultades en el desempeño de las AVD pueden producirse en tres categorías básicas de aprendizaje: conocimientos, destrezas y actitudes

67. 'El tiempo no ocupado por el trabajo o cualquier otra obligación de carácter personal, familiar o social, cuyo contenido está orientado hacia la satisfacción personal', es una definición de:

a. Ocio

b. Juego

c. Tiempo Libre

d. Ocupación

68. En cuanto a la capacidad de exploración y ejecución de actividades de ocio, que puede verse disminuida en las personas con Trastorno Mental Grave, el Terapeuta Ocupacional considerará que los datos al respecto apuntan que:

a. Existe un exceso de tiempo libre y una escasa ocupación satisfactoria del mismo en personas que padecen un Trastorno Mental Grave

b. El 25% de las personas con Trastorno Mental Grave no participan en actividades recreativas

c. El 50% de personas con un Trastorno Mental Grave no tienen ningún tipo de ocupación

d. El 50% de las personas con un Trastorno Mental Grave pasan la mayor parte del tiempo sentados sin hacer nada

69. Es una perspectiva actual en el desarrollo de programas de tratamiento asertivo comunitario:

a. Crear modelos de corretaje centrados en la concentración de servicios a múltiples agencias privadas

b. Adecuar los programas a contextos asistenciales inespecíficos

c. Incorporar profesionales especializados en ciertas áreas, especialmente en dependencia a drogas y en preparación ocupacional-laboral

d. Acotar lo menos posible el tipo apropiado para cada subpoblación a la que vaya dirigido

70. [ANULADA] La legislación en que se hace referencia al derecho al empleo de las personas con Trastorno Mental Grave es:

a. El artículo 41 del Estatuto de Andalucía

b. La resolución de las Naciones Unidas 46/119 de diciembre de 1980

c. El Plan de Acción Integral para las personas con discapacidad del Servicio Andaluz de Empleo

d. El Plan Integral de Salud Mental (2003-2007)

71. El programa residencial de la Fundación Andaluza para la Integración Social del Enfermo Mental:

a. Cuenta, entre sus recursos, con ayudas destinadas a incentivar el uso de la vivienda propia
b. Dispone de casas-hogares, fundamentalmente destinadas a las personas con un nivel más alto de autonomía
c. Surgió como respuesta a la problemática de las personas sin hogar de la comunidad autónoma de Andalucía
d. Todos sus recursos cuentan con personal sanitario

72. Para el tratamiento domiciliario, existen tres criterios de inclusión, de los que hay que cumplir dos para recibir este tratamiento:

a. Criterio de adecuación, criterio de accesibilidad, criterio de seguridad
b. Criterio de adecuación, criterio de recursos, criterios de seguridad
c. Criterio de adecuación, criterio de seguridad, criterio del facultativo
d. Criterio de adecuación, criterio de seguridad, criterio de la Enfermera Gestora de Casos

73. En los hospitales de Andalucía, los Terapeutas Ocupacionales de los Servicios de Rehabilitación Física:

a. Sólo se dedican al tratamiento de las patologías neurológicas
b. Sólo se dedican al tratamiento de pacientes ingresados en el hospital
c. Realizan tratamientos tanto de pacientes ingresados en el hospital como de pacientes en régimen ambulatorio
d. Sólo se dedican al tratamiento de pacientes en régimen ambulatorio

74. La amplitud de movimiento (ROM) se define como:

a. El grado de movimiento pasivo de una articulación
b. El recorrido articular con la fuerza de la gravedad eliminada
c. El arco de movilidad que describe una articulación en las rotaciones
d. El arco de movilidad que describe una articulación o una serie de articulaciones

75. La valoración articular nos sirve para:

a. Conocer la amplitud articular
b. Comparar el recorrido articular con la fuerza muscular
c. Comparar el miembro afecto con el miembro sano
d. Comparar el miembro derecho con el izquierdo

76. El Test de Minnesota:

a. Valora la coordinación motora final así como los movimientos groseros de la extremidad superior
b. Valora la pérdida de destreza manual
c. Consta de cinco subpruebas y requiere una gran destreza motora tanto mono como bimanual
d. Consta de dos pruebas y valora la destreza motora monomanual

77. En la aplicación de los monofilamentos gruesos de Weinstein-Semmes:

a. Se aplica un ensayo
b. Se aplican dos ensayos
c. Se aplican tres ensayos
d. Se aplican siempre más de tres ensayos

78. 'Conjunto de características de que debe disponer un entorno, producto o servicio, para ser utilizable en condiciones de confort, seguridad e igualdad por todas las personas y, en particular, por aquellas que tienen alguna discapacidad':

a. Adaptación del entorno
b. Eliminación de barreras arquitectónicas
c. Accesibilidad
d. Funcionalidad

79. Las Ciencias de la Ocupación, guían el razonamiento clínico del terapeuta ocupacional hacia una visión integral del tratamiento, qué NO debe hacer el terapeuta:

a. Tiene que actuar con rapidez, pues la primera impresión es la que cuenta
b. Conocer su historia ocupacional, que significaron sus experiencias, que es para él un buen amigo
c. No se debe conformar con saber datos concretos o cuantitativos de la persona
d. Solicitar a las personas tratadas o a sus familiares, objetos familiares

80. La altura del respaldo de una silla de ruedas definitiva dependerá:

a. Del control de cabeza
b. Del control de tronco
c. De la musculatura dorsal del tronco
d. De la musculatura anterior del tronco

81. La profundidad del asiento de una silla de ruedas debe ser:

a. La distancia de las nalgas al hueco poplíteo más 2,5 cm
b. La distancia de las nalgas al hueco poplíteo
c. La distancia de las nalgas a la mitad del muslo
d. La distancia de las nalgas al hueco poplíteo menos 2,5 cm

82. Según los principios de doble obliucidad de la mano, las férulas deben ser:

a. Más bajas y cortas por el lado radial
b. Más altas y largas por el lado radial
c. Más altas y largas por el lado cubital
d. Más largas por el lado radial y más altas por el lado cubital

83. El surco central divide cada hemisferio cerebral en 'división posterior' y 'división anterior':

a. La división anterior recibe las vías ascendentes desde la médula espinal, proyectándose en ella los haces de fibras provenientes de los sentidos
b. La división posterior recibe aferencias de la corteza posterior
c. La división anterior recibe aferencias de la corteza posterior
d. La división posterior reparte los haces de fibras que van hacia los sentidos

84. Un paciente incapaz de reconocer objetos familiares cuando la percepción visual se mantiene intacta sufre:

a. Agnosia somatosensorial
b. Agnosia asociativa
c. Agnosia visual
d. Agnosia discriminatoria

85. Si el paciente con Traumatismo cráneo-encefálico se encuentra en estado de coma, para ayudarle a despertar, utilizaremos:

a. Estímulos que hagan utilizar al paciente todos los canales sensoriales disponibles
b. Estímulos auditivos
c. Estímulos olfativos
d. Estímulos gustativos

86. Sobre el Modelo Canadiense de Desempeño Profesional (CMOP) es FALSO:

a. Se desarrolla en los años ochenta, basándose en el trabajo de un grupo de terapeutas ocupacionales
b. Se basa en la capacidad cognitiva de la persona para la realización de actividades de manera segura
c. Se fundamenta, entre otros, en la práctica centrada en el cliente del psicólogo Carl Rogers
d. Recibe aportaciones del Modelo de Reed y Sanderson para la interpretación de los conceptos de desempeño ocupacional

87. La tendinitis de Quervain se manifiesta en el:

a. abductor corto y el extensor largo del pulgar
b. abductor corto y abductor largo del pulgar
c. abductor largo y el extensor corto del pulgar
d. abductor del pulgar

88. La fractura del boxeador es la fractura de:

a. La base del 1º metacarpiano
b. El 2º metacarpiano
c. La base del 5º metacarpiano
d. La falange proximal del 1º dedo

89. El tratamiento postural es muy importante desde el momento de la intervención para evitar rigideces y contracturas musculares:

a. En los muñones de brazo se adoptará la posición de 45º de abducción y rotación externa
b. En los muñones de brazo se adoptará la posición de 70º de abducción y rotación intermedia en el plano frontal
c. En los muñones de brazo se adoptará la posición de 90º de abducción
d. En los muñones de brazo se adoptará la posición neutra del muñón en todos los planos

90. La fibromialgia es:

a. Un proceso inflamatorio con afección preferente de las articulaciones de la columna vertebral y sacroiliaca
b. Una enfermedad reumatológica crónica generalizada, poco específica y de causa desconocida que afecta preferentemente a los tejidos blandos del aparato locomotor, a la esfera psíquica y al sueño
c. Una enfermedad crónica degenerativa que afecta a las articulaciones, la piel y los órganos internos
d. Trastorno autoinmune inflamatorio y crónico que puede afectar órganos internos, piel y articulaciones

91. La gonartrosis produce dolor:

a. ...en la parte anterior o interna de la cadera, y provoca cojera desde el primer estadio
b. ...en la parte anterior o interna de la rodilla. Nunca se acompaña de chasquidos y no provoca cojera porque antes ya se ha operado por el dolor
c. ...en la parte anterior o interna de la rodilla. Puede acompañarse de chasquidos durante la marcha y si es severa provoca cojera, y puede producir deformidad en varo o en valgo
d. ...irradiado al tobillo, y provoca cojera por el dolor en el tobillo

92. El niño...

a. A partir de la 8º semana, en decúbito supino empieza a fijar la mirada
b. A partir del segundo trimestre, en decúbito prono flexiona totalmente las caderas y rodillas
c. Al final del primer trimestre, en decúbito prono consigue la orientación óptica, el control cefálico y el patrón de apoyo simétrico en codos desde el decúbito ventral
d. En el tercer trimestre lo más característico es la verticalización que logra desde la sedestación o el volteo. Se estira hacia arriba elevando el brazo casi hasta el plano sagital

93. La técnica de la ventilación dirigida consiste en:

a. Aprender a respirar hundiendo el abdomen en la espiración y abombando el abdomen en la inspiración
b. Aprender a respirar de forma que la espiración dure el mismo tiempo que la inspiración
c. Aprender a espirar lentamente con los labios fruncidos, expulsando el aire lentamente, al tiempo que se hunde el abdomen
d. Aprender a respirar de forma que al inspirar el tórax se infle y al expirar se hunda

94. Cuando se realiza una valoración muscular global de la abducción horizontal de hombro, según Daniels, para un 'valor 2' la posición del paciente será:

a. Paciente en posición sedente con brazo apoyado en la mesa en flexión de 90º
b. Paciente en posición sedente con el brazo apoyado en la mesa en abducción total
c. Paciente en posición sedente con el brazo en flexión de 90º
d. Paciente en decúbito lateral con el brazo flexionado a 90º

95. Función principal del terapeuta ocupacional en la enfermedad cardiaca y respiratoria:

a. Conocer las técnicas electrocardiográficas
b. Diseñar el tratamiento teniendo como objetivo fundamental reintegrar al paciente a su estilo de vida original
c. Saber reconocer anomalías como disnea, arritmias
d. Buscar los materiales necesarios para llevar a cabo el tratamiento

96. Cuánto dura el periodo de intervención de Terapia Ocupacional en rehabilitación cardiaca en la Fase II:

a. Desde el cuarto día después del episodio coronario hasta que es dado de alta hospitalaria
b. Comienza con la vuelta al domicilio y termina con el reingreso a la actividad laboral
c. Comprende desde que el paciente es internado hasta que vuelve al trabajo
d. Comienza con la vuelta al trabajo y continúa toda la vida

97. Qué factor de riesgo en las patologías cardiorrespiratorias NO es modificable:

a. Tabaquismo
b. Sedentarismo
c. Diabetes
d. Edad

98. Hacer la cama, es una tarea de casa que requiere una carga metabólica, de cuántos Mets:

a. 4-5   b. 3-4   c. 2-3   d. 1-2

99. Instrumento que mide la fuerza de prensión de las pinzas de los dedos:

a. dinamómetro
b. goniómetro de dedos
c. pinzómetro
d. diapasón

100. Comparado con otros goniómetros, el de Devore:

a. Es más grande
b. Es más difícil de utilizar
c. Mide diferencias de un grado
d. Se adapta mejor a las articulaciones de la muñeca

101. Cuando se toman las fuerzas musculares con el dinamómetro en sujetos diestros normales, referencia que debemos tener en cuenta:

a. La fuerza de la mano derecha es superior a la izquierda en un 20%
b. La fuerza de ambas manos es igual
c. La fuerza de la mano izquierda es superior a la derecha en un 5%
d. La fuerza de la mano derecha es superior a la izquierda en un 10%

102. En un paciente hemipléjico que va a ponerse una chaqueta, qué está contraindicado hacer:

a. Empezar a practicar con una prenda estrecha
b. Buscar la sisa e introducir la mano afectada en la manga
c. Sujetar con la boca el cuello de la chaqueta
d. Introducir por último la mano sana en la otra manga

103. El test de clavijas con nueve orificios NO mide:

a. La capacidad de seguir instrucciones sencillas
b. La capacidad secuencial del individuo
c. La velocidad de reacción de una mano
d. La coordinación oculomanual

Supuestos **prácticos**

CLAVE DE RESPUESTAS

A	B	C
1 D	1 D	1 D
2 B	2 A	2 A
3 A	3 D	3 C
4 C	4 A	4 C
5 B	5 D	5 C
6 D	6 D	6 B
7 B	7 C	7 A
8 A*	8 C	8 A
9 B	9 D	9 B
10 B	10 C	10 A
11 A	11 C	11 B
12 C	12 B	12 B
13 B	13 D	13 A
14 A	14 A	14 C
15 D	15 C	15 A
16 B	16 C	16 C
17 C	17 D	17 C
18 A	18 B	18 A
19 B	19 C	19 D
20 D	20 A	20 B
21 A	21 C*	21 B
22 A	22 B	22 A
23 A	23 C	23 D
24 D	24 D	24 B
25 A	25 B*	25 B
26 A	26 B	26 B
27 C	27 A	27 A
28 A	28 D	28 D
29 B	29 B	29 A
30 C	30 D	30 D
31 A	31 A	31 C
32 B	32 B	32 A
33 A	33 D	33 C
34 D	34 C	34 B
35 B	35 D	35 B
36 D	36 C	36 C
37 A	37 B	37 B
38 B	38 D	38 B
39 A	39 B	39 A
40 C	40 C	40 C
41 A	41 C	41 A
42 A	42 B	42 D
43 C	43 B	43 B
44 D	44 C	44 C
45 C	45 A	45 B
46 C	46 D	46 D
47 A	47 A	47 A
48 B	48 B	48 D
49 A	49 C	49 A
50 B	50 D	50 B
51 A	51 B	51 B
52 B	52 C	52 D
53 C	53 D	53 A

*TRES PREGUNTAS ANULADAS

SUPUESTO A

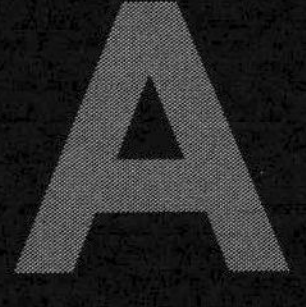

M.R.V. Varón de 57 años de edad. Antecedentes anestésicos (cataratas), exfumador (hace 8 años) y con medicación antidiabética oral, antecedentes personales sin interés.

El día 05/07/2006, ingresa para ser intervenido quirúrgicamente, de Enfermedad de Dupuytren estadio III en los dedos 4º y 5º de la mano derecha mediante fasciectomia y Z-plastia. Es remitido a la Unidad de terapia Ocupacional para tratamiento precoz.

Pasados 21 días de la intervención quirúrgica, tras una revisión médica, en la consulta de rehabilitación, la valoración dada por el médico rehabilitador es la siguiente:

- Ligero edema en el dorso de la mano

- Cicatriz adherida en cara palmar de 4º y 5º dedos a nivel de la articulación metacarpofalángica (MCF)

- Zona cicatricial, hiperestesia

- Pérdida global de fuerza muscular en toda la mano y muñeca

- El balance articular activo nos indicaría una limitación importante de la extensión de las articulaciones MCFs de 3º, 4º y 5º dedos, la flexión algo menos limitada, la extensión las articulaciones interfalángicas proximales (IFPs) de 3º, 4º y 5º dedos muy limitada también y la flexión algo menos, las articulaciones interfalángicas distales (IFDs) de 3º, 4º y 5º dedos ligeramente limitadas en la flexión, y la extensión normal.

El 2º dedo presenta una ligera limitación articular MCF a la extensión, e interfalángicas (IFs) normales. El 1º dedo el balance es normal

- Rigidez articular en los dedos 3º, 4º y 5º

---

1. La Enfermedad de Dupuytren es:

a. La esclerosis retráctil de las aponeurosis digitales

b. La esclerosis retráctil de la aponeurosis palmar mediana superficial y de las aponeurosis del 4º y 5º dedos

c. La esclerosis de la aponeurosis palmar mediana superficial

d. La esclerosis retráctil de la aponeurosis palmar mediana superficial y de las aponeurosis digitales

---

2. La Enfermedad de Dupuytren:

a. Afecta por igual al hombre y a la mujer

b. Es más frecuente en el hombre que en la mujer

c. Es más frecuente en la mujer que en el hombre

d. Aparece principalmente a partir de los 50 años, y en las mujeres menopáusicas

---

3. La Enfermedad de Dupuytren:

a. Puede ser bilateral o no   b. Siempre es bilateral

c. Nunca es bilateral   d. Siempre es unilateral

---

4. Qué marco de referencia utilizaría en un principio para la intervención en este paciente:

a. Fisiológico   b. Rehabilitador

c. Biomecánico   d. Intervencionista

---

5. Haría alguna evaluación inicial:

a. No, no es necesario, bastan los datos de la ficha de tratamiento

b. Sí

c. Sí, sólo si veo que no coincide el estado del paciente con la valoración en la ficha de tratamiento

d. No, en este caso concreto de tratamiento inmediato no es necesaria la valoración

---

6. Qué tipo de evaluación realizaría:

a. Primero una evaluación objetiva y después una valoración subjetiva

b. Una evaluación funcional

c. Una evaluación neurológica

d. Primero un evaluación subjetiva y después una valoración objetiva

---

7. Mediante la valoración subjetiva evaluaría, entre otras:

a. La temperatura de la mano

b. La actitud del paciente ante su patología

c. La capacidad funcional de la mano

d. Las habilidades del paciente

---

8. [ANULADA] La evaluación objetiva valoraría:

a. Fuerza muscular, amplitud articular y edema

b. Edema, amplitud articular y rango de movimiento

c. Edema, rango de movimiento y retracción muscular

d. Edema, retracción muscular y amplitud articular

---

9. A la vista de que han pasado 48 h. desde la intervención quirúrgica, qué tipo de valoración única haría en este caso concreto:

a. Objetiva   b. Subjetiva

c. Funcional   d. Neurológica

---

10. Sobre la intervención en este paciente, a qué le daría prioridad según patología y estadio del proceso:

a. A la elasticidad de la cicatriz   b. Al edema

c. A la movilidad   d. A la sensibilidad

---

11. Además de la intervención antiedema, otra intervención inmediata será:

a. Movilización activa en flexión, analítica y global, de los dedos

b. Movilización pasiva analítica de los dedos

c. Movilización pasiva de los dedos 4º y 5º

d. Movilización activa en flexoextensión de los dedos

---

12. Otro tipo de movilizaciones que se realizarán en este periodo será:

a. Movilización activa en flexión de los dedos

b. Movilización pasiva en flexoextensión de los dedos 4º y 5º

c. Movilización pasiva en extensión de los dedos

d. Movilización pasiva de la flexión de los dedos

13. En este periodo las movilizaciones en extensión, serán muy suaves y…

a. Se tratará de alcanzar la extensión completa de dedos

b. No se tratará de alcanzar la extensión pasiva completa de dedos

c. Sólo se tratará de alcanzar el rango medio articular de extensión pasiva

d. No se deben movilizar los dedos pasivamente en extensión en este estadio del proceso

14. Con respecto al primer dedo:

a. Movilizaciones activas de oposición con todos los dedos y en especial con los intervenidos

b. Movilizaciones activas de flexoextensión en todas sus articulaciones

c. Movilizaciones de la TMC

d. Hasta que no se puedan realizar algún tipo de presa, el primer dedo se mueve libremente

15. Las movilizaciones realizadas hasta este punto en la intervención de Terapia Ocupacional, entre otros objetivos tendrán que:

a. Aliviar el dolor por la inmovilización

b. Mantener todo el recorrido fisiológico de las articulaciones

c. Mantener el tono muscular

d. Reintegrar todos los dedos en el esquema funcional de la mano

16. Durante estas sesiones de tratamiento inmediato, el vendaje quirúrgico:

a. No se retirará, se realizará la sesión con el vendaje

b. Se retirará o aligerará

c. Imposible retirar, puede existir peligro de infección

d. Habrá que colocar un vendaje especial

17. A partir del 8º día de la intervención se iniciarán:

a. Baños de parafina

b. Baños de contraste

c. Posturas suaves en extensión

d. Masaje cicatricial

18. A partir del 8º día Utilizaría algún tipo de férula:

a. Si

b. No, está contraindicado

c. No

d. No, debido al edema

19. Qué tipo de férula sería:

a. Siempre palmar

b. Palmar o dorsal dependiendo del estado de la cicatriz

c. Siempre dorsal, ya que la sesión está en la palma de la mano

d. Palmar en antebrazo, y dorsal en la mano

20. Objetivo principal de colocarla:

a. calmar el dolor nocturno

b. mantener el tono muscular

c. impedir la atrofia por desuso

d. evitar la retracción de los flexores, y mantener la extensión conseguida mediante la intervención quirúrgica

21. Otro objetivo para el que colocaría la férula sería:

a. La cicatriz

b. El cuidado de la piel

c. La protección de la mano

d. La sensibilidad

22. El objetivo principal de colocar la férula para actuar sobre la cicatriz será:

a. Aplicar un estiramiento suave y mantenido de longitud suficiente como para permitir la remodelación del colágeno y el crecimiento tisular

b. Aplicar un estiramiento suave

c. El enunciado es falso, una férula nunca actuará sobre una cicatriz

d. Aplicar un estiramiento tenso y colocar la cicatriz en una posición de estiramiento forzado

23. Qué posición tendría la férula:

a. La posición articular que la deformidad postoperatoria permitiese y el paciente tolerase

b. En posición de máxima apertura articular

c. En posición articular, siempre menor que el balance articular resultante

d. En posición de seguridad

24. Recomendaremos al paciente que use la férula:

a. Sólo la retirará para recibir el tratamiento

b. Sólo durante el descanso nocturno

c. Durante el descanso nocturno y de día durante todo el tiempo que la soporte, exceptuando el tiempo de tratamiento

d. Durante el descanso nocturno, y durante el día la retirará cada 2 ó 3 horas para realizar ejercicios y también la retirará para recibir el tratamiento

25. Utilizaremos en este caso un vendaje antiedema como técnica de evacuación del mismo. Una vez colocado dicho vendaje le recomendaremos al paciente:

a. Que mantenga durante todo el día el vendaje y lo retire para dormir, así como que movilice, en lo posible, los dedos

b. Que mantenga el vendaje hasta la siguiente sesión, donde será retirado por el Terapeuta

c. No se puede colocar vendaje antiedema en un caso tan agudo

d. Que mantenga el vendaje sólo dos o tres horas después de la sesión de tratamiento

26. Se iniciarán en esta fase, 'fase de cicatrización' (8º al 21º días):

a. Movilizaciones cada vez más globales sin resistencia

b. Movilizaciones cada vez más globales con una pequeña resistencia

c. Movilizaciones cada vez más analíticas

d. Movilizaciones cada vez más analíticas con una pequeña resistencia

27. A partir del 21º día de la intervención para el tratamiento de la cicatriz, utilizaremos:

a. Baños de parafina

b. Masaje circulatorio

c. Masaje en zig-zag

d. Masaje 'rodillo'

28. El objetivo del tratamiento de la cicatriz es:

a. Flexibilización de la cicatriz

b. Que no existan retracciones tendinosas adheridas a la misma

c. Evitar la aparición de una cicatriz queloidea

d. Evitar la aparición de una cicatriz hipertrófica

29. Una vez cicatrizada la cicatriz, intervendría de alguna forma respecto a la hiperestesia de la misma:

a. No, probablemente en dos o tres días ya no exista la hiperestesia

b. Sí, valorando el territorio y el grado de hiperestesia que tiene el paciente

c. Sí, pero ya se está haciendo; el roce de la férula ya está tratando la hiperestesia

d. Sí, pero más adelante

30. De existir hiperestesia, cómo intervendría:

a. Haciendo baños de contraste

b. Aplicando parafina

c. Rozando la zona de hiperestesia con distintas texturas, empezando por las más suaves, hasta tolerarlas e ir introduciendo nuevas texturas

d. Con baños de espuma

31. También en esta etapa del tratamiento, incluiremos:

a. Baños de parafina

b. Ultrasonidos

c. Silicona

d. Gomas elásticas

32. El fin de la parafina es:

a. Que la piel esté más suave y elástica para la movilización

b. Que la cápsula articular y ligamentosa de las pequeñas articulaciones de la mano quede en óptimas condiciones de relajación y elongación para permitir una mayor amplitud del arco articular

c. Mejorar la circulación sanguínea, ya que la mano pobre en movimientos provoca estasis venosa

d. Que la mano en general esté más relajada, por el efecto analgésico

33. Recomendaría al paciente la utilización de baños de contraste en este estadio del proceso:

a. Sí, porque el mecanismo de vasoconstricción y vasodilatación alternativas actúa a modo de masaje vascular, lo que favorece el drenaje del edema

b. No, no es necesario

c. Sí, si no tiene el vendaje antiedema

d. No, porque puede provocar DSR

34. Indicaría al paciente la aplicación de los baños de contraste en su domicilio:

a. No, es una técnica que debe ser aplicada por el Terapeuta ocupacional
b. No, los instrumentos de aplicación de esta técnica son costosos y sólo se encuentras en los servicios de rehabilitación
c. No, basta con una sesión de baños de contraste diaria, y ya la recibe en la sesión de tratamiento
d. Si, es una técnica inocua, y el paciente no sólo puede sino que debe realizarla en su domicilio

35. En cuanto a las evaluaciones en este momento de la intervención, la valoración a realizar será:

a. Subjetiva
b. Objetiva
c. Neurológica
d. Funcional

36. Basándonos en la evaluación entregada en la ficha de tratamiento y realizada a los 21 días de la intervención, el objetivo del tratamiento será:

a. Recuperación de la fuerza muscular
b. Recuperación de la amplitud articular
c. Recuperación de la funcionalidad de la mano
d. Recuperación completa de las amplitudes articulares y recuperación de la fuerza muscular

37. Qué grupos musculares recuperaría con más insistencia:

a. Extensores de dedos, lumbricales, interóseos dorsales y palmares, y musculatura hipotenar
b. Flexores de los dedos, lumbricales, interóseos palmares y flexores largo y corto del 1º dedo
c. Flexores de los dedos, interóseos dorsales y palmares y adductores del 1º y 5º dedos
d. Flexores común y superficial de los dedos, interóseos dorsales y palmares y musculatura tenar

38. Qué haría ahora con la férula que le confeccionó al paciente el 8º día:

a. Retirarla
b. Modificarla
c. Dejarla como está
d. Hacer una nueva, sólo para la muñeca

39. En caso de NO retirar la férula, hasta cuando la dejaría:

a. Por lo menos 9 meses
b. Hasta terminar el tratamiento
c. Cuando se haya logrado la máxima amplitud articular
d. Cuando la mano sea funcional

40. En caso de NO retirar la férula la rectificaría:

a. No, ya por mucho que se rectifique la férula, la valoración articular no varía
b. No, ya a estas alturas estaría contraindicado
c. Sí, cuantas veces sea necesario
d. Sí sólo una vez más porque poco más se conseguirá

41. Los baños de contraste consisten en la introducción alternativamente de la mano en agua fría y caliente, en este caso concreto y a vista de la alteración sensitiva de la mano del paciente se los recomendaría:

a. Si, puesto que la zona de trastorno sensitivo sólo es la cicatricial, y además no hay alteración de la sensibilidad térmica
b. No, correría riesgo de quemaduras
c. En cualquier tipo de trastorno sensitivo no están indicados los baños de contraste
d. No, perjudicaría a la cicatriz

42. Los ejercicios de estiramiento de toda la musculatura flexora de muñeca y dedos están indicados porque:

a. La aplicación progresiva y mantenida de un esfuerzo de tracción determina un ligero aumento de la longitud miotendinosa, representada por una mayor amplitud articular
b. Calientan las articulaciones
c. Calientan los músculos
d. Facilitan los ejercicios posteriores

43. Incluiría la movilización de todo el miembro superior, en esta etapa del tratamiento:

a. Si
b. No es necesario
c. No la incluiría ahora, ya que desde el inicio del tratamiento, le hubiera indicado al paciente, la movilización de todo el miembro superior de la mano afecta
d. Depende, si hay riesgo de DSR

44. Un ejercicio que se indica en Terapia Ocupacional es el de flexión individual de la IFD bloqueando la IFP, porque

a. Permite diferenciar los tendones del flexor común y del flexor superficial
b. Flexibiliza mejor las articulaciones
c. Permite estirar el ligamento triangular, que habitualmente limita la flexión de la articulación IFD
d. Permite estirar el ligamento retinacular oblicuo que habitualmente limita la flexión de la articulación IFD

45. Se recomienda también practicar la garra en gancho que se realiza:

a. Con las articulaciones MCFs flexionadas, flexionar y extender las articulaciones IFs
b. Cogiendo objetos cilíndricos
c. Con las articulaciones MCFs extendidas, flexionar y extender las articulaciones IFs
d. Escribiendo

46. Otro ejercicio recomendado es aquel que coloque la mano en la posición de 'intrínsecos plus':

a. Articulación MCF extendida y articulaciones IFs flexionadas
b. Articulación MCF y articulaciones IFs en flexión (puño)
c. Articulación MCF flexionada a 90º y articulaciones IFs extendidas
d. Articulación MCF flexionada a 45º y articulaciones IFs semiflexonadas (reposo)

47. Al final del tratamiento, cerca de la fecha, de alta con un Balance Articular mejorado, qué tipo de pinza indicaría al paciente para que ejercitara la prensión fina:

a. Pinza unguelo-unguelar
b. Digito digital
c. Latero-lateral
d. Termino-lateral

48. Qué tipo de pinza indicaría al paciente para que ejercitara la abducción-adducción de los dedos:

a. Unguelo-unguelar
b. Latero-lateral
c. Termino-lateral
d. Dígito-digital

49. En cuanto a la funcionalidad de la mano, objetivos a partir del 30º día:

a. Readaptación funcional y recuperación de los gestos profesionales
b. Realización de las ABVD
c. Que la mano operada por lo menos, ayude a las ABVD
d. Que la mano esté integrada propioceptivamente

50. En la primera fase de la intervención (tratamiento precoz), con respecto a las AVDs qué tipo de abordaje utilizaría:

a. Holístico
b. Compensatorio
c. Bimanual
d. De ayuda

51. Según los cambios efectuados en la férula confeccionada al paciente se podría decir que con él concretamente se han utilizados férulas:

a. Estáticas seriadas
b. Estáticas progresivas
c. Dinámicas
d. De bloqueo

52. Utilizaría un vibrador para la alteración de la sensibilidad:

a. No, sería muy doloroso
b. Sí, porque una vez tolerado el estímulo, serviría también como masajeador de la cicatriz
c. No, irritaría la zona cicatricial
d. No, el estímulo doloroso retraería la cicatriz

53. En caso de que el paciente tuviera la necesidad de utilizar alguna ayuda técnica, la indicación y adiestramiento de la misma la haríamos desde un marco de referencia:

a. Biomecánico
b. Adaptativo
c. Rehabilitador
d. Facilitador

B

Mujer de 32 años diagnosticada a los 22 de esquizofrenia paranoide. Convive con sus padres en el domicilio familiar y es hija única. Tiene también rasgos de personalidad tipo obsesivo-compulsivo. Ejerció como auxiliar administrativo en diversas empresas privadas durante dos años y medio, actualmente, y desde hace 7 años, está incapacitada laboralmente por enfermedad mental. Es remitida desde su ESMD a URA. En el momento del ingreso se encuentra estabilizada psicopatológicamente aunque persisten ideas de contenido delirante autoreferencial y de perjuicio, no tiene conciencia de enfermedad. Se muestra abúlica y presenta importantes déficits relacionados con aspectos funcionales.

Los objetivos planteados que aparecen en su Plan Individualizado de Tratamiento son:

- Trabajar conciencia de enfermedad

- Evitar aislamiento y potenciar habilidades sociales

- Potenciar autonomía personal

- Orientación laboral y estructuración del tiempo libre

HISTORIA OCUPACIONAL: Tiene el título de técnico auxiliar administrativo y trabajó hasta el inicio de su enfermedad con un rendimiento satisfactorio. Es autónoma en autocuidados pero presenta dificultares en la realización de AVDs instrumentales, apenas colabora en el mantenimiento del hogar limitándose a limpiar y ordenar su cuarto a requerimiento de su madre. Sus padres se comportan de manera sobreprotectora y la madre está algo sobreimplicada aunque en términos generales la relación entre ellos no es conflictiva

Presenta problemas de atención y memoria (tiene un leve déficit cognitivo). Su vida es excesivamente sedentaria, se levanta muy tarde (sobre las 12 h.) y se acuesta después de las 24 h, además después de comer echa siestas de dos horas. Manifiesta que le gustaría vivir sola. Valora mucho la capacidad de ser autónoma con todo lo que eso conlleva. Desde que dejó su trabajo no ha vuelto a realizar ninguna actividad laboral pero está interesada en aprender informática y quisiera 'hacer algo'.

Sus actividades de ocio se limitan a ver televisión, escuchar música y salir, a veces, con sus padres, aunque le gusta leer y hace años escribía poesías, (comenta que le gustaría volver a hacerlo). Antes de caer enferma tenía amigas y le gustaba salir e ir al cine con ellas. Manifiesta que quisiera ir a la URA para aprender a pintar, hacer gimnasia, volver a tener amigos, y realizar con ellos actividades sociales

---

1. Qué instrumento NO utilizarías para la evaluación de las Actividades de la Vida Diaria Instrumentales (AVDI):

a. Entrevista semiestructurada
b. Escala de Funcionamiento Social (SFS)
c. Índice de Lawton
d. Índice de Barthel

2. Cuál de estos instrumentos explora con mayor exclusividad la motivación de la paciente respecto a actividades de ocio:

a. Listado de intereses (Kielhofner y Neville 1983)
b. Listado de roles (Oakley 1982)
c. Entrevista histórica del desempeño ocupacional (OPHI II)
d. Evaluación del desempeño funcional (Bloomer y Williams 1979)

3. Qué programa de los que aparecen a continuación estimas NO prioritario al comienzo de la estancia en la Unidad de la paciente:

a. Programa de psicoeducación
b. Programa de habilidades sociales
c. Taller de Actividades de la Vida Diaria
d. Taller de orientación prelaboral

4. Cómo calificarías el contexto de desempeño:

a. El medio familiar interviene negativamente en el proceso de adopción activo de roles por parte de la paciente
b. El medio familiar obstaculiza seriamente el proceso de rehabilitación de la paciente
c. Los datos aportados señalan que los padres se interesan por su hija y por lo tanto apoyan el proceso de rehabilitación de la misma
d. El entorno no influye apenas en los problemas de la paciente

---

5. Respecto a esta paciente:

a. Todos los problemas que presenta en el desempeño ocupacional son motivados exclusivamente por la sintomatología negativa derivada de su enfermedad mental
b. Debido a su diagnóstico y trayectoria de siete años inactiva no podrá ejercer una actividad laboral remunerada
c. Su déficit cognitivo interfiere, de manera importante, en la realización de tareas significativas para la paciente
d. La reducción de responsabilidades ha tenido como consecuencia el aumento del deterioro funcional

6. Qué tipo de actividades plantearías a la paciente que comenzara a realizar en su medio social:

a. Aquellas que le proporcionarán una mayor autonomía, o sea, las AVD instrumentales
b. Las que le resulten más atractivas
c. Cualquiera para las que demuestre tener capacidad de desempeño
d. Las que sean significativas para ella, y no entren en conflicto con los valores y normas de su contexto sociofamiliar

---

7. El establecimiento de un contrato terapéutico con la paciente conlleva:

a. Que la paciente quedará informada de todas las actuaciones que lleve a cabo el/la Terapeuta Ocupacional
b. Que la paciente queda formalmente obligada por escrito a no contravenir las normas de la Unidad
c. Que la paciente se implique permitiendo establecer acuerdos mínimos para iniciar el tratamiento
d. Que no se llevará a cabo ninguna actuación, si la paciente no está de acuerdo

8. La paciente lleva años sin asumir ninguna responsabilidad ni realizar actividades significativas. Cuál es el factor que más interviene en este hecho:

a. Su madre se lo hace todo
b. A adoptado un rol de enferma que le resulta cómodo (obtiene una ganancia secundaria)
c. Los síntomas negativos juegan el papel más importante en este sentido
d. No se esfuerza lo necesario

9. Al cabo de un mes, la paciente está totalmente integrada en la Unidad de Rehabilitación de Área (URA), tiene amistades, participa activamente en los grupos y talleres, pero en su casa y en su entorno no ha experimentado cambios significativos. Qué intervención sería más adecuada:

a. Exponer a la paciente estos hechos y que ella modifique su comportamiento con nuestra supervisión
b. Reducir los días que viene a la URA para que se vaya haciendo cargo de diversas tareas en casa y en la comunidad
c. Es perfectamente normal que esto ocurra, primero tiene que integrarse plenamente en el funcionamiento de la Unidad y luego irá modificando su comportamiento en los demás contextos
d. Es el momento de reorientar el tratamiento para que tengan más peso específico la consecución de objetivos en su medio

10. Cuál de estos talleres es el más indicado para reforzar su baja autoestima:

a. Taller de habilidades domésticas
b. Taller de debate
c. Taller literario
d. Taller de prensa

11. Cuál de estos objetivos específicos a corto plazo, NO está bien planteado:

a. Conseguir que participe en tres actividades grupales e intervenga activamente en ellas
b. Conseguir que realice el 60% de las actividades en el Taller Ocupacional de la Unidad de manera satisfactoria para ella y respondiendo a las demandas requeridas
c. Que sea capaz de responsabilizarse de las tareas domésticas en su casa
d. Planificar las tardes de manera que el tiempo de inactividad se reduzca lo máximo posible

12. Si pretendemos como objetivo a medio plazo conseguir un mejor funcionamiento ocupacional en su medio sociofamiliar, lo más efectivo sería:

a. Buscar una actividad formativa o laboral que sea adecuada a su nivel de competencia
b. Estructurar de nuevo su tiempo diario, permitiendo la adquisición de hábitos que le sirvan de base para la realización de actividades y asunción de roles
c. Enseñarle en diferentes programas y talleres de la URA lo que debe hacer y cómo hacerlo; una vez aprendido, lo generalizará en su medio
d. Lo principal es que adquiera conciencia de enfermedad y adherencia al tratamiento farmacológico, entonces su capacidad funcional mejorará

13. En los grupos de debate o prensa, la paciente interrumpe constantemente porque dice que no entiende bien todo lo que se dice. Cómo hay que actuar:

a. Es mejor que por el momento no participe en estos grupos
b. Le debemos aclarar sus dudas en el momento, porque si no se angustia
c. Se le indica que después, al final de la sesión, le aclararemos las dudas
d. Debemos explicarle que sus demandas responden a rasgos de carácter obsesivo-compulsivo y que si las responderemos no le vamos a ayudar

14. Qué característica deben tener las actividades para potenciar la atención:

a. Ser motivantes y estar adaptadas al nivel cognitivo de la paciente
b. Sólo sirven ejercicios específicos diseñados para potenciarla
c. Cualquier actividad al ser ejecutada estimula la atención con la condición de que sea terminada
d. Son adecuadas las del tipo sopa de letras, crucigramas, sudokus, etc

15. Existen diferencias respecto a los roles que le correspondería asumir a la paciente según su sexo, edad, nivel educativo y circunstancias familiares y las expectativas que ella ha manifestado al respecto:. Señala la respuesta más acertada:

a. No, ella desearía poder asumirlos todos pero no se siente capaz de hacerlo debido a su enfermedad
b. Sí, realmente ella no desea asumir ningún rol
c. Si, ella manifestó interés por algunos roles, pero habría que volver evaluar el tema después de obtener más resultados positivos en su competencia ocupacional
d. No, ella manifiesta que le gustaría ser autónoma, aunque tiene expectativas muy irrealistas

16. Desde FAISEM nos informan que hay una plaza para un curso de reponedor/a. Dura tres meses, el horario es de 8:30 a 13 h de lunes a viernes, imprescindible puntualidad y asistencia para que entreguen el certificado. Hay posibilidades de contratación. Podría ser una oportunidad para la paciente:

a. Comentarle la posibilidad de ir al curso y si ella se muestra motivada, reservar la plaza
b. Hablar con los responsables del curso, le comentas el caso, y si ellos lo creen conveniente, la inscribes
c. Evaluar previamente sus aptitudes y actitudes prelaborales relacionadas con las tareas del curso, si obtiene una puntuación adecuada, y ella quiere hacer el curso, la apuntas
d. Sabemos que ella quiere trabajar y tiene el nivel cognitivo adecuado, estas dos razones son suficientes para que deba realizarlo

17. Teniendo en cuenta los datos de la historia ocupacional, cuál es la manera más efectiva de averiguar por qué la paciente no es más competente respecto al rol de cuidadora del hogar:

a. Aplicándole una escala de evaluación funcional específica para AVDs instrumentales
b. Preguntándoselo a sus padres, ellos ven su comportamiento diariamente
c. Mediante la observación del desempeño de las AVDs instrumentales relativas al manejo del hogar en el taller de habilidades domésticas de la Unidad
d. Considerando los componentes volitivos, de habituación, de desempeño y el contexto con respecto a este rol

18. Queremos que se implique más en el cuidado del hogar. Tiene más garantía de éxito comenzar realizando...

a. las tareas más sencillas
b. las tareas más motivantes
c. las tareas más necesarias
d. la tarea que elijamos nosotros

19. En el Centro Cívico del barrio donde reside esta mujer se imparten clases de gimnasia por las mañanas:

a. Las actividades de integración en la comunidad se realizan en la fase final del tratamiento rehabilitador, podrá ir cuando llegue a esta fase
b. No resulta indicado que vaya hasta que no le den el alta en la URA
c. Lo mejor es que alterne las actividades en la comunidad con su asistencia a la URA
d. El objetivo principal de la rehabilitación psicosocial es la integración del paciente en la comunidad; como este es el mejor tratamiento que puede recibir, hay que priorizarlo respecto a la URA

20. Durante la realización de cualquier tarea, la paciente, se demora en exceso porque dice 'que quiere que le salga todo muy bien':

a. Es una manifestación de un síntoma obsesivo-compulsivo

b. Es una forma de llamar la atención

c. Tarda porque debe compensar su falta de atención y concentración

d. Es debido a su deterioro cognitivo

21. [ANULADA] El Taller de artes plásticas es adecuado para las siguientes aplicaciones, EXCEPTO:

a. Para evitar pensamientos obsesivos

b. Para potenciar la atención

c. Para generalizar comportamientos

d. Para evaluar diversos componentes para la ejecución

22. Qué puede aportar el programa de psicoeducación familiar a sus padres:

a. Ante todo conocimientos sobre la esquizofrenia

b. Habilidades para un mejor manejo de los síntomas de su hija e información sobre la enfermedad

c. La oportunidad de estar más en contacto con los profesionales que tratan a su hija

d. Fundamentalmente orientaciones prácticas sobre qué hacer si su hija tiene una recaída

23. Qué pensarías si la paciente comienza a mostrarse irritable, evitativa y manifiesta que no duerme bien:

a. Ha tenido una discusión con sus padres

b. Está estresada

c. Puede tratarse de una fase prodrómica

d. Tiene una crisis de ansiedad

24. Sobre las siguientes afirmaciones Sobre la práctica terapéutica, indique la FALSA:

a. El/la Terapeuta Ocupacional debe mostrarse competente en destrezas de resolución de problemas para servir de modelo

b. Las ocupaciones se deben seleccionar de manera que la paciente tenga muchas posibilidades de hacerlo bien

c. Aceptar las quejas y emociones negativas de la paciente sin negarlas

d. Lo realmente importante es señalar aquellas conductas que interfieren en el desempeño ocupacional para que las corrija. Esto es más efectivo que proponer actividades alternativas adecuadas

25. [ANULADA] Cuál de estas acciones o actividades NO es específica de la práctica de la Terapeuta Ocupacional:

a. Enseñar a la paciente destrezas relativas al manejo de medios informáticos

b. Modificar conductas no adaptativas

c. Estimular a la paciente para que lea en casa

d. Diseñar una actividad grupal

26. La paciente no quiere ir al taller de habilidades domésticas dice que las actividades son aburridas, aunque el resto de los pacientes no tienen esa opinión. En base a los datos que da la paciente, A qué es debido:

a. No las necesita

b. El miedo a fracasar y ponerse en evidencia delante de los compañeros

c. Las actividades domésticas no suponen ningún reto para ella

d. No tienen ningún valor ni interés para ella

27. Si queremos que la paciente participe más activamente, indicación más adecuada:

a. Realización de tareas en un pequeño grupo

b. Tarea individual pero compartiendo espacio con otros pacientes

c. Depende exclusivamente de la naturaleza de la tarea

d. Realización de tareas en un gran grupo

28. Sobre esta paciente:

a. La paciente puede evitar los síntomas negativos de la enfermedad si se esfuerza lo suficiente

b. La paciente es una enferma mental

c. Todas las personas con esquizofrenia paranoide tienen una personalidad parecida

d. La paciente carece en gran medida de estrategias para enfrentarse a situaciones de estrés

29. Si la paciente muestra síntomas de desaliento o depresión, Qué harías:

a. Apoyarla diciéndole que no tiene necesidad de sentirse deprimida

b. La escucharía reconociendo su desaliento

c. Le daría enseguida una tarea para que su mente estuviera ocupada

d. Extinguiría esta conducta no prestándole atención

30. Si la paciente realiza trabajos en el taller de expresión plástica por su cuenta, fuera del horario del taller:

a. Le indicaremos que debe atenerse a las normas de la Unidad

b. Eso significa que está realmente motivada por la tarea, debemos dejar que lo haga siempre que quiera

c. Esta conducta pone de manifiesto que la paciente no es capaz de respetar límites, luego lo indicado es impedírselo

d. Le indicaremos que las tareas que hace sin el/la T.O. no están planteadas según unos objetivos terapéuticos

31. La paciente tiene problemas a la hora de estructurar su día a día. Dice que se angustia al pensar todo lo que debería hacer. Cómo la ayudarías:

a. Enseñándole a priorizar las tareas en función de sus necesidades y sus intereses

b. Escribiéndole un listado de todo lo que tiene que hacer y supervisando que lo haga correctamente

c. Enseñándole técnicas de relajación

d. Antes de realizar tareas en su entorno debe practicar en talleres de la URA

32. Debido a la medicación, la paciente tiene acatisia, por lo tanto debemos:

a. Decirle a la paciente que interrumpa la actividad y se siente o recueste

b. Proporcionar actividades no sedentarias, breves y sencillas

c. Hablar con su psiquiatra por si hay posibilidad de disminuir o cambiar el tratamiento

d. Tranquilizar a la paciente y que practique alguna técnica de relajación

33. Uno de los siguientes problemas relativos a la paciente NO está descrito en relación a las áreas ocupacionales:

a. Problemas para utilizar sistemas bancarios

b. Falta de destrezas y conocimientos para el manejo de un programa de ordenador

c. Falta de ejecución de actividades recreativas en compañía de iguales

d. Problemas para mantener la atención más de quince minutos sobre una tarea

34. Con cuánta frecuencia volverías a valorar los patrones y habilidades de desempeño de la paciente:

a. Cada dos meses como mínimo

b. Al alta, para constatar los resultados obtenidos

c. Cada vez que se logre un objetivo o se constate la necesidad de modificarlos

d. A demanda del facultativo referente

35. En el plan de alta NO es necesario que conste:

a. Resumen de los resultados de las evaluaciones

b. Objetivos alcanzados

c. Posibles derivaciones a grupos de apoyo y recursos comunitarios

d. Actividades realizadas

36. Estamos evaluando los componentes cognitivos del desempeño, Cuál de estas declaraciones de la paciente denotan problemas con la memoria prospectiva:

a. No sé por cuál de estas tareas empezar, no puedo decidirme

b. No soy capaz de ver una película entera, me canso

c. Me angustio porque no sé qué hacer mañana

d. Cuando salgo del barrio, casi siempre termino perdiéndome

37. Cuál de estas intervenciones NO es apropiada desde el punto de vista de la T.O. actual:

a. Entrenar habilidades cognitivas en el entorno familiar

b. Que la paciente se comprometa, como norma, a salir tres veces por semana de su casa por las tardes

c. Acordar con la paciente que extienda sus habilidades en el manejo del hogar hacia el cuidado de áreas comunes de su casa

d. Animar a que la paciente se apunte a un curso de informática en su barrio y hacer seguimiento del proceso

38. En el marco del modelo de atención comunitaria. Qué actuación te parece más adecuada:

a. Cuando la paciente haya adquirido las destrezas necesarias, comenzará a generalizarlas en el ámbito comunitario

b. La mejoría de la paciente depende sobre todo de su adherencia al tratamiento farmacológico, luego el mayor esfuerzo ha de ir orientado a este fin

c. Dado que la esquizofrenia es una enfermedad crónica, la URA debe convertirse en el lugar de referencia de la paciente durante un tiempo prolongado, esto garantizará, más adelante, el éxito en la comunidad

d. Hay que intentar incluir tareas en la comunidad lo antes posible

39. Cuál de estos grupos es el más indicado si observas que la paciente se estresa cuando debe intervenir en público:

a. En técnicas de relajación

b. En entrenamiento en habilidades sociales

c. En rehabilitación cognitiva

d. En un grupo de lectura de prensa

40. La paciente comenta que le gustaría realizar una pintura al óleo que está muy por encima de sus posibilidades. Te parece adecuado que lo haga:

a. Sí, es una buena forma de desarrollar habilidades cognitivas

b. Sí, es una oportunidad para que se dé cuenta de que tiene expectativas irreales

c. No, sus trabajos deben ser lo más autónomos posibles y para ello deben ajustarse a su nivel de competencias

d. No, debe realizar trabajos en los que esté garantizado el éxito para potenciar su autoestima

41. Cuál de estos síntomas NO está relacionado con el diagnóstico clínico de la paciente:

a. Ideas delirantes de referencia

b. Embotamiento afectivo

c. Tendencia a manipular a los demás

d. Suspicacia

42. Aunque la paciente ha demostrado que cuenta con las destrezas necesarias, en su casa no termina de asumir un rol de cuidadora del hogar más activo. Qué intervención de T.O. en este sentido es la MENOS efectiva:

a. Reestructurar los hábitos que tiene en casa

b. Aumentar la frecuencia de sesiones del programa de Habilidades Domésticas en la URA

c. Implicar a sus padres para que deleguen más en ella

d. Reevaluar el aspecto volicional y reelaborar el tratamiento en consecuencia

43. Cuál es la mejor forma de trabajar el sentido de causalidad personal de la paciente:

a. Dejándola que elija libremente a que programas entrar y a cuales no

b. Estimulándola a emprender un proyecto personal

c. Eligiéndola para que participe en un evento público hablando sobre sus experiencias acerca de su enfermedad

d. Señalando los errores que cometa en el desempeño de una tarea para que pueda corregirlos

44. Utilizamos tareas en el taller ocupacional para el entrenamiento de habilidades prelaborales. Cuál de estas consignas NO es adecuada

a. Tiempo de permanencia trabajando en la tarea elegida, tres horas. Con un descanso de 10 minutos

b. Restitución de las herramientas a su lugar después de trabajar

c. La calidad en la ejecución de la tarea prima por encima del tiempo empleado

d. Relaciones cordiales con los compañeros

45. Qué síntomas puede presentar la paciente en función de su trastorno obsesivo-compulsivo

a. Comportamientos rituales

b. Alucinaciones auditivas

c. Embotamiento afectivo

d. Necesidad de que los demás se ocupen de ella

46. Para realizar con éxito un curso de informática. Qué aptitudes prelaborales necesitaría potenciar la paciente:

a. Interacción social con los compañeros

b. Asistencia y puntualidad

c. Aceptación de supervisión

d. Ritmo adecuado de trabajo

47. Después de algunos meses, la paciente realiza en la URA un taller de bailes de salón. Analizando esta actividad, Qué grupo de requerimientos necesita para su correcta ejecución:

a. Coordinación, interacción social y atención

b. Ritmo, negociación e independencia

c. Control de sentimientos

d. Exploración, planificación e imaginación

48. Dónde hay que centrar mayormente la intervención para que la paciente sea más autónoma en el manejo de su hogar:

a. Destrezas y habilidades

b. Hábitos funcionales

c. Componentes psicomotores

d. Reestructuración de valores

49. Cuál de estas acciones potencia más el sentido de control interno de la paciente:

a. Que elabore, a requerimiento nuestro, un artículo para la revista de la URA

b. Salir al cine junto con amigas de la unidad un fin de semana

c. Que prepare una fiesta de cumpleaños en su casa para sus amigas de la URA

d. Participar en una barbacoa organizado en la URA

50. Esta paciente:

a. No tiene síntomas residuales

b. No tiene sintomatología positiva

c. Oye 'voces'

d. Padece una psicosis

51. Suponiendo que la paciente después de algunos meses en la URA, haya adquirido una mayor autonomía, Cuál de estas intervenciones es la más acertada desde el punto de vista de la T.O.:

a. Incluir a la paciente en un grupo de teatro en la URA como medio para potenciar las habilidades sociales y cognitivas

b. Posibilitar el que la paciente participe en un taller literario organizado por el Centro Cívico de su barrio

c. Acordar con ella que asista a un ciclo de charlas sobre participación ciudadana

d. Convencerla para que participe en las fiestas de su barrio

52. Cuál de estas intervenciones relacionadas con el área laboral NO es apropiada según los datos facilitados de la paciente:

a. Potenciar una mayor tolerancia al trabajo

b. Entrenar diferentes niveles de dificultad

c. Alentar sus expectativas de encontrar trabajo

d. Ayudarla a la identificación de objetivos laborales

53. El proceso de adquisición de nuevos hábitos implica una serie de cambios en la paciente. Uno de los citados a continuación NO aparece durante este proceso:

a. Eliminación de hábitos gratificantes

b. Aprendizaje de nuevas competencias ocupacionales

c. Manifestaciones de estrés, tensión y resistencias

d. Incorporación de un estatus social

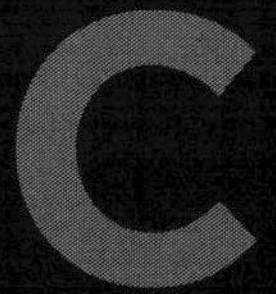

A. EVALUACIÓN OCUPACIONAL INICIAL (BLOQUE I) A.1. Datos de informes de pre-evaluación (fuentes indirectas):

- Marcos, de 50 años de edad
- Está diagnosticado de Esquizofrenia Paranoide (F.20.0 CIE-10) desde los 22 años
- Su situación clínica ha venido marcada por importantes oscilaciones en su estado de ánimo, intentos autolíticos, consumo de tóxicos, abandono del tratamiento, presencia de ideas delirantes de tipo místico y alucinaciones, con episodios de despersonalización
- Infancia sin datos psicopatológicos de interés
- Aparición de conductas disociales y abuso de alcohol a los 17 años
- Estuvo matriculado 4 años en la Facultad de Derecho, pero sólo finalizó el primer curso, en el segundo, tiene un primer intento de suicidio. Dos intentos autolíticos más, con ingesta medicamentosa en su historia, el último producido en el último año
- Trabajó como auxiliar administrativo durante 5 años en una empresa de construcción
- Desempleado actualmente. Tiene reconocida una incapacidad laboral permanente total
- Muchos de los ingresos en USM-HG han ido precedidos por un abandono de la medicación y abuso de alcohol y hachís
- Estuvo casado durante cinco años y tuvo dos hijas (de 21 y 26 años actualmente)
- Mantiene buenas relaciones con su familia de origen y cordiales, aunque escasas, con sus hijas
- Después de su divorcio, vivió con su madre durante muchos años, hasta que ésta, hace dos años, por motivos de un empeoramiento en su estado de salud física, se trasladó al domicilio de una hermana de Marcos. Desde entonces, ha vivido solo, con cierta supervisión por parte de una hermana, exceptuando un período en el que llevó a su casa a una persona sin hogar, con antecedentes penales de tráfico de drogas y que hubo que recurrir a la justicia para que abandonara la casa de Marcos, habiendo constatado que era víctima de amenazas y de abuso de sus bienes
- La prodigalidad de sus bienes, la falta de adhesión al tratamiento, así como conductas expansivas y de riesgo para su propia seguridad, motivaron a la familia a iniciar trámites de incapacidad legal (aún no resuelta)
- Es derivado a la Unidad de Rehabilitación de Área (URA) con los objetivos de fomentar conciencia de enfermedad y adhesión a tratamiento farmacológico y psicosocial y favorecer su integración en la comunidad

---

1. Considerando la progresiva implantación del Proceso Asistencial Integrado de Trastorno Mental Grave (TMG) en Andalucía, el procedimiento más oportuno de derivación a un dispositivo especializado, de tercer nivel, como es la URA, sería el siguiente:

a. La enfermera de enlace del centro de salud que corresponde a Marcos ha de cumplimentar el documento pertinente de solicitud de atención especializada y remitirlo a su referente clínico

b. Marcos y/o su familia/tutor, a través de su ESMD, solicitarán directamente su ingreso en URA

c. El referente personal de Marcos ha de cumplimentar el Plan Individual de Tratamiento, remitirlo al coordinador de su área sanitaria y que éste decida el centro de atención especializada más apropiado en su caso

d. La propuesta de derivación será presentada en la comisión de TMG de su área sanitaria, por el ESMD que coordine el Plan Individual de Tratamiento de Marcos

2. Habiendo procedido a la oportuna derivación del caso a URA. Siguiente paso:

a. Realizar una evaluación multidisciplinar del caso, determinando posibles intervenciones desde el recurso y decidiendo la conveniencia o no de tratamiento en el mismo

b. Incorporar a Marcos, con la mayor brevedad posible, en el mayor número de Talleres Ocupacionales del recurso

c. Diseñar un plan de acogida

d. Diseñar su Plan de Intervención Ocupacional

3. Marcos y su familia son informados de su propuesta de ingreso en URA y se le da cita para una primera entrevista con el responsable del dispositivo, pero no acude. Manifiesta telefónicamente reticencias ante tal ingreso. Cómo procederá el equipo:

a. Iniciar los trámites oportunos para su incapacitación legal y proceder a un tratamiento ambulatorio involuntario

b. Rechazar el caso, informando a su referente clínico en el ESMD

c. Argumentar a Marcos los posibles beneficios terapéuticos para su proceso de tal ingreso y ofrecerle alternativas de negociación y toma de decisiones en el mismo

d. Iniciar un programa de visitas domiciliarias, para que al menos pueda beneficiarse de una parte del tratamiento

4. Finalmente, Marcos acepta su ingreso en URA. En su primera visita a la unidad es recibido por el responsable del dispositivo (en este caso, Psiquiatra) y por la Trabajadora Social y presentado al resto del equipo:

a. No disponemos aún de datos relevantes sobre Marcos, no pudiendo tomar decisión terapéutica alguna, por lo que debe limitarse a la presentación general del programa ocupacional desarrollado en la unidad

b. Disponemos ya de la información suficiente acerca del caso, a través de fuentes de información indirectas, como para empezar a desarrollar un plan de intervención ocupacional adecuado con Marcos

c. Podemos empezar a observar datos generales sobre el funcionamiento ocupacional de Marcos, iniciar establecimiento de vínculos terapéuticos y pactar temporalización y objetivos de los siguientes encuentros

d. Incorporaremos a Marcos en la actividad ocupacional más apropiada a su caso

5. La información previa obtenida de estas fuentes de información indirectas, permiten al TO:

a. Evaluar los componentes de ejecución que contribuyen y dificultan el desempeño ocupacional de Marcos

b. Evaluar las expectativas de Marcos hacia el tratamiento ocupacional

c. Recabar abundante información acerca de Marcos de forma rápida y poco costosa

d. Determinar si será susceptible o no de un plan de intervención ocupacional

6. De los anteriores datos, recogidos de forma indirecta, deducimos:

a. Marcos presenta alteraciones evidentes en los componentes sensoriomotores de ejecución

b. El padecimiento de su trastorno mental le ha provocado alteraciones en el desempeño ocupacional en el área de trabajo y actividades productivas

c. El padecimiento de su trastorno mental ha alterado seriamente el desempeño en el juego y actividades de ocio

d. Al tener reconocida una incapacidad laboral permanente total, no serán necesarias intervenciones de orientación vocacional

7. También se puede deducir que:

a. En la vida de Marcos, ha habido momentos en los que sus habilidades psicosociales se han visto alteradas

b. Los contextos de ejecución habituales de Marcos han limitado sus oportunidades para un desempeño ocupacional adecuado

c. Marcos presenta alteraciones evidentes en los componentes cognitivos del desempeño

d. El padecimiento de su trastorno mental no ha tenido repercusiones en su funcionamiento en el área ocupacional de actividades de la vida diaria

(BLOQUE II) A.2. Datos de Entrevista Semiestructurada Inicial de Terapia Ocupacional:

Áreas de ejecución Actividades de la Vida Diaria (AVD): Tareas de Automantenimiento

En sus actividades de socialización, manifiesta dificultades, dice acudir a eventos de tipo cultural (sobre todo musicales) y a bares por la noche, pero siempre solo y que vagabundea muchas horas por su ciudad. Se siente fracasado y rechazado por los demás, en sus intentos de interacción personal.

Según él, cuando saben de su trastorno mental. Se lamenta también de sus escasas actividades sexuales con mujeres. Comprometidas también las actividades de manejo de la medicación y mantenimiento de la salud. Marcos conoce las pautas de su tratamiento farmacológico, pero reconoce haber hecho ingestas masivas y haberlo abandonado en muchas ocasiones, total o parcialmente y relata que han sido muchos los momentos en los que ha sentido de forma muy intensa deseos de muerte.

Reconoce también mantener hábitos poco saludables, como el consumo excesivo de tabaco, consumo habitual de alcohol y ocasional de hachís, pero mejorarlos, no supone una prioridad para él. En resto de actividades, manifiesta un buen nivel de desempeño ocupacional

Marcos identifica dificultades en el desempeño de muchas de las actividades de manejo del hogar. A lo largo de su vida, el desempeño de este tipo de actividades lo han asumido las personas que han convido con él (madre, esposa, 'inquilino'). Desde que vive solo, hace algo más de un año, come en un comedor social para pensionistas. Actualmente, una empleada de hogar acude a su domicilio, una vez por semana, para la realización de estas tareas.

Marcos ha empezado a conceder importancia a la posibilidad de desarrollar hábitos que le permitan desempeñarse de forma más autónoma en su hogar, aunque no confía en sus capacidades para hacerlo. En cuanto al manejo del dinero, ha realizado compras compulsivas en los últimos meses, gastando íntegramente la pensión (aproximadamente 500 euros), antes de finalizar el mes y recurriendo a la ayuda económica de su madre. Le preocupa la posibilidad de que, a partir de que lo incapaciten legalmente, no pueda administrar él mismo su pensión. No ha estado implicado de forma importante en actividades de cuidado de otros, a pesar de que en muchas ocasiones haya percibido demandas del entorno con respecto al desarrollo de su rol de cuidador. Comenta que él nunca ha dejado de preocuparse por sus hijas y que ha mantenido el contacto con ellas, pero reconoce que son pocos los cuidados que les ha proporcionado, piensa incluso que, desde que se fueron haciendo mayores, han cuidado más ellas de él que él de ellas. Teme que sus hijas se avergüencen de él y desearía tener una relación más estrecha con ellas, pero reconoce que no son muchas las actuaciones que lleva a cabo para que esto sea posible, más bien, suele limitarse a contactos telefónicos y, ocasionalmente, van a comer juntos.

Relata que, cuando su madre empezó a requerir de cuidados, se sintió sobrepasado y angustiado en el desempeño de rol de cuidador, así mismo aliviado, cuando la madre marcha a la casa de su hermana. En el desempeño de actividades educativas, Marcos cuenta que, tras abandonar los estudios en segundo curso de derecho, la única experiencia académica posterior que ha tenido, fue hace unos 4-5 años, momento en el que realizó un curso de informática, a través del INEM. Se muestra satisfecho con los conocimientos adquiridos en el curso, pero no los practica. Cuenta que de niño y adolescente fue un excelente estudiante, según él, siempre el número 1 de su clase y que sus profesores lo consideraban superdotado. Parece que también demostró talento en la música e hizo exitosamente varios recitales de guitarra. 'Me gustaría hacerme rico y famoso con la música. Hubo un tiempo en que pensé que, yo no era yo, sino un famoso saxofonista. Soy amigo de grandes artistas'. No demuestra interés en actividades educativas de promoción de empleo y expresa que todo le aburre y le cansa.

Con respecto al desempeño en actividades vocacionales, Marcos se centra en su actividad laboral pasada. Comenta que, estando desempeñando el puesto de auxiliar administrativo en una empresa constructora, sufre un cuadro psicótico importante, con ideas de perjuicio hacia 'la soldadura, o sobrevivía ella, o lo hacía yo' y que le llevaron a conductas extravagantes, a un ingreso en la USM-HG y a su posterior incapacidad laboral. Relata que, en la empresa, además de las tareas propias de su puesto, también desempeñaba otras tareas de responsabilidad y llegó a tener funciones como ayudante de dirección.

En años posteriores, colaboró en un negocio familiar como dependiente en una tienda de comestibles. Relata que quiso volver a la empresa de construcción, pero que ya no le aceptaron, llevando ya unos 20 años sin trabajar. Manifiesta que no desea reincorporarse al mundo laboral

Marcos identifica como intereses la música, la lectura y el cine. Comenta que le gustaría aprender a manejar Internet, para conocer gente y adquirir la música que le gusta, pero que preferiría acceder a esta formación fuera de los recursos ocupacionales cuyos usuarios son fundamentalmente personas con TMG. Pero, a pesar de identificar estos intereses, reconoce que apenas participa de ellos y, que cuando lo hace, le cuesta centrar su atención y acaba por interrumpir la actividad. Dice pasar demasiadas horas al día sin realizar actividades significativas para él, que suele despertarse a media mañana y que toma medicación a mediodía para dormir la siesta y que se le pase el tiempo más rápido. Deambula frecuentemente y en ocasiones acude a bares y locales nocturnos. Componentes de ejecución Componente sensoriomotor Marcos parece no tener alteraciones a nivel sensoriomotor, salvo los problemas en cuanto a la interpretación sensorial que pueda tener en momentos de reagudización de sintomatología positiva. El Terapeuta Ocupacional tampoco observa otros datos de interés a este respecto en la entrevista. Componentes cognitivos y de integración cognitiva

Manifiesta dificultades de memoria, atención, iniciación de actividad, resolución de problemas y formación de conceptos. Habilidades psicológicas y componentes psicológicos Los valores de Marcos coinciden con las expectativas de su tratamiento. Añade además que valora la libertad, 'el saber esperar' y 'a la que es buena en la cama'. Es capaz de identificar intereses (música, cine, lectura, Internet), pero manifiesta no disfrutar mucho de ellos, ni mantener su atención en ellos. Refiere un autoconcepto bajo, con escasa confianza en sus capacidades de desempeño. Se ve a sí mismo asentado en un 'rol de enfermo pensionado', pero considera importante desarrollar sus roles de padre y cuidador del hogar. En su conducta social y habilidades interpersonales puestas en juego durante la entrevista, el Terapeuta Ocupacional observa una apariencia externa cuidada y apropiada al ambiente. Observa también determinados gestos algo inapropiados o inusuales (con frecuencia, detiene su discurso, frunce el ceño y la boca como denotando perplejidad y mira fijamente hacia arriba). Preguntado por ellos, dice que lo hace de forma inconsciente. Su lenguaje, aunque coherente en la mayor parte de su contenido, está alterado en el curso, salta de un tema a otro continuamente, realizando asociaciones libres. Es en sus habilidades de auto-manejo donde identifica mayor nivel de problemas, manifestando dificultades en el manejo del estrés, dificultades en el manejo del tiempo (muchas horas del día sin una ocupación significativa) y escaso nivel de autocontrol (consumo de tóxicos, intentos autolíticos)

CONTEXTOS DE EJECUCIÓN ASPECTOS AMBIENTALES

Marcos señala, en cuanto a aspectos físicos, las óptimas condiciones en cuanto a accesibilidad, luminosidad y estado de mantenimiento general de su domicilio. Está situado en un barrio céntrico, próximo a la URA, al comedor al que acude diariamente y a su centro de salud, también dispone de un centro comercial cercano y algunos bares y cafeterías. Conoce la asociación de vecinos de su barrio, pero no dispone de ninguna actividad de su interés. Hay próxima una peña cultural de flamenco, por cuyas actividades muestra interés, pero nunca ha participado en ellas. Considera que dispone en su casa del mobiliario y útiles suficientes para el cuidado de sí mismo y de su hogar. En los aspectos sociales de su entorno, señala que vive solo y que es escaso el apoyo que recibe por parte de las personas que considera significativas para él, fundamentalmente de sus hijas. A nivel cultural, mantiene creencias excéntricas sobre la religión 'tengo que cambiar el Antiguo Testamento'. Se siente rechazado por la sociedad a causa de su trastorno

8. En el desarrollo de la entrevista, el TO ha de tener presente que:

a. Intervendrán otros elementos más allá de los puramente verbales, igualmente relevantes

b. Es preferible realizar la entrevista en el despacho o departamento de TO

c. La información recogida en la entrevista no podrá matizarse a lo largo del proceso de intervención de Terapia Ocupacional

d. Causará determinados efectos en Marcos (contratransferencia), al igual que Marcos producirá determinadas consecuencias en el Terapeuta Ocupacional (transferencia)

9. En la entrevista inicial de Terapia Ocupacional, el TO informa previamente sobre las características de sus intervenciones y del recurso y pregunta a Marcos sobre las expectativas acerca de su tratamiento, a lo que él responde que lo que espera es 'llevar una vida normal, no aburrirse tanto a lo largo del día y mejorar la relación con mis hijas':

a. Marcos no tiene expectativas reales sobre las posibilidades de intervención ocupacionales

b. Puede ser necesario planificar intervenciones orientadas a la reorganización de las rutinas diarias de Marcos

c. Para poder iniciar la planificación de su tratamiento ocupacional, necesita realizar previamente una entrevista con sus hijas

d. Que Marcos es incapaz de experimentar disfrute en actividades de ocio

10. Considerando la percepción que Marcos refleja en la entrevista sobre su desempeño en AVD, el TO:

a. Puede ir identificando las ocupaciones significativas para él

b. Determina que no será necesaria la intervención en el desempeño ocupacional de aquellas AVD en las que no expresa dificultades

c. Ha podido identificar al menos dos de los componentes cognitivos de ejecución que están alterando el desempeño en las actividades de manejo de la medicación y mantenimiento de la salud

d. No debe aún ir formulándose hipótesis sobre el funcionamiento ocupacional

11. Las dificultades que Marcos manifiesta en la entrevista en actividades de mantenimiento de la salud y manejo de la medicación:

a. Están vinculadas a problemas en habilidades de autoexpresión y aspectos cronológicos de los contextos de ejecución

b. Conducen al Terapeuta Ocupacional hacia la conveniencia de una más profunda evaluación de los componentes psicológicos de ejecución

c. Determinarán la decisión terapéutica de incorporar a Marcos en grupos de psicoeducación de pacientes

d. Hacen necesario que las actividades de manejo de medicación de Marcos sean realizadas permanentemente por terceros

12. Según los datos de la entrevista, las dificultades en el desempeño del rol de amo de casa/mantenedor del hogar de Marcos han podido ser consecuencia fundamentalmente de:

a. Alteraciones en los componentes de procesamiento perceptivo y habilidades psicosociales de ejecución

b. Alteraciones en los aspectos ambientales de los contextos y componentes psicológicos de ejecución

c. Alteraciones en los componentes cognitivos y aspectos temporales de los contextos de ejecución

d. Alteraciones en todos los componentes y contextos de ejecución

13. La revisión que Marcos hace durante la entrevista acerca de su propio desempeño en actividades de manejo del hogar:

a. Puede hacer que Marcos redefina y/o concretice mejor las expectativas con respecto a su tratamiento ocupacional

b. Permite al Terapeuta Ocupacional descartar posibles intervenciones en aspectos del cuidado del hogar, que ya son realizadas por otros

c. Hace que el Terapeuta Ocupacional establezca sus prioridades en el tratamiento

d. Permite a Marcos tener un conocimiento certero sobre sus capacidades reales en el desempeño de tales actividades

14. Los problemas que Marcos expresa en la entrevista en actividades de manejo del dinero:

a. Son comunes a todas las personas que padecen un Trastorno Mental Grave

b. Quedarán solucionados y, por tanto, no hay necesidad de intervención ocupacional, una vez tenga nombrado un curador/tutor legal

c. Pueden estar condicionados por alteraciones en componente cognitivos

d. Evidencian alteraciones en los componentes de ejecución de procesamiento perceptivo

15. Por los datos anteriores, recogidos en la entrevista:

a. Es muy probable que las actividades de cuidado de otros supongan un foco de su intervención

b. Que probablemente, Marcos nunca haya querido involucrarse tareas de cuidado de otros

c. Que las demandas del entorno en este tipo de tareas han sido excesivas

d. Su intervención en actividades de cuidado tendrá un enfoque más rehabilitador que habilitador

16. Por los datos recogidos en la entrevista:

a. Marcos tenía un buen nivel de funcionamiento premórbido en actividades del cuidado de otros

b. La actividad más significativa para Marcos es el cuidado de sus hijas

c. Marcos ha podido tener problemas en componentes cognitivos de resolución de problemas

d. Serán poco probables las intervenciones en los contextos de ejecución

17. Por los datos recogidos en la entrevista:

a. Marcos no identifica expectativa realista alguna sobre la intervención del Terapeuta Ocupacional en el área de actividades educativas

b. El curso de informática que realizó no le ha servido para nada

c. Parece haber alteraciones en componentes cognitivos y psicológicos de ejecución

d. Parece haber alteraciones en los contextos de ejecución

18. La interpretación de datos recogidos en la entrevista, con respecto al área de desempeño ocupacional de trabajo y actividades productivas, permite al Terapeuta Ocupacional:

a. Identificar valores e intereses

b. Definir objetivos

c. Fijar intervenciones

d. Establecer el perfil ocupacional de Marcos

19. La interpretación de datos, recogidos en la entrevista, en cuanto al desempeño ocupacional de Marcos en actividades vocacionales dirigirán al Terapeuta Ocupacional a:

a. Centrar su intervención en actividades que incrementen el nivel de motivación de Marcos hacia el trabajo

b. Pensar que están alterados los componentes cognitivos de ejecución

c. Evaluar el desempeño de Marcos en una actividad laboral en contextos comunitarios

d. Buscar instrumentos apropiados para la evaluación de los componentes psicológicos de ejecución de Marcos

20. Cuál habría sido el momento más oportuno en la historia ocupacional de Marcos para que un Terapeuta Ocupacional se hubiese planteado intervenciones de orientación vocacional y adaptación del puesto de trabajo:

a. Cuando abandonó los estudios

b. Cuando quiso retomar su empleo

c. Tras el primer episodio psicótico

d. Durante su ingreso en la USM-HG

21. Con las informaciones aportadas por Marcos en las entrevistas, respecto al desempeño de Marcos en el área de juego y actividades de ocio, tiempo libre y esparcimiento:

a. Puede ser conveniente derivarlea un curso de formación profesional ocupacional de Internet de la Fundación Andaluza para la Integración Social del Enfermo Mental

b. Las alteraciones a nivel cognitivo dificultan el desempeño de Marcos en esta área

c. Las dificultades en el desempeño de esta área no son consecuencia de alteraciones en los componentes psicológicos de ejecución

d. Marcos tiene ideas de perjuicio hacia la personas con TMG

22. En cuanto a los componentes del desempeño:

a. Será necesario un entrenamiento en habilidades psicosociales y componentes psicológicos para mejorar el desempeño en determinadas áreas de ejecución

b. La alteración en los componentes cognitivos es la causa fundamental de sus problemas en el desempeño ocupacional

c. Habrá que reorientar a Marcos hacia otras áreas de interés que le reporten sensaciones más placenteras

d. Puede haber una enfermedad orgánica subyacente que justifique los déficits cognitivos y los tics de Marcos

23. Cuál de las siguientes hipótesis que puede ir formulándose el TO sería la MENOS acertada:

a. Sus dificultades de manejo del estrés han podido llevar a Marcos a la evitación de actividades de cuidado de su madre

b. Sus dificultades en habilidades de manejo del tiempo están pudiendo provocar que Marcos pase muchas horas del día sin una ocupación significativa

c. Sus dificultades en habilidades de autocontrol han podido influir en sus intentos autolíticos y el consumo de tóxicos

d. Sus dificultades en habilidades interpersonales han podido influir en el desempeño de actividades de manejo del hogar

24. En los aspectos temporales de los contextos de ejecución, el Terapeuta Ocupacional considera ajustados los aspectos cronológicos y del desarrollo. Con respecto a la aparición de la enfermedad en determinados momentos del ciclo vital,:

a. La aparición de síntomas a los 17 años le privó de gran parte de contextos de ejecución

b. La aparición de síntomas durante su proceso educativo, le supuso una ruptura con sus actividades académicas

c. La aparición de síntomas en el ejercicio de su profesión ha impedido su reincorporación al mundo laboral

d. La aparición de síntomas en la infancia de sus hijas le ha impedido desarrollar el rol de padre

25. En cuanto al estado de discapacidad de Marcos, el Terapeuta Ocupacional puede considerar que:

a. Su deterioro progresivo provocará que su desempeño ocupacional sea cada vez peor

b. Su intervención en las ocupaciones significativas puede mejorar el nivel de funcionamiento y frenar el deterioro

c. La larga evolución de su trastorno, ha provocado que gran parte de sus componentes de ejecución no ofrezcan posibilidades de rehabilitación

d. El curso en picos de su trastorno hace que sólo deban programarse objetivos ocupacionales a corto plazo

26. Por los datos aportados por Marcos acerca de aspectos físicos de su entorno:

a. Su intervención domiciliara estará centrada en aspectos de modificación del entorno

b. El entorno físico de Marcos parece apropiado para el mantenimiento de un desempeño ocupacional óptimo

c. No parece relevante realizar intervenciones ocupacionales domiciliarias

d. El entorno físico de Marcos ha condicionado en gran medida sus dificultades en su desempeño ocupacional actual

27. Según los datos recogidos en la entrevista, cuál es la hipótesis que hemos de plantearnos:

a. Los elementos sociales del entorno han podido provocar alteraciones en su nivel de desempeño en el área de ocio y tiempo libre

b. La sintomatología propia de su enfermedad le ha llevado a un aislamiento social

c. Las intervenciones ocupacionales en las áreas y componentes, habrán de realizarse sin el apoyo social de la familia

d. La falta de apoyo social puede estar provocando que Marcos no valore como importante las actividades de mantenimiento de su salud

28. Teniendo en cuenta los datos recogidos en la entrevista y la identificación de posibles alteraciones en algunos componentes del desempeño ocupacional, cuál de los siguientes instrumentos cree que sería más conveniente utilizar para una mejor evaluación de los mismos:

a. Escala HONOS (Uriarte, J. J., Beramendi, V. y cols)

b. Cuestionario de motivación para el trabajo para personas con enfermedad mental crónica (Colis, Coy y Cols.)

c. Índice de Katz

d. Escala subjetiva para investigar la cognición en la esquizofrenia (Stip, E., Caron, J.)

29. Tras la entrevista, será conveniente también elegir un instrumento que complete la evaluación del desempeño ocupacional de Marcos, en determinadas áreas y componentes, en los que el Terapeuta Ocupacional viene hipotetizando que pueden existir alteraciones en ellos y que son significativos para Marcos.:

a. Escala de funcionamiento social (SFS) (Birchwood y cols.)
b. Estimación de las Habilidades prelaborales (modificada por Romero Ayuso, basada en Clark)
c. Escala de Tineti
d. Cuestionario de percepción subjetiva de memoria atencional (Séller y cols.)

30. Atendiendo a las expectativas de Marcos en el tratamiento ocupacional, señale cuál de los siguientes instrumentos de evaluación sería el MENOS apropiado para la evaluación de las mismas en este momento:

a. Cuestionario Ocupacional (Smith , Kielhofner y Watts)
b. Escala de Calidad de Maternaje (ECM) (Escala BABEL, Belda Oriola, J.C.)
c. Registro de Actividades del NIH (Activity Record; ACTRE) (Furst y col.)
d. Evaluación psicosocial de la Terapia Ocupacional sobre el aprendizaje (Townsend y col.)

31. Para contrastar y completar los datos obtenidos de la entrevista y, dado que Marcos ha identificado como importante para él, el desarrollo de sus roles de padre y mantenedor del hogar, el Terapeuta Ocupacional considera la posibilidad de realizar una observación específica de determinados elementos del desempeño de actividades de manejo del hogar y del cuidado de otros, en relación con elementos contextuales relevantes para Marcos. Configurando y consensuando los criterios y objetivos de tal observación, de entre las alternativas propuestas, Marcos elige la elaboración y preparación de un menú en su casa, invitando ese día a sus hijas a comer con él. En este caso, la ocupación es utilizada por el Terapeuta Ocupacional fundamentalmente como:

a. Promotora de la salud
b. Agente de participación e integración social
c. Modalidad diagnóstica-terapéutica
d. Fin en sí misma

32. Para realizar una adecuada observación específica, el Terapeuta Ocupacional ha de considerar:

a. El análisis estructural de la actividad elegida
b. Si existe más de un observador, se incrementan los sesgos en la observación
c. La ejecución de Marcos no puede verse alterada al sentirse observado
d. Que aún no se han desarrollado instrumentos de evaluación en Terapia Ocupacional basados en la observación

33. En la observación específica que el Terapeuta Ocupacional va a llevar a cabo, considerará que:

a. Realizar una lista de las conductas que se quieren observar e ignorar el resto incrementa la subjetividad del observador
b. El análisis de las conductas observadas ha de seguir únicamente, a efectos de su cuantificación, criterios de frecuencia
c. La siguiente sería una conducta que podría medirse objetivamente: 'Número de veces que Marcos requiere apoyo para continuar las secuencias establecidas en una ficha de elaboración de un menú elegido'
d. La siguiente sería una conducta que podría medirse objetivamente: 'Número de veces que Marcos realiza conductas inapropiadas en su rol de padre'

34. Considerando los intereses y necesidades en estructuración del ocio identificados por Marcos, el Terapeuta Ocupacional considerará fundamentalmente para sus posibles intervenciones en este área:

a. La información relativa a los recursos sanitarios de la comunidad, a través de obtención directa de información y actividades de coordinación
b. Posibilidades de desempeño de actividades de ocio significativas, en relación a la oferta y disponibilidad de diferentes recursos sociocomunitarios, de los que el Terapeuta Ocupacional adquirirá información y convendrá necesidades de coordinación
c. Ha de establecer una organización de las rutinas diarias a Marcos, previa a la incorporación de algún recurso sociocomunitario de este tipo, garantizando así las posibilidades de éxito de tal incorporación
d. Será necesaria la incorporación de Marcos a un programa de entrenamiento en actividades de juego y ocio significativas para él en la URA, previa a su incorporación a actividades de este tipo comunitarias, pues las demandas de los entornos comunitarios exceden a las capacidades de Marcos en este momento

35. Teniendo en cuenta los pasos realizados ya por el Terapeuta Ocupacional en la evaluación ocupacional inicial de Marcos y, siguiendo la secuencia general para proceder en la recopilación de información propuesta por Neistadt (2000). Siguiente paso que ha de llevar a cabo el Terapeuta Ocupacional:

a. Escoger un marco teórico y un modelo para la práctica adecuados
b. Realizar un informe de evaluación que recoja el plan de tratamiento ocupacional de Marcos
c. Observar el desempeño ocupacional
d. Evaluar los componentes del desempeño que ocasionan la situación de disfunción ocupacional

36. Siguiendo el esquema conceptual en la constitución de un diagnóstico ocupacional, propuesto por Rogers y Hol (1991), la afirmación 'Marcos presenta alteraciones en el desempeño de actividades de manejo de la medicación', sería:

a. Un indicio
b. Una información diagnóstica adicional
c. Un componente descriptivo
d. Un componente explicativo

37. Siguiendo el esquema conceptual en la constitución de un diagnóstico ocupacional, propuesto por Rogers y Hol (1991), la afirmación 'Marcos presenta alteraciones en el desempeño de actividades de manejo del hogar, debido a alteraciones en componentes cognitivos de resolución de problemas, atención, secuenciación, inicio y terminación de la actividad, así como en habilidades psicológicas y componentes cognitivos de autoconcepto, desempeño del rol de mantenedor del hogar, capacidad para desenvolverse, manejo del tiempo y autocontrol y por aspectos ambientales de tipo social que en su historia ocupacional le han demandado escasa participación en este tipo de actividades', sería:

a. Un diagnóstico ocupacional que integre todos los componentes del mismo
b. Un componente explicativo
c. Un indicio
d. Un indicador asociado a causas hipotéticas del problema.

B. INTERVENCIÓN OCUPACIONAL

BLOQUE III

B.1. Datos del Plan de Intervención:

Algunos de los objetivos establecidos y consensuados con Marcos para la elaboración de un plan inicial de tratamiento ocupacional, para los dos primeros meses, fueron los siguientes:

- **Limpiar y recoger el cuarto de baño y su dormitorio, al menos una vez por semana, con supervisión y ayuda de la empleada de hogar**

- **Poner la lavadora, tender, recoger y organizar su ropa, al menos una vez por semana, con supervisión y ayuda de un monitor ocupacional, en el domicilio de Marcos.**

- **Elaborar y realizar un menú, al menos una vez por semana, con ayuda del programa de cocina de la URA**

- **Autorregistrar diariamente todas las tomas de medicación y una breve exposición de los motivos por los que, dado el caso, se produjeron irregularidades en tales tomas, con supervisión del enfermero de la URA**

- **Realizar un registro semanal del control de gastos, con ayuda del Terapeuta Ocupacional**

- **Con la ayuda del Terapeuta Ocupacional, identificar y participar en una actividad de ocio comunitaria, significativa para él, al menos una vez por semana**

- **Organizar y realizar una actividad de ocio, con una frecuencia al menos mensual, en la que participe al menos una de sus hijas**

- **Cumplimentar semanalmente un cuestionario de satisfacción con el desempeño ocupacional de las actividades realizadas, con la supervisión del Terapeuta Ocupacional**

---

38. En el proceso del diseño de tal plan de intervención ocupacional, ha de considerarse también:

a. Que las revisiones del mismo serán bimensuales

b. Actividades de coordinación/supervisión entre todas las personas implicadas en mismo

c. Las necesarias ayudas técnicas en los contextos de ejecución, visto el planteamiento de objetivos

d. La inconveniencia de realizar modificaciones en el mismo hasta que no se hayan completado los objetivos de tratamiento iniciales

---

39. De toda la información anterior, incluyendo el planteamiento de objetivos, se deduce que el TO en este caso ha optado por:

a. Un modelo cognitivo en la Terapia Ocupacional

b. El modelo canadiense del desempeño ocupacional

c. El modelo de la ocupación humana

d. No seguir ningún modelo

---

40. En el diseño de la intervención ocupacional, se contempla también la posibilidad de incluir a Marcos en el programa de psicoeducación de pacientes de la URA. En este caso concreto, la incorporación a tal programa desde Terapia Ocupacional tendría fundamentalmente el siguiente objetivo:

a. Reconocer efectos secundarios de la medicación antipsicótica

b. Orientar vocacionalmente

c. Promover rutinas de hábitos saludables

d. Dar información sobre la enfermedad, reconocer síntomas y pródromos

---

41. Qué elemento considera prioritario en cuanto a la posible incorporación de Marcos al programa de cocina de la URA:

a. La significación personal de la actividad

b. Concordancia de objetivos terapéuticos del programa y objetivos del plan de intervención ocupacional

c. Nivel previo de desempeño ocupacional en esta actividad

d. Identificar con Marcos los pasos que ha de desarrollar para cumplimentar el programa

---

42. Durante la aplicación de intervenciones en el área de ocio, Marcos muestra interés por acudir a actividades organizadas por la peña cultural flamenca de su barrio. Cuál será la intervención más apropiada del Terapeuta Ocupacional teniendo en cuenta los datos recogidos en la evaluación y los objetivos planteados de intervención:

a. Considera más oportuno una previa restauración y modificación de los componentes de ejecución implicados en tales tareas y aconseja el aplazamiento de las mismas, garantizando así mayores probabilidades de éxito

---

b. Lo reorienta hacia un taller ocupacional de música de la Fundación Andaluza para la Integración Social del enfermo mental, por considerarlo un contexto de ejecución con un nivel de exigencias más adaptado a su nivel de funcionamiento ocupacional actual

c. Se entrevista con el presidente de la peña, para contarle todos los datos relativos al proceso de Marcos y procede a su inscripción en la misma

d. Acude con Marcos a la Peña, se informan de sus actividades y forma de acceso a ellas, buscando los apoyos para su participación que fueran necesarios y realizando las recomendaciones oportunas

---

43. Al mes de iniciarse el tratamiento ocupacional, Marcos decide comprar un reproductor de televisión digital terrestre y un teclado musical y realiza también un contrato con una empresa de telecomunicaciones para instalar Internet en su casa, quedándose sin dinero a mediados de mes. En este caso, el Terapeuta Ocupacional procederá prioritariamente:

a. A tomar medidas restrictivas en cuanto al control del dinero de Marcos, haciendo responsable del mismo a un monitor ocupacional

b. A reevaluar componentes y contextos identificando aquellos aspectos que pueden estar alterando el funcionamiento en actividades de manejo del dinero

c. A reforzar positivamente tales conductas, pues son indicativas de que está encontrando intereses de ocio y buscando oportunidades de participación en ellos

d. A informar a la familia de tales conductas de Marcos

---

44. La primera actividad escogida para hacer en común Marcos y sus hijas, fue la de ir al cine. En revisión de la actividad, Marcos manifiesta que prefiere no programar más actividades con sus hijas, 'que ya irán surgiendo contactos'. Esta actitud sorprende a sus hijas, que mantienen una buena actitud de colaboración y deseos expresos de mejorar las relaciones con su padre, y también incluso al Terapeuta Ocupacional. Marcos argumenta 'el traficante va a por mí, será mejor que no os vea conmigo'. Ante este caso, el Terapeuta Ocupacional procederá prioritariamente:

a. Explicándole a Marcos que sus ideas de perjuicio son un síntoma propio de la enfermedad, que no debe interrumpir el programa de ocio con sus hijas por ese motivo

b. Aplazando el programa hasta remisión de sintomatología productiva

c. Informando a su referente clínico y planificando actuaciones coordinadas

d. Revisando autorregistros sobre tomas de medicación

(BLOQUE IV)

B.2. Datos de la Revisión de la Intervención:

La empleada del hogar comenta al Terapeuta Ocupacional que Marcos sólo requiere de niveles mínimos de supervisión.

Asimismo, el monitor ocupacional del taller de cocina informa de su buena integración en el grupo y su buen nivel de desempeño en actividades desarrolladas; sí menciona que se distrae con facilidad y requiere de refuerzo para retomar la tarea, aspectos en los que coincide el monitor que acude a su domicilio para entrenamiento de actividades de cuidado de la ropa.

El enfermero puntualiza que Marcos está cumplimentado diariamente el autorregistro sobre sus tomas de medicación, pero que requeriría de supervisión en las tomas.

La revisión de los cuestionarios de satisfacción del desempeño ocupacional revelan un mayor equilibrio entre el tiempo empleado en las distintas actividades de las diferentes áreas de ocupación, y Marcos se encuentra optimista y satisfecho con los resultados.

Se ha incrementado el disfrute en sus intereses y mejorado su autoconcepto

45. En la revisión del plan de intervención, el Terapeuta Ocupacional se plantea:

a. Elaborar el informe de alta ocupacional

b. Determinar la necesidad de continuarlo, interrumpirlo o derivarlo

c. Establecer objetivos a largo plazo

d. Proceder a la evaluación ocupacional final de resultados

46. En la revisión del plan de intervención, Marcos manifiesta que no desea involucrarse en un mayor número de actividades y acuerda con el Terapeuta Ocupacional continuar con el tratamiento actual, para una mejor consolidación en hábitos de la actividades entrenadas, pero sí acuerdan ir disminuyendo progresivamente los apoyos en actividades de cuidado de la ropa, preparación de la comida y limpieza. En este caso, las estrategias de intervención propuesta desde Terapia Ocupacional serán de:

a. Restauración

b. Prevención de la discapacidad

c. Mantenimiento

d. Modificación

47. A pesar de las evidentes mejoras, cuáles cree usted que son los componentes y/o aspectos de los contextos de ejecución que más siguen interfiriendo el desempeño ocupacional de Marcos:

a. Componentes psicológicos de auto-manejo

b. Componentes cognitivos de memoria

c. Aspectos ambientales de carácter temporal de los contextos

d. Habilidades psicosociales de la conducta social

48. Habiendo identificado con claridad y aceptando el problema que persiste en actividades de manejo del dinero, el Terapeuta Ocupacional propone a Marcos, con el fin de diseñar las intervenciones oportunas en esta área, una actividad consistente en proponer todas las alternativas posibles al problema:

a. Ensayo cognitivo

b. Aleccionamiento alternativo

c. Uso alternativo del yo

d. Tormenta de ideas

49. Suponga que llega el momento de dar por finalizado el proceso de intervención. Qué aspecto considera más importante en el proceso de evaluación de resultados:

a. Los beneficios que Marcos considera haber obtenido de su tratamiento ocupacional y las modificaciones que haría

b. La elección de un instrumento de evaluación de resultados vinculado al nivel de desempeño pasado de Marcos

c. Los beneficios que el referente clínico de Marcos considera que ha tenido de su tratamiento ocupacional

d. La elección de un instrumento de evaluación de resultados congruente con el modelo de práctica del Terapeuta Ocupacional

50. Cuál sería la información mínima que debiera contener el pertinente informe de alta de TO que será remitido a su referente en ESMD:

a. Los objetivos iniciales de tratamiento ocupacional y las recomendaciones al alta ocupacional

b. El nivel de desempeño ocupacional actual y las recomendaciones al alta ocupacional

c. Los objetivos propuestos y el nivel de desempeño ocupacional actual

d. El nivel de desempeño ocupacional pasado y las recomendaciones al alta ocupacional

51. Uno de los obstáculos más difíciles de superar, con el que puede encontrarse el Terapeuta Ocupacional en el tratamiento de algunas personas con TMG, son las alteraciones de la voluntad, manifestadas en la falta de motivación hacia la mayor parte de las ocupaciones:

a. Anhedonia

b. Abulia

c. Hipertimia

d. Manierismo

52. Los datos recogidos sobre su proceso permiten identificar en Marcos alguno de los límites de entrada en el Proceso Asistencial Integrado TMG, como:

a. No haber requerido intervenciones complejas en un período mínimo de dos años

b. Consumo de sustancias psicotropas

c. Trastorno Mental Grave en la adolescencia

d. Repercusiones negativas de sintomatología en distintas áreas del funcionamiento personal

53. A la vista de los datos expuestos en la revisión de la actividad, cuál cree usted que pudo ser el principal motivo para que Marcos decidiera NO programar más actividades con sus hijas:

a. Trastornos perceptivos

b. Alteraciones motivacionales

c. Falta de demanda del entorno

d. Alteraciones de la afectividad

CLAVE DE RESPUESTAS

1	2	3	4	5	6	7	8	9	10
1 A	26 B	51 A	76 B	101 C	126 A	151 A	176 A	201 B	226 B
2 D	27 A	52 D	77 B	102 D	127 C	152 B	177 A	202 A	227 D
3 D	28 B	53 C	78 A	103 A	128 D	153 A	178 C	203 C	228 A
4 C	29 D	54 D	79 B	104 C	129 A	154 A	179 B	204 A	229 D
5 B	30 B	55 C	80 C	105 B	130 C	155 A	180 D	205 C	230 B
6 C	31 A	56 B	81 B	106 A	131 D	156 C	181 B	206 A	231 D
7 B	32 C	57 A	82 C	107 D	132 C	157 D	182 C	207 C	232 D
8 C	33 D	58 D	83 B	108 D	133 C	158 D	183 A	208 D	233 A
9 A	34 B	59 D	84 D	109 B	134 C	159 B	184 A	209 A	234 B
10 D	35 D	60 A	85 B	110 C	135 D	160 C	185 B	210 B	235 C
11 C	36 C	61 C	86 A	111 B	136 C	161 D	186 A	211 D	236 A
12 D	37 A	62 B	87 B	112 D	137 B	162 B	187 C	212 C	237 D
13 B	38 D	63 D	88 D	113 A	138 D	163 B	188 A	213 B	238 A
14 B	39 C	64 A	89 A	114 D	139 B	164 A	189 B	214 B	239 B
15 C	40 A	65 C	90 B	115 B	140 A	165 A	190 A	215 B	240 A
16 A	41 D	66 A	91 C	116 C	141 A	166 A	191 C	216 C	241 D
17 B	42 A	67 A	92 B	117 B	142 B	167 B	192 A	217 C	242 D
18 B	43 D	68 B	93 A	118 A	143 D	168 B	193 A	218 D	243 C
19 A	44 C	69 A	94 D	119 D	144 C	169 B	194 B	219 A	244 B
20 D	45 A	70 A	95 C	120 B	145 D	170 A	195 D	220 B	245 A
21 B	46 D	71 D	96 D	121 C	146 C	171 A	196 C	221 D	246 D
22 A	47 B	72 C	97 A	122 A	147 B	172 B	197 C	222 B	247 D
23 A	48 A	73 D	98 C	123 A	148 D	173 D	198 A	223 B	248 B
24 D	49 D	74 A	99 D	124 D	149 B	174 D	199 A	224 D	249 D
25 C	50 A	75 B	100 B	125 B	150 C	175 B	200 B	225 A	250 B

11	12	13	14	15	16	17	18	19	20
251 B	276 B	301 A	326 B	351 D	376 D	401 B	426 D	451 A	476 C
252 D	277 C	302 D	327 D	352 B	377 B	402 B	427 B	452 D	477 D
253 A	278 A	303 B	328 C	353 A	378 A	403 B	428 D	453 A	478 D
254 C	279 B	304 C	329 B	354 A	379 C	404 D	429 A	454 B	479 B
255 A	280 D	305 D	330 A	355 D	380 D	405 A	430 B	455 C	480 B
256 B	281 B	306 B	331 A	356 A	381 B	406 B	431 A	456 A	481 D
257 C	282 B	307 C	332 C	357 C	382 B	407 D	432 A	457 A	482 A
258 A	283 C	308 B	333 B	358 C	383 A	408 C	433 C	458 D	483 D
259 B	284 A	309 A	334 A	359 C	384 B	409 D	434 D	459 C	484 B
260 D	285 B	310 D	335 A	360 B	385 C	410 D	435 A	460 B	485 C
261 D	286 C	311 A	336 D	361 C	386 D	411 C	436 D	461 D	486 A
262 C	287 A	312 B	337 A	362 A	387 B	412 A	437 D	462 C	487 B
263 B	288 D	313 C	338 B	363 B	388 C	413 B	438 C	463 B	488 A
264 C	289 B	314 A	339 C	364 A	389 C	414 D	439 A	464 B	489 A
265 A	290 A	315 D	340 B	365 C	390 B	415 D	440 B	465 A	490 C
266 D	291 C	316 A	341 D	366 B	391 A	416 D	441 C	466 D	491 D
267 B	292 B	317 C	342 A	367 C	392 D	417 D	442 A	467 B	492 B
268 A	293 D	318 B	343 C	368 A	393 A	418 B	443 C	468 A	493 B
269 C	294 A	319 C	344 D	369 B	394 B	419 A	444 C	469 D	494 D
270 D	295 C	320 D	345 B	370 B	395 D	420 B	445 B	470 B	495 B
271 B	296 D	321 A	346 A	371 D	396 A	421 C	446 B	471 B	496 A
272 D	297 B	322 B	347 D	372 B	397 A	422 B	447 A	472 C	497 A
273 C	298 D	323 C	348 B	373 B	398 B	423 B	448 C	473 A	498 B
274 A	299 A	324 D	349 C	374 A	399 A	424 A	449 A	474 B	499 D
275 B	300 C	325 B	350 D	375 D	400 D	425 B	450 D	475 B	500 D

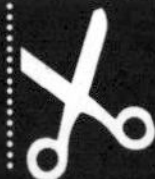

En lugar de recortar esta página de respuestas recuerda que puedes descargártela en PDF desde **www.cacahuetest.com** e imprimirla

21	22	23	24	25	26	27	28	29	30
501 A	526 A	551 D	576 D	601 A	626 C	651 B	676 D	701 A	726 A
502 C	527 A	552 B	577 D	602 C	627 B	652 D	677 B	702 B	727 B
503 B	528 C	553 D	578 B	603 B	628 C	653 A	678 D	703 C	728 D
504 B	529 A	554 A	579 C	604 D	629 A	654 C	679 C	704 D	729 D
505 C	530 D	555 D	580 A	605 C	630 D	655 D	680 B	705 B	730 A
506 D	531 A	556 D	581 D	606 A	631 C	656 C	681 A	706 D	731 C
507 B	532 B	557 D	582 B	607 B	632 A	657 B	682 D	707 B	732 D
508 A	533 B	558 C	583 C	608 C	633 C	658 D	683 C	708 D	733 D
509 D	534 D	559 B	584 D	609 C	634 B	659 A	684 B	709 A	734 D
510 D	535 C	560 B	585 D	610 D	635 D	660 D	685 A	710 D	735 C
511 D	536 D	561 C	586 A	611 B	636 B	661 C	686 D	711 C	736 B
512 B	537 C	562 A	587 C	612 C	637 A	662 D	687 A	712 C	737 A
513 A	538 D	563 A	588 D	613 B	638 D	663 A	688 D	713 A	738 D
514 A	539 A	564 C	589 A	614 B	639 B	664 B	689 B	714 D	739 C
515 C	540 C	565 C	590 C	615 D	640 C	665 C	690 B	715 D	740 A
516 B	541 D	566 A	591 B	616 B	641 D	666 A	691 C	716 A	741 B
517 D	542 D	567 B	592 D	617 A	642 D	667 D	692 D	717 A	742 A
518 C	543 B	568 C	593 C	618 C	643 A	668 B	693 A	718 D	743 C
519 B	544 C	569 D	594 D	619 B	644 D	669 C	694 D	719 C	744 B
520 C	545 C	570 A	595 A	620 C	645 A	670 D	695 D	720 A	745 D
521 D	546 B	571 A	596 C	621 A	646 B	671 A	696 D	721 C	746 B
522 C	547 A	572 C	597 B	622 D	647 D	672 D	697 B	722 A	747 A
523 D	548 D	573 B	598 A	623 A	648 C	673 B	698 A	723 D	748 C
524 C	549 A	574 D	599 D	624 D	649 D	674 C	699 D	724 C	749 D
525 A	550 A	575 D	600 C	625 B	650 A	675 B	700 C	725 B	750 B

31	32	33	34	35	36	37	38	39	40
751 C	776 B	801 B	826 D	851 D	876 D	901 D	926 B	951 B	976 C
752 B	777 C	802 D	827 B	852 C	877 A	902 B	927 B	952 C	977 D
753 D	778 D	803 B	828 A	853 D	878 A	903 A	928 D	953 D	978 D
754 C	779 D	804 D	829 B	854 B	879 B	904 C	929 D	954 D	979 B
755 A	780 B	805 A	830 C	855 A	880 A	905 D	930 A	955 A	980 D
756 B	781 A	806 C	831 D	856 C	881 B	906 C	931 B	956 B	981 C
757 D	782 B	807 C	832 C	857 D	882 D	907 B	932 C	957 A	982 D
758 A	783 C	808 A	833 B	858 D	883 C	908 D	933 A	958 B	983 A
759 C	784 A	809 D	834 D	859 B	884 A	909 D	934 B	959 C	984 C
760 B	785 B	810 B	835 A	860 A	885 B	910 A	935 D	960 D	985 B
761 C	786 C	811 B	836 D	861 C	886 A	911 C	936 C	961 B	986 D
762 D	787 A	812 C	837 D	862 B	887 C	912 B	937 B	962 B	987 A
763 A	788 D	813 D	838 C	863 D	888 D	913 A	938 D	963 A	988 C
764 B	789 D	814 B	839 B	864 A	889 C	914 B	939 D	964 D	989 A
765 D	790 C	815 B	840 B	865 A	890 D	915 D	940 D	965 B	990 D
766 C	791 C	816 D	841 A	866 C	891 B	916 D	941 C	966 D	991 C
767 A	792 A	817 D	842 D	867 D	892 C	917 B	942 A	967 B	992 D
768 D	793 D	818 C	843 C	868 D	893 B	918 A	943 D	968 B	993 A
769 B	794 B	819 D	844 A	869 A	894 A	919 D	944 C	969 D	994 D
770 D	795 B	820 A	845 B	870 D	895 B	920 C	945 B	970 B	995 B
771 C	796 C	821 C	846 A	871 B	896 D	921 D	946 C	971 B	996 A
772 B	797 A	822 A	847 B	872 A	897 C	922 A	947 D	972 A	997 D
773 D	798 D	823 B	848 C	873 A	898 D	923 B	948 B	973 D	998 B
774 A	799 D	824 C	849 D	874 B	899 B	924 C	949 A	974 D	999 C
775 D	800 B	825 B	850 B	875 B	900 A	925 D	950 D	975 B	1000 B

1. Historia y desarrollo de la Terapia Ocupacional

1. La AOTA (American Occupational Therapy Association) incluyó en la definición de Terapia Ocupacional 'aumentar la calidad de vida' en:

a. 1986   b. 1996   c. 1988   d. 1980

2. Susan Tracy es:

a. La autora de la terapia ocupacional

b. La traductora del Código de Ética Profesional de la WOFT (World Federation of occupational Therapists)

c. La delegada española de la WOFT

d. La autora del primer manual de Terapia Ocupacional

3. La primera Escuela Universitaria de Terapia Ocupacional en España fue creada en 1991 en la Universidad...

a. de Santiago de Compostela

b. Complutense de Madrid

c. de Castilla La Mancha

d. de Zaragoza

4. Samuel Tuke se relaciona con el:

a. Tratamiento Sentimental

b. Tratamiento Sistémico

c. Tratamiento Moral

d. Tratamiento del Cambio

5. En el periodo histórico en que se separa el trabajo de Meyer y Reilly, cuál es el paradigma que se establece para la terapia ocupacional:

a. El de Ocupación Humana

b. El Mecanicista

c. El de Comportamiento Humano

d. El Organicista

6. Ramazzini, en la Edad Media, ya resaltó la importancia de:

a. El tratamiento farmacéutico frente a la prevención

b. Observar al paciente en su ingreso hospitalario

c. El valor terapéutico del tejido como ejercicio

d. Ninguna de las tres

7. En qué año Pinel introdujo el tratamiento mediante el trabajo en el Manicomio de Zaragoza:

a. 1787   b. 1786   c. 1781   d. 1789

8. En la Grecia clásica Esculapio trataba de aliviar el delirium a través de:

a. El juego

b. El ejercicio

c. La música

d. El trabajo

9. «El empleo es la mejor medicina natural y es esencial para la felicidad humana», según:

a. Galeno

b. Séneca

c. Cornelio Celso

d. Hipócrates

10. Los fines de la Escuela de Terapia Ocupacional (ETO), entre ellos conceder el Título de Terapeuta Ocupacional, se desarrollaron en el RD:

a. RD 1420/1990

b. RD 1390/1979

c. RD 1460/1990

d. RD 2001/1980

11. En 1892 escribió: «El uso apropiado del tiempo en alguna actividad útil y gratificante parece ser una cuestión fundamental en el tratamiento de pacientes neuropsiquiátricos»:

a. Tracy   b. Hall

c. Meyer   d. Slagle

12. Susan E. Tracy, enfermera del siglo XX, sostenía que:

a. La ocupación no ayudaba a los pacientes a soportar el encamamiento

b. La relación interpersonal entre instructor y paciente no influye para el éxito del tratamiento ocupacional

c. La ocupación no ayuda en la terapia farmacológica

d. Ninguna de las tres

13. La Escuela Nacional de Terapia Ocupacional, cerró definitivamente sus puertas en el curso:

a. 98/99   b. 96/97   c. 97/98   d. 94/95

14. Eleanor Clarke Slagle se interesó por la inactividad de las personas con enfermedad mental en las estancias hospitalarias y sus efectos negativos. Ella era:

a. Enfermera

b. Trabajadora Social

c. Psiquiatra

d. Psicóloga

15. En 1780 clasificó el ejercicio ocupacional en «activo, pasivo y mixto», recomendó tocar el violín, coser, martillear, tocar la campana…

a. Cornelio Celso

b. Ramazzini

c. Tissot

d. Pinel

16. La primera Terapeuta Ocupacional titulada comenzó a trabajar en Gran Bretaña en:

a. 1925   b. 1922   c. 1931   d. 1933

17. Y se llamaba:

a. Susanne Casson

b. Margot Fulton

c. Carol Tebbit

d. Emily Barton

18. La Escuela Nacional de Terapia Ocupacional (ENTO), fue fundada por:

a. La Dra. Carmen Gloria de las Heras

b. El Dr. Ruiz

c. El Dr. Espinet

d. La Dra. Tracy

19. Primer médico de los Estados Unidos que utilizó el concepto de tratamiento moral y ocupación:

a. Rush

b. Reed

c. Tuke

d. Meyer

20. La primera Escuela Universitaria de Terapia Ocupacional en España se creó en:

a. Barcelona

b. Madrid

c. Talavera

d. Zaragoza

21. La Escuela Nacional de Terapia Ocupacional (ENTO) consiguió su integración definitiva en la World Federation of Occupational Therapists (WFOT) en:

a. 1971

b. 1970

c. 1969

d. Nunca consiguió integrarse en dicha Federación

22. El título universitario oficial de Terapia Ocupacional se consolidó a través del Real Decreto:

a. RD 1420/90

b. RD 1390/89

c. RD 1460/90

d. RD 1380/91

23. El médico Herbert J. Hall estudió las ocupaciones y las dividió en:

a. De diversión o entretenimiento y remediadoras

b. Manuales y lúdicas

c. Físicas, mentales y mixtas

d. Básicas y complejas

24. El Titulo universitario oficial en Terapia Ocupacional se estableció en España el:

a. 14 de septiembre de 1990

b. 13 de noviembre de 1991

c. 13 de noviembre de 1990

d. 26 de octubre de 1990

25. En 1984 se incorporaron las primeras personas diplomadas en terapia ocupacional en la ONCE, con categoría de:

a. Auxiliar de terapia ocupacional

b. Monitor/a ocupacional

c. Técnicos de rehabilitación

d. Técnico animador/a sociocultural

2. Principios básicos y código deontológico del terapeuta ocupacional

26. Sirve de puente entre la ética y el mundo científico. Analizar y da respuesta a los interrogantes éticos de la investigación y praxis científica:

a. Deontología   b. Bioética
c. Ética   d. Ninguna de las tres

27. El código deontológico profesional más antiguo y universal es:

a. Juramento Hipocrático
b. Código de Hammurabi
c. Tratado de Babilonia
d. Todas las anteriores son falsas

28. El Informe Belmont se elaboró en:

a. 1979   b. 1978   c. 1975   d. 1980

29. NO es actualmente un documento de referencia en el ámbito ético de Terapia Ocupacional:

a. El Código de Ética de la AOTA (American Occupational Therapy Association)
b. El Código de Ética de la WFOT (World Federation of occupational Therapists)
c. Las Normas de práctica para el ejercicio profesional del COTEC (Council of Occupational Therapists for European Countries)
d. El Código sociológico holístico

30. El Código de Núremberg es de:

a. 1951   b. 1948   c. 1957   d. 1942

31. En el informe Belmont se destaca como básico el principio ético de:

a. Beneficencia, autonomía y justicia
b. No maleficencia
c. Autonomía e independencia
d. Caridad y justicia

32. En Terapia Ocupacional, el 'Principio de autonomía' se define como:

a. El derecho de los profesionales de la salud para delegar decisiones a superiores
b. El derecho a ser dependientes en la realización y desarrollo de las decisiones acerca de la propia vida
c. El derecho de una persona a autodeterminarse
d. Ninguna de las tres

33. Procurar un trato no discriminatorio, sean cuales sean las características del individuo atendido, hace referencia al principio de:

a. Beneficencia   b. Autonomía
c. No maleficencia   d. Justicia

34. Antes de la libre aceptación del tratamiento por parte del paciente, así como de su participación en investigaciones, se requiere:

a. La confidencialidad
b. El consentimiento informado
c. El secreto profesional
d. El respeto a la privacidad

35. 'Privacidad' es un concepto que se refiere a:

a. La fidelidad de la relación terapéutica
b. Decir la verdad
c. El nivel de confianza en la relación terapéutica
d. La identidad e intimidad de la persona deben ser protegidas

36. El Juramento Hipocrático data del:

a. 400 a.C   b. 600 a.C
c. 500 a.C   d. 300 a.C

37. «El terapeuta ocupacional demostrará interés en el bienestar de los receptores de los servicios» (beneficencia):

a. Es el 1º Principio del Código Ético de la Asociación Americana de Terapia Ocupacional
b. Es el 10º Principio del Código Ético de la Asociación Americana de Terapia Ocupacional
c. La beneficencia no es un principio ético
d. Ninguna de las tres

38. Etimológicamente, 'beneficencia' significa:

a. Obra de caridad   b. Virtud de ayudar
c. Beneficiarse del bien   d. Hacer el bien

39. «Conjunto de reglas y principios de carácter ético que deben regir en todo momento las actuaciones de los profesionales del área de salud»:

a. Ética   b. Moral
c. Deontología   d. Política

40. En el Código de Núremberg, se enfatiza el consentimiento voluntario, que debía darse mediante:

a. Una buena información
b. Un escrito si es solicitado por el profesional referente
c. Ambas son correctas
d. Ninguna lo es

41. El Código Deontológico de la World Federation of occupational Therapists señala como atributos personales del terapeuta ocupacional:

a. lealtad, fidelidad, veracidad y bondad
b. veracidad, lealtad y confidencialidad
c. veracidad, privacidad, confidencialidad y lealtad
d. integridad personal, fiabilidad, tolerancia y lealtad

42. En el Juramento Hipocrático NO aparece el principio de:

a. Autonomía   b. Justicia
c. No maleficencia   d. Beneficencia

43. Qué norma de acción NO derivaría de los principios éticos de la profesión de terapeuta ocupacional:

a. La confidencialidad y el secreto profesional
b. La veracidad
c. La colaboración interdisciplinar y la actualización profesional
d. El uso de datos personales para la difusión científica

44. 'Los profesionales sanitarios no utilizarán sus conocimientos o su situación privilegiada en relación con el paciente para infligirle daño', es el principio ético de:

a. Justicia
b. Beneficencia
c. No maleficencia
d. Autonomía

45. Cuando aplicamos el principio de beneficencia en una actuación, significa que:

a. Debe obtener los máximos beneficios posibles, minimizando los posibles riesgos
b. Debe procurarse el bienestar de las personas familiares
c. Debe obtener los mínimos beneficios posibles, minimizando los posibles riesgos
d. Debe obtener los máximos beneficios posibles, maximizando los posibles riesgos

46. Manual que recopila las obligaciones morales que tienen que respetar quienes ejercen un trabajo:

a. Código Ético de la profesión
b. Código Moral de la profesión
c. Código de Actuación Ética Profesional
d. Código Deontológico de la profesión

47. Según la OMS, 'equidad de género':

a. estudio de las medidas encaminadas a hacer frente a las desigualdades que derivan de los distintos papeles de la mujer y el hombre
b. imparcialidad y la justicia en la distribución de beneficios y responsabilidades entre hombres y mujeres
c. descripción de características entre hombres y mujeres, que están basadas en factores sociales
d. ausencia de discriminaciones basada en el sexo de las personas en materia de oportunidades, asignación de recursos y beneficios o acceso a los servicios

48. Qué principio resalta principalmente el Código de Núremberg:

a. Autonomía   b. No maleficencia
c. Justicia   d. Ninguno de los tres

49. En el 'Código Deontológico de la Federación Mundial de Terapia Ocupacional', NO se recoge:

a. El terapeuta ocupacional debe atender a todas las personas con respeto y consideración hacia su situación particular
b. El terapeuta ocupacional cooperará y aceptará la responsabilidad dentro del equipo
c. El terapeuta ocupacional participará en el desarrollo profesional a través de la formación continua
d. El terapeuta ocupacional ejecutará las ordenes del médico

50. 'Deontología' proviene del:

a. Griego
b. Latín
c. Árabe
d. Turco

3. Modelos teóricos para terapia ocupacional

51. Autor del 'Modelo de ocupación humana':

a. Kielhofner
b. Trombly
c. Allen
d. Cinkin y Robinson

52. Entre las bases del Modelo de Ocupación Humana NO están las teorías:

a. Las teorías general de sistemas y teoría del neurodesarrollo
b. Las del humanismo y existencialismo
c. Las teorías de la Ocupación Humana y Psicología Cognitiva
d. La teoría Canadiense de A. Trombly

53. En el nivel 5 de los niveles cognitivos de Allen están las acciones:

a. Planeadas
b. Reflejas o automáticas
c. Exploratorias
d. Repetitivas

54. 'Actividad que tiene un interés inherente, que satisface objetivos de autonomía y que es relevante y significativa para una persona':

a. Facilitadora
b. Coadyuvante
c. Preparatoria
d. Propositiva

55. En el Modelo de desempeño ocupacional podemos hablar de:

a. 5 áreas y 2 contextos de ejecución
b. 4 áreas y 3 componentes de ejecución
c. 3 áreas y 2 contextos de ejecución
d. Ninguna de las tres

56. «Capacidad para ejecutar aquellas tareas que hacen posible desarrollar los roles ocupacionales de una manera que sea satisfactoria y apropiada, relacionada con la edad de la persona, la cultura y el entorno»:

a. Componente del desempeño
b. Desempeño ocupacional
c. Contexto del desempeño
d. Rol ocupacional

57. Definió el Modelo de funcionamiento ocupacional:

a. Catherine A. Trombly
b. La AOTA (American Occupational Therapy Association)
c. Gary Kielhofner
d. Reed y Sanderson

58. El Modelo Canadiense de desempeño ocupacional surgió en:

a. 1992
b. 1999
c. 1998
d. 1997

59. Cuál NO es una prueba específica para evaluar los niveles cognitivos, siguiendo Modelo de discapacidad cognitiva de Allen:

a. El ACL (Nivel cognitivo de Allen)
b. El CPT (Test de ejecución cognitiva)
c. El RTI (Inventario de tareas rutinarias)
d. Test Stand up

60. El Modelo de desempeño ocupacional habla de tres áreas de ejecución:

a. Autocuidado / trabajo y actividades productivas / actividades de ocio y juego
b. Sensoriomotora / cognitiva- integración cognitiva / psicológica-psicosocial
c. Temporal / ambiental / intrapersonal
d. Temporal / sensorial /propioceptivo

61. El Modelo canadiense de desempeño ocupacional se centra principalmente en:

a. El contexto
b. El proceso de evaluación
c. La relación terapéutica encaminada al logro de objetivos
d. Las actividades de autocuidado

62. Cuál es la mayor diferencia entre el Modelo canadiense de desempeño ocupacional con respecto a otros modelos:

a. Considerar el contexto como algo externo a la persona
b. La implicación activa de la persona atendida a lo largo de todo el proceso terapéutico
c. El proceso de intervención en lo más importante
d. Ninguna es correcta

63. Los subsistemas volitivo, de habituación y de ejecución corresponden al modelo:

a. De desempeño ocupacional de la American Occupational Therapy Association
b. Canadiense de desempeño ocupacional
c. De funcionamiento ocupacional
d. De ocupación humana

64. Autores que desarrollaron el Modelo de las actividades de salud:

a. Cynkin y Robinson
b. Reilly y Trombly
c. Kielhofner y Allen
d. Reed y Sanderson

65. El Modelo de funcionamiento ocupacional fue definido por Catherine A. Trombly en:

a. 1992
b. 1997
c. 1995
d. 1999

66. Objetivo principal de la actividad, según el modelo de Catherine A. Trombly:

a. Mantener la competencia cognitiva del paciente para evitar su deterioro
b. Mantener el control postural
c. Estimular la actividad refleja positiva
d. Ninguna de las tres

67. Para el desarrollo del Modelo de rehabilitación cognitiva, fueron fundamentales las investigaciones:

a. en el campo de la psiquiatría
b. en el ámbito de la poliomielitis
c. en el ámbito de la esclerosis múltiple
d. Ninguna de las tres

68. La actividad entendida como un fenómeno natural y la conexión entre actividad y salud son bases del:

a. Modelo de desempeño ocupacional
b. Modelo de las actividades de la salud
c. Modelo de funcionamiento ocupacional
d. Modelo de discapacidad cognitiva

69. Sobre qué postulados teóricos se asienta el Modelo de discapacidad cognitiva de Allen:

a. La cognición forma parte de todos los comportamientos
b. La reorganización de las capacidades cognitivas no sigue una secuencia jerárquica
c. La discapacidad cognitiva no siempre merma la habilidad cognitiva
d. El refuerzo positivo se consigue con la economía de ficha

70. El Modelo de discapacidad cognitiva fue desarrollado por:

a. Claudia K. Allen
b. Mary Reilly
c. Gary Kielhofner
d. Eleanor Clarke

71. La jerarquía que establece Trombly en el Modelo de funcionamiento ocupacional consta de cuántos niveles:

a. 4
b. 12
c. 9
d. 8

72. En el subsistema de volición se hacen presentes:

a. Los hábitos y los roles
b. La capacidad de realizar o ejecutar tareas
c. La energía, motivación e interés para elegir y participar en una acción
d. Los roles y la capacidad de realizar

73. De los puntos fuertes del Modelo de funcionamiento ocupacional, sería imposible encontrarse con:

a. La ocupación como fin
b. La ocupación como medio
c. La jerarquía del funcionamiento ocupacional
d. El ello dirige la ocupación como medio

74. Es una de las caracterizas fundamentales del Modelo Canadiense de desempeño ocupacional:

a. Es tremendamente Humanista
b. Da importancia a las relaciones paciente-cuidador principal
c. Da importancia a la adaptación del entorno
d. Es tremendamente Psicodinámico

75. Cuándo se produce la disfunción ocupacional, según el Modelo de ocupación humana:

a. Cuando el entorno facilita la conducta ocupacional
b. Cuando la persona tiene dificultades para elegir, organizar o ejecutar sus ocupaciones
c. Cuando se proporciona experiencias que refuerzan el control, la competencia, el disfrute y el éxito
d. Ninguna de las tres

4. Metodología y diseños de investigación en terapia ocupacional

76. Diagrama causal que representa gráficamente las relaciones múltiples de causa/efecto entre las diversas variables que intervienen en un proceso:

a. Diagrama de Carvin

b. Diagrama de Isikawa

c. Diagrama de Taguchi

d. Diagrama de Servgual

77. La Clasificación Internacional del Funcionamiento, de la Discapacidad y de la salud, en su versión española ha sido impulsada por:

a. AOTA (American Occupational Therapy Association)

b. OMS (Organización Mundial de la Salud)

c. APETO (Asociación Profesional Española de Terapia Ocupacional)

d. WFOT (World Federation of occupational Therapists)

78. La Clasificación Internacional del Funcionamiento (CIF) define 'discapacidad' como:

a. Término genérico que incluye déficit, limitaciones en la actividad y restricciones en la participación. Indica los aspectos negativos de la interacción entre un individuo y sus factores contextuales

b. Término genérico que se refiere a la consecuencia de la alteración para la función y la actividad

c. Es la desventaja experimentada por la persona como resultado de la alteración para la función y refleja la interacción de la persona con el ambiente

d. Es toda restricción o ausencia de la capacidad de realizar una actividad en la forma o dentro del margen que se considera normal para un ser humano

79. Dentro de una investigación, la 'confidencialidad' se refiere a:

a. La cantidad de los datos e informaciones reservadas o secretas y se aplica a los datos del individuo que no deben o no pueden ser difundidos en público o transmitidos a terceros, sin consentimiento del usuario

b. La cualidad de los datos e informaciones reservados o secretos y se aplica a los datos del individuo que no deben o no pueden ser difundidos en público o trasmitidos a terceros, sin consentimiento del interesado

c. La cualidad de los datos e informaciones reservados o secretos y se aplica a los datos del individuo que no deben o no pueden ser difundidos en público o transmitidos a terceros, aún con el consentimiento del interesado

d. La cantidad de los datos e informaciones reservados o secretos y se aplica a los datos del individuo que no deben o no pueden ser difundidos en público o transmitidos a terceros, aún con el consentimiento del interesado

80. A cuál de los siguientes factores es atribuible, en mayor medida, el aumento de la tasa de morbilidad en enfermedades transmisibles:

a. Factores biológicos humanos

b. Factores medioambientales físicos

c. Pobreza

d. Condiciones laborales

81. Cuál de estos métodos de análisis y representación de datos NO pertenece a la estadística descriptiva:

a. Moda

b. Factor primo

c. Varianza

d. Desviación típica

82. Hablando de estadística descriptiva, una forma de organizar los datos consiste en determinar variables. Qué dos grandes grupos de variables existen:

a. Discretas y continuas

b. Numéricas y binarias

c. Cualitativas y cuantitativas

d. Cualitativas y características

83. Variables que tienden a confundir los efectos que la variable independiente ejerce sobre la variable dependiente:

a. Variables de error aleatorio

b. Variables extrañas o contaminadoras

c. Variables anormales

d. Variables raras o contagiosas

84. Los diseños experimentales se clasifican en:

a. simples y complejos

b. abiertos y cerrados

c. complejos y factoriales

d. Unifactoriales y factoriales

85. Cuál de estos métodos de recolección de información NO pertenece a la investigación cualitativa:

a. Observación participativa

b. Muestra aleatoria

c. Entrevista de grupo focal

d. Taller investigativo

86. Cuando el objeto de investigación son estudios ya publicados, se realiza una investigación:

a. Secundaria

b. Primaria

c. Indirecta

d. Referida

87. NO pertenece a la terminología uniforme para la terapia ocupacional:

a. Componente sensoriomotor

b. Destrezas laborales

c. Aspectos temporales del contexto del desempeño

d. Actividades de la vida diaria: tareas de automantenimiento

88. La ausencia o inestabilidad en el proyecto vital, la negación a la participación, los niveles muy bajos de autoestima son aspectos a valorar en el diseño de programas de intervención de terapia ocupacional relacionados con:

a. La competencia ocupacional

b. Los ambientes de competencia ocupacional

c. La ausencia de filosofía de rehabilitación

d. La identidad ocupacional

89. Cuándo se comete el error tipo I:

a. Cuando se decide rechazar una hipótesis nula que en realidad es verdadera

b. Cuando se decide mantener una hipótesis nula que en realidad es falsa

c. Cuando se decide mantener una hipótesis nula que en realidad es verdadera

d. Ninguna de las tres

90. Qué tipo de validez hace referencia a la posibilidad de generalizar los resultados obtenidos con una determinada muestra de sujetos, a la población de interés del investigador/a (población de referencia):

a. La validez interna

b. La validez externa de población

c. La validez del constructo

d. La validez externa ecológica

91. En la redacción de un informe de investigación, la descripción de la muestra se incluye en:

a. La introducción

b. La discusión

c. El análisis de datos

d. El método

92. La regla de asignación aleatoria, o 'aleatorización', consiste en seleccionar...

a. una muestra de sujetos de la población origen

b. aleatoriamente de las unidades de observación a las distintas condiciones experimentales

c. aleatoriamente las variables dependientes

d. Ninguna de las tres

93. 'Validez interna' se refiere a:

a. La probabilidad de obtener conclusiones correctas del efecto de las variables independientes sobre las dependientes

b. La interpretación teórica de la relación causal existente entre dos variables

c. El grado de consistencia interna de los test de dos opciones

d. Ninguna de las tres

94. Sobre los test referidos al criterio:

a. La finalidad es describir al sujeto en el continuo de algún rasgo
b. Los ítems suelen derivarse de alguna teoría de rasgos
c. El objetivo es maximizar las diferencias individuales
d. Permiten interpretar las puntuaciones en sentido absoluto, sin referencia a ningún grupo

95. Los estudios transversales en una investigación:

a. Estudian a los mismos sujetos durante un largo periodo de tiempo
b. Tienen como característica el estudio de la línea base
c. Pueden tener como objeto de estudio el conocimiento de la situación sociosanitaria en una fecha determinada
d. Se utiliza para el estudio de un solo sujeto

96. NO es un tipo de fiabilidad del test:

a. Fiabilidad repetición del test o de retest
b. Fiabilidad de las formas equivalentes
c. Fiabilidad de la división de mitades
d. Fiabilidad infinitodecimal

97. 'Capacidad de un test para medir aquella cualidad psíquica para la cual ha sido diseñado':

a. Validez
b. Fiabilidad
c. Contrastación
d. Concisión

98. En una investigación que busca realizar inferencias a partir del análisis de los dato, los 'Valores que delimitan la zona de rechazo de la hipótesis nula' son valores:

a. Residuales
b. Extremos
c. Críticos
d. Falsos

99. Podemos clasificar los test de acuerdo a sus propósitos:

a. Opción Múltiple, Emparejamiento y Verdadero/Falso
b. Abiertos, cerrados y semiestructurados
c. Individual, Grupal e informatizada
d. De rendimiento optimo y típico

100. Los ensayos o análogos clínicos son propios de la investigación:

a. Experimental
b. Cuasi-experimental
c. Observacional
d. Pre-experimental

5. Marcos de referencia de terapia ocupacional

101. Según las teorías derivadas de las perspectivas del comportamiento ocupacional, qué dos puntos son importantes en la motivación para el comportamiento ocupacional:

a. Tener necesidad psicológica y asistir al aspecto objetivo
b. Reconocer una necesidad psiquiátrica y asistir al aspecto subjetivo
c. Reconocer una necesidad psicológica y asistir al aspecto subjetivo
d. Ninguna de las tres

102. Las teorías derivadas de las perspectivas del comportamiento ocupacional, cuál es la diferencia fundamental entre medicina y terapia ocupacional, según Mary Reilly:

a. Mary Reilly no diferenciaba entre medicina y terapia ocupacional, era considerada una técnica de la medicina
b. La diferencias no existen si se ven afectadas las actividades de la vida diaria ya que ambas ciencias trabajan con el mismo objetivo
c. La T.O. previene y reduce la enfermedad y la medicina previene y reduce la incapacidad resultante de la enfermedad
d. La medicina previene y reduce la enfermedad y la T.O. previene y reduce la incapacidad resultante de la enfermedad

103. Dentro del Modelo de Ocupación Humana, «proceso por el que las personas son motivadas hacia lo que hacen y deciden qué hacer»:

a. Volición
b. Habituación
c. Capacidad de desempeño
d. Entorno

104. NO es un marco aplicado en el ámbito de la discapacidad física:

a. Marco del neurodesarrollo
b. Marco biomecánico
c. Marco teórico-psicoanalítico
d. Marco cognitivo-perceptual

105. La Clasificación Internacional del Funcionamiento, de la Discapacidad y de la Salud (CIF) es:

a. Un marco conceptual basado en la etiología
b. Una clasificación diseñada con un propósito múltiple para ser utilizadas en varias disciplinas y diferentes sectores
c. Un diagnóstico de enfermedades, trastornos u otras condiciones
d. Clasificación estadística internacional de enfermedades y otros problemas de salud

106. Sobre qué metamodelo está basado el marco de referencia del neurodesarrollo:

a. Organicista
b. Reduccionista
c. Mecanicista
d. Neurociencias

107. Uno de estos fundamentos teóricos pertenecen al marco de referencia de integración sensorial:

a. El daño cerebral de los centros superiores produce la liberación de los centros inferiores generando movimientos en masa estereotipados
b. Un mínimo de destrezas cognitivas y emocionales son necesarias para que la autonomía sea posible
c. No se pueden imponer movimientos normales sobre un tono muscular anormal
d. Los segmentos cerebrales de evolución más reciente dependen de la información de estructuras más antiguas; éstos modulan la actividad de los primeros

108. Cuál de estos enfoques teóricos pertenece al marco de referencia humanista:

a. Los seres humanos desarrollan conductas desadaptadas y patrones afectivos negativos a partir de procesos cognitivos
b. La resistencia es una manifestación inconsciente que manifiesta la falta de recursos del paciente ante una realidad que no puede abordar simbólicamente
c. El aprendizaje es la base de todos los comportamientos
d. Cada ser humano tiene la tendencia básica a evolucionar y a autorealizarse mediante la interacción con su entorno

109. Cuál de estos modelos conceptuales de la terapia ocupacional hace referencia a una nueva ciencia social de carácter básico, no aplicado, y que presenta a la persona como «un conjunto de subsistemas ordenados jerárquicamente que interactúan con el medio»:

a. Modelo de Comportamiento Ocupacional de Mary Reilly
b. Modelo de la Ciencia de la Ocupación de Yerxa
c. Modelo canadiense de Desempeño Ocupacional
d. Modelo de adaptación de la Ocupación de Reed y Sanderson

110. Los marcos primarios de referencia en terapia ocupacional son:

a. Biomecánico, cognitivo y del neurodesarrollo
b. De la disfunción física y de la disfunción psicosocial
c. Fisiológico y Psicológico
d. Cognitivo, conductual y humanista

111. Algunos marcos de referencia aplicados a la disfunción física son:

a. Biomecánico, analítico y del neurodesarrollo

b. Cognitivo-perceptivo, del neurodesarrollo y biomecánico

c. Facilitación neuromuscular e integración sensorial

d. Terapia del control motor, estimulación sensorial e integración sensorial

112. El marco de referencia fisiológico:

a. Centra su atención en los aspectos cognitivos de la persona

b. Está basado en un punto de vista existencialista

c. Está basado en el desarrollo potencial humano

d. Está basado en un punto de vista reduccionista

113. «El sistema nervioso central de la persona debe estar intacto», se corresponde con el marco de referencia:

a. Biomecánico

b. Neurodesarrollo

c. Facilitación neuromuscular propioceptiva

d. Ninguna de las tres

114. Qué método se utiliza principalmente para tratar a niños y niñas con parálisis cerebral:

a. Facilitación neuromuscular propioceptiva, de Rood

b. Abordaje de la estimulación sensorial, de Ayres

c. Integración sensorial, de Kabat

d. Abordaje del control motor, de Bobath

115. Cuál es la principal suposición básica del marco aplicado de referencia del neurodesarrollo:

a. No existe vínculo entre estímulo sensorial y respuesta motora

b. El Sistema Nervioso Central está organizado jerárquicamente y el desarrollo neurológico se produce en etapas

c. No hay diferencia entre movimientos reflejos y movimientos voluntarios

d. Ninguna de las tres

116. Los marcos de referencia aplicados a la disfunción psicosocial en terapia ocupacional son:

a. Humanista, cognitivo-perceptivo y conductual

b. Psicológico, conductual, analítico y humanista

c. Cognitivo-conductual, humanista, conductual y analítico

d. Todas las respuestas son falsas

117. Cuál NO corresponde al Método Brunnstrom

a. Utiliza estímulos propioceptivos y exteroceptivos

b. Es un tratamiento grupal

c. Utiliza la estimulación cutánea

d. Utiliza la resistencia

118. El marco aplicado de referencia cognitivo perceptivo está basado en un metamodelo:

a. Mecanicista

b. Psicológico

c. Reduccionista

d. Organicista

119. De acuerdo a un marco de referencia conductual, una conducta humana se entiende como cualquier actividad:(señale cual de estas afirmaciones NO es correcta)

a. Evaluable

b. Observable directa o indirectamente

c. Cuantificable

d. Provocadora de emociones positivas

120. La terapia cognitiva de Beck hace referencia principalmente a:

a. La inseguridad y la frustración

b. Las distorsiones cognitivas

c. El autocontrol

d. La ansiedad

121. En que técnica cognitivo-conductual se sostiene que el lenguaje interno influye en el control de la conducta:

a. Aprendizaje vicario

b. Desensibilización

c. Entrenamiento en autoinstrucciones

d. Todas las respuestas son falsas

122. Sobre las teorías de qué autor está basado el marco de referencia analítico:

a. Freud

b. Kaidegger

c. Lowen

d. Lewin

123. «El ser humano tiene una tendencia básica a evolucionar y autorealizarse a través de la interacción de su entorno» según el marco...

a. Humanista

b. Analítico

c. Cognitivo

d. Psicosocial

124. Cuál de estos conceptos fundamentales NO corresponden al marco de referencia humanista

a. Desarrollo del potencial humano

b. Existencialismo

c. Autorrealización

d. Plasticidad Neuronal

125. Dentro del marco de referencia analítico, la «simbolización» se entiende como un:

a. Desplazamiento de patrones de sentimientos, pensamientos y comportamientos

b. Proceso por el cual lo que se representa mentalmente es algo que significa otra cosa diferente

c. Conflicto entre ello, ego y superego

d. Proceso de transferencia

6. La actividad como herramienta en terapia ocupacional

126. El TO define la 'ocupación' como:

a. Las actividades individual y culturalmente significativas en las cuales los seres humanos se comprometen

b. La necesidad del ser humano de explorar el medio ambiente y modificarlo

c. La necesidad que tiene el ser humano de involucrarse en actividades que involucran a su medio y a sí mismo

d. La necesidad humana de ocuparse y construir

127. Considera las ocupaciones como los roles que una persona mantiene a diario en las áreas de trabajo, ocio y autocuidado:

a. Kort, E

b. Goffman, E

c. Finlay, L

d. Creek, J

128. Es una actividad 'propositiva':

a. Reeducación postural

b. Trabajar el equilibrio

c. Introducir un aro por el brazo pléjico

d. Cepillarse los dientes

129. Desde el Modelo de Desempeño Ocupacional el TO seguirá cuál de los siguientes postulados:

a. Si la ocupación es útil para promover el desarrollo normal, debe ser útil también para ayudar a la persona con dificultades en su desarrollo a experimentar un proceso más normalizado

b. No debe de seleccionarse con el fin de promover desempeño de habilidades cognitivas ni psicosociales, sólo aspectos sensoriomotrices

c. No debe de seleccionarse con el fin de promover aspectos psicosociales, sólo aspectos sensoriomotrices y el desempeño de habilidades cognitivas

d. Todas son falsas

130. Al desglosar las actividades conseguiremos que:

a. Que perdamos datos que se necesitan para conocer los requerimientos que la actividad demanda para su realización

b. Al entrenar las habilidades, se dificulte el aprendizaje al existir más tareas

c. Nos ayude en la graduación de las actividades

d. Dificulte la comprensión de una actividad en particular

131. La herramienta fundamental de un terapeuta ocupacional es la actividad. De que tipo:

a. La actividad dirigida a una meta

b. La actividad significativa para la persona

c. La actividad con un propósito establecido

d. La actividades recogidas en las respuestas anteriores son fundamentales para el TO

132. Las actividades que son significativas en si mismas, que forma parte de la vida diaria de la persona y que se llevan a cabo en el contexto del desempeño ocupacional son las:

a. Actividades auxiliares o de preparación
b. Actividades de capacitación
c. Actividades propositivas
d. actividades de facilitación

133. La mirada, la sonrisa, la postura, el contacto físico, la distancia, el asentir, la orientación de nuestro cuerpo, las manos, la apariencia personal, son en Terapia Ocupacional elementos de la comunicación:

a. paraverbal
b. no verbal y paraverbal
c. no verbal
d. verbal

134. Actividades que simulan en un entorno controlado la actividad objeto de la intervención:

a. Auxiliares
b. Propositivas
c. De capacitación o facilitación
d. Ninguna de las tres

135. Acuño el 'adiestramiento de hábitos':

a. Susan Tracy
b. Philippe Pinel
c. George Edwar Barton
d. Eleonor Clarke Slagle

136. Cómo se considera una actividad dirigida a una meta, en Terapia ocupacional:

a. De nivel 2 en la escala de Pinel
b. De tipo instrumental básica
c. Como herramienta fundamental del terapeuta ocupacional
d. De nivel 3 en la escala de Pinel

137. Actividades que son significativas por sí mismas y que forman parte de la vida diaria de la persona:

a. de preparación
b. propositivas
c. de facilitación
d. de capacitación

138. Cuál de estos ítems es considerado una actividad propositiva:

a. Reeducación sensorial y psicomotricidad
b. Trabajar las destrezas manipulativas finas
c. Introducir un aro por el brazo pléjico
d. Pelar fruta o fregar los platos

139. Cómo consideraría un profesional de la terapia ocupacional una actividad significativa para la persona:

a. De nivel 2 en la escala de Pinel
b. Como herramienta fundamental de su trabajo
c. De tipo instrumental básica
d. De nivel 3 en la escala de Pinel

140. 'Confidencialidad' es:

a. La cualidad de los datos e informaciones reservados o secretos y se aplica a los datos del individuo que no deben o no pueden ser difundidos en público o transmitidos a terceros, sin consentimiento del interesado
b. La cualidad de los datos e informaciones reservados o secretos y se aplica a los datos del individuo que no deben o no pueden ser difundidos en público o transmitidos a terceros, aún con el consentimiento del interesado
c. La cantidad de los datos e informaciones reservados o secretos y se aplica a los datos del individuo que no deben o no pueden ser difundidos en público o transmitidos a terceros, aún con el consentimiento del interesado
d. La cantidad de los datos e informaciones reservados o secretos y se aplica a los datos del individuo que no deben o no pueden ser difundidos en público o transmitidos a terceros, sin consentimiento del usuario

141. 'Tiempo no ocupado por el trabajo o cualquier otra obligación de carácter personal, familiar o social, cuyo contenido está orientado hacia la satisfacción personal':

a. Tiempo libre
b. Ocio
c. Juego
d. Ocupación

142. NO pertenece a la terminología uniforme para la Terapia Ocupacional:

a. Componente sensoriomotor
b. Destrezas laborales
c. Actividades de la vida diaria: tareas de automantenimiento
d. Aspectos temporales del contexto del desempeño

143. La segunda edición de la 'Terminología Uniforme para Terapia Ocupacional' es de:

a. 1992   b. 1990   c. 1987   d. 1989

144. En Terapia Ocupacional, quién afirmaba 'el ser humano a través del uso de sus manos, potenciadas por su mente y su voluntad es capaz de influir en el estado de su salud' :

a. Sanderson
b. Gary Kielhofner
c. Mary Reilly
d. Pedro Moruno Miralles

145. 'Un buen TO que ser capaz de analizar las actividades que utiliza como tratamiento, y poder identificar las tareas incluidas en dichas actividades, cómo pueden realizarse, qué habilidades esenciales son precisas para desempeñarla, y cómo se combinan dichas tareas para conformar la actividad':

a. Gary Kielhofner en 2003
b. Pedro Moruno Miralles en 2005
c. Susan Tracy en 1923
d. Margallo Ortiz en 2005

146. En Terapia ocupacional, se pone el énfasis en que las actividades deben:

a. Ser estructuradas, adaptadas y graduadas de acuerdo con los recursos de que se disponga
b. Desarrollarse sólo en el contexto de tratamiento
c. Ser estructuradas, adaptadas y graduadas de acuerdo con el propósito de tratamiento
d. Ser cotidianas y enfocadas a lo laboral

147. Cuáles son, los valores fundamentales a la hora de tomar decisiones clínicas, recogidas en el documento «Core Values an Attitudes of Occupatioanl Therapy Practice» de la AOTA.(American Occupational Therapy Association):

a. Altruismo, beneficiencia, dignidad, ecuanimidad, libertad verdad
b. Altruismo, dignidad, ecuanimidad, libertad, justicia, verdad, prudencia
c. Dignidad, empatía, intimidad, ecuanimidad, libertad, justicia, verdad, prudencia
d. Altruismo, dignidad, ecuanimidad, libertad, socialización, identificación, justicia, prudencia

148. Cómo define la American Occupational Therapy Association el termino «actividad propositiva» usado en Terapia Ocupacional:

a. conducta donde las que las personas participan activamente
b. conducta donde las personas hacen como parte de su vida cotidiana
c. conducta que entraña la dimensión sociocultural y simbólica de la persona que la ejecuta
d. conducta dirigida a un objetivo o tareas que comprenden una ocupación

149. Será objetivo principal de la Terapia Ocupacional:

a. Mejorar la ejecución de los roles ocupacionales
b. Capacitar a la persona para alcanzar un equilibrio de ocupaciones, a través del desarrollo de habilidades
c. cambiar o minimizar las conductas que dificultan la ejecución ocupacional
d. ayudar a la persona a alcanzar un uso organizado, satisfactorio y con un propósito en el tiempo

150. Los tres parámetros del dominio de intervención en Terapia Ocupacional según las Directrices de la Terminología Uniforme en Terapia Ocupacional (American Occupational Therapy Association, 3ª ed.) son:

a. Los contextos de ejecución, el ambiente de ejecución y las áreas de ejecución
b. Las áreas de ejecución, los contextos y el escenario de ejecución
c. Las áreas de ejecución, los componentes de ejecución y los contextos de ejecución
d. Las áreas de ejecución, el escenario de ejecución y el ambiente de ejecución

7. Terapia ocupacional en actividades básicas de la vida diaria

151. La escala de valoración de actividades de la vida diaria conocida como Índice de Barthel, tiene una puntuación máxima que puede obtener una persona que vaya en silla de rueda, de:

a. 90 puntos
b. 100 puntos
c. 120 puntos
d. 70 puntos

152. La Clasificación Internacional del Funcionamiento, de la Discapacidad y de la Salud (CIF) es:

a. Un marco conceptual basado en la etiología
b. Una clasificación diseñada con un propósito múltiple para ser utilizadas en varias disciplinas y diferentes sectores
c. Un diagnóstico de enfermedades, trastornos u otras condiciones
d. Clasificación estadística internacional de enfermedades y otros problemas de salud

153. En los programas de intervención en Actividades de la Vida Diaria en Salud Mental, el Terapeuta Ocupacional:

a. Considerará que las dificultades en el desempeño de las AVD pueden producirse en tres categorías básicas de aprendizaje: conocimiento, destrezas y actitudes
b. No tendrá competencias en la reconstrucción del funcionamiento volitivo
c. Sólo participará en aquellos casos en los que el equipo multidisciplinar no cuente con enfermeros
d. Tiene un rol directivo, convirtiéndose en el motor de cambio del usuario

154. Seleccione el término que se define como: «Aquellas actividades de autocuidado que son elementales e imprescindibles en el día a día del ser humano»

a. La definición corresponde a: «actividades básicas de la vida diaria»
b. La definición corresponde a: «actividades de ocio y tiempo libre»
c. La definición corresponde a: «actividades laborales»
d. La definición corresponde a «actividades ocupacionales»

155. La escala de valoración de actividades de la vida diaria conocida como Índice de Barthel, tiene una puntuación máxima que puede obtener una persona que no vaya en silla de rueda, de:

a. 100 puntos
b. 150 puntos
c. 120 puntos
d. 90 puntos

156. Hacer la cama, es una tarea que requiere una carga metabólica, De cuántos Mets:

a. Entre 4 y 5 Mets
b. Entre 3 y 4 Mets
c. Entre 2 y 3 Mets
d. Entre 1 y 2 Mets

157. Cuando se está trabajando con un paciente hemipléjico que va a ponerse una chaqueta está contraindicado:

a. Buscar la sisa e introducir la mano afectada en la manga
b. Sujetar con la boca el cuello de la chaqueta
c. Introducir por último la mano sana en la otra manga
d. Empezar a practicar con una prenda estrecha

158. Las ABVD (Actividades Básicas de la Vida Diaria) se caracterizan por:

a. Ser universales
b. Estar dirigida a uno/a mismo/a
c. Estar íntimamente relacionadas a la supervivencia
d. Todas las características recogidas en las respuestas anteriores corresponden a las actividades básicas de la vida diaria

159. Sobre el Índice de Barthel:

a. Evalúa 8 tipos de ABVD (Actividades Básicas de la Vida Diaria) y clasifica 4 grupos de dependencia
b. Evalúa 10 tipos de ABVD (Actividades Básicas de la Vida Diaria) y clasifica 5 grupos de dependencia
c. Evalúa 12 tipos de ABVD (Actividades Básicas de la Vida Diaria) y clasifica 6 grupos de dependencia
d. Evalúa 12 tipos de ABVD (Actividades Básicas de la Vida Diaria) y 5 Instrumentales

160. Escala sencilla cuyos grados reflejan niveles de conducta en seis funciones:

a. Escala de Lawton y Brody
b. Índice de Barthel
c. Índice de Katz
d. Cuestionario de Pfeiffer

161. Comer, es una tarea que requiere una carga metabólica, De cuántos Mets:

a. Entre 4 y 5 Mets
b. Entre 3 y 4 Mets
c. Entre 1 y 1,5 Mets
d. Entre 1,5 y 2 Mets

162. Seleccione la posición correcta de los muñones de brazo, a adoptar desde la intervención, para evitar rigideces y contracturas musculares:

a. Adoptar la posición de 45º de abducción y rotación externa
b. Adoptar la posición de 70º de abducción y rotación intermedia en el plano frontal
c. Adoptar la posición de 90º de abducción
d. Adoptar la posición neutra del muñón en todos los planos

163. Con respecto a la Escala de Katz

a. La escala consta de cuatro elementos y evalúa las ABVD proporcionando un autonomía-dependencia en un breve tiempo de administración
b. La escala consta de seis elementos y evalúa las ABVD proporcionando un autonomía-dependencia en un breve tiempo de administración
c. La escala consta de cuatro elementos y evalúa las AIVD proporcionando un autonomía-dependencia en un breve tiempo de administración
d. La escala consta de seis elementos y evalúa las AIVD proporcionando un autonomía-dependencia en un breve tiempo de administración. índice de índice de índice de índice de

164. Lo primero que debe de aconsejar el Terapeuta Ocupacional para vestirse en una silla de ruedas a una persona que presente deficiencia en la movilidad será:

a. Que se siente en una cama baja, silla de ruedas o silla estándar con los pies apoyados firmemente en el suelo
b. Que cruce una pierna sobre la otra para comenzar con el vestido
c. Que se ponga de pie y se mantenga agarrado a un asidero
d. Que comience a vestirse tumbado desde la cama

165. NO se evalúa en el índice de Barthel:

a. Responsabilidad respecto a su medicación
b. Aseo personal
c. Traslado cama/silla
d. Control de heces

166. Una ducha en agua caliente, es una tarea que requiere una carga metabólica, de cuántos Mets:

a. Entre 4 y 5 Mets
b. Entre 3 y 4 Mets
c. Entre 5 y 6 Mets
d. Entre 6 y 7 Mets

167. En una persona que presente una hemiplejia en miembro superior, recomendación para quitarse una prenda abierta:

a. Que retire primero la prenda del hombro sano
b. Que retire primero la prenda del hombro afectado
c. Sacar la prenda por la cabeza hasta que salga completamente
d. Que pida ayuda ya que siempre será dependiente en el vestido

168. NO está entre las actividades básicas de la vida diaria (ABVD):

a. Higiene y arreglo personal
b. Lavado de ropa
c. Control de esfínteres y uso del inodoro
d. Vestido y alimentación

169. Entre que tipo de actividades de la vida diaria se incluyen los deportes:

a. básicas
b. avanzadas
c. instrumentales
d. cognitivas

170. El Índice de Barthel nos marcará 'dependencia moderada' con:

a. 45-55 puntos
b. 35-40 puntos
c. 50-60 puntos
d. 55-65 puntos

171. «Poder caminar 45 metros sin ayuda o supervisión, espontáneamente o con muletas (no andador). Si utiliza prótesis es capaz de ponérsela y quitársela solo.» Corresponde según el Barthel:

a. Independiente al deambular
b. Necesita ayuda al deambular
c. Dependiente al Deambular
d. Gran dependiente

172. Una Tendinitis de Quervain dificulta las actividades de la vida diaria Qué tendones se ven afectados:

a. Los que ocupan el tercer compartimento extensor de la mano
b. Los que ocupan el primer compartimento extensor de la mano
c. El abductor corto y extensor largo del pulgar
d. Los que ocupan el segundo compartimento extensor de la mano

173. Las realizamos para interaccionar con nuestro entorno más inmediato:

a. Actividades laborales
b. Actividades básicas de la vida diaria
c. Actividades volitivas de la vida diaria
d. Actividades instrumentales de la vida diaria

174. Al usar el Índice de Barthel, los Terapeutas ocupacionales medimos:

a. La escala mide la capacidad de una persona para realizar actividades instrumentales
b. La capacidad motora para los autocuidados
c. La capacidad cognitiva para los autocuidados
d. La capacidad de una persona para realizar 10 actividades de la vida diaria

175. Actividades relacionadas con el autocuidado y la movilidad:

a. Actividades laborales
b. Actividades básicas de la vida diaria
c. Actividades volitivas de la vida diaria
d. Actividades instrumentales de la vida diaria

8. Terapia ocupacional y cuidados del cuidador/a

176. Según el IMSERSO (2005) qué porcentaje de cuidadores encuestados percibe que la ayuda prestada de manera reiterada es de gran intensidad:, no sólo por el tipo de tarea, sino por el número de horas diarias (11 h. aprox.) dedicadas:

a. 85'5%   b. 74'5%   c. 86'5%   d. 97'5%

177. En la intervención con personas cuidadoras, el terapeuta:

a. Provee a las personas cuidadoras de conocimientos sobre el tratamiento que padece su familiar y la importancia que tienen los distintos niveles de deterioro sobre la conducta del enfermo
b. Proporciona educación al cuidador/a pero no interviene en realizar modificaciones ambientales simples
c. Se encarga de la modificación de pensamientos disfuncionales
d. No interviene sobre las personas cuidadoras, sólo sobre la persona con dependencia

178. Gitlin y otros (2001) diseñaron una intervención con personas cuidadoras basadas en postulados del:

a. Modelo Ambientalista
b. Modelo Teórico del Psicoanálisis Dinámico
c. Modelo Teórico de la Presión Ambiental de Lawton y Nahemow
d. Modelo de Kielhofner

179. Según el IMSERSO (2005), qué porcentaje de la atención que reciben las personas mayores dependientes es proporcionada por los cuidadores/as informales:

a. 94%   b. 83%   c. 87%   d. 79%

180. Es una de las intervenciones, que desde terapia ocupacional se realiza con las personas cuidadoras:

a. La modificación de pensamientos disfuncionales
b. Proporcionar educación al cuidador/a pero no interviene en realizar modificaciones ambientales simples
c. Proporcionar la formación y los materiales de cura para las heridas por presión
d. Entrenar a las personas cuidadoras para que utilicen de manera positiva y efectiva el fomento de la independencia en el desempeño de las AVD

181. Según Gitlin (2001, 2005), la TO será responsable de:

a. Que las pautas de actuación aumenten la necesidad de constante vigilancia
b. Introducir a la persona cuidadora en unas rutinas de resolución de problemas, haciéndole ver la importancia del entorno
c. De promover la intervención grupal con familiares directos
d. Intervenir con los familiares directos pero siguiendo siempre las prescripciones médicas

182. Indicación que se le dará a las personas cuidadoras sobre cómo cargar pesos correctamente:

a. Eleve el peso lo más alto posible de la altura del pecho para no correr riesgos
b. Sujete el peso lo más lejos posible de su cuerpo para no dañar la espalda
c. Mantenga la espalda recta, flexione rodillas y caderas
d. Desplace el peso al costado, dependiendo de su lateralidad (derecho, si es diestro)

183. Si una persona cuida de otra en situación de dependencia y ésta no colabora, recomendaremos:

a. Grúa
b. Escalerilla de cuerda
c. Trapecios
d. Asideros

184. El Sistema de Autonomía y Atención a la Dependencia (SAAD) articula una serie de servicios, como:

a. Servicio de prevención de las situaciones de dependencia y promoción de la autonomía personal
b. Cuidado de la ropa y Centro de Día
c. Servicio de ayuda a la independencia personal
d. Servicio de ayuda familiar en situaciones de crisis

185. Con respecto a los Grupos de Ayuda Mutua (GAM) constituidos por cuidadoras y cuidadores:

a. Son grupos de personas afectadas por diversos problemas, con el fin de expresar emociones y sentimientos
b. Se puede formar parte de un GAM dentro de nuestro ámbito comunitario e incluso algunos se desarrollan por Internet
c. Son grupos de personas afectadas por diversos problemas emocionales con el objetivo de prestarse ayuda mutua y conseguir objetivos específicos
d. Son grupos de personas afectadas por diversos problemas físicos, con el fin de expresar emociones y sentimientos

186. Los cuidadores deben exigir que la rampa de acceso a su hogar, para un recorrido inferior a 3 m, una pendiente longitudinal máxima del:

a. 10%   b. 8%   c. 15%   d. 12%

187. La Ley de Promoción de la Autonomía Personal y la atención de las personas en situación de dependencia es de:

a. 2005   b. 2009   c. 2006   d. 2008

188. El cuidador de un dependiente, al proporcionarse el autocuidado que necesita, consigue estos beneficios positivos, EXCEPTO:

a. Tener una discrepancia cognitiva, por anteponer su salud al de la persona cuidada
b. Tener elevadas dotes resolutivas
c. Mantener un estado de bienestar y serenidad
d. Disponer de salud para continuar con las tareas de cuidado

189. Entre el catálogo de servicios que establece la Ley de Promoción de la Autonomía Personal y atención a las personas en situación de dependencia, está:

a. Prestación económica para cuidados dentro del entorno familiar

b. Centro de día o Centro de noche

c. Servicio de ayuda al desarrollo de redes sociales comunitarias

d. Prestación económica para la contratación de un servicio que no puede proveer la red pública o concertada

190. «Persona cercana a la que tiene necesidad de unos cuidados específicos, puede ser un familiar, amigo o bien una persona encargada por los suyos de su cuidado»

a. Cuidador no profesional

b. Cuidador profesional

c. Cuidador sanitario

d. Cuidador legal

191. Una de las técnicas que en terapia ocupacional se aconsejará a la persona cuidadora para movilizar al paciente de la forma más correcta:

a. La movilización debe ser lo más rápida e indolora posible

b. Si existe dolor al movilizar, seguir llevándola a cabo pero de manera más rápida

c. La movilización debe ser lenta, repetida e indolora

d. Siempre que se pueda, comenzar las movilizaciones desde la parte inferior del cuerpo con los dos lados del cuerpo simultáneamente

192. Uno de los consejos que el terapeuta ocupacional dará en la formación de cuidadores/as a la hora de cargar pesos de manera adecuada será:

a. Flexionar rodillas y caderas, sin elevar el peso más alto de la altura del pecho

b. Flexionar rodillas y caderas, elevando el peso por encima de la altura del pecho

c. Extender rodillas y flexionar caderas, sin elevar el peso más alto de la altura del pecho

d. Ninguna de las anteriores respuestas son correctas en la manipulación de pesos

193. Según el libro blanco de la dependencia: «Frecuencia de contactos sociales»:

a. Actividad social

b. Redes sociales

c. Apoyo social

d. Redes virtuales

194. Herramienta que recomendaría para la medición de la calidad de vida relacionada con la salud en un estudio con personas cuidadoras:

a. El Rorschach

b. El EuroQol-5D (EQ-5D)

c. El BFQ (Big Five Questionnaire)

d. El OPHI II (Entrevista histórica del desempeño ocupacional)

195. Gitlin y otros (2001) diseñaron una intervención con personas cuidadoras basadas en postulados del:

a. Modelo de Participación y Redes sociales de Kieh (1981)

b. Modelo Teórico del Psicoanálisis Dinámico de Freud (1880)

c. Modelo Volitivo de Gary Kielhofner (1980)

d. Modelo Teórico de la Presión Ambiental de Lawton y Nahemow (1973)

196. Qué termino recogido en el libro blanco de la dependencia indica las características estructurales de las relaciones mantenidas por una persona (tamaño o densidad de las mismas, proximidad física, etc.):

a. Actividad social

b. Apoyo social

c. Redes sociales

d. Redes virtuales

197. Tipo de cuidado que, en su nivel más general y propio, se presta por parientes, amigos o vecinos:

a. Cuidado formal

b. Cuidado regular

c. Cuidado informal

d. Cuidado profesional

198. El perfil típico de quienes cuidan a las personas mayores en España, recogido en el libro blanco de la dependencia, puede sintetizarse en:

a. «género femenino, número singular» (Rodríguez P, 1995a)

b. «género masculino, número singular» (Rodríguez P, 1995a)

c. «género femenino, número amplio» (Rodríguez P, 1995a)

d. «género masculino, número múltiple» (Rodríguez P, 1995a)

199. Una de las técnicas que el TO aconsejará a la persona cuidadora para movilizar al paciente de la forma más correcta será:

a. Siempre que se pueda, comenzar con las movilizaciones desde la parte superior del cuerpo e ir descendiendo

b. Si existe dolor al movilizar, seguir llevándola a cabo pero de manera más suave para no hacer mucho daño

c. La movilización debe ser lo más rápida e indolora posible

d. Siempre que se pueda, comenzar las movilizaciones desde la parte inferior del cuerpo con los dos lados del cuerpo simultáneamente

200. Por qué surge la Ley de Promoción de Autonomía personal:

a. Por la disminución de la esperanza de vida en personas mayores dependientes

b. Por la reducción significativa de la disponibilidad de cuidadores/as informales

c. Por los abundantes recursos disponibles para atender a las personas mayores dependientes

d. Ninguna de las anteriores

9. Subsistemas: volitivo, habituacional y ejecutivo

201. Cuál de estos componentes pertenecen a la volición:

a. Roles b. Intereses c. Hábitos d. Rutinas

202. En los programas de intervención en Actividades de la Vida Diaria (AVD), el terapeuta ocupacional:

a. Considerará que las dificultades en el desempeño de las AVD pueden producirse en tres categorías básicas de aprendizaje: conocimientos, destrezas y actitudes

b. Tiene un rol directivo, convirtiéndose en el motor de cambio del usuario/a

c. No tendrá competencias en la reconstrucción del funcionamiento volitivo

d. Sólo participará en aquellos casos en los que el equipo multidisciplinar no cuente con personal de enfermería

203. En el Modelo de Ocupación Humana, 'Lo que encontramos disfrutable o satisfactorio de hacer':

a. Causalidad personal   b. Valores

c. Intereses   d. Volición

204. Las personas con trastorno mental grave pueden ver disminuidas sus capacidades de exploración y ejecución de actividades relacionadas con el ocio:

a. Existe un exceso de tiempo libre y una escasa ocupación satisfactoria del mismo en personas que padecen un trastorno mental grave

b. El 25% de las personas con trastorno mental grave no participan en actividades recreativas

c. El 50% de personas con un trastorno mental grave no tienen ningún tipo de ocupación

d. El 50% de las personas con un trastorno mental grave pasan la mayor parte del tiempo sentados sin hacer nada

205. En el Modelo de Ocupación Humana, 'las tareas vitales típicas necesarias para los cuidados personales y el auto-mantenimiento, tales como aseo, baño, alimentación...':

a. Actividades lúdicas

b. Actividades socializadoras

c. Actividades de la vida diaria

d. Todas son correctas

206. Dentro del Modelo de Ocupación Humana, 'el propio sentido de competencia y eficacia':

a. Causalidad personal   b. Valores

c. Intereses   d. Auto-competencia

207. 'Tiempo no ocupado por el trabajo o cualquier otra obligación de carácter personal, familiar o social, cuyo contenido está orientado hacia la satisfacción personal':

a. Ocio   b. Juego

c. Tiempo libre   d. Ocupación

208. Gary Kielhofner en su definición del concepto 'cultura' para los terapeutas ocupacionales, incluía:

a. Únicamente la educación formal
b. Únicamente la educación informal
c. Únicamente la educación laboral
d. La educación formal e informal

209. 'Patrón de pensamientos y sentimientos acerca de la propia persona como actor en el propio mundo que ocurren a medida que uno anticipa, elige, experimenta e interpreta lo que uno hace':

a. Volición
b. Intereses
c. Valores
d. Causalidad personal

210. Cuando hablamos del proceso de cambio volitivo a través del tiempo:

a. La volición es una versión de los que han sido nuestros modelos y los patrones individuales
b. La volición siempre es una versión de trabajo de uno mismo y el mundo
c. La causalidad personal de cada persona es moldeada por una perspectiva lógica sobre si mismo y el medio ambiente
d. Los pensamientos y los sentimientos volitivos nunca son modelados por la cultura tan solo la ejecución

211. La segunda edición de Kielhofner sobre el 'Modelo de Ocupación humana: Teoría y Aplicación' es de:

a. 1986   b. 1997   c. 1999   d. 1995

212. En Modelo de Ocupación Humana: 'opiniones de la vida que definen lo que tiene importancia':

a. Sentido de capacidad personal
b. Causalidad Personal
c. Convicciones personales
d. Patrón de intereses

213. Dentro del Modelo teórico de Kielhofner la definición: 'lo que una persona considera importante y significativo a hacer':

a. Causalidad personal
b. Valores
c. Intereses
d. Volición

214. En el Modelo de Ocupación Humana, 'capacidad de desempeño' es la capacidad de hacer cosas provistas por...

a. ...el estado de los sentimientos y de la experiencia objetiva correspondiente
b. ...el estado de los componentes físicos y mentales objetivos y de la experiencia subjetiva correspondiente
c. ...el estado de los sentimientos y de las emociones
d. Ninguna de las anteriores

215. 'Forma rutinaria en la cual reconocemos la importancia de la acción de ciertos aspectos del medio ambiente':

a. Hábitos
b. Apreciación
c. Habituación
d. Rol internalizado

216. En el Modelo de Ocupación Humana, 'Tendencias adquiridas a responder automáticamente y actuar de ciertas formas constantes en ambientes o situaciones conocidas':

a. Roles internalizados
b. Habituación
c. Hábitos
d. Apreciación

217. La evaluación de las Habilidades Motoras y de Procesamiento es de:

a. Trombly, 2000
b. Kielhofner, 2004
c. Fisher, 1999
d. Bonder, 1993

218. Según el Modelo de Ocupación Humana, 'configuración única de cosas preferidas para hacer que se han acumulado con la experiencia':

a. Causalidad personal
b. Sentido de capacidad personal
c. Convicciones personales
d. Patrón de intereses

219. En el Modelo de Ocupación Humana, 'cuerpo vivido' es:

a. La experiencia de ser y conocer el mundo a través de un cuerpo particular
b. La percepción propioceptiva de cada sujeto
c. El sentimiento del cuerpo como un objeto
d. Ninguna de las tres

220. Escribió: «El medio ambiente está tan íntimamente relacionado con la persona que puede considerarse parte del organismo»:

a. Eisenberg, 1977
b. Samenroff, 1983
c. Rubinstein, 1989
d. Brandt y Pope, 1997

221. Kielhofner: «Acción que ocupa un espacio social y físico particular»:

a. Lugar   b. Fuerza   c. Impulso   d. Ocupación

222. 'Autoevaluación de las propias capacidades físicas, intelectuales y sociales':

a. Causalidad personal
b. Sentido de capacidad personal
c. Convicciones personales
d. Patrón de intereses

223. Según el Modelo Teórico de Kielhofner: 'Acciones observables dirigidas a los objetivos que utiliza una persona al hacer':

a. Movimiento
b. Habilidades
c. Hábitos
d. Ninguna de las tres

224. En el modelo de ocupación humana, 'una alteración brusca, como un cambio en la cantidad, la intensidad o el grado' corresponde al nivel:

a. Cambio catastrófico
b. Cambio transformacional
c. Cambio laboral
d. Ninguna de las tres

225. En el Modelo de Ocupación Humana, 'Incorporación de una posición definida social y/o personal y un conjunto relacionado de actitudes y acciones':

a. Rol internalizado
b. Apreciación
c. Habituación
d. Hábito

10. Análisis y adaptación de actividades y del entorno

226. NO forma parte de los objetivos cuando se realiza un análisis de actividades:

a. Dividir las actividades en tareas
b. Agrupar intereses en niveles volicionales globales
c. Identificar el potencial de modificación de la actividad
d. Valorar los niveles requeridos de ejecución

227. Para terapia ocupacional las actividades son consideradas importantes herramientas de cambio, porque.. (Indique la FALSA)

a. Conciernen al quehacer del día a día
b. Implican a la persona en el proceso de hacer
c. Son necesarias para la supervivencia y pueden ser aprendidas
d. Se heredan genéticamente y permanecen estable

228. Proceso por el que pueden calibrarse las propiedades intrínsecas de una determinada actividad, tarea u ocupación respecto a su utilidad para motivar al paciente y satisfacer sus necesidades ocupacionales:

a. Análisis de la actividad
b. Ejecución de la actividad
c. Adaptación de la actividad
d. Desempeño ocupacional

229. Una actividad es 'holística', cuando:

a. Es universal, existe y prevalece en el tiempo y el espacio
b. Lleva implícita el lenguaje de lo simbólico
c. Provoca distintas respuestas
d. Está compuesta por varios elementos que están íntimamente relacionados y son interdependientes

230. 'Proceso de cambiar tareas y actividades para promover la función independiente':

a. Graduación
b. Adaptación
c. Acomodación
d. Síntesis

231. Cuando un terapeuta ocupacional gradúa una actividad para un usuario, NO se plantearía:

a. Aumentar el grado de intensidad correspondiente a la actividad
b. Incrementar o disminuir gradualmente los criterios medibles de la actividad
c. Disminuir el grado de intensidad correspondiente a la actividad
d. Aumentar la percepción de inseguridad en la ejecución

232. Toda actividad está estrechamente relacionada con:

a. Los roles y ocupaciones están relacionadas con la actividad

b. Las rutinas se relacionan con la actividad

c. La cultura, está relacionada con la actividad

d. Los roles, rutinas, culturas y ocupaciones están relacionadas con la actividad

233. Una buena adaptación de la actividad, realizada por el terapeuta ocupacional:

a. Es especialmente apropiada para personas con problemas de desempeño que no van a mejorar mucho más

b. Consiste en aumentar las habilidades cognitivas y físicas que requiere la actividad

c. No tiene en cuenta la opinión del usuario/a

d. Ninguna respuesta es verdadera

234. 'Nueva ciencia social derivada de la Terapia Ocupacional cuyo objetivo principal es el estudio del ser humano como ser ocupacional y de cómo los seres humanos llegan a comprender el sentido de su vida a través de la actividad encaminada al logro de objetivos':

a. Ciencia del Génesis ocupacional

b. Ciencia de la Ocupación

c. Ciencia Holística

d. Ciencia laboral holística

235. 'Incapacidad crónica o temporal para manejar y participar en los roles, las relaciones y las ocupaciones esperadas de una persona de edad y cultura similar':

a. Ineficacia

b. Incompetencia

c. Disfunción

d. Indefensión

236. 'Modelo de análisis general de la actividad que consta de 6 preguntas abiertas: (qué:, para qué:, dónde:, cuándo:, cómo: y quién:':

a. Modelo Básico o Simple

b. Modelo Detallado

c. Modelo centrado en la tarea

d. Modelo de análisis completo

237. Habilidad NO fundamental para que un terapeuta ocupacional pueda realizar un análisis de la actividad:

a. La de resolución de problemas

b. La de análisis

c. La de pensamiento creativo

d. La emocional gruesa

238. Cuál es, el modelo de análisis de la actividad cuya particularidad consiste en un autoanálisis de la persona después de haber realizado la actividad:

a. Análisis basado en el marco humanista

b. Análisis basado en el marco biomecánico

c. Análisis basado en el marco del neurodesarrollo

d. Modelo centrado en la tarea

239. Dentro de la discapacidad física, la actividad puede graduarse en base a:

a. Al posicionamiento angular de la persona atendida

b. Su duración, materiales y herramientas requeridos, posición y fuerza muscular

c. Al simbolismo de la actividad lúdica

d. La necesidad de supervivencia emocional

240. Objetivo de las ayudas técnicas:

a. Minimizar la desigualdad entre las capacidades de la persona y las demandas del entorno para conseguir la máxima independencia

b. Minimizar la desigualdad entre las capacidades de la persona y las demandas del entorno para conseguir la máxima dependencia

c. Aumentar la desigualdad entre las capacidades de la persona y las demandas del entorno para conseguir la máxima dependencia

d. Aumentar la desigualdad entre las capacidades de la persona y las demandas del entorno para conseguir la máxima independencia

241. Analizamos la actividad de ponerse o quitarse los zapatos desde la perspectiva de terapia ocupacional. Seleccione la tarea que NO estaría incluida

a. Saber cuál es el lado derecho e izquierdo

b. Ser capaz de inclinarse

c. Recordar cómo se hace la lazada

d. Conocer la altura del inodoro

242. Toda ayuda técnica o equipo adaptado debe cumplir con unos requisitos básicos, cuál NO lo es:

a. Ser integral

b. Dar apoyo a la persona usuaria

c. Capacitar a la persona usuaria

d. Favorecer el acortamiento muscular

243. Cuando en terapia ocupacional hablamos de la modificación del entorno físico, tendremos como objetivos:

a. Simplificar la resolución de problemas cognitivos

b. Reformar completamente el domicilio de la persona atendida

c. Facilitar el acceso y la movilidad de la persona para que pueda participar en la sociedad como un miembro activo más

d. Ninguna de las tres

244. Una actividad es 'manipulable' si:

a. provoca siempre la misma respuesta

b. Los elementos de dicha actividad pueden ser organizados y combinados hasta llegar a la actividad más adecuada para el paciente

c. Cualquier actividad requiere de la cooperación del individuo y su consentimiento en algún grado

d. No requiere de la cooperación del individuo ni de su consentimiento

245. El asiento para la bañera es una ayuda técnica para:

a. La autoayuda

b. La movilidad

c. El desempeño laboral

d. El aprendizaje

246. En el ámbito de las disfunciones físicas NO es un requisito que deba contemplar una graduación de actividades:

a. Favorecer la posición correcta

b. Respetar las normas de seguridad

c. Ceñirse a la capacidad actual de la paciente, para evitar frustraciones y mantener su motivación

d. Favorecer la espasticidad motórica

247. Indique la FALSA:

a. Cualquier actividad requiere de la cooperación de la persona y su consentimiento en algún grado

b. La actividad debe mantener y/o mejorar los niveles de funcionalidad

c. La actividad debe ser graduable

d. La actividad seleccionada es independiente de la edad de la persona a la que va dirigida

248. La clasificación de los ejercicios técnicos terapéuticos (ETT) consta de:

a. Ejercicios técnicos terapéuticos de tacto, vista, oído, gusto y olfato

b. Ejercicios técnicos terapéuticos motores, sensoriales y cognitivos

c. Ejercicios técnicos terapéuticos de motricidad y fuerza muscular

d. Ejercicios técnicos terapéuticos a favor de la gravedad, sin gravedad y con resistencia

249. Una silla de ruedas es una ayuda técnica para:

a. La comunicación

b. El aprendizaje

c. La autoayuda

d. La movilidad

250. Podemos afirmar que la graduación de las actividades es:

a. Un proyecto difícilmente realizable

b. Una forma de adecuar las distintas actividades a la edad, sexo, cultura y nivel de disfuncionalidad, para que sean realizadas por un determinado paciente

c. Una técnica que prácticamente no se usa en terapia ocupacional

d. Una técnica que sólo puede aplicarse al ámbito de la disfunción física

11. Neuropsicología: funciones del Sistema Nervioso Central

251. A qué sistema corresponde la respuesta electrodérmica como medida de la actividad psicofisiológica:

a. Sistema Nervioso Central
b. Sistema Nervioso Vegetativo
c. Sistema Nervioso Somático
d. Sistema Endocrino

252. Como resultado de qué tipo de lesiones se produce una incapacidad para identificar objetos familiares y caras de personas conocidas:

a. En la corteza visual
b. En la corteza prefrontal
c. En la corteza motora secundaria
d. Bilaterales de la corteza parietal

253. Se puede activar el circuito del refuerzo mediante la estimulación eléctrica del sistema mesolímbico, originando en el área tegmental ventral y que proyecta:

a. Al núcleo accumbens, provocando la liberación de dopamina
b. Al hipocampo, inhibiendo la liberación de dopamina
c. A la corteza prefrontal, estimulando la liberación de glutamato
d. A la formación reticular mesencefálica, provocando la liberación de glutamato

254. Cuando las conductas aprendidas por repetición, como por ejemplo ir en coche, se vuelven automáticas y rutinarias, pasan a estar controladas por:

a. La corteza motora primaria
b. El núcleo central de la amígdala
c. Los ganglios o núcleos basales
d. El hipocampo

255. Dentro del Sistema Nervioso Central, el troncoencéfalo o tronco del encéfalo está formado por:

a. El mesencéfalo, la protuberancia y el bulbo raquídeo
b. La médula espinal y los 31 pares de nervios craneales
c. El telencéfalo, con los hemisferios cerebrales
d. El cuerpo calloso y el sistema límbico

256. La apraxia ideomotora aparece como resultado de lesiones en algunas regiones de la corteza:

a. Premotora
b. Motora primaria
c. Amígdala
d. De asociación parietal

257. Los estudios demuestran que en la mayoría de los mamíferos, la participación de la vía retinohipotalámica en sincronización de conductas con el ritmo circadiano sueño-vigilia requiere necesariamente de:

a. Lumirrodopsina
b. Melanina
c. Melanopsina
d. Rodopsina

258. Cuáles son los mecanismos que intervienen durante el proceso que implica la percepción del gusto denominado «dulce» que se inicia primeramente en los botones gustativos:

a. La activación de proteínas G
b. El transporte de iones de sodio al interior celular
c. El bloqueo de los canales de potasio en la membrana neuronal
d. La acumulación de iones de hidrógeno en el interior celular

259. Prueba rápida de evaluación del neonato que analiza 5 aspectos: ritmo, respiración, tono muscular, respuesta a estímulos suavemente dolorosos y color de la piel:

a. Cumanim
b. Apgar
c. Test de Columbia
d. Boehm

260. Sobre el arco-flejo de los animales vertebrados:

a. Se produce cuando el estimulo incondicionado comienza antes que el estimulo condicionado
b. Se da con el mayor número de conexiones nerviosas para generar una acción
c. Se da una disminución en la responsividad generada por la estimulación repetida
d. Se da con el menor número de conexiones nerviosas necesarias para generar una acción refleja

261. Cuál de estas claves perceptivas se refiere a que, nuestros ojos izquierdo y derecho perciben imágenes ligeramente diferentes porque las observan desde ángulos ligeramente distintos:

a. Las claves pictóricas
b. Las claves producidas por el movimiento
c. Las claves oculomotrices
d. La disparidad binocular

262. Una región cerebral que parece estar especialmente implicada en la disminución del aprendizaje y la memoria con la edad es:

a. La corteza occipital
b. La amígdala
c. El complejo septal
d. La corteza entorrinal

263. Estímulos incondicionales de los alimentos, como su aspecto, olor o sabor promueven la liberación de:

a. Glucosa
b. Insulina
c. Glucagón
d. Angiostensina

264. Una de las regiones cerebrales más importantes en la iniciación de los efectos placenteros de los reforzadores naturales y las drogas de abuso es:

a. El cerebelo
b. La sustancia negra
c. El núcleo accumbens
d. La corteza orbitofrontal

265. Qué área actúa como conexión entre las respuestas emocionales automáticas y el control de las conductas complejas, guiando la conducta para controlar la manifestación de las respuestas emocionales:

a. La corteza prefrontal orbitofrontal o ventromedia
b. La circunvolución angular del sistema límbico
c. La circunvolución o lóbulo de la ínsula
d. El tálamo

266. A nivel macroscópico, se presenta atrofia de los lóbulos frontales:

a. En el Alzheimer
b. En el Parkinson
c. En la enfermedad de Pick
d. En la enfermedad de Huntington

267. Los datos actuales sugieren que la posible función del hipocampo en la memoria es la de:

a. Recuperar destrezas sensomotoras
b. Procesar memorias declarativas a lo largo plazo
c. Consolidar memorias adquiridas mediante condicionamiento de demora
d. Consolidar destrezas sensomotoras

268. El hipocampo de sujetos esquizofrénicos, comparado con el de sujetos normales:

a. Muestra una desorganización en la disposición espacial de sus células piramidales
b. Es menos sensible a la estimulación de los receptores metabotrópicos de glutamato
c. Está más agrandado
d. Presenta una mayor densidad de receptores del subtipo NMDA de glutamato

269. Numerosos y distintos tipos de estudios señalan de manera consistente, que una de las principales áreas cerebrales, implicadas en diferentes aspectos de las respuestas emocionales, es:

a. El lóbulo temporal izquierdo
b. La corteza cingulada
c. La corteza orbitofrontal
d. La sustancia gris periacueductal

270. Qué autor mantenía que todos los procesos psíquicos superiores (pensamiento, lenguaje, emociones, voluntad) eran movimientos reflejos:

a. V. Bechterev
b. I.P. Pavlov
c. Binet
d. I. M. Schenov

271. Diversos estudios sugieren respecto a la posible función de la corteza cerebral en las esquizofrenias, que:

a. Los lóbulos frontales de los sujetos normales son apreciablemente mayores
b. El número de las espinas dendríticas de las células piramidales corticales no está afectado por la enfermedad
c. La actividad cortical frontal es generalmente menor en sujetos esquizofrénicos
d. La eficacia de los fármacos antipsicóticos no está relacionada con una mayor actividad cortical

272. Los datos científicos actuales sugieren que:

a. Las alteraciones de la compresión del habla resultan de daños en la parte anterior izquierda del hemisferio izquierdo
b. No hay diferencias significativas en la capacidad diferencial de las cortezas auditivas de ambos hemisferios
c. Las lesiones en el hemisferio izquierdo no se traducen en el deterioro del lenguaje en personas que usan el lenguaje de los signos
d. En el hemisferio derecho se procesan mejor las tareas de relación espacial

273. Dónde se integra, en última instancia, la información sobre el dolor:

a. Sustancia gris periacueductal
b. Corteza temporal
c. Corteza cingulada
d. Corteza parietal anterior

274. Algunos paciente epilépticos informan del sentimiento de un intenso miedo que suele preceder al inicio del ataque. Con estos datos, puede pensarse que el foco principal del inicio del ataque estaría en:

a. El lóbulo temporal
b. La corteza cingulada
c. El hipotálamo
d. La sustancia negra

275. J. Gray propone como base neurofisiológica de la ansiedad:

a. El sistema reticular
b. El sistema de inhibición conductual
c. El hipocampo
d. El neocórtex

12. Los procesos cognitivos básicos: percepción, atención y memoria

276. Qué tipo de memoria es «aquella retención a largo plazo de la información necesaria para el uso correcto de la información entrante y recién adquirida»:

a. Memoria de trabajo
b. Memoria de referencia
c. Memoria procedimental
d. Memoria perceptiva

277. Entre las capacidades cognitivas que muestran un patrón de declive que comienza en la vida adulta y se incrementa en la vejez podemos citar:

a. El conocimiento verbal
b. La capacidad numérica
c. La memoria a corto plazo
d. La inteligencia cristalizada

278. Por cuál de estos deterioros se caracteriza fundamentalmente el síndrome amnésico:

a. Deterioro de la memoria permanente
b. Amnesia retrógrada y anterógrada
c. Desorientación espacio- temporal y funcionamiento deficitario de la memoria a corto plazo semántica
d. Deterioro de la memoria operativa

279. 'Alteración de la atención que puede explicarse porque la persona presenta una gran concentración sobre alguna cuestión concreta, lo que a su vez le lleva a desatender al resto de los estímulos excepto aquellos muy mecánicos o habituales':

a. Hipervigilancia   b. Ausencia mental
c. Distraibilidad   d. Confusión

280. 'Paramnesia' es:

a. Errores, aparentemente sin importancia, como el olvido de nombres y fechas
b. La dificultad para recordar una palabra que es conocida
c. La incapacidad para adquirir nueva información
d. Una distorsión patológica de la memoria debido a la inclusión de detalles falsos o por una referencia temporal incorrecta

281. 'Amnesia disociativa caracterizada por la imposibilidad de recordar los hechos ocurridos durante un período de tiempo específico, por lo general las primeras horas que siguen a un suceso traumático:

a. Amnesia continua
b. Amnesia localizada
c. Amnesia selectiva
d. Amnesia generalizada

282. Qué otro nombre recibe la distraibilidad o labilidad de la atención:

a. Ausencia mental   b. Hiperprosexia
c. Paraprosexia   d. Pseudoaprosexia

283. Qué tipo de memoria se encarga de los sistemas involuntarios en la adquisición, mantenimiento y uso de habilidades motoras y cognitivas:

a. Memoria operativa
b. Memoria semántica
c. Memoria procedimental
d. Memoria episódica

284. El paradigma de amplitud de memoria dividida consiste en atender a:

a. Dos mensajes diferentes presentados simultáneamente, cada uno en un oído
b. Un solo mensaje presentado primero en un oído y luego en otro
c. Uno de los dos mensajes simultáneos, mientras se repite uno en voz alta
d. A un mensaje auditivo mientras realiza una tarea de seguimiento visual

285. Qué tipo de memoria primaria interviene cuando la información tiene que mantenerse sólo el tiempo suficiente para completar una tarea particular:

a. Memoria de referencia
b. Memoria de trabajo
c. Memoria perceptiva
d. Memoria prospectiva

286. Qué clase, dimensión o función atencional está más alterada en el trastorno por déficit de atención con hiperactividad:

a. Atención selectiva
b. Atención dividida
c. Atención sostenida
d. Atención focalizada

287. Combinación de distintas cualidades sensoriales que se funden en una única experiencia perceptiva:

a. Sinestesia
b. Sensaciones anormales simultáneas
c. Escisión
d. Alucinación refleja

288. Incapacidad para distinguir lo real de lo imaginario, con pérdida de capacidad para tener un pensamiento claro y coherente:

a. Obnubilación
b. Estupor
c. Letargia
d. Estado confusional

289. Incapacidad para atribuir significado y reconocer la experiencia perceptiva:

a. Anosmia
b. Agnosia
c. Ageusia
d. Acatasia

290. Memoria que usamos para planificar lo que tenemos que hacer para llegar a tiempo a una cita el próximo martes:

a. Memoria prospectiva
b. Memoria semántica
c. Memoria a largo plazo
d. Memoria episódica

291. Visión en túnel, es un fenómeno que la psicología cognitiva atribuye al papel que cumple la atención como:

a. Selectiva
b. Semántica
c. Activación
d. Expectativa

292. Qué tipo de anomalías son las metamorfopsias:

a. Anomalías en la percepción del color
b. Anomalías en la percepción del tamaño y/o forma
c. Anomalías en la propiocepción táctil
d. Anomalías en la percepción de la cualidad

293. Cuando un paciente parece incapaz de establecer los nexos que habitualmente existen entre dos o más percepciones procedentes de modalidades sensoriales distintas, estamos ante:

a. Una despersonalización
b. Una ilusión
c. Una analogía hipnagógica
d. Una distorsión en la integración de la percepción

294. Grado más intenso de distraibilidad y ausencia completa de atención:

a. Aprosexia
b. Anosmia
c. Ausencia mental
d. Indiferencia atencional

295. La hiperprosexia es típica en pacientes con alteraciones de tipo:

a. Depresivo
b. Obsesivo
c. Maníaco
d. Esquizofrénico

296. Cuál es una de las diferencias entre los enfermos de Alzheimer y los subcorticales (especialmente Huntington y Parkinson):

a. Hay mayor pérdida de la memoria de reconocimiento en Alzheimer
b. La tasa de olvido es más lenta en Alzheimer
c. Hay mayor pérdida de la memoria en las subcorticales
d. La capacidad para codificar semánticamente la información parece preservada en las subcorticales, mientras que en el Alzheimer parece bastante deteriorada

297. Cómo actúan los sesgos de la memoria implícita en el procedimiento cognitivo de la ansiedad:

a. Anticipan las consecuencias de la situación amenazante
b. Facilitan la ejecución de tareas que no requieren un recuerdo intencional o consciente
c. Producen una mejora en la recuperación de los recuerdos
d. Producen un sesgo en la información entrante

298. 'Alteraciones reversibles de memoria que impiden al sujeto recordar experiencias o acontecimientos, predominantemente de tipo autobiográfico y que suelen aparecer tras acontecimientos traumáticos o situaciones muy estresantes:

a. Síndrome amnésico
b. Delirium
c. Hiperamnesia
d. Amnesia psicógena

299. Qué tipo de imagen aparece cuando el individuo no fija la atención en ella, y por el contrario, desaparece cuando se concentra en la experiencia:

a. Imágenes parásitas
b. Imágenes consecutivas
c. Imágenes alucinoides
d. Imágenes anómalas

300. Los pacientes con Alzheimer muestran un deterioro severo en el recuerdo de sucesos pasados, especialmente de los ocurridos a partir del inicio de la edad adulta, esto es:

a. Síndrome amnésico
b. Amnesia funcional
c. Amnesia retrógrada
d. Amnesia anterógrada

13. La entrevista como instrumento de terapia ocupacional

301. El contacto ocular entre entrevistador y entrevistado responde fundamentalmente al tipo de mensaje no verbal encuadrado a nivel de:

a. Relaciones motoras y emocionales
b. Sintomatología paranoide
c. Control voluntario del entrevistado
d. Sintomatología obsesiva

302. En una entrevista, la 'Confidencialidad' es:

a. La cualidad de los datos e informaciones reservados o secretos y se aplica a los datos del individuo que no deben o no pueden ser difundidos en público pero si transmitidos a terceros, sin consentimiento del familiar
b. La cantidad de los datos e informaciones reservados o secretos y se aplica a los datos del individuo que no deben o no pueden ser difundidos en público o transmitidos a terceros, aún con el consentimiento del interesado
c. La cualidad de los datos e informaciones reservados o secretos y se aplica a los datos del individuo que no deben o no pueden ser difundidos en público o transmitidos a terceros, aún con el consentimiento del interesado
d. La cualidad de los datos e informaciones reservados o secretos y se aplica a los datos del individuo que no deben o no pueden ser difundidos en público o trasmitidos a terceros, sin consentimiento del interesado

303. Una limitación de la entrevista como técnica de investigación social, consiste en que el entrevistado:

a. Tenga distinta ideología que el entrevistador
b. Sea incapaz de responder
c. Sea incapaz de leer
d. Sea de distinta raza

304. Qué factor NO debemos analizar en una primera entrevista con un paciente que tiene antecedentes de consumo de estupefacientes:

a. La edad de inicio
b. La droga de elección en el inicio del consumo
c. El nivel de noradrenalina en sangre
d. El entorno social

305. Entre entrevistador y paciente, es necesario qué se establezca algún tipo de relación:

a. Sólo en determinadas ocasiones
b. Es imprescindible que se establezca una relación empática positiva, y en caso de no ocurrir, lo más lógico es cambiar a un formulario cerrado
c. No es necesario que se establezca empatía ya que la entrevista debe ser objetiva por una serie de test estructurado
d. Es imprescindible que se establezca una relación empática positiva, y en caso de no ocurrir, lo más lógico es cambiar de entrevistador

306. Una de las características esenciales de la entrevista como instrumento de evaluación y diagnóstico es:

a. El registro escrito de la información prescrita
b. Tener un objetivo predeterminado
c. El cuantificar los resultados estadísticos
d. El cuantificar los resultados empíricos

307. Atendiendo a la finalidad de la entrevista:

a. La entrevista diagnóstica tiene como objetivo prioritario orientar
b. La entrevista de investigación tiene como objetivo prioritario operar un cambio
c. La entrevista de orientación vocacional tiene como objetivo prioritario asesorar sobre estudios o profesiones futuras
d. La entrevista terapéutica tiene como objetivo prioritario establecer un diagnóstico

308. Sobre la escucha activa durante una entrevista:

a. Se manifiesta sobre todo con conductas verbales
b. Tiene la ventaja de provocar en el paciente el deseo de seguir hablando de sí mismo
c. Se facilita planteando preguntas cerradas
d. No es compatible con la empatía

309. Cuando encontramos que el informe verbal del cliente manifestado durante la entrevista refleja adecuadamente su conducta en el ambiente natural, a qué nos estamos refiriendo:

a. A la validez de la entrevista
b. A la inconsistencia de los patrones referenciales en la entrevista
c. A la concordancia entre evaluador y evaluado
d. A la consistencia psicométrica y estructurada de la entrevista

310. Si la información obtenida por un terapeuta ocupacional (entrevistador) es idéntica a la que obtendría otro profesional distinto, que pretende el mismo objetivo, a qué criterios de valoración de fiabilidad o validez de la entrevista nos estamos refiriendo:

a. A la validez test- criterio de la entrevista, también denominada «Validez test- criterio del evaluador»
b. A la validez de contenido de la entrevista, también denominada «Contenido válido del entrevistador»
c. A la validez criterial de la entrevista, también llamada «Validez criterial del evaluador»
d. A la fiabilidad de la entrevista, también llamada «Fiabilidad del evaluador»

311. Primer elemento del que debe recabar información el terapeuta ocupacional:

a. El área problemática que más preocupa al paciente
b. Las situaciones en las que tiene lugar la conducta problema
c. Las consecuencias que tiene la conducta
d. Las consecuencias que tienen la conducta en sus cuidadores formales

312. Desde un enfoque conductual, la entrevista se caracteriza por:

a. Pretende elaborar las implicaciones que provocan los contenidos inconscientes sobre distintas esferas del paciente
b. Su principal objetivo es la identificación de la conducta problema
c. Da importancia fundamentalmente a la comunicación verbal y paralingüística, pero no a la comunicación no verbal
d. Dar importancia a la relación interpersonal real con el paciente

313. Entrevista en la que el entrevistador permite al entrevistado en función de sus propias necesidades, expresarse libremente formulando preguntas abiertas:

a. Entrevista diagnóstica
b. Entrevista estructurada
c. Entrevista libre
d. Entrevista semiestructurada

314. Durante la entrevista se inicia un proceso de evaluación; el terapeuta ocupacional observa que el paciente presenta una cierta desorientación temporal y lo que parece ser una cierta confusión mental. Para establecer mejor el estado mental antes de continuar la evaluación podría ayudarse de:

a. Una prueba breve, por ejemplo, el Mini-Mental (Folstein, et al., 1975
b. Una prueba de inteligencia (C.I.) por ejemplo el W.A.I.S. (Wechsler, 1958)
c. Una batería neuropsicológica, por ejemplo la Halstead-Reitan
d. Ninguna de las anteriores

315. Constituye un error frecuente de los entrevistadores menos experimentados al realizar una entrevista:

a. Establecer un objetivo terapéutico
b. Tener en cuenta los roles apropiados del entrevistado y del entrevistador
c. Establecer un objetivo diagnóstico
d. Pasar por alto la comunicación no verbal

316. Elementos esenciales que han de ser indagados durante la entrevista:

a. La conducta problema, sus antecedentes y consecuentes, así como la historia del problema
b. Los antecedentes y consecuentes de la respuestas modelada
c. La historia de aprendizaje del sujeto
d. Las características del organismo

317. En una entrevista el paciente dice: «A estas alturas y habiendo partido de mí la decisión de dejarlo, yo tendría que sentirme cohibido cuando me la encuentro. Pero la verdad es que me siento incómodo, como inseguro»; y la entrevistadora: «En tu opinión, tus sentimientos no se adecuan a las circunstancias». La entrevistadora le ha dado una respuesta de escucha denominada:

a. Clarificación
b. Reflejo
c. Paráfrasis
d. Resumen

318. Atendiendo a la finalidad de cada tipo de entrevista:

a. La diagnóstica tiene como finalidad prioritaria orientar al usuario
b. La diagnóstica su finalidad es recoger la biografía del entrevistado y establecer un diagnóstico
c. La terapéutica tiene como finalidad prioritaria establecer un diagnóstico
d. La de investigación tiene como finalidad prioritaria operar un cambio en el usuario

319. Qué estrategias de comunicación son útiles en el transcurso de la entrevista para elicitar o mantener la expresión verbal de una persona:

a. Utilizar la técnica de la confrontación directa
b. Mantener el silencio a lo largo de la entrevista, sin mirar al paciente directamente
c. Comentarios confirmatorios y retroalimentación de la comunicación
d. Emitir juicios y dar consejos

320. Oficialmente NO está capacitado para realizar una entrevista clínica:

a. El médico
b. El psiquiatra
c. El T.O.
d. El celador

321. Para ajustar una entrevista clínica a un objetivo exclusivo de diagnóstico (DSM-IV o CIE-10), sería recomendable:

a. Realizar una entrevista semiestructurada que vaya identificando los criterios que el entrevistado cumple y los que no cumple, hasta identificar los trastornos presentes y no presentes
b. Realizar una entrevista clínica abierta y esperar a que el paciente vaya manifestando sus problemas hasta identificar los trastornos presentes
c. No es recomendable ofrecer diagnósticos sobre trastornos mentales a partir de datos provenientes de entrevistas
d. Una serie de preguntas incluidas en la conversación para delimitar mejor el problema

322. Durante la entrevista, al evaluar a una persona que presenta un problema depresivo, el entrevistador clínico quiere obtener una validez convergente de la información. Para ajustarse a los principios establecidos por los estudios de matrices multirasgo/multimétodo, puede utilizarse:

a. Distintos tipos de preguntas durante la entrevista (abiertas/ cerradas)

b. Entrevista, Inventario de depresión de Beck, un HRDS (Hamilton Depression Rating Scale) y una prueba proyectiva, como el test de Rorschach (Exner, 1978)

c. Una entrevista con el paciente y otra con familiares o informantes

d. Distintos métodos de observación, con distintos observadores, para aumentar la fiabilidad

323. Durante el curso de una entrevista en terapia ocupacional cuál de las cuatro alternativas es la respuesta adecuada que debe darse en la siguiente verbalización de un paciente: Paciente: «He tenido problemas con mi compañera de habitación»:

a. Ya me habían informado del conflicto y sé que el problema está en tu compañera

b. Probablemente se debe a algún conflicto interno no resuelto

c. Puedes decirme algo más sobre ese asunto:

d. Yo también tuve ese problema mientras viví en la residencia. Lo que me pasaba era que...

324. Un proceso de evaluación finaliza:

a. Con el contraste de la hipótesis

b. Cuando se inicia el tratamiento

c. Cuando termina el tratamiento

d. Con la evaluación de la efectividad de la intervención

325. La tercera etapa de la entrevista es la de 'cierre', y consiste en:

a. Realizar formulaciones en afirmativo para evitar el efecto de halo o sesgo del entrevistador

b. Consolidar los logros alcanzados durante las etapas anteriores al proceso

c. Identificar el problema para llevar a cabo la elaboración de hipótesis

d. Que el paciente se sienta cómodo y se genere confianza

14. Terapia ocupacional y las teorías del aprendizaje y aprendizaje social

326. Según la teoría del Aprendizaje Social de J. Rotter (1954) la sensación de control interno en el área cognitiva:

a. Es mayor en personas con un nivel cultural bajo

b. Aumenta con la edad

c. Es mayor en las mujeres

d. Es mayor en los niños pequeños

327. Una de estas técnicas se considera un subtipo de castigo negativo:

a. Sensibilización encubierta

b. Condicionamiento aversivo con estímulos olfativos

c. Encadenamiento

d. Coste de respuesta

328. En qué tipo de procedimiento del condicionamiento instrumental (operante) la respuesta da lugar a la terminación de un estímulo condicionado aversivo:

a. Recompensa

b. Omisión

c. Escape

d. Castigo

329. Recuperación de la respuesta excitatoria a un estímulo extinguido producida por exposiciones al estímulo incondicionado:

a. Extinción

b. Restablecimiento

c. Moldeamiento

d. Facilitación

330. Cuando el estímulo incondicionado ocurre un poco antes del estímulo condicionado se da condicionamiento:

a. hacia atrás

b. de demora larga

c. de demora estático

d. de huella

331. Tipo de aprendizaje que se manifiesta sin que exista un refuerzo obvio:

a. Aprendizaje latente

b. Aprendizaje vicario

c. Aprendizaje por insight

d. No existe ese tipo de aprendizaje

332. Realizó una serie de trabajos que constituyeron los orígenes de las técnicas operantes en modificación de conducta:

a. Kazdin

b. Lindsey

c. Thorndike

d. Ayllon

333. Qué tipo de castigo empleamos cuando aislamos al sujeto de la posibilidad de obtener un reforzamiento positivo durante un tiempo:

a. Castigo secundario

b. Tiempo fuera

c. Castigo por sobrecorrección

d. Coste de respuesta

334. De qué tarea se trata cuando se requiere que el sujeto detecte la señal que consiste en la presentación esporádica o imprevisible de una señal o estímulo (señal crítica), a lo largo de un periodo de tiempo relativamente largo (una hora o más):

a. Tarea de vigilancia

b. Priming

c. Stroop

d. Paradigma de búsqueda visual

335. Tipo de consecuencia de una conducta que sólo se da después de que se ha realizado tal conducta objetivo y nunca en otro tipo de situaciones:

a. Contingente

b. Respondiente

c. Operante

d. Reforzada

336. Qué tipo de fenómeno puede explicar que un paciente agorafóbico evite ir a supermercados, porque cuando va, tiene intensas reacciones de ansiedad:

a. Extinción

b. Tiempo fuera

c. Coste de respuesta

d. Reforzamiento negativo

337. Para el mantenimiento a largo plazo de una conducta adquirida previamente es apropiado qué programa de reforzamiento:

a. intermitente

b. condicionado

c. estratificado

d. continuo

338. Característica definitoria del modelado coping:

a. El sujeto observa al modelo enfrentándose a una situación

b. El modelo comienza a un nivel similar al del observador y va mostrando poco a poco las habilidades necesarias para resolver la situación

c. Es un tipo de modelado específico que se utiliza exclusivamente en el tratamiento de las fobias

d. El modelo es el propio observador que previamente ha grabado su actuación

14

339. Qué proceso se produce en el momento en que un animal detecta una necesidad o percibe un estímulo atractivo que quiere conseguir:

a. Decisión y elección de meta
b. Control del resultado
c. Activación
d. Dirección

340. La reciprocidad triádica propuesta por Bandura en su modelo cognitivo social del aprendizaje hace referencia a la influencia relativa de:

a. La frecuencia, la intensidad y la duración de los reforzadores
b. Los factores personales, ambientales y comportamentales
c. La persona que imita, la persona que es imitada y la motivación
d. La persona que imita, la persona que es imitada y la conducta a imitar

341. Adquisición o modelado de conductas nuevas, facilitación e inhibición y desinhibición, son efectos de un tipo de aprendizaje postulado por:

a. Gagné
b. Skinner
c. Watson
d. Bandura

342. Los procesos propuestos por Bandura para explicar el aprendizaje observacional son: (Selecciona la respuesta correcta más completa)

a. Atención, retención, reproducción y motivacional
b. Memoria, observación, activación y motricidad
c. Activación, traducción neural, fijación y reproducción
d. Definición, categorización, agrupamiento y memoria

343. Para tratar fobias infantiles el más eficaz es el modelado...

a. social
b. filmado
c. participante
d. virtual

344. Bandura define «Autoeficacia» como:

a. Toda acción dirigida a uno mismo
b. Una acción equivalente a la capacidad global, inteligencia
c. Una acción que equivale al autoconocimiento
d. Es la percepción y expectativa de que uno es capaz de afrontar satisfactoriamente los problemas y de alcanzar resultado reales con sus acciones

345. Según la competencia del modelo, el modelado se puede clasificar en:

a. En vivo, simbólico y encubierto
b. 'Mastery' y 'Coping'
c. Individual y grupal
d. Simple y múltiple

346. Para Albert Bandura, el aprendizaje por imitación se produce por:

a. Adquisición de representaciones cognitivas
b. Asociación
c. Ensayo y error
d. Retroalimentación propioceptiva

347. Cuál de estas propuestas es planteada dentro de los modelos del aprendizaje social cognitivo:

a. No es importante en la predicción de la personalidad variables cognitivas como valores y necesidades
b. Los impulsos y necesidades determinan el comportamiento
c. Potencial de necesidad y valor de la conducta son los determinantes del comportamiento
d. Expectativas y valor de la necesidad son variables relevantes en el estudio de la personalidad

348. Cuál de estas propuestas indican las fuentes de la autoeficacia según Bandura:

a. Persuasión verbal, logros de ejecución y locus de control
b. Éxitos de ejecución y persuasión verbal
c. Éxitos de ejecución, experiencia vicaria y perfección de controlabilidad
d. Locus de control interno y atribución interna-inestable

349. Si nos fijamos en el condicionamiento clásico de Pavlov, a qué equivale la respuesta no condicionada, es decir, la salivación:

a. El estímulo condicionado
b. El estímulo neutro
c. El reflejo no condicionado
d. El reflejo condicionado

350. Según J. B. Rotter y su teoría del Aprendizaje Social, tanto las expectativas generales como las específicas son:

a. Metas y objetivos
b. Probabilidades objetivas
c. Predisposiciones innatas
d. Juicios y creencias

15. Terapia ocupacional y las habilidades de competencia social y asertividad

351. Objetivo NO específico del programa de habilidades sociales:

a. Mejorar la adaptación e integración del usuario a su medio ambiente
b. Aprendizaje de comportamientos asertivos
c. Reducir la sintomatología negativa gracias a la adquisición de nuevos repertorios de interacción
d. Prevenir las caídas

352. Qué modelo de habilidades sociales mantiene que la conducta social deseada en ocasiones no se produce debido a la existencia de autorreferencias negativas acerca de sí mismo que tiene el individuo:

a. Modelo de discriminación defectuosa
b. Modelo de ansiedad condicionada o de cogniciones inadecuadas
c. Modelo depresivo
d. Modelo de déficit conductual

353. En un programa de entrenamiento de habilidades sociales en personas con trastorno mental grave:

a. Asegurarse de que el paciente comprende los principios básicos de la conducta social adecuada a entrenar
b. Comenzar por el entrenamiento de habilidades sociales específicas
c. Obviar las repercusiones del desempeño de esa conducta en el entorno cultural del paciente
d. No evaluar la generalización del aprendizaje en los contextos de ejecución habituales del paciente

354. 'Utilizar el elogio sincero o la expresión de sentimientos positivos, antes y después de expresar algo que pueda molestar al interlocutor':

a. Técnica del sándwich
b. Técnica del disco rayado
c. Técnica de inversión
d. Técnica del banco de niebla

355. Sobre las habilidades sociales:

a. Son conductas principalmente heredadas a través de la genética
b. Las leyes del aprendizaje son difícilmente aplicables al desarrollo de las habilidades sociales
c. La efectividad de la habilidad sólo hace referencia al logro del objetivo
d. El consenso social es un aspecto muy relevante para la aceptación de una conducta como habilidosa

356. Qué ámbito de las habilidades sociales tiene afectado una persona que no sabe ajustar el volumen y tono de su habla a la situación social en que se encuentra:

a. En el paralingüístico
b. En el interactivo
c. En el proxémico
d. En el verbal

357. En un entrenamiento en habilidades sociales: 'dejar de reforzar los primeros comportamientos aprendidos para comenzar a reforzar solamente los que se acercan más a la meta deseada':

a. Técnica del sándwich
b. Reforzamiento negativo
c. Moldeamiento
d. Psicodrama

358. Es considerado un antecedente del entrenamiento en habilidades sociales por ser el primero en describir la conducta asertiva:

a. Moreno
b. Peck
c. Salter
d. Hersen

359. 'Bunto en común con la crítica que realiza la otra persona, dándole parte de la razón y, a la misma vez, exponiendo otro punto de vista':

a. Técnica del banco de niebla
b. Técnica del disco rayado
c. Técnica de aserción negativa
d. Técnica del sándwich

360. Qué estrategia o procedimiento concreto, utiliza la frase clave «sí, pero...», para expresar siempre lo mismo y persistir en la postura personal, del entrenamiento en habilidades sociales:

a. Técnica de aserción negativa
b. Técnica del disco rayado
c. Técnica de la inversión
d. Técnica del recorte

361. Dentro del entrenamiento en habilidades sociales puede utilizarse el modelado para que el sujeto adquiera determinados tipos de respuesta. En tal caso, el modelo elegido debe ser:

a. Ser muy competente e ir disminuyendo esa competencia a lo largo del entrenamiento
b. Incompetente para que el sujeto se identifique con él
c. Ser relativamente competente (un poco más que el sujeto) e ir aumentando esa competencia a lo largo del entrenamiento
d. Muy competente y mantener constante esa competencia a lo largo de todo el entrenamiento

362. Tengo que llevar a cabo el programa de entrenamiento en habilidades sociales. Cuál de estas consideraciones debo tener en cuenta durante el desarrollo de este programa:

a. Insistir en el feedback de los aspectos positivos de su conducta más que en el feedback de los negativos
b. No permitir que el propio sujeto evalúe su actuación, pues probablemente será negativo y le deprimirá
c. Comenzar primero por los aspectos cognitivos y verbales para pasar posteriormente a los aspectos no verbales
d. Que es mejor utilizar un modelo que sea muy competente

363. Técnica a usar cuando uno se siente atacado y se ha equivocado, donde hay que admitir el error y cambiar rápidamente a verbalizaciones positivas:

a. Técnica de la inversión
b. Técnica de aserción negativa
c. Técnica del recorte
d. Técnica del disco rayado

364. Si el paciente se imagina un modelo adecuado realizando una conducta en una situación concreta, durante el entrenamiento en habilidades sociales, se trata de un:

a. Modelo encubierto
b. Modelado de maestría (Mastering)
c. Modelado en coping
d. Modelado en sensibilización encubierta

365. Al diseñar y poner en marcha un programa de entrenamiento en habilidades sociales, se deberá tener en cuenta:

a. Que hay que comenzar trabajando los aspectos cognitivos y verbales para pasar posteriormente a los aspectos no verbales
b. Que hay que insistir en el feedback de los aspectos negativos para corregirlos antes de desarrollar los positivos
c. Que es mejor, utilizar un modelo ligeramente más competente que el paciente, que un modelo mucho más competente
d. Que el paciente ha de realizar el entrenamiento en entornos reales antes de proceder al entrenamiento en habilidades sociales

366. Forma de aplicación más eficaz del entrenamiento en habilidades sociales:

a. La individual, que permite centrarse en las dificultades específicas de cada persona
b. La grupal, en grupos de 4-12 personas, que permita un adecuado control de la sesión
c. La individual con un terapeuta y un coterapeuta
d. La grupal, en grupos diversos mayores de 12 personas

367. Considera central los entrenamientos en habilidades sociales para los tratamientos del comportamiento agresivo:

a. Mahoney
b. Kazdin
c. Goldstein
d. Sandín

368. Con qué objetivo se utiliza el entrenamiento en habilidades sociales en los pacientes depresivos:

a. Obtener más refuerzo y más estímulos positivos en las relaciones interpersonales
b. Hacer frente a la ideación suicida
c. Reestructurar los sesgos cognitivos del paciente en relación con su competencia social
d. Establecer metas u objetivos más acordes con la posibilidad de alcanzarlos

369. En el entrenamiento de solución de problemas de D'Zurilla, 'fase de 'orientación general hacia el problema':

a. Darse cuenta de que los acontecimientos vitales estresantes pueden activar los esquemas básicos disfuncionales
b. Considerar que las situaciones problemáticas forman parte de la vida diaria y que es posible hacerles frente de forma eficaz
c. Generar una serie de alternativas que puedan resultar eficaces para solucionar el problema
d. Evaluar las alternativas de solución disponibles y seleccionar la mejor (o mejores)

370. Tu compañero de piso deja la cocina sucia. Es respuesta 'Asertiva':

a. No decir nada, protestar internamente
b. «Has dejado sucia la cocina, me siento mal, procura recogerla y la convivencia mejorará»
c. No dices nada, y la recoges
d. Le recriminas que es un desordenado

371. Tres grandes categorías en que se clasifican las señales no verbales:

a. Gestos faciales, corporales y ademanes
b. paralingüística, proxénica y gestos
c. expresión facial, sonrisa y volumen
d. kinesia, proxémica y paralingüística

372. En el tratamiento de la depresión, 'aserción positiva' son conductas...

a. que permiten a la persona defender sus derechos e intereses
b. relativas a la expresión de afecto, aprobación y alabanza hacia otras personas
c. de iniciar conversaciones, hacer preguntas y realizar autorrevelaciones apropiadas
d. para imponer los propios intereses por encima de los intereses de los demás

373. Tendencia de un grupo a tomar decisiones que son más extremas que la media de las posiciones iniciales de los individuos del grupo:

a. Cohesión grupal
b. Polarización grupal
c. Mente grupal
d. Cultura grupal

374. 'Proceso de facilitación social':

a. La presencia de otras personas influye haciendo que los otros mejoren en la realización de tareas aprendidas o fáciles
b. Las personas mejoran el aprendizaje de tareas difíciles
c. Se explica que la mera presencia de otras personas no influye sobre la conducta de alguien
d. La presencia de otros genera un estado de alerta que dificulta el desempeño de tareas aprendidas anteriormente

375. Las personas que perciben un «locus de control interno» como causa de sus conductas:

a. Creen que lo que acontece en su vida depende de otros
b. Creen que todo está a su alcance, sólo falta la voluntad de los otros para lograrlo
c. No tienen control sobre lo que les sucede
d. Se esfuerzan y trabajan más para conseguir lo que quieren

15

16. Técnicas de modificación de conducta y terapia conductual aplicada a la terapia ocupacional

376. Es una técnica de castigo negativo:

a. La sobrecorreción
b. La saciación
c. La práctica negativa
d. El tiempo fuera

377. Qué técnica de condicionamiento encubierto utiliza imágenes mentales de estímulos aversivos como la náusea o el vómito:

a. Modelado encubierto
b. Sensibilización encubierta
c. Extinción encubierta
d. Coste de respuesta encubierto

378. Qué estrategia de autocontrol está utilizando una persona fumadora cuando quita el cenicero de su casa:

a. Reducir o eliminar estímulos discriminativos
b. Restricción física
c. Fortalecer los indicios
d. Cambiar el medio social

379. Qué variación de desensibilización sistemática incluye pensamientos positivos en el procedimiento:

a. La desensibilización autodirigida
b. La desensibilización en grupo
c. La desensibilización por movimientos oculares
d. La desensibilización en vivo

380. Qué 'desensibilización sistemática' se puede considerar una modalidad de modelado participante:

a. La 'automatizada'
b. La 'virtual'
c. La 'de autocontrol'
d. La 'por contacto'

381. Qué fase de la economía de fichas tiene como objetivo convertir la ficha en un reforzador generalizado:

a. La fase de desvanecimiento
b. La fase de muestreo
c. La fase de establecimiento del programa
d. La fase de aplicación contingente

382. Qué procedimiento conviene aplicar con la extinción:

a. El castigo positivo
b. El reforzamiento positivo
c. El aprendizaje de escape
d. El castigo negativo

383. Qué proceso mejora perfectamente el modelado múltiple:

a. La generalización
b. La atención
c. La retención
d. La motivación

384. Qué programas de reforzamiento son más resistentes a la extinción:

a. De razón fija
b. De razón variable
c. De intervalo fijo
d. De reforzamiento continuo

385. En qué paso de la técnica de resolución de problemas se utiliza la tormenta de ideas:

a. En la orientación hacia el problema
b. En la generación de alternativas
c. En la toma de decisiones
d. En la definición del problema

386. Cuál de estas técnicas no es un procedimiento aversivo:

a. El fumar rápido
b. El bloqueo facial
c. La toma de disulfirán
d. La técnica de la tortuga

387. Qué pretende prevenir la técnica de la tensión muscular aplicada:

a. El ataque de pánico
b. El desmayo
c. La inhibición conductual
d. La fibromialgia

388. Qué respuesta se suprime en el procedimiento de la respuesta emocional condicionada:

a. La respuesta condicionada
b. La respuesta incondicionada
c. La respuesta operante
d. La respuesta de miedo

389. Una característica del condicionamiento de aversión al sabor, que lo diferencia de otras formas de condicionamiento clásico, consiste en que se produce:

a. Conforme al principio de contingencia
b. Con exposiciones prolongadas a los estímulos
c. Con un intervalo entre estímulos excesivamente largo
d. Con un número elevado de ensayos

390. Qué debe evitarse cuando se aplica la técnica de exposición:

a. La duración larga (2 horas)
b. La distracción (escape cognitivo)
c. La aplicación brusca
d. Las sesiones diarias

391. Cómo se llama el estímulo antecedente que favorece la aparición de una conducta operante:

a. Discriminativo
b. Incondicionado
c. Aversivo
d. Delta

392. Cómo se denominan los reforzadores por los que se cambian las fichas ganadas:

a. Reforzadores de canje
b. Reforzadores secundarios
c. Reforzadores materiales
d. Reforzadores de apoyo

393. Qué característica define el contrato conductual:

a. Es un acuerdo escrito
b. Es un acuerdo estándar
c. Es un acuerdo privado
d. Es un acuerdo permanente

394. De qué clase son la mayoría de las técnicas de condicionamiento encubierto:

a. Técnicas aversivas
b. Técnicas operantes
c. Técnicas de modelado
d. Técnicas cognitivas

395. Qué técnica es una modalidad de castigo negativo:

a. Reprimenda
b. Saciación
c. Sobrecorrección
d. Coste de respuesta encubierto

396. Qué clase de técnica es el bloqueo facial:

a. Técnica aversiva
b. Técnica relajante
c. Técnica cognitiva
d. Técnica de biofeedback

397. Con qué otro nombre es también conocido el aprendizaje por aproximaciones sucesivas:

a. Moldeamiento
b. Encubrimiento
c. Encadenamiento
d. Desvanecimiento

398. La técnica de «tiempo fuera de reforzamiento»:

a. Es una variación de la técnica de refuerzo positivo
b. Consiste en la retirada de las condiciones del medio que permitan obtener reforzamiento
c. Es más eficaz si no se combina con la técnica de refuerzo positivo
d. Todas las respuestas son falsas

399. El modelado es un proceso de aprendizaje observacional:

a. Que se basa en la imitación, sin necesidad de procesos cognitivos
b. En el que la conducta a instaurar se aprende a través de autoinstrucciones
c. No es aconsejable para inhibición de conductas
d. Ninguna de las respuestas es cierta

400. Qué técnica, de las siguientes que se enumeran, no tiene como objetivo aprender una conducta:

a. Moldeado
b. Instrucciones
c. Economía de fichas
d. Técnicas relajantes

17. Intervención desde terapia ocupacional con los modelos cognitivos y cognitivo-conductuales

401. La «teoría de la desesperanza» se diferencia de la «teoría cognitiva de la depresión de Beck» en que:

a. La teoría de Beck no es un modelo de diátesis-estrés

b. La teoría de la desesperanza no presupone que los pacientes distorsionen cognitivamente

c. La teoría de Beck se centra sobre todo en los procesos atribucionales

d. Ninguna es cierta

402. Según la teoría de Beck, los esquemas disfuncionales depresógenos se diferencian de los esquemas de las personas 'normales' (no vulnerables a la depresión) en relación a:

a. En relación al contenido

b. En relación a su contenido y a su forma

c. En relación a su latencia

d. En relación a su estructura

403. Distorsión cognitiva consistente en sacar conclusiones sin datos que las apoyen:

a. Abstracción selectiva

b. Inferencia arbitraria

c. Personalización

d. Magnificación

404. Uno de los objetivos principales de las terapias cognitivo conductuales para tratar a una persona con depresión es:

a. Mejorar sus relaciones familiares

b. Aumentar el tiempo libre y el refuerzo negativo

c. Mejorar sus habilidades de comunicación

d. Aumentar el refuerzo positivo que recibe el deprimido

405. Cuál es el tipo de pensamiento más accesible por medio de la introspección y el autoinforme, según la terapia cognitiva de Beck:

a. El pensamiento automático

b. Los pensamientos sobre el futuro

c. El pensamiento dicotómico

d. El razonamiento emocional

406. Cuáles son los principales objetivos de la terapia cognitiva de la depresión:

a. Los pensamientos de suicidio

b. Los pensamientos automáticos negativos y los esquemas

c. Las distorsiones semánticas

d. Identificar la triada cognitiva

407. De las siguientes terapias, cuál no se considera una terapia cognitiva:

a. La terapia racional emotiva de Ellis

b. La terapia cognitiva de Beck

c. La reestructuración racional sistemática de Goldfried y Goldfried

d. Todas las terapias mencionadas anteriormente se consideran terapias cognitivas

408. En la terapia cognitiva de Beck, cómo se conoce al hecho de seleccionar sólo algunos detalles de la abstracción experiencial:

a. Magnificación

b. Inferencia arbitraria

c. Abstracción selectiva

d. Sobregeneralización

409. Las terapias de reestructuración cognitiva de Ellis hacen uso de:

a. La aceptación incondicional del paciente

b. Técnicas de inundación

c. La técnica del role-playing

d. Todas las anteriores son correctas

410. Qué procedimiento de terapia cognitiva es realizar una tarea conductual para modificar una distorsión negativa:

a. Cognición

b. Reatribución

c. Práctica cognitiva

d. Prueba de realidad

411. Qué procedimiento encubierto es, que un cirujano novel practique en su imaginación los pasos de operación de cáncer que realizará al día siguiente:

a. Sensibilización encubierta

b. Imaginación guiada

c. Ensayo encubierto

d. Reforzamiento negativo encubierto

412. El objetivo por el que se introducen las técnicas cognitivas en la segunda fase del tratamiento cognitivo comportamental de Fairburn (1993) para la bulimia nerviosa es:

a. Modificar las ideas distorsionadas respecto a la figura y el propio cuerpo

b. Reducir la frecuencia de atracones

c. Establecer una relación terapéutica adecuada

d. Ninguna es cierta

413. Dentro de la teoría de la depresión de Beck, cuáles son los elementos que dirigen el proceso por medio del cual una persona organiza y estructura la información del mundo:

a. Las actitudes

b. Los esquemas

c. Los estados de ánimos

d. Las conductas

414. Dentro de las técnicas cognitivas se encuentran:

a. Las técnicas de reestructuración cognitivas

b. Las técnicas de manejo de situaciones

c. Las técnicas de resolución de problemas

d. Todas las técnicas enumeradas anteriormente se consideran técnicas cognitivas

415. Cuál de estas técnicas no es una técnica cognitiva:

a. La terapia cognitiva de Beck

b. La terapia racional emotiva de Ellis

c. Los métodos de autoinstrucción de Meinchenbaum

d. Las técnicas aversivas

416. Meichenbaum desarrolló un procedimiento de autorregulación verbal de las conductas, que NO tiene como componente:

a. La reestructuración racional

b. El modelado

c. La práctica de conducta

d. La abstracción

417. Entre las estrategias de regulación emocional, cuál de las siguientes sería una estrategia de aceptación dentro de las terapias cognitivo-conductuales:

a. Distracción

b. Activación conductual

c. Inhibición emocional

d. Expresión emocional ajustada

418. La terapia de aceptación y compromiso se estructura en torno a dos conceptos centrales, cuáles son:

a. La aceptación y la validación

b. Evitación experiencial y valores personales

c. La activación y el compromiso

d. La evitación experiencial y la reestructuración cognitiva

419. Cuando el entrenamiento en autoinstrucciones se realiza con niños pequeños, cuál de las siguientes indicaciones puede no ayudar al éxito del entrenamiento:

a. Potenciar que el niño memorice y utilice mecánicamente las autoinstrucciones

b. Comenzar el tratamiento con actividades de juegos

c. Trabajar con dos niños

d. Utilizar técnicas de imaginación

420. Cuál es la última fase en el procedimiento básico del entrenamiento en autoinstrucciones de Meichenbaum:

a. Modelado cognitivo

b. Autoinstrucciones encubiertas

c. Modelado cognitivo participante

d. Autoinstrucciones en voz alta

421. En qué fase de la terapia de resolución de problemas se utilizan los principios de cantidad, aplazamiento de juicio y variedad:

a. Orientación hacia el problema
b. Toma de decisiones
c. Generación de soluciones alternativas
d. Definición y formulación del problema

422. Sobre la técnica de moldeamiento:

a. Se requiere de un ambiente estructurado
b. Implica la aplicación sucesiva de reforzamiento y la extinción
c. Se puede llevar a cabo hacia delante y hacia atrás
d. La conducta meta puede ser simple o compleja

423. Sobre la utilización de la realidad virtual en exposición:

a. Sustituye totalmente a la exposición real
b. La realidad virtual permite que el terapeuta construya un entorno clínicamente significativo
c. Cualquier estímulo real puede programarse con exactitud de forma virtual
d. Los estudios indican mejores resultados frente a las técnicas imaginativas

424. Qué teorías defienden que el aprendizaje es fruto de la adquisición de conocimiento y relaciones entre los elementos en una situación de aprendizaje:

a. Las cognitivas
b. Las psicodinámicas
c. Las innatistas
d. Las neoconductistas

425. Dentro de los errores descritos por Beck, la personalización se refiere a:

a. La tendencia a atribuirse los éxitos de los demás de forma inapropiada
b. La tendencia a atribuirse sucesos externos sin base firme para realizar esta conexión
c. La tendencia a abstraerse
d. Todas las respuestas anteriores son incorrectas

18. Intervención con la familia de personas con discapacidad intelectual

426. Las intervenciones en programas de educación familiar se centran fundamentalmente en:

a. Los componentes de ejecución sensorio-motores del paciente
b. El área de ejecución de juegos y actividades de ocio del paciente
c. Los contextos de ejecución temporales del paciente
d. Los contextos de ejecución ambientales del paciente

427. Las intervenciones con programas de educación familiar:

a. Se limitará a aspectos relacionados con el manejo de la medicación
b. Podrá ser llevada a cabo en el domicilio del paciente
c. Estará descoordinada con las intervenciones del resto del equipo multidisciplinar
d. Siempre tendrán que realizarse fuera del domicilio del paciente

428. Los manuales «Cómo enseñar a mi hijo:» De Baker, Brightman, et al, enseñan habilidades:

a. básicas de autonomía
b. en tareas caseras
c. de lenguaje y comunicación
d. De los tres tipos

429. El programa de intervención enseñanza de niños/as con trastornos del desarrollo de Lovaas está dirigido a enseñar a padres, madres y profesionales para la adquisición de habilidades de autonomía personal de niños y niñas con:

a. Graves trastornos del desarrollo
b. Retraso mental leve
c. Retraso mental moderado
d. Todas las respuestas son falsas

430. Las autoevaluaciones que se obtienen a partir de autoinformes de niños y niñas, a veces no coincide con la evaluación que se obtiene a partir de autoinformes de los padres/madres. Así por ejemplo, los estudios de A. E. Kazdin (1980, 1989) han demostrado que los padres/madres que calificaban a sus hijos/as como depresivos, tendían a maximizar en éstos las puntuaciones en:

a. Desesperanza
b. Problemas de conducta
c. Baja autoestima
d. Atribuciones internas

431. Con qué concepto etológico se vincula el fenómeno del 'apego':

a. Troquelado
b. Señales disparadoras
c. Patrones fijos de adaptación
d. Fenómeno 'rêverie'

432. Relacionado con el experimento de la situación extraña de Ainsworth, si el niño/a no se resiste al contacto físico, pero no muestra señales de alegría cuando la madre regresa, qué tipo de apego manifiesta:

a. Apego desorganizado
b. Apego ambivalente
c. Apego contradictorio
d. Apego seguro

433. Las Asociaciones de Familiares de Personas con discapacidad intelectual se agrupan en:

a. La Asociación española sobre Retraso Mental (AERM)
b. La Asociación de Familiares de Síndrome de Down
c. La Confederación Española de Organizaciones para las personas con discapacidad intelectual o del desarrollo FEAPS
d. La Asociación Española de Minusválidos Físicos y Psíquicos

434. Las investigaciones sugieren que los padres y madres que proporcionan una crianza adecuada son capaces de:

a. Desentenderse de sus hijos/as
b. De jugar con ellos/as y con sus amigos/as
c. Ayudarles en las tareas escolares
d. Ponerse en el punto de vista del niño/a y comprender su conducta

435. Sobre las múltiples causas que el modelo ecológico asume en relación con el maltrato del niño/a:

a. Trastorno psicológico del padre o la madre, características del niño/a que elicitan el maltrato y valores culturales que promocionan el maltrato
b. Características del niño/a que elicitan el maltrato y la crianza con un apego seguro
c. Valores culturales que promocionan el maltrato y la presentación de patrones fijos de adaptación
d. Ninguna respuesta es cierta

436. Los manuales «Cómo enseñar a mi hijo:» De Baker, Brightman et al, están diseñados para:

a. Realizar escuelas de familia con madres y padres de niños/as con retraso mental
b. Para familias que no aceptan la discapacidad de su hijo/a
c. Reconducir las conductas infantiles
d. Entrenar a las madres y padres en habilidades básicas para niños y niñas con necesidades especiales

437. A. Main y Hesse, 1990; sugieren que hay grave riesgo para desarrollar una relación disfuncional padre-hijo, cuando:

a. Se da un apego ambivalente
b. Cuando se produce el fracaso escolar
c. Se dan patrones fijos de adaptación
d. Cuando existen conflictos personales no resueltos de los padres y madres relativos a sucesos traumáticos vividos

438. Sobre el maltrato infantil de personas con discapacidad, en el modelo ecológico se asume una causalidad múltiple, como:

a. Trastornos psicológicos del padre/madre
b. Características del niño/a que elicitan el maltrato
c. Ambas son causas
d. Ninguna lo es

439. Qué modelo de terapia familiar plantea que el cambio se produce cuando se reemplaza el juego familiar patológico por otro juego menos perjudicial:

a. Terapia del grupo de Milán
b. Terapia de MRI de Palo Alto
c. Terapia centrada en soluciones
d. Terapia estructural

440. Sobre el programa de tratamiento del trastorno negativista desafiante creado por Barkley:

a. Su principal ámbito de aplicación es el aula
b. Se trata de un programa de entrenamiento de padres y madres
c. Hace un uso intensivo del modelado
d. Se compone de 12 pasos

441. Se pueden distinguir cuatro fases en el desarrollo del apego, cuyas características vienen definidas en gran parte por el desarrollo madurativo del bebé. La segunda fase que se extiende hasta los 6 ó 7 meses se caracteriza por:

a. Una sensibilidad social indiscriminada
b. La formación de una relación recíproca
c. Una sensibilidad social discriminada pero que aún no rechaza la presencia o cuidados de desconocidos
d. La reducción del egocentrismo

442. Patrón de apego observado más frecuentemente en el niño:

a. Apego seguro
b. Apego ansioso evitativo
c. Apego ambivalente
d. Apego ansioso

443. Un padre ha reforzado en tantas ocasiones a su hijo comprándole un regalo cada vez que ha aprobado un examen, que este hecho ha perdido su carácter recompensante para su hijo. Esto es:

a. 'Saciación de respuesta'
b. 'Práctica negativa'
c. 'Saciación de estímulo'
d. 'Ppráctica masiva'

444. En relación con la genética de la conducta y siguiendo un orden que refleje la potencia de cada tipo de estudio, podemos decir que los que arrojan datos más precisos y fiables son los estudios de:

a. Poblaciones
b. Familias
c. Gemelos adoptados por familias distintas
d. Gemelos criados juntos

445. Entre las estrategias más habituales para la atención de las madres y padres de niños/as con discapacidad está:

a. La modificación de conducta
b. La escucha activa
c. La terapia cognitiva de Beck
d. La terapia multifactorial

446. Los estudios sobre la posible influencia de la depresión de los padres(padres con diagnóstico de depresión) sobre la depresión de los hijos sugieren en general que:

a. No existe relación entre depresión en los padres y depresión en los hijos
b. Los padres con depresión potencian la depresión en el hijo a través de un apego inseguro (entre hijo y los padres)
c. El proceso es inverso, son los hijos deprimidos los que generan depresión en los padres
d. La depresión paterna se ha asociado más a problemas de ansiedad

447. Dentro del proceso de aceptación del retraso mental de un hijo/a, el padre y/o la madre puede experimentar la negación del problema:

a. La negación cumple un importante papel dentro del proceso de adaptación
b. El profesional debe actuar intentando desmontar esa creencia errónea
c. El profesional debe animarles con buenas expectativas sobre su recuperación
d. Esa situación tiene mayor probabilidad de derivar en maltrato

448. Dentro del análisis del apego infantil (Ainsworth y Witting, 1969), 'niño que no busca proximidad y contacto con su madre en una situación extraña y muestra una conducta exploratoria activa':

a. independiente
b. seguro
c. inseguros huidizo
d. desorganizados o desorientado

449. Los manuales «Cómo enseñar a mi hijo:» De Baker, Brightman, están diseñados con el objetivo de:

a. Orientar y ayudar a las familias que no aceptan la discapacidad de su hijo/a
b. Enseñar habilidades complejas
c. Crear escuelas para niños y niñas con parálisis cerebral
d. Ninguna de las tres

450. Cuando una familia recibe una noticia sobre un diagnóstico de discapacidad intelectual o del desarrollo, suelen reaccionar con shock y paralización. Los profesionales deben intervenir primeramente:

a. Enseñándoles técnicas de autocontrol
b. Facilitándoles la relación con otras personas afectadas
c. Dejándoles solos para que vayan aceptando la situación
d. Intentando que el padre y la madre no se culpabilicen

19. Evolución de los enfoques de intervención en el retraso mental

451. Si hablamos de Retraso Mental, el modelo ecológico:

a. Utiliza los planteamientos del modelo comportamental y del modelo cognitivo
b. Persigue la interacción de las personas con discapacidad en el medio ambiente
c. Se basa en el modelo biológico
d. Se basa en el psicoanálisis lacaniano

452. Qué enfoques psicológicos han intervenido sobre los ámbitos de discapacidad intelectual:

a. Psicoterapia artística
b. Musicoterapia
c. Modificación de conducta
d. Todos los enfoques psicológicos mencionados en las respuestas anteriores han intervenido sobre el ámbito de la discapacidad intelectual

453. Con qué concepto etológico se vincula el fenómeno del «apego»:

a. Con el troquelado
b. Con las señales disparadoras
c. Con los patrones fijos de adaptación
d. Con el fenómeno 'rêverie'

454. De acuerdo con la Teoría de la Acción Planificada de Ajzen, el determinante directo de la conducta es:

a. La definición de la situación
b. La intención
c. La actitud hacia la conducta
d. El control conductual percibido

455. Según Piaget, la aparición de la imitación diferida es una manifestación de:

a. El concepto de centración
b. La distinción entre apariencia y realidad
c. La capacidad simbólica
d. El razonamiento transductivo

456. Según Piaget, 'proceso por el que el niño modifica sus estructuras cognitivas para integrar las nuevas experiencias':

a. Organización
b. Sensibilización
c. Descentración
d. Naturalización

457. Modelos de intervención con las personas con retraso mental durante el siglo XX:

a. psicométrico, evolutivo, comportamental y cognitivo
b. médico, el educacional, el psicométrico y el evolutivo
c. asistencial, psicométrico, el de exclusión y el ecológico
d. psiquiátrico, psicológico, pedagógico y social

458. Cómo se ha intervenido desde un enfoque médico sobre discapacidad intelectual:

a. Utilizando terapias quirúrgicas
b. Utilizando drogas psicoactivas
c. Con tratamientos antiepilépticos
d. Todas las intervenciones médicas mencionadas anteriormente se han utilizado para intervenir sobre la discapacidad intelectual

459. Qué modelo plantea en terapia familiar que el cambio se produce cuando se reemplaza el juego familiar patológico por otro juego menos perjudicial:

a. Terapia centrada en soluciones
b. Terapia de MRI de Palo Alto
c. Terapia del grupo de Milán
d. Terapia estructural

460. Desde la epistemología de Piaget, los individuos son capaces de construir nuevos esquemas porque han heredado dos funciones intelectuales que son:

a. Asimilación y acomodación
b. Organización y adaptación
c. Autorregulación y asimilación
d. Reacción circular primaria y secundaria

461. Hablando del tratamiento temprano del Autismo infantil, los programas de intervención empleados con más éxito se basan:

a. En la teoría del apego
b. En el psicoanálisis lacaniano
c. En la teoría del aprendizaje social
d. En el análisis aplicado de la conducta

462. En genética de la conducta, siguiendo un orden que refleje la potencia de cada tipo de estudio, los que arrojan datos más precisos y fiables son los estudios de:

a. Hermanos criados juntos
b. Gemelos criados juntos
c. Gemelos adoptados por familias distintas
d. Mellizos criados en una misma familia

463. Qué enfoque de la evaluación de la inteligencia resulta más adecuado en programas de intervención para déficits cognitivos:

a. Modelo intelecto de Guilford
b. Pruebas basadas en el modelo de procesamiento de la información
c. Enfoque factorial
d. Pruebas clínicas de cociente intelectual clínicas derivadas de las escalas de Binet

464. H. J. Eysenck mostró particular interés estudiando la «inteligencia» en dilucidar:

a. Los correlatos entre cociente intelectual y los estilos cognitivos
b. El sustrato biológico o correlatos psicofisiológicos de dicho concepto
c. Los componentes cognitivos del cociente intelectual
d. Los correlatos ambientales de las puntuaciones obtenidas en los test

465. Entre sus premisas principales, el concepto de inteligencia biológica engloba, que las personas más inteligentes se caracterizan por:

a. La transmisión neuronal con un mínimo de errores
b. La menor amplitud de las ondas cerebrales durante el aprendizaje
c. La mayor homogeneidad entre lo diferentes tipos de ondas cerebrales
d. La menor actividad de su onda beta

466. Una limitación del estadio preoperacional, según Piaget, es utilizar un tipo de razonamiento que va de lo particular sin considerar los principios generales que unen hechos específicos, esto es:

a. Centración
b. Falsa creencia
c. Animismo
d. Razonamiento transductivo

467. Según la teoría del desarrollo psicosocial de Erikson, etapa que se extiende entre los 3 y 5 años:

a. La de autonomía versus inferioridad
b. La de iniciativa versus culpa
c. La de laboriosidad versus inferioridad
d. La de autonomía versus vergüenza y duda

468. El Modelo Psicométrico tiene su origen en:

a. En los trabajos de Galton, Cattell y Binet
b. A principios del siglo XX con M. Montessori en Italia
c. La escala de inteligencia Wechsler
d. Ninguna de las anteriores es correcta

469. 'Cociente Intelectual' (CI), tal como fue propuesto por L. M. Terman:

a. Edad Cronológica dividida por la Edad Mental
b. Edad Mental multiplicada por 10
c. Edad Mental menos la Edad Cronológica
d. Edad Mental dividida por la Edad Cronológica multiplicado por 100

470. Cuál fue la primera batería integrada para la evaluación de distintas aptitudes intelectuales:

a. El Test de Inteligencia Standford-Binet
b. El Test de aptitudes Diferenciales
c. El Test de matrices progresivas de Raven
d. La Escala de inteligencia Wechsler para adultos

471. Se considera como comienzo de la preocupación de la sociedad por las personas diferentes:

a. La definición de Esquirol de «idiota»
b. Cuando el médico J. Itard se encargó de educar a un niño salvaje
c. Con la educación especial conpedagogos con M. Montessori
d. Con el concepto de Cociente intelectual

472. Qué autor o autores realizaron estudios que avalan la tesis integracionista frente a las escuelas de Educación Especial segregadas:

a. Decroly (1989)
b. Montessori (1990)
c. Wang y Baker (1986)
d. Alfred Binet (1970)

473. Cuál es el término acuñado por Premack y Woodruff (1978) que hace referencia a la habilidad específica de los seres humanos de inferir y representar los estados internos de los otros y los propios:

a. Teoría de la mente
b. Constructivismo
c. Empatía
d. Apego

474. Según Piaget, 'etapa en la que el niño suele pensar que las cosas de la naturaleza han sido construidas por el ser humano'

a. Animismo
b. Artificialismo
c. Realismo
d. Error preoperatoria

475. La definición de Esquirol del término «idiota» supone un paso importante en la intervención con personas con retraso mental porque:

a. Crea un concepto que se ha generalizado a muchas personas
b. Diferencia la discapacidad intelectual de la demencia y de la confusión mental
c. Se separó el concepto de la orientación médica
d. Fue una aberración llamar idiotas a las personas con retraso mental

20. Intervención ocupacional en el retraso mental

476. Terapia más utilizada en las personas con retraso mental:

a. humanista
b. psicoanalista
c. comportamental
d. sistémica

477. Las personas con retraso mental grave requieren programas de intervención individualizados, como:

a. Programa de actividades de la vida diaria
b. Programa de comunicación y relación social
c. Programa de estimulación cognitiva
d. Los tres tipos

478. Qué programas de intervención individualizados requieren las personas con retraso mental grave:

a. Programa de comunicación
b. Programa de habilidades sociales
c. Programa de actividades de la vida diaria
d. Todos los programas mencionados en las respuestas anteriores son programas de intervención individualizados que requieren las personas con retraso mental grave

479. Técnica de terapia de conducta consistente en leer historias en las que uno o varios modelos diferentes afrontan con éxito el miedo a la oscuridad, iniciando a continuación un diálogo sobre las reacciones suscitadas y las experiencias personales del niño o la niña, y reforzando los comentarios sobre vivencias agradables:

a. Imágenes emotivas
b. Modelado simbólico
c. Práctica reforzada
d. Terapia de juego

480. En el ámbito de la modificación de conducta, qué es un 'operante':

a. Al refuerzo conseguido tras la emisión de una conducta
b. A la respuesta emitida que produce unas consecuencias en el medio, las cuales a su vez pueden controlar esa conducta
c. A la respuesta que se da en presencia de un estímulo cualquiera
d. Al estímulo que es contingente a la realización de una conducta positiva

481. Si un/a terapeuta ocupacional decide aplicar el 'tiempo fuera' en una sesión, cuál suele ser el criterio para establecer el tiempo de permanencia:

a. Medio minuto por cada 2 años de edad
b. Aproximadamente 5 minutos por año de edad
c. Nunca menos de 30 minutos
d. Aproximadamente 1 minuto por año de edad

482. Para el mantenimiento a largo plazo de una conducta adquirida previamente, qué programa de reforzamiento es más apropiado:

a. intermitente
b. contingente
c. condicionado
d. estratificado

483. Un castigo será MENOS eficaz cuanto:

a. Menos intenso sea el estímulo aversivo
b. Más se aplique de manera sistemática y consistente
c. Más duración tenga el estímulo aversivo
d. Más demorado sea desde la emisión de la conducta negativa

484. Qué técnica se suele utilizar dentro de los programas de economía de fichas para penalizar una conducta negativa sin provocar la agresividad que puede suponer el pago de fichas después de la infracción:

a. Contrato de contingencias
b. Tiempo fuera de gasto de fichas
c. Desvanecimiento del programa
d. Coste de respuesta

485. Puede interferir negativamente en el proceso de modelado de una conducta:

a. Una gran semejanza entre el modelo y el observador
b. Un alto prestigio del modelo
c. Un nivel alto de ansiedad en el observador
d. La repetición de la conducta observada por parte del modelo o del observador

486. Una persona con retraso mental que no sabe ajustar el volumen y tono de su habla a la situación social en que se encuentra, tiene problemas de habilidades sociales en el ámbito:

a. Paralingüístico
b. Proxémico
c. Interactivo
d. Verbal

487. Qué modelo de habilidades sociales mantiene que a veces la conducta social deseada no se produce debido a la existencia de autorreferencias negativas acerca de sí mismo que tiene el individuo:

a. Modelo de déficit conductual
b. Modelo de cogniciones inadecuadas
c. Modelo de ansiedad condicionada
d. Modelo depresivo

488. Queremos enseñar a un niño/a con retraso mental a cepillarse los dientes. Para ello, le realizamos nosotros todo el proceso excepto el último paso, cerrar el tubo de pasta. Cuando ya ha aprendido, de nuevo le hacemos todo el proceso hasta el penúltimo paso y él/ella acaba enjuagando el cepillo y cerrando el tubo, y así sucesivamente. Qué técnica estamos aplicando:

a. Encadenamiento hacia atrás
b. Moldeamiento
c. Reforzamiento intermitente
d. Encadenamiento hacia delante

489. Estímulo antecedente que favorece la aparición de una conducta operante:

a. Discriminativo
b. Incondicionado
c. Aversivo
d. Reforzador

490. Qué estrategia o procedimiento concreto del entrenamiento en habilidades sociales utiliza la frase clave 'si, pero...', para expresar siempre lo mismo y persistir en la postura personal:

a. La aserción negativa
b. La inversión
c. El disco rayado
d. El recorte

491. 'Reforzadores por los que se cambian las fichas ganadas':

a. Reforzadores de canje
b. Reforzadores generalizados
c. Reforzadores secundarios
d. Reforzadores de apoyo

492. Qué respuesta del sistema nervioso autónomo aumenta con la relajación:

a. La frecuencia respiratoria
b. La producción de saliva
c. La contracción de los músculos del corazón
d. La actividad de glándulas endocrinas

493. La mayoría de las técnicas de condicionamiento encubierto son:

a. Técnicas de control de la activación
b. Técnicas operantes
c. Técnicas aversivas
d. Técnicas de modelado

494. Es una modalidad de castigo negativo:

a. Práctica negativa
b. Saciación
c. Reprimenda
d. Coste de respuesta

495. Qué estrategia se utiliza para modificar ciertos aspectos del medio social o físico y así alterar la probabilidad de emitir determinadas respuestas en ese contexto:

a. La distracción cognitiva
b. La técnica de control de estímulos
c. El diálogo interno
d. El reforzamiento diferencial

496. Cuál de estas técnicas puede utilizarse para reforzar aproximaciones sucesivas a una respuesta objetivo cuando el nivel de ocurrencia actual de esa respuesta es cero o prácticamente cero:

a. El moldeamiento
b. El refuerzo diferencial de conductas incompatibles
c. La economía de fichas
d. El ensayo de conducta

497. El sistema Makaton es un programa que se utiliza en personas con discapacidad intelectual que presentan:

a. Dificultades para comunicarse
b. Problemas de comportamiento
c. Deficiencia de atención
d. Hiperactividad

498. Cuáles son las características que favorecen la motivación intrínseca:

a. Condescendencia y complejidad
b. Autodeterminación y competencia
c. Rutina y complejidad
d. Rutina y condescendencia

499. Cuáles son las atribuciones al fracaso que más posibilidades tienen de producir indefensión:

a. Las atribuciones internas, inestables y generales
b. Las atribuciones internas, estables y específicas
c. Las atribuciones externas, estables y generales
d. Las atribuciones internas, estables y generales

500. Un programa que se utiliza con personas con discapacidad intelectual, se llama sistema Makaton. Este sistema NO tiene como objetivo:

a. Facilitar una comunicación funcional
b. Mejorar la comprensión
c. Favorecer la integración social
d. Mejorar la autonomía de las actividades de la vida diaria

21. La integración de las personas con discapacidad intelectual

501. El planteamiento de desinstitucionalización se comenzó a plantear:

a. A mediados del siglo XX
b. A finales del siglo XX
c. A comienzos del siglo XX
d. A comienzos del siglo XXI

502. El planteamiento de desinstitucionalización se comenzó a plantear:

a. Gracias al principio de anormalización
b. Gracias al principio de desintegración
c. Gracias a los principios de normalización e integración
d. Ninguna de las respuestas es cierta

503. Cuándo se inició la desinstitucionalización de las personas con discapacidad intelectual:

a. Una década después que la de las personas con enfermedad mental
b. Una década antes que la de las personas con enfermedad mental
c. Al mismo tiempo que la de las personas con enfermedad mental
d. Aún no se ha empezado esa integración

504. La desinstitucionalización de las personas con discapacidad intelectual a nivel internacional tuvo su inicio:

a. Con los centros de educación especial
b. Con el desarrollo de la integración educativa
c. Con la antipsiquiatría
d. Ninguna de las respuestas es cierta

505. Sobre qué aspecto se enfatiza en el principio de normalización:

a. En que todas las personas son normales
b. En que tenemos que tener normas para vivir en convivencia
c. La ubicación de las personas en un ambiente menos restrictivo
d. Todas las respuestas son incorrectas

506. Los principios de normalización enfatizan sobre aspectos como que:

a. La ubicación de las personas tiene que darse en un ambiente lo más restrictivo posible
b. La vida de las personas no tiene que desarrollarse en comunidad
c. Todas las personas tienen que vivir fuera de su entorno habitual
d. Todas las respuestas anteriores son incorrectas

507. La doctrina de la normalización tiene como autores principales a:

a. Kanner y Lerea   b. Nirje y Wolfensberger
c. Lord y Hopkins   d. Hobsons y Krug

508. El primer proceso de integración de las personas con discapacidad en Málaga se produjo con:

a. Con la reforma psiquiátrica
b. Con el desmantelamiento del Servicio provincial de atención familiar
c. Con la integración en las escuelas
d. Las respuestas anteriores son falsas

509. Las características deseables para los lugares de vivienda alternativos dirigidos a personas con discapacidad intelectual son:

a. Proporcionar un entorno de hogar con supervisión y orientación
b. Permitir experiencias apropiadas a la edad
c. Permitir experiencias apropiadas a las necesidades de aprendizaje de la persona
d. Todas las características mencionadas en las respuestas anteriores, son características deseables para estos lugares de vivienda alternativos

510. Una de las características deseables para los lugares de vivienda alternativos es la de:

a. Proporcionar residencias con menos de 60 plazas
b. Proporcionar una educación reglada
c. Proporcionar hogares sin supervisión
d. Proporcionar apoyos habilitadores

511. Las personas con discapacidad intelectual requieren de una intervención para facilitar una adecuada integración social. Esta intervención incluye:

a. Entrenamiento en habilidades manuales
b. Entrenamiento en actividades físicas y deportivas
c. Apoyo moral
d. Entrenamiento en habilidades sociales, entrenamiento en actividades de la vida diaria y sistemas de apoyo sociales

512. Si hablamos del modelo de competencia, podemos afirmar que éste se dirige a optimizar la:

a. La educación
b. Las destrezas, habilidades y recursos de las personas
c. La psicomotricidad
d. La formación

513. El modelo de competencia busca:

a. Optimizar los recursos de las personas y de las redes sociales
b. Desarrollar redes residenciales competentes
c. Optimizar los recursos de las sociedades financieras
d. Optimizar la reforma psiquiátrica

514. El modelo de competencia se desarrolló a partir de la consolidación de:

a. La Psicología de la Salud y Comunitaria
b. Las premisas de la antipsiquiatría
c. Los programas residenciales
d. La institucionalización

515. Qué procedimiento concreto del entrenamiento en habilidades sociales consiste en decir una frase positiva antes y después de una frase negativa:

a. El disco rayado   b. El recorte
c. La técnica del sándwich   d. La inversión

516. Dentro de la Psicología Evolutiva, Erikson estudia y distingue una sucesión de etapas a lo largo del proceso evolutivo. Cuál es el aspecto del desarrollo humano del que se ocupa en sus trabajos:

a. El intelectual   b. El psicosocial
c. El afectivo   d. El cognoscitivo

517. Qué proceso de atribución causal se da ante una conducta socialmente indeseable o inconveniente:

a. La gente infiere que esa conducta no corresponde a una disposición o rasgo interno de la persona
b. Predomina una atribución situacional en detrimento de una atribución interna
c. Se recurre más a la categoría social de pertenencia de la persona para explicar la conducta de ésta
d. La gente infiere que esa conducta corresponde a una disposición o rasgo interno de la persona

518. A qué se refiere en psicología social el llamado «falso consenso»:

a. Una unidad estructurada de conocimiento general sobre un objeto o concepto
b. Creencias sobre la forma de cómo algunas causas probables de la conducta se relacionan entre sí
c. Tendencia a ver la propia conducta como más representativa o típica de los que realmente es
d. Respuesta emocional-cognitiva orientada hacia otra persona

519. En psicología social qué es 'influencia normativa':

a. La influencia para aceptar información del otro como prueba acerca de la realidad
b. El conformismo del individuo con las expectativas de los otros
c. Los individuos con mentalidad legalista se dejan influir más por la autoridad
d. Las repercusiones del cambio social en la conducta de los grupos

520. Qué se entiende en psicología social por «error fundamental de atribución»:

a. El error por el que se sobrestima el número de personas que responden como uno mismo
b. El error por el que se subestima el número de personas que responden como uno mismo
c. El sesgo del actor a hacer atribuciones disposicionales
d. El sesgo de atribuir la conducta de otro a causas internas más que a causas situacionales

521. Qué objetivos se atribuyen al Sistema Makaton, programa utilizado con personas que tienen discapacidad intelectual:

a. Facilitar una comunicación disfuncional
b. Interferir en la comprensión
c. Dificultar la integración social
d. Facilitar una comunicación funcional, mejorar la comprensión y favorecer la integración social

522. Cuál de estos modelos de habilidades sociales mantiene que en ocasiones la conducta social deseada no se produce debido a la existencia de autorreferencias negativas acerca de sí mismo que tiene el individuo:

a. Modelo de déficit conductual
b. Modelo de discriminación defectuosa
c. Modelo de cogniciones inadecuadas
d. Modelo de ansiedad generalizada

523. Para una persona afectada de retraso mental, cómo valoramos una óptima integración con su entorno:

a. Valoramos la integración social
b. Valoramos la capacidad productiva del trabajo
c. Valoramos la afectividad de las relaciones familiares
d. Valoramos las tres cosas

524. Los apoyos en las personas con retraso mental, según la definición de la Asociación Americana de Retraso Mental:

a. No existen apoyos para este tipo de población
b. Los apoyos informales son los más importantes para estas personas
c. Los apoyos en las personas con retraso mental promueven sus intereses, posibilitan el acceso a recursos y/o facilitan la independencia y la integración social
d. Los apoyos promueven la dependencia de estas personas

525. Con respecto al retraso mental, el modelo de competencia sostiene que:

a. Todas las personas, incluso con deficiencias graves pueden realizar conductas considerables como adaptativas
b. Las personas con graves deficiencias psíquicas precisan siempre de lugares residenciales
c. Las formas de entender la competencia en las personas con retraso mental son uniformes
d. Ninguna de las respuestas anteriores es cierta

22. Las personas con discapacidad intelectual gravemente afectadas

526. El sistema de diagnóstico CIE-10 (Clasificación Internacional de Enfermedades décima versión), establece como criterio diagnóstico para el retraso mental GRAVE un CI:

a. entre 20 y 34
b. entre 35 y 49
c. entre 10 y 12
d. inferior a 20

527. El CIE-10 establece como criterio diagnóstico para el retraso mental PROFUNDO un CI:

a. inferior a 20
b. entre 20 y 34
c. inferior a 15
d. entre 25 y 39

528. En el retraso mental grave, el sistema de diagnóstico CIE-10 incluye el diagnóstico de:

a. Discapacidad intelectual grave
b. Grave deterioro de inteligencia
c. Oligofrenia grave
d. Imbecilidad

529. El CIE-10 incluye el diagnóstico de:

a. Idiocia
b. Discapacidad Intelectual Severa
c. Imbecilidad
d. Retraso Mental Severo

530. Las personas con discapacidad intelectual gravemente afectadas suelen tener otros déficits como:

a. Déficit de vitaminas
b. Deficiencias alimenticias
c. Trastornos cardiacos y gastrointestinales
d. Deficiencias sensoriales, deficiencias motoras y trastornos neurológicos

531. Según el CIE-10, las personas con retraso mental profundo suelen tener asociado con frecuencia:

a. Trastornos generalizados del desarrollo
b. Problemas cardiacos y circulatorios
c. Trastornos de la sexualidad
d. Ninguna de las respuestas anteriores es correcta

532. Según la Asociación Americana del Retraso Mental, las personas con discapacidad intelectual gravemente afectadas precisan apoyo:

a. Regularmente y en algunos entornos sin limitación temporal
b. Completo, apoyo constante y de alta intensidad
c. Ocasionalmente en las necesidades básicas
d. Todos los días en algún momento en la realización de las actividades básicas de la vida diaria

533. «Las personas con discapacidad intelectual gravemente afectadas...»:

a. Suelen ser muy cariñosas

b. Tienen dificultades para comprender indicaciones

c. Se portan mejor cuando están con niños

d. Suelen colaborar en tareas domésticas

534. Los programas individualizados para personas con discapacidad intelectual gravemente afectadas tienen que incluir:

a. Musicoterapia

b. Manualidades

c. Fisioterapia

d. Programa de autonomía en actividades básicas de la vida diaria

535. En personas con retraso mental grave son frecuentes los problemas de comportamiento. Respecto a estos trastornos es necesario:

a. Aislar a las personas que los realizan

b. Controlar la alimentación

c. Valorar la intensidad, la frecuencia y las consecuencias de esos problemas de comportamiento

d. No dar la espalda a esas personas

536. Cuando las personas con discapacidad intelectual gravemente afectadas presentan problemas de comportamiento graves que pueden ocasionar daños a sí mismos y/o a los demás, es necesario usar:

a. Medidas restrictivas

b. Medidas de aislamiento

c. Supervisión continuada cuando no se utilizan medidas de contención

d. Las medidas restrictivas, las medidas de aislamiento y la supervisión continuada se utilizan para los problemas graves de comportamiento que presentan las personas con discapacidad intelectual gravemente afectadas

537. Antes de utilizar medidas de contención física o aislamiento en personas con graves y continuados problemas de comportamiento hay que valorar:

a. Capacidad de atención

b. Gustos y aficiones

c. Riesgo de autolesiones

d. Salir corriendo

538. Si hablamos de una persona con discapacidad intelectual, cuando ésta presenta un trastorno de conducta grave:

a. Sólo interesa analizar las consecuencias de esa conducta, no interesa la causa

b. No hay que valorar causas orgánicas

c. No es necesario valorar causas psiquiátricas

d. Ninguna de las tres

539. Factor que puede predecir un comportamiento violento en personas con discapacidad intelectual grave:

a. Aumento creciente de la actividad

b. Gestos de aumento de alegría

c. Imprevisto aumento de relajación

d. Participación en actividades distintas a las habituales

540. Qué factor puede predecir un comportamiento violento en una persona con discapacidad intelectual grave:

a. Gestos y expresiones de interés por las actividades

b. Imprevisto aumento de relajación

c. La presencia de clínica alucinatoria

d. Participación en actividades distintas a las habituales

541. Entre los factores predictores de violencia, cuando tratamos a personas con discapacidad intelectual grave, encontramos:

a. Disminución de la actividad

b. Gestos y actitudes pasivas

c. Disminución del lenguaje verbal y corporal

d. Aumento creciente de la actividad, amenazas, gritos, violencia sobre objetos, gestos y actitudes violentas

542. Cuando una persona con discapacidad intelectual presenta graves y continuados problemas de comportamiento que no ceden a las intervenciones profesionales, es necesario:

a. Ingresarlo en la Unidad de Psiquiatría

b. Ingresarlo en una Residencia para personas gravemente afectadas

c. Ingresarla en un Centro de Acogida

d. Ingresarla en un Centro de Psicodeficientes

543. Mediante la estimulación de qué zona cerebral se pueden provocar comportamientos de agresión:

a. La zona subcortical

b. La amígdala

c. El lóbulo occipital

d. El núcleo caudado

544. Para realizar programas de control de esfínteres a personas con discapacidad intelectual, conviene establecer un horario. En qué fases del sueño se producen los episodios enuréticos:

a. En las fases de sueño ligero

b. En las fases de sueño paradójico

c. Indistintamente en cualquier fase del sueño

d. En las fases de ensoñación

545. Qué déficit mineral se ha observado especialmente en casos de enfermedad de pica:

a. Déficit de calcio

b. Déficit de potasio

c. Déficit de zinc

d. Déficit de sodio

546. Intervención que NO forma parte del entrenamiento en hábitos defecatorios para el tratamiento de la encopresis:

a. El establecimiento de un momento determinado del día para llevar a cabo la defecación de modo regular

b. El castigo positivo contingente a la defecación en lugares no apropiados (ropa interior)

c. El uso de enemas

d. Proporcionar restricciones y recomendaciones dietéticas

547. El sistema Makaton es un programa que se utiliza en personas con discapacidad intelectual gravemente afectadas para:

a. Facilitar la comunicación funcional

b. Para disminuir los problemas de comportamiento

c. Para mejorar la autonomía en las actividades básicas de la vida diaria

d. Para mejorar las capacidades cognitivas

548. Los programas de intervención individualizados para personas gravemente afectadas:

a. No deben ser compartidos con ellas y con sus familiares

b. Deben realizarse de forma independiente por cada uno de los miembros del equipo de trabajo

c. No deben incluir intervenciones de integración social

d. Deben realizarse de forma coordinada por el equipo de trabajo

549. Con respecto al retraso mental, el modelo de competencia sostiene:

a. Todas las personas, incluso con deficiencias graves pueden realizar conductas considerables como adaptativas

b. Las personas con graves deficiencias psíquicas siempre precisan de lugares residenciales

c. Las formas de entender la competencia en las personas con retraso mental son uniformes

d. Ninguna persona con deficiencia grave es capaz de realizar conductas adaptativas

550. NO es un objetivo de intervención que trabajará el terapeuta ocupacional en programas psicoeducativos de pacientes con trastorno mental grave:

a. Ajustar la medicación psicofarmacológica

b. Apoyar estilos de vida saludables

c. Entrenar actividades de autocuidado, incluyendo el mantenimiento de la salud

d. Asesorar sobre ocio y tiempo libre

23. Los trastornos generalizados del desarrollo

551. Los trastornos generalizados del desarrollo cumplen este requisito:

a. En todos los trastornos generalizados del desarrollo existe a su vez retraso mental
b. En todos los trastornos generalizados del desarrollo se dan dificultades en las actividades de la vida diaria
c. Todas las personas con trastornos generalizados del desarrollo tienen que estar ingresadas en residencias
d. En todos los trastornos generalizados del desarrollo se dan alteraciones en la interacción social

552. Leo Kanner realizó la descripción del síndrome autista como un trastorno que tiene perturbadas:

a. La capacidad intelectual, las relaciones interpersonales y el lenguaje
b. Las relaciones interpersonales, la comunicación y el comportamiento
c. La capacidad intelectual, las relaciones interpersonales y la personalidad
d. La capacidad intelectual, las relaciones interpersonales y las actividades de la vida diaria

553. Sobre el origen del autismo, las múltiples causas que se consideran son sobre todo de base biológica:

a. Genética
b. Bioquímica (serotonina)
c. Tamaño y densidad cerebral
d. Todas las causas mencionadas anteriormente están relacionadas con el origen del autismo

554. Destacó por desarrollar el concepto del espectro autista en 1981:

a. L. Wing
b. L. Kanner
c. U. Frith
d. H. Goldstein

555. Dentro de qué disciplina se llama a los trastornos generalizados del desarrollo, trastornos penetrantes del desarrollo:

a. Psiquiatría
b. Terapia ocupacional
c. Medicina
d. Psicopedagogía

556. Entre los trastornos generalizados del desarrollo, están:

a. hiperactividad, trastorno autista, trastorno de Asperger y Trastorno desintegrativo infantil
b. hiperactividad, trastorno autista, trastorno de Asperger y Trastorno obsesivo compulsivo
c. hiperactividad, trastorno autista, trastorno de Asperger y retraso mental grave
d. Trastorno de Rett, trastorno autista, trastorno de Asperger y Trastorno desintegrativo infantil

557. Entre los trastornos generalizados del desarrollo, está:

a. Síndrome de Rett
b. Trastorno autista
c. Trastorno de Asperger
d. Los tres

558. Un trastorno desintegrativo infantil se diferencia del autismo en que:

a. No tiene alteración cualitativa de la comunicación
b. Tiene patrones de comportamiento repetitivos
c. Tiene un desarrollo normal hasta los 2 años
d. Los síntomas comienzan en el periodo perinatal

559. Para hacer referencia a la habilidad específica de los seres humanos de inferir y representar los estados internos de los otros y los propios, Premack y Woodruff (1978) acuñaron el término:

a. Animismo
b. Teoría de la mente
c. Constructivismo
d. Apego

560. Cuál es, para la teoría cognitiva, el déficit cognitivo central de los niños y niñas autistas:

a. Las dificultades en los procesos amnésicos
b. La falta de la capacidad de metarrepresentación
c. La falta de desarrollo de la pragmática del lenguaje
d. El déficit en las habilidades de simbolización

561. Qué hipótesis considera que en el autismo infantil, la alteración reside tanto en la capacidad cognitivo-social para reconocer que el otro tiene un estado mental propio, como en la habilidad afectivo-empática asociada para compartir un interés común por los objetos con otra persona:

a. La hipótesis cognitiva
b. La hipótesis cognitivo-conductual
c. La hipótesis afectiva
d. La hipótesis cognitivo-social

562. Trastorno psicopatológico que tiene como característica la preocupación del sujeto por preservar la invariabilidad del medio:

a. Autismo infantil
b. Esquizofrenia
c. Trastorno obsesivo-compulsivo
d. Trastorno delirante

563. Cuál de estas alteraciones es más efectiva para diferenciar el autismo infantil del síndrome de Asperger:

a. Las alteraciones en el desarrollo del lenguaje
b. Las alteraciones en el desarrollo motor y psicomotor
c. Las alteraciones en el desarrollo de la afectividad
d. La edad de inicio del trastorno y el sexo del sujeto

564. Qué postulan Leslie y Frith (1989) en su hipótesis relacionada con el autismo infantil:

a. Que existe una disfunción cerebral en el hemisferio izquierdo de los niños/as autistas
b. Que las dificultades comunicativas tienen su origen en un déficit afectivo primario que se halla muy relacionado con un déficit cognitivo
c. Que los problemas sociales del niño/a autista se deben a una alteración cognitiva denominada carencia de capacidad metarrepresentacional que impide el desarrollo del juego simulado
d. Que existe una alteración en el proceso de vinculación afectiva en las primeras fases del desarrollo

565. Qué trastorno generalizado del desarrollo ha sido diagnosticado sólo en mujeres:

a. Síndrome de Angelman
b. Síndrome de West
c. Síndrome de Rett
d. Síndrome de Cornelia de Lange

566. Sobre el Síndrome de Asperger:

a. Hay retraso clínicamente significativo del desarrollo del lenguaje
b. Hay retraso clínicamente significativo del desarrollo cognitivo
c. Hay retraso clínicamente significativo de las habilidades de autoayuda propias de la edad
d. Hay retraso clínicamente significativo del desarrollo social

567. Ha demostrado mayor evidencia de su efectividad para la intervención con niños y niñas que padecen algún trastorno del Espectro Autista:

a. La terapia de integración sensorial
b. Los procedimientos basados en el análisis de la conducta
c. La terapia ocupacional
d. Los sistemas de comunicación facilitada

568. Qué neurotransmisor se halla en exceso en el trastorno autista con más frecuencia:

a. Adrenalina
b. Noradrenalina
c. Serotonina
d. Dopamina

23

569. Según los estudios del desarrollo lingüístico del niño/a, qué nombre reciben las palabras únicas que expresan un pensamiento completo:

a. Palabras función
b. Restricciones
c. Transiciones
d. Holofrases

570. El grupo de trastornos caracterizados por alteraciones cualitativas en la interacción social recíproca y en las formas de comunicación, y por un repertorio repetitivo, estereotipado y restringido de intereses y actividades, se denominan:

a. Trastornos generalizados del desarrollo
b. Trastornos por conductas perturbadoras o disruptivas
c. Psicosis
d. Trastornos del estado de ánimo

571. A partir de qué supuesto se desarrolla el tratamiento recomendado para el autismo:

a. Los procedimientos derivados de los análisis funcionales de la conducta constituyen el tratamiento de elección
b. La intervención prioriza la adquisición, por parte del paciente, de habilidades motoras
c. Los efectos no difieren aunque varíe la edad de inicio de la intervención
d. Los efectos logrados no dependen de la intensidad y duración de las intervenciones

572. Los programas de intervención empleados con más éxito en el tratamiento temprano del autismo infantil se basan en:

a. En el conductismo neomediacional
b. En la teoría del aprendizaje social
c. En el análisis aplicado de la conducta
d. En la teoría del apego

573. Entre los consejos de buenas prácticas para los Trastornos Generalizados del Desarrollo, está:

a. Procurar medicación
b. Negociar las conductas obsesivas
c. Obligarles a participar en grupos
d. Rectificar la comunicación incorrecta

574. Se incluyen entre los consejos de buenas prácticas para los Trastornos Generalizados del Desarrollo:

a. La intervención de forma grupal y prohibir la medicación
b. No procurar el tratamiento de padres/madres y hermanos/as
c. Evitar entornos ordenados
d. La intervención individualizada y evitar entornos desordenados

575. En el autismo infantil, qué hipótesis considera que las alteraciones se relacionan con las capacidades cognitivo sociales y con las habilidades empáticas:

a. La hipótesis cognitiva
b. La hipótesis cognitivo conductual
c. La hipótesis cognitivo-social
d. Ninguna respuesta es cierta

24. Terapia ocupacional en pacientes con daño cerebral adquirido

576. Causas más frecuentes que sufren las personas jóvenes para tener daño cerebral adquirido:

a. con origen infeccioso
b. con origen tumoral
c. origen vascular
d. traumatismos craneoencefálicos

577. Cuando las terapeutas ocupacionales toman decisiones clínicas, planifican evaluaciones o diseñan planes de intervención, están aplicando al menos 4 tipos de razonamiento clínico (Shell, 2005; Radomski, 2008) que son:

a. Razonamiento multimodal, razonamiento científico, razonamiento narrativo y razonamiento analítico
b. Razonamiento multimodal, razonamiento ético, razonamiento narrativo y razonamiento analítico
c. Razonamiento ético, razonamiento científico, razonamiento narrativo y razonamiento analítico
d. Razonamiento científico, razonamiento narrativo, razonamiento pragmático y razonamiento ético

578. Entre las habilidades específicas que señala Polonio (2001) que ha de poseer un profesional de la terapia ocupacional, que se corresponden con los distintos niveles de experiencia e implementación, destacan:

a. Las destrezas de evaluación y relación e intervención terapéutica
b. Las destrezas de organización y gestión del caso, las de evaluación y las de relación e intervención terapéutica
c. El análisis y la adaptación de la actividad y del entorno
d. Las habilidades de solución de problemas, manejo de grupos y registro de hallazgo de manera objetiva y realista

579. Uno de los instrumentos que se usan para evaluar los cambios emocionales y de personalidad en el daño cerebral adquirido es:

a. Test de formación de categorías y Escala de Competencia conductual del paciente
b. Inventario Neuropsiquiátrico y Test de actuación continúa
c. Escala de Competencia Conductual del paciente e Inventario Neuropsiquiátrico
d. Los instrumentos para evaluar cambios emocionales y de personalidad son escasos, procederán de los datos de la entrevista con el paciente y de la observación de los acompañantes

580. En el caso de un paciente con daño cerebral adquirido que presente agnosia:

a. En la agnosia asociativa, si la lesión se presenta en el hemisferio izquierdo, el paciente puede asociar un objeto con su función
b. En la agnosia asociativa, si la lesión se presenta en el hemisferio derecho, el paciente puede asociar un objeto con su función
c. En la agnosia de integración, el paciente no reconoce los objetos pero será capaz de dibujarlos
d. La agnosia de integración y la simultagnosia, son conceptos iguales

581. Instrumento de evaluación para personas con daño cerebral adquirido para evaluar destrezas motoras:

a. Medida canadiense de rendimiento ocupacional
b. Lista de comprobación
c. Medida de independencia funcional
d. El test de Equilibrio de Tinetti

582. Una persona con daño cerebral adquirido que sufre apraxia ideomotora:

a. Tiene alterado el sistema conceptual, siendo incapaz de ejecutar un acto complejo
b. Cuando se le pide que use un objeto o imite un gesto sin sentido no sabe, pero tiene preservada la utilización de objetos de manera espontánea
c. Tiene dificultad para construir, hacer una reproducción de dibujos, piezas bidimensionales o tridimensionales
d. Ninguna de las tres

583. Tras un daño cerebral adquirido, periodo durante el que la recuperación de capacidades va variando hasta que dicha restitución de facultades se paraliza:

a. 6-8 años
b. 5-7 años
c. 4-6 años
d. 2-3 años

584. Es un instrumento de evaluación para personas con daño cerebral adquirido que se utilizan para evaluar las destrezas psicosociales:

a. Escala de Adaptación de Jatz
b. Evaluación de las destrezas de comunicación e interacción
c. Neurobehavioral Rating Scale
d. Todos los instrumentos de evaluación mencionados anteriormente se utilizan para evaluar las destrezas psicosociales en las personas con daño cerebral adquirido

585. En la intervención con una persona con daño cerebral adquirido, hay Síndrome de Balint cuando:

a. El territorio vascular afectado sea la arteria cerebral media
b. El territorio vascular afectado sea la arteria cerebral anterior izquierda
c. El territorio vascular afectado sea la arteria cerebral posterior derecha
d. El territorio vascular afectado sea la arteria carótida interna

586. Según la Encuesta de Discapacidad, Autonomía Personal y Situaciones de Dependencia llevada a cabo por el Instituto Nacional de Estadística en 2008, en España residen cuántas personas con daño cerebral adquirido:

a. 420.064
b. 720.678
c. 320.022
d. 520.378

587. Durante la intervención en terapia ocupacional con una persona con daño cerebral adquirido que sufre apraxia ideacional, encontraremos que esa persona:

a. Tiene dificultad para construir, hacer una reproducción de dibujos, piezas bidimensionales o tridimensionales
b. Cuando se le pide que use un objeto o imite un gesto sin sentido no sabe pero tiene preservada la utilización de objetos de manera espontánea
c. Tiene alterado el sistema conceptual, siendo incapaz de ejecutar un acto complejo
d. Ninguna de las anteriores es correcta

588. Entre las técnicas estandarizadas de evaluación de los componentes sensitivos que usan los terapeutas ocupacionales en casos de daño cerebral adquirido está:

a. Dolor
b. Propiocepción
c. Estereognosia
d. Discriminación en dos puntos

589. La Escala Motora de Fugl-Meyer (1975) evalúa el tono muscular en personas con daño cerebral adquirido. Se administra en:

a. 35 a 110 min.
b. 20 a 60 min.
c. 60 a 115 min.
d. 50 a 120 min.

590. Los principios generales que deben tenerse en cuenta al efectuar una evaluación sensitiva en el paciente con daño cerebral:

a. La zona a evaluar se dejará al alcance visual del sujeto
b. El terapeuta ocupacional explicará de manera sencilla en qué consiste la prueba, dando las instrucciones cuando la visión esté impedida
c. Cuando el paciente haya comprendido la prueba, los procedimientos se realizarán de manera bilateral
d. Cuando el paciente haya comprendido la prueba, los procedimientos se realizarán primero en un lado del cuerpo y luego en el otro

591. Si nos referimos a la hemianopsia homónima que presentan personas con daño cerebral adquirido:

a. Tiene una base atencional o representacional
b. Si el paciente gira la cabeza suele encontrar visualmente el estímulo y la información
c. El sujeto tiene falta de conciencia sobre sus limitaciones
d. Tienen mayor inconsistencia en las actividades de la vida diaria (puede hacer algunas sin presencia del déficit y otras no)

592. El test de apraxia de florida (Rothi, Raymer y Heilman, 1997) utilizado en personas con daño cerebral adquirido:

a. Tiene 40 ítems para llevar a cabo gestos bajo instrucción verbal, imitación y copia
b. Tiene 35 ítems para llevar a cabo gestos bajo instrucción verbal y debe ser completado sólo con las dos manos
c. Tiene 22 ítems para llevar a cabo gestos bajo instrucción verbal, imitación y copia
d. Tiene 30 ítems para llevar a cabo gestos bajo instrucción verbal, imitación y copia

593. Es un instrumento de evaluación usado para evaluar las destrezas psicosociales en personas con daño cerebral adquirido:

a. Escala de resultados de Glasgow
b. Evaluación de lista de comprobación de habilidades comunicativas
c. Escala de Adaptación de Jatz
d. Craig Handicap Assessment and Reporting Technique

594. En la intervención de terapia ocupacional dirigida a una persona con daño cerebral adquirido y que tenga el Síndrome de Negligencia, nos encontraremos que:

a. El síndrome tiene una base sensorial
b. Si el paciente gira la cabeza suele encontrar visualmente el estímulo y la información
c. El paciente muestra buena conciencia sobre su dificultad visual
d. En los test estandarizados no muestra intentos por compensar sus dificultades visuales mediante rastreo visual

595. Durante la intervención con una persona con daño cerebral adquirido que sufra apraxia visoconstructiva, encontraremos en el paciente:

a. Una dificultad para construir, hacer una reproducción de dibujos, piezas bidimensionales o tridimensionales
b. Que cuando se le pide que use un objeto o imite un gesto sin sentido no sabe, pero tiene preservada la utilización de objetos de manera espontánea
c. Que tiene alterado el sistema conceptual, siendo incapaz de ejecutar un acto complejo
d. Ninguna de las anteriores es correcta

596. Una técnica de evaluación del tono muscular que se compone de 8 áreas de función motora, evaluadas en una escala de siete puntos jerárquicos y que tiene un tiempo de aplicación total de 15-60 minutos es la:

a. Escala modifica de Ashworth (Bohannon y Smith, 1987)
b. Escala Motora de Fugl-Meyer (Fugl-Meyer et al., 1975)
c. Escala de Evaluación motora (Carr et al., 1985)
d. Ninguna de las anteriores

597. Uno de los principios generales que deben considerarse al efectuar la evaluación sensitiva en el paciente con daño cerebral es:

a. El entorno donde tenga lugar la evaluación debe tener muchos estímulos
b. Los estímulos se aplicarán de manera próximo-distal tanto en zonas ventrales como dorsales
c. Cuando el paciente haya comprendido la prueba, los procedimientos se realizarán primero en un lado del cuerpo y luego en el otro
d. La terapeuta ocupacional explicará de manera sencilla en qué consiste la prueba, dando las instrucciones cuando la visión esté impedida

598. Según la Encuesta de Discapacidad, Autonomía Personal y Situaciones de Dependencia llevada a cabo por el Instituto Nacional de Estadística en 2008 en España residen 420.064 personas con daño cerebral adquirid, de los cuales...:

a. el 78% por traumatismos craneoencefálicos
b. el 79% por traumatismos craneoencefálicos
c. el 82% por accidentes cerebrovasculares
d. el 63% por accidentes cerebrovasculares

599. Según la Encuesta de Discapacidad, Autonomía Personal y Situaciones de Dependencia llevada a cabo por el Instituto Nacional de Estadística en 2008, qué porcentaje de las personas con daño cerebral adquirido presenta alguna discapacidad para las actividades básicas de la vida diaria:

a. 91%   b. 70%   c. 90%   d. 89%

600. Modelos más utilizados en terapia ocupacional en relación con el daño cerebral adquirido:

a. Modelo de Ocupación Humana y el Modelo Organicista
b. Modelo persona-ambiente-ocupación y el Modelo Estadounidense
c. Modelo de Ocupación Humana, Modelo Canadiense y Modelo persona-ambiente-ocupación
d. Modelo de Ocupación Humana, Modelo Organicista y el Modelo Canadiense

25. Terapia ocupacional en el autismo

601. El término 'autismo' fue acuñado por el Dr. Leo Kanner para describir a un grupo de once niños:

a. en 1943, presentando estos niños discapacidades mentales graves

b. en 1941, presentando estos niños discapacidades mentales graves

c. en 1947, presentando estos niños discapacidades mentales leves

d. en 1948, presentando estos niños discapacidades mentales leves

602. Entre los déficits que pueden presentar las personas autistas en la comunicación, encontramos que:

a. Está afectado el lenguaje expresivo

b. Está afectado el lenguaje receptivo

c. Están afectados ambos lenguajes, tanto el expresivo como el receptivo

d. Mayormente lo que encontramos son apariciones de ecolalia

603. Las ideas que se han ido gestando sobre la intervención educativa en personas con autismo, tiene mucho que ver para ofrecer un diseño de respuesta educativa:

a. Para la población escolar normal

b. Para otras poblaciones con otras alteraciones (retraso mental, trastornos específicos del lenguaje…) e incluso para la población escolar normal

c. Sobre todo en poblaciones de escolares entre los 0 y los 6 años

d. En ninguno de los grupos mencionados anteriormente

604. Las familias de niños y niñas con autismo suelen ser generalmente:

a. De un nivel sociocultural medio-bajo

b. Familias divorciadas

c. Son familias definidas por Kanner como «fríos e informales»

d. No se diferencian significativamente en ningún rasgo de su carácter con respecto a los padres /madres de niños normales

605. En el contexto de las perturbaciones sociales que describió Kanner del autismo se encuentra:

a. La inversión pronominal

b. La presencia de ecolalia

c. La conocida «extrema soledad autista»

d. La actividad imaginativa

606. Qué enfoque demuestra con estudios controlados que el autismo y el retraso mental coexisten muy frecuentemente:

a. Enfoque de corte cognitivo

b. Enfoque conductista

c. Enfoque ambientalista

d. Enfoque psicodinámico

607. El término 'continuum autista' fue acuñado por Lorna Wing en:

a. 1990   b. 1988   c. 1989   d. 1986

608. Factores que más fuertemente correlacionan con un buen pronóstico en el autismo:

a. Cociente intelectual y mostrar niveles cerebrales adecuados

b. Cociente intelectual y tener buenas relaciones con sus iguales

c. Cociente intelectual y la presencia de algún lenguaje funcional con anterioridad a los cinco años

d. Cociente intelectual y presencia de una buena modulación en el lenguaje

609. Los trastornos del procesamiento sensorial que aparecen en el autismo son comunes, pareciendo impulsados a autoinducirse ciertas formas de estimulación:

a. Existencia de preferencia por los sentidos distales

b. No se han estudiado ninguna preferencia

c. La existencia de preferencia por estímulos de los sentidos proximales (vestibular, somatosensorial, olfatorio y gustativo) más que los sentidos dístales de visión y audición

d. En el sexo masculino las preferencias son los sentidos distales, mientras en el femenino los sentidos proximales

610. Ayres describió 3 aspectos del procesamiento sensorial que están alterados:

a. Existe un registro inadecuado de los estímulos que hacen que la persona ignore ciertos aspectos relevantes del ambiente

b. La modulación defectuosa produce distorsiones preceptuales que incluyen hiporreactividad e hiperreactividad

c. Como los estímulos sensoriales no desencadenan respuestas afectivas positivas, el niño evita las actividades sensoriomotoras nuevas porque el dominio de éstas no es intrínsecamente placentero

d. Los aspectos indicados en las respuestas anteriores son los 3 aspectos del procesamiento sensorial que están alterados en las personas con autismo

611. La evaluación en el autismo se basa fundamentalmente en:

a. Pasar una serie de escalas aplicadas al autismo

b. Observación del juego y pasar cuestionarios a padres/madres

c. Observación en clase

d. Observación en casa

612. Las dos metodologías más usadas en el tratamiento de personas con autismo son:

a. Tratamiento del déficit de la comunicación y terapia conductual

b. Habilidades sociales y tratamiento del déficit de la comunicación

c. Tratamiento de Integración Sensorial y Terapia Conductual

d. Ningún tratamiento de los anteriores

613. Ayres y Tickle desarrollaron un instrumento dentro del trabajo del Enfoque Terapéutico de Integración Sensorial llamado 'Response to Sensory Input' en:

a. 1982   b. 1980   c. 1975   d. '1985

614. A la terapia conductual en el autismo también se le denomina:

a. Terapia de destrezas

b. Modificación del comportamiento y/o Condicionamiento Operante

c. Terapia de moldeamiento

d. Terapia cognitiva

615. Dentro del trabajo del Enfoque Terapéutico de Integración Sensorial, Ayres y Tickle desarrollaron un instrumento conocido como:

a. Motor -free Visual Perception Test

b. Scale of Sensory Integration

c. Response to Sensory Output

d. Response to Sensory Input

616. Fue una de las críticas que recibió la terapia conductual en el autismo:

a. Trata en excesiva medida las causas de la falta de comunicación

b. No trata las causas subyacentes de la conducta de mala adaptación

c. Trata en excesiva medida las causas de la mala adaptación social

d. Ninguna crítica de las anteriores es correcta

617. Según el Manual Diagnóstico y Estadístico de los Trastornos Mentales en su versión revisada DSM-III-R, caracteriza el trastorno autista:

a. Deterioro cualitativo en los patrones de interacción social recíproca que es independiente del nivel de desarrollo intelectual

b. Deterioro cuantitativo en los patrones de interacción social recíproca que es independiente del nivel de desarrollo intelectual

c. Aparición de los síntomas antes de los 36 meses

d. Comienzo de estas alteraciones en la infancia, normalmente antes de los 6 años

618. En un estudio de Factor et al. en 1989 se analizó el número posible de combinaciones diferentes de los criterios del Manual Diagnóstico y Estadístico de los Trastornos Mentales en su versión revisada DSMIII-R, se han encontrado Cuántos perfiles diferentes, todos diagnosticables como trastorno autista:

a. 9.850   b. 11.789   c. 10.794   d. 12.136

619. Según el documento elaborado por la Asociación Internacional Autismo Europa los problemas de alimentación y de sueño (tanto por exceso como por defecto), se dan en el autismo:

a. Desde el nacimiento a los nueve meses

b. Desde el nacimiento a los doce meses

c. Desde los dos a los tres años

d. Desde los dos a los seis años

620. Podemos observar en el Síndrome de Rett:

a. Poca asociación con retraso mental
b. Mayor expresividad facial
c. Ataxia
d. Que sólo se da en varones

621. El programa de Comunicación Total de Schaeffer et al, de 1980:

a. Enfatiza la espontaneidad y el lenguaje expresivo
b. Enfatiza la calidad del lenguaje
c. Da prioridad a las relaciones interpersonales
d. No es un sistema de comunicación alternativo efectivo

622. La asociación Autismo España fue declarada como una Confederación de utilidad pública por el Ministerio del Interior en:

a. 2002   b. 2009   c. 2011   d. 2003

623. El Plan Estratégico 2013-2017, elaborado por la Confederación Autismo España, establece como prioridad número uno:

a. Promover la incidencia política y social para la reivindicación y promoción del ejercicio efectivo de los derechos de las personas con trastorno del espectro autista y sus familias
b. Elaboración de un plan de comunicación
c. Captación de nuevas entidades confederadas
d. Fomento de la calidad en las entidades confederadas

624. Las personas con autismo presentan una serie de factores que fuertemente correlacionan con un buen pronóstico. Estos factores son:

a. El cociente intelectual
b. La presencia de algún lenguaje funcional con anterioridad a los cinco años
c. La capacidad de resolución de problemas no verbales
d. Todos los factores contenidos en las respuestas anteriores correlacionan fuertemente con un buen pronóstico para las personas con autismo

625. La evaluación del autismo se basa fundamentalmente en:

a. Pasar una serie de escalas aplicadas al autismo
b. Estudiar los resultados de las medidas de conductas con referencia al criterio para obtener información sobre la madurez del desarrollo del niño, sus respuestas sensoriomotoras y habilidades funcionales
c. Observación en clase
d. Observación en casa

26. Terapia ocupacional en la parálisis cerebral

626. Según las cifras que baraja la Confederación Española de Asociaciones de Atención a las Personas con Parálisis Cerebral qué porcentaje de las personas con parálisis cerebral adquirieron su discapacidad en el seno materno o durante el parto:

a. El 93%
b. El 95%
c. El 94%
d. El 98%

627. La parálisis cerebral describe un grupo de trastornos del desarrollo psicomotor:

a. Progresivo
b. Permanente y no progresivo
c. Degenerativo
d. Donde la lesión va cambiando, es un trastorno mutable

628. Las lesiones que observamos en el cerebro de las personas con parálisis cerebral pueden haberse producido:

a. Sólo durante la gestación
b. Sólo durante el parto
c. Durante la gestación, el parto o los 3 primeros años de vida de la persona
d. Sólo durante la gestación o el parto

629. El grado en que cada persona padece parálisis cerebral viene determinado por:

a. El momento en que se produce el daño en el cerebro o el nivel de maduración anatómica en que se encuentra el encéfalo cuando se produce la lesión
b. Del tipo de gestación que haya llevado la madre
c. Del tipo de parto por el que nazca la persona
d. Ninguna de las anteriores es correcta

630. Entre los problemas asociados a personas que padecen parálisis cerebral, se encuentran (elija la respuesta más completa):

a. Trastornos de motricidad intestinal
b. Trastornos emocionales
c. Dificultades de aprendizaje y trastornos emocionales
d. Todos los problemas anteriores pueden encontrarse asociados a las personas que padecen parálisis cerebral

631. Qué está afectado principalmente en las personas con parálisis cerebral atáxica:

a. La corteza cerebral
b. Los núcleos basales
c. El cerebelo
d. Las células nerviosas de la vía piramidal

632. En qué aspecto basará principalmente su intervención el terapeuta ocupacional cuando trabaje con personas con parálisis cerebral:

a. En la recuperación funcional de la persona
b. En la disminución de la competencia comunicativa
c. En las entrevistas con las familias
d. La normalización de la actividad refleja postural

633. La metodología de intervención en parálisis cerebral en terapia ocupacional será principalmente:

a. Pasiva, enseñando los movimientos
b. Individual y pasiva
c. Activa, realista, participativa y funcional
d. Grupal y activa

634. La parálisis cerebral se origina:

a. En el período prenatal y postnatal y se debe a una anomalía progresiva del cerebro inmaduro
b. En el período prenatal, perinatal o postnatal, y se debe a una anomalía no progresiva del cerebro inmaduro
c. En el período prenatal, perinatal o postnatal y se debe a una anomalía progresiva del cerebro inmaduro
d. En el período prenatal y perinatal y se debe a una anomalía progresiva del cerebro inmaduro

635. Qué categorías existen de parálisis cerebral, según tono muscular que presentan las personas:

a. Espasticidad, Atetosis, Rigidez, Temblor, Atonía, mixta y no clasificada
b. Espasticidad, Atetosis, Rigidez, Ataxia, Atonía, mixta y no clasificada
c. Espasticidad, Rigidez, Ataxia, Temblor, Atonía, mixta y no clasificada
d. Espasticidad, Atetosis, Rigidez, Ataxia, Temblor, Atonía, mixta y no clasificada

636. La parálisis cerebral según un estudio realizado por Hagberg en 1979, se clasifica en:

a. Monoplejía, Paraplejía y Tetraplejía
b. Tipo Piramidal, Extrapiramidal y tipo Mixto
c. Atonía, Temblor y Espasticidad
d. Temblor, Atonía y Tipo Mixto

637. El terapeuta ocupacional cuando trabaja en parálisis cerebral usando un Modelo Operativo de intervención en la coordinación ojo-mano, los componentes del sistema son:

a. Motivación cognitiva, exploración visual, exploración táctil, interacción ojo-mano, actividad con propósito
b. Motivación cognitiva, exploración táctil, interacción ojo-mano, actividad con propósito
c. Motivación cognitiva, exploración visual, interacción ojo-mano, actividad con propósito
d. No se usa ese Modelo Operativo en terapia ocupacional

26

638. Históricamente destacaron médicos que trabajaron con parálisis cerebral. Phelps fue un médico que:

a. Destacó la necesidad del movimiento activo y la facilitación neuromuscular

b. Afirmó que la necesidad de una sobreprotección para el Sistema Nervioso Central no bloqueaba el movimiento normal

c. No trabajó con parálisis cerebral, si trabajó con personas con autismo

d. Fue el primero en desarrollar un enfoque terapéutico sistemático, que comprendía estimulación sensitiva y motora

639. El enfoque de tratamiento del neurodesarrollo se originó con Berta Bobath en colaboración con el Dr. Karel Bobath en:

a. 1950   b. 1943   c. 1947   d. 1941

640. Schmoll describió varios sistemas de intervención para personas con parálisis cerebral. Estos sistemas están agrupados en varios niveles que son:

a. Neuromotor, funcional, psicoeducativo, ortopédico e integración sensorial

b. Integración sensorial y órtesis

c. Neuromotor, funcional, psicoeducativo y ortopédico

d. Neuromotor, funcional, ortopédico

641. Según las cifras que baraja la Confederación Española de Asociaciones de Atención a las Personas con Parálisis Cerebral la mitad de las personas con parálisis cerebral tiene discapacidad intelectual, el 33% necesita asistencia en sus desplazamientos y el ___% requiere sistemas auxiliares de comunicación:

a. 20%

b. 30%

c. 37%

d. 25%

642. Los principios más importantes del tratamiento de Integración Sensorial en personas con parálisis cerebral son:

a. El sistema nervioso central dañado bloquea el movimiento normal

b. El tono muscular anormal produce patrones anormales de postura y movimiento

c. El sistema nervioso central produce patrones anormales de movimiento

d. Ninguna de las respuestas es correcta

643. La Asociación Malagueña de Parálisis Cerebral (AMAPPACE), desarrolla acciones de mejora continua de la atención prestada a personas con discapacidad, siendo una entidad sin ánimo de lucro declarada de utilidad pública acogida a la Ley :

a. 49/2002

b. 49/2000

c. 49/2003

d. 49/2005

644. Una persona con parálisis cerebral puede presentar los siguientes síntomas:

a. Discapacidad intelectual y problemas renales

b. Discapacidad intelectual, problemas de piel, trastornos de la visión y la motilidad ocular y trastorno de la audición

c. Crisis epilépticas, trastornos de la visión y la motilidad ocular y trastorno de la audición

d. Discapacidad intelectual, crisis epilépticas, trastornos de la visión y la motilidad ocular y trastorno de la audición

645. Qué porcentaje de crisis epilépticas se da en niños/as con parálisis cerebral asociados sobretodo a hemiplejías o tetraplejías severas:

a. 25-30%

b. 30-35%

c. 10-15%

d. 30-40%

646. Qué trastorno de la visión y la motilidad ocular se encuentra más comúnmente en las personas con parálisis cerebral:

a. Pérdida de visión binocular

b. Estrabismo

c. Hemianopsia homónima

d. Déficit visual por atrofia óptica

647. La discapacidad intelectual en niños/as con parálisis cerebral se da en un 50% de éstos, siendo discapacidad intelectual severa el:

a. 37%   b. 42%

c. 40%   d. 39%

648. En algunos casos de personas que tienen parálisis cerebral se puede necesitar cirugía para:

a. Controlar reflujo y curar neumonías

b. No tiene cirugía, pues es una enfermedad permanente

c. Controlar el reflujo gastroesofágico y para colocar tubos de alimentación

d. Control del babeo y cortar ciertos nervios de la médula espinal para ayudar con el dolor y con la espasticidad

649. Para evaluar a una persona con parálisis cerebral, además de un examen neurológico completo, se puede llevar a cabo una Resonancia magnética de la cabeza y:

a. exámenes de sangre

b. electroencefalografía

c. tomografía computarizada de la cabeza

d. Las tres cosas

650. Los criterios diagnósticos de Levine en parálisis cerebral son útiles cuando se ha descartado que la dolencia sea progresiva y el niño tiene más de:

a. 12 meses

b. 8 meses

c. 24 meses

d. 18 meses

27. Intervención en un Centro de Desarrollo Infantil y Atención Temprana

651. Dentro del servicio de Atención Infantil Temprana del Centro Virgen de la Esperanza se atiende:

a. A niños/as de todas las edades con retraso ya diagnosticado en el desarrollo

b. A niños/as de 0 a 5 años con retraso en el desarrollo o con riesgo de padecerlo por diferentes causas

c. A niños/as de 0 a 5 años con retraso en el desarrollo ya establecido

d. A niños/as de todas las edades con retraso en el desarrollo o con riesgo de padecerlo por diferentes causas

652. Cómo se denomina al establecimiento de menores encargado de su guarda y educación, menores sobre los que se haya adoptado alguna de las medidas de protección previstas dentro del artículo 172 del Código Civil:

a. Centro de Internamiento para Menores

b. Centro Básico de Acogida para Menores

c. Centro de Educación para Menores Problemáticos

d. Ninguna de las anteriores

653. Principio básico de Atención Temprana que tiene como premisa establecer un sistema próximo a la familia y que éste se organice en función de sus necesidades:

a. Descentralización

b. Sectorización

c. Coordinación

d. Familiarización

654. Los Centros de Desarrollo Infantil y Atención Temprana se encargan de la población infantil de:

a. 3 a 10 años

b. 0 a 3 años

c. 0 a 6 años

d. 6 a 12 años

655. Si hablamos de Atención Temprana, su zona de influencia es:

a. La población circunscrita

b. La población con factores de riesgos en común

c. La población atendida con trastornos similares

d. La población atendida por el Centro de Desarrollo Infantil y Atención Temprana

656. 'Formación constituida por aquellas personas que padecen un trastorno similar, con factores de riesgo en común o con el mismo trastorno del desarrollo':

a. Población objeto

b. Zona de influencia

c. Zona circunscrita

d. Población diana

657. Tenemos un bebé tumbado boca abajo, si le pasamos un dedo por la espalda en paralelo a la columna, su cuerpo se arquea. Este reflejo es conocido como:

a. Reflejo de Babinski
b. Reflejo de Galant
c. Reflejo de Moro
d. Reflejo natatorio

658. Es característico del desarrollo cognitivo del niño/a de 12 a 18 meses:

a. La conciencia de la permanencia del objeto
b. El surgimiento de la función simbólica
c. El surgimiento de la función de representación
d. Las conductas de repetición e imitación y la resolución de situaciones simples

659. A qué hace referencia el 'animismo', propio del pensamiento preoperacional:

a. Atribuir vida y conciencia a los juguetes y demás cosas inanimadas del entorno
b. Confundir la ficción con la realidad
c. Pensar que todo lo que nos rodea ha sido fabricado por el ser humano
d. Centrarse en uno mismo y referirlo todo a la propia persona

660. Alrededor de qué edad las acciones del niño/a son todavía respuestas reflejas ante estímulos externos e internos:

a. Sólo en el momento de nacer
b. A los 3 meses
c. De 6 a 12 meses
d. De 0 a 1 mes

661. Cuando un niño/a no es capaz de representar mentalmente acciones en los dos sentidos de su recorrido, esto es propio de:

a. La centración del pensamiento preoperacional
b. El estatismo del pensamiento preoperacional
c. La irreversibilidad del pensamiento preoperacional
d. El egocentrismo del pensamiento preoperacional

662. Un niño/a comienza a descubrir las verdaderas causas de los acontecimientos y a comprender los desplazamientos de los objetos a los:

a. 9 meses
b. 2-3 años
c. 4 años
d. 12-18 meses

663. Qué tratamiento es el más aceptado en Atención Temprana para intervenir sobre el trastorno del lenguaje expresivo:

a. Psicoeducativo
b. Logopédico
c. Anatómico
d. Farmacológico

664. La extinción de conductas negativas consiste en:

a. Castigar al niño/a cada vez que hace algo mal
b. Evitar recompensar al niño/a con nuestra atención ante un comportamiento inadecuado
c. Favorecer la atención para que deje el comportamiento inadecuado
d. Procurar que potencie sus conductas positivas

665. En el autismo infantil, en qué se centra la intervención de Atención Temprana:

a. En buscar la solución total al trastorno autista
b. En establecer descriptores que permitan elaborar una historia personal e individualizada
c. En disminuir las consecuencias negativas de los déficits asociados al trastorno autista
d. En observar a los niños/as para poder modificar sus conductas inapropiadas

666. Qué objetivo pretende el Tratamiento y Educación de niños con Autismo y Problemas de Comunicación relacionados (método TEACCH):

a. Procurar desarrollar las habilidades comunicativas de los niños y niñas autistas empleando para ello tanto el lenguaje verbal como modalidades no orales
b. Lograr el desarrollo de los niños y niñas con Síndrome de Down
c. Prevenir el desarrollo de conductas autolesivas
d. Diferenciar entre cinco dimensiones en los actos comunicativos

667. Tenemos como paciente a una niña con Síndrome de Down y queremos hacer un entrenamiento de sus habilidades sociales. Este entrenamiento debe ser:

a. A través de la observación y la instrucción informal
b. A través del juego simbólico
c. En grupos pequeños donde la niña se sienta cómoda
d. Directo, intencional y sistemático

668. En torno a qué edad surge el autoconcepto en los niños y niñas:

a. 24 meses
b. 12-15 meses
c. 18-20 meses
d. 6-9 meses

669. Estrategia de intervención para el niño superdotado que consiste en el ajuste y adaptación curricular a las características especiales del niño:

a. Estrategia de agrupamiento
b. Estrategia de aceleración
c. Estrategia de enriquecimiento
d. Estrategia de adaptación

670. Dentro del ámbito de Atención Temprana, las estrategias de aceleración, agrupamiento y enriquecimiento van dirigidas a:

a. Los familiares de niños/as superdotados
b. La intervención en niños/as con retraso mental
c. Los familiares de niños/as con retraso mental
d. La intervención con niños/as superdotados

671. Sobre el método de lectura labial:

a. Requiere por parte del receptor altos niveles de agilidad visual y buena visión
b. No resulta muy útil en personas con sordera postlocutiva que han recibido un implante coclear
c. Permite a la persona con sordera conocer nuevos conceptos
d. Permite diferenciar los modos de articulación, pero no el punto de articulación

672. Señala qué respuesta no es correcta acerca de los requisitos que se exigen para poder recibir un implante coclear:

a. Es necesario tener un grado profundo o total de sordera neurosensorial bilateral
b. Es necesario no poder beneficiarse de una prótesis auditiva
c. El implante ha de suponer una mejora sustancial en la calidad de vida de la persona
d. Es necesario tener una sordera de tipo prelocutiva

673. Qué capacidades pretende aumentar la estimulación postnatal:

a. Las capacidades auditivas, visuales y táctiles
b. La curiosidad, atención y concentración
c. La alegría, comprensión y cariño
d. La capacidad del sistema nervios táctil

674. El período crítico de rebeldía del niño suele comenzar a los:

a. 18 meses
b. 5 años
c. 3 años
d. 4 años

675. Un factor relacionado con la estructura familiar que no parece ser especialmente determinante en el desarrollo infantil es:

a. La cohesión familiar
b. El nivel socioeconómico
c. La ausencia de la madre
d. La separación de los padres

28. Ayudas técnicas y adaptaciones

676. Dentro de las tareas del aseo, se considera una ayuda para protección y cuidado personal:

a. Asidero para el retrete
b. Asiento para la bañera
c. Adaptación para los grifos
d. Las tres

677. Un andador es una ayuda para la:

a. Protección
b. Movilidad personal
c. Señalización
d. Comunicación

678. Las instalaciones domóticas:

a. Ayudan a gestionar las instalaciones de una vivienda de una manera más incómoda y menos accesible
b. No automatizan tareas de la vivienda
c. Adaptan a la persona a las condiciones de las instalaciones
d. Adaptan las instalaciones a las necesidades de la persona

679. Debemos tener en cuenta a la hora de adaptar los juegos de mesa:

a. Incluir fichas muy planas y pequeñas
b. Utilizar diseños que necesiten una alta movilidad articular
c. Utilizar letras y números de tamaño y contraste adecuado
d. No estimular los sentidos y la comunicación

680. Aplicación gratuita pensada para ofrecer actividades lúdicas a personas con múltiples discapacidades:

a. Viacam
b. Sitplus
c. Limbika
d. Egames

681. Un reposapies y un protector contra escaras son ayudas para el:

a. El descanso
b. El vestido
c. El hogar
d. La movilidad

682. Las ayudas técnicas y los productos de apoyo:

a. Son producto de la artesanía
b. Se utilizan para impedir los movimientos
c. Se utilizan para aumentar las limitaciones funcionales de las personas con discapacidad
d. Se trata de utensilios, dispositivos, aparatos o adaptaciones, que son producto de la tecnología

683. En el programa de ordenador 'eViacam' se consigue:

a. Que no se sustituya la funcionalidad del ratón del ordenador
b. Mover el puntero a partir del movimiento del dedo meñique
c. Mover el puntero a partir del movimiento de la cabeza
d. Ninguna de las respuestas es verdadera

684. Para que un teléfono fijo cuente con la mejor adaptación debe:

a. No disponer de la función de manos libres
b. Tener teclas grandes y cóncavas
c. La pantalla ser de bajo contraste
d. El teclado debe pulsarse con mucha fuerza

685. El cuchillo de cocina con el mango en ángulo recto está especialmente recomendado para personas con:

a. Artritis reumatoide y otros procesos articulares degenerativos
b. Dificultades en el equilibrio
c. Discapacidad intelectual
d. Síndrome de Down

686. Una silla de ruedas mal adaptada contribuye a:

a. Un buen uso muscular y a la desaparición de deformidades
b. La desaparición de úlceras
c. Una mayor socialización
d. Al desuso muscular y a la aparición de deformidades y úlceras

687. Se incluyen dentro de las ayudas técnicas para el hogar:

a. Giradores para llaves y pomos
b. Calzamedias y descalzador
c. Bastones plegables
d. Lupa de aumento y tijeras adaptadas

688. Una silla de ruedas es una ayuda técnica para:

a. La comunicación
b. El aprendizaje
c. La autoayuda
d. La movilidad

689. Cuando recomendamos un asiento para la bañera, nos estamos refiriendo a una ayuda técnica para:

a. El desempeño ocupacional
b. La autoayuda
c. El aprendizaje
d. La comunicación social

690. La silla de ruedas se prescribe principalmente para:

a. Soportar el peso y mantener el equilibrio
b. Aportar comodidad individual, seguridad, maniobralidad e independencia
c. Realizar transferencias
d. Mantener las piernas elevadas

691. Una puerta corredera de apertura manual en una vivienda o edificio público:

a. Aumenta el espacio requerido para su apertura
b. No es recomendable en áreas pequeñas
c. No debe requerir esfuerzo excesivo para ser abierta y debe carecer de carriles inferiores
d. Se le deben colocar pomos giratorios

692. Recomendación que daría desde la perspectiva de terapia ocupacional, en el caso de que una vivienda disponga de alfombra en el salón:

a. Cubrir todo el suelo de alfombras
b. Intentar que la alfombra sea lo más fina posible, para evitar así tropiezos
c. Dejarla como está, ya que la persona está acostumbrada a manejarse de esa forma
d. Fijarla al suelo con una red antideslizante de goma para que no se mueva y evitar un resbalón o tropiezo

693. Objetivo de las señales y paneles informativos de un edificio público:

a. Facilitar a cualquier persona la orientación y la comprensión del edificio, de sus componentes y de las actividades desarrolladas en su interior
b. Proporcionar una señal acústica audible pero no molesta
c. Que ruido e iluminación sean adecuados
d. Que los mapas y planos sean instalados en expositores horizontales

694. Son 'Ayudas para las actividades de ocio':

a. Silla de ruedas y andador
b. Cubiertos, platos y vasos adaptados
c. Asiento para la bañera y esponja con mango
d. Lupa de aumento, sujetacartas y pasapáginas de mano

695. Las manillas y tiradores de las puertas:

a. No deben tener un diseño ergonómico
b. Siempre deben quitarse
c. Deben colocarse siempre pomos giratorios
d. Su color debe contrastar con el de la hoja de la puerta para ser fácilmente detectables

696. Un borde para platos y unos cubiertos engrosados son ayudas para:

a. El hogar
b. La movilidad personal
c. Los desplazamientos
d. La comida y la preparación de alimentos

697. La manera óptima de señalizar visualmente debe incluir:

a. Texturas rugosas y caracteres en braille
b. Información claramente visible y comprensible
c. Colores chillones y muy llamativos
d. Iluminación intensa, deslumbrante

698. Objetivo de las ayudas técnicas:

a. Minimizar la desigualdad entre las capacidades de la persona y las demandas del entorno para conseguir la máxima independencia
b. El buen manejo del tiempo (trabajo-descanso)
c. Recopilar información, evaluar e implementar un tratamiento
d. Ninguna de las anteriores

699. Toda ayuda técnica o equipo adaptado debe:

a. Dificultar las tareas de la vida diaria
b. Aumentar la discapacidad
c. Ser retirada en el menor tiempo posible
d. Ser integral, dar apoyo y capacitar

700. Con la 'Modificación del entorno físico', en TO buscamos:

a. Simplificar la resolución de problemas
b. Reformar completamente el domicilio de la persona atendida
c. Facilitar el acceso y la movilidad de la persona para que pueda participar en la sociedad como un miembro activo más
d. Potenciar las dificultades de acceso al entorno

28

29. Valoración geriátrica desde terapia ocupacional

701. Profesional principal que realiza la entrevista en los casos de demencia:

a. El Médico
b. El enfermero
c. El Psicólogo
d. El Trabajador Social

702. Cómo debe ser la actitud de la terapeuta ocupacional durante la entrevista a una persona con demencia:

a. Debe tener una actitud crítica
b. Debe presentar una actitud de interés
c. Debe tener una actitud fría
d. Debe tener cierta Indiferencia

703. Qué tipo de entrevista en terapia ocupacional podemos hacer a un paciente con demencia:

a. Una entrevista no dirigida
b. Una entrevista estructurada
c. Hacer una entrevista que incluya aspectos de entrevista no dirigida y estructurada
d. Pasar escalas de valoración

704. Durante las fases intermedias de las entrevistas clínicas a personas con demencia debemos recoger:

a. Los síntomas iniciales
b. El contexto familiar del paciente
c. En estas fases no se debe de recoger ningún dato
d. Todas las respuestas anteriores son falsas

705. «Historia psiquiátrica»:

a. Es un registro incompleto realizado de forma confidencial a todo tipo de paciente psiquiátrico que atendemos por primera vez
b. Es un registro completo realizado de forma confidencial a todo tipo de paciente psiquiátrico que atendemos por primera vez
c. Será imprescindible realizar la entrevista a través de familiares
d. Es un término acuñado en 1846

706. Por qué se prefieren las historias protocolizadas:

a. Porque evitan omisiones
b. Porque dan cierta uniformidad de criterios
c. Porque ayudan a facilitar los elementos diagnósticos
d. Todas las respuestas anteriores incluyen el por qué se prefieren las historias protocolizadas

707. La valoración de las Aptitudes Motoras y de Proceso es una herramienta de qué autor:

a. Berger et al
b. A. Fisher
c. Kielhofner Gary
d. Keith

708. Por qué no se han rechazado las historias protocolizadas:

a. Porque ayudan a evitar omisiones de información importante
b. Ayudan en la uniformidad de criterios
c. Porque facilita los elementos diagnósticos
d. Todas las respuestas anteriores incluyen el por qué no ha existido un rechazo de las historias protocolizadas

709. El Perfil del Impacto de la Enfermedad es una herramienta de:

a. Berger et al
b. A. Fisher
c. Kielhofner Gary
d. Keith

710. Cuál de estos antecedentes personales, en el ámbito de personas con demencia, es más importante:

a. Los somáticos
b. Los psicosomáticos
c. Los psiquiátricos
d. Los tres por igual

711. En la estructura de la historia clínica, en pacientes con demencia, NO es necesario registrar:

a. la filiación
b. el motivo de consulta
c. la persona que lo acompaña
d. los antecedentes personales

712. En la anamnesis de un paciente con demencia, en relación con el momento del parto:

a. Sería importante conocer el test de Apgar
b. Es importante conocer si hubo anoxia
c. En la actualidad no es vital porque el paciente con Demencia no suele tener dicha información
d. Sería importante saber la genética de la familia

713. Sobre las preguntas de la historia clínica relacionadas con la infancia temprana de un paciente con demencia, el terapeuta ocupacional debe contemplar:

a. El paciente con demencia no puede ser interrogado por su infancia temprana
b. Las infecciones infantiles
c. Es fundamental la anamnesis sobre conductas disruptivas
d. Habría que explorar las motivaciones desde la adolescencia

714. Sobre las preguntas de la historia clínica relacionadas con la infancia tardía de un paciente con demencia, como terapeutas ocupacionales nos interesa:

a. Saber si tenía hermanos/as y su relación
b. Es imposible valorar la presencia de infecciones
c. Es importante valorar la presencia de conductas disruptivas
d. Es imposible que el paciente con demencia la recuerde

715. Sobre las preguntas de la historia clínica relacionadas con la infancia tardía de un paciente con demencia, como terapeutas ocupacionales nos interesa(elige la opción correcta):

a. Debemos hacer una valoración en la persona mayor de habilidades previas, analfabetismo
b. Enfermedades anteriores
c. Intervenciones quirúrgicas
d. Todas las respuestas anteriores recogen lo que como terapeutas nos interesa aportar en la historia clínica relacionadas con la infancia tardía de un paciente con demencia

716. Por qué es importante valorar el humor en una persona con demencia:

a. Porque es la emoción persistente y constante del paciente, además nos indica el funcionamiento de la neurología cerebral y el grado de asociación del paciente con su entorno
b. Porque no es indicativo del funcionamiento de la neurología cerebral
c. Porque no tendrá relación con el grado de asociación del paciente con su entorno
d. Porque será muy importante para determinar la uniformidad de criterios

717. El Canadian Occupational Performance Model (COPM)…

a. Presenta un formato de autovaloración para el/la cliente
b. Es un indicador de calidad de vida y estado de salud de la persona
c. Su autor es Wonca
d. No se utiliza en la actualidad en el ámbito de la Terapia Ocupacional

718. Por qué es importante valorar el afecto del paciente con demencia desde terapia ocupacional:

a. Porque es la respuesta emocional del paciente en el momento presente
b. Porque hay que valorar la cantidad de afecto que el paciente expresa
c. Porque hay que valorar el rango del conducta que expresa el paciente
d. Todas las respuestas anteriores serán importantes de valorar en el paciente con demencia

719. Sobre la percepción del mundo que rodea al paciente con demencia, qué podemos valorar en Terapia Ocupacional:

a. Valoramos la pérdida del proceso del pensamiento, pobreza de ideas
b. Valorar los acontecimientos (familiares, laborales….)
c. Se valorará tanto la pérdida del proceso del pensamiento y la pobreza de ideas, como la valoración de los acontecimientos familiares
d. Ninguna de las anteriores

720. Qué prueba complementaria suele realizar el médico en primer lugar al paciente con demencia:

a. Una RMN (resonancia magnética)
b. Una Ecografía
c. Una analítica de sangre
d. Una prueba de esfuerzo

721. Cuántos ítems cubre el Funcional Independence Measure (FIM) de 1984:

a. 30   b. 20   c. 18   d. 15

722. El Funcional Independence Measure (FIM) de 1984 es:

a. un método de valoración de las AVD (actividades de la vida diaria) muy bien desarrollado
b. un método que ofrece una valoración integral de la seguridad, funcionalidad y del medio ambiente
c. una escala desarrollada por Gary Kielhofner
d. una valoración de personas con Parkinson

723. Qué tratamientos farmacológicos pueden precisar las personas con demencia:

a. Tomar Neurolépticos
b. Tomar Ansiolíticos
c. Tomar Benzodiacepinas
d. Tomar Neurolépticos, Ansiolíticos y Benzodiacepinas

724. El SAFER Tool o The Safety Assessment of Function and Environment for Rehabilitation Tool, es una herramienta para usar en Terapia Ocupacional. Señale la respuesta mas completa:

a. Fue creado por terapeutas ocupacionales en Canadá
b. Ofrece una valoración integral de la seguridad, funcionalidad y del medio ambiente para ancianos en sus hogares
c. Ofrece una valoración integral de la seguridad, funcionalidad y del medio ambiente para ancianos en sus hogares, siendo una herramienta creada por terapeutas ocupacionales en Canadá
d. El SAFER Tool es una prueba diagnóstica que usan los/as médicos no los/as terapeutas ocupacionales

725. La valoración de las Aptitudes Motoras y de Proceso mide:

a. el nivel de realización funcional mediante la medición de las aptitudes motoras y de proceso en las actividades básicas de la vida diaria y para pronosticar la capacidad de vivir independientemente
b. el nivel de realización funcional mediante la medición de las aptitudes motoras y de proceso en las actividades instrumentales y para pronosticar la capacidad de vivir independientemente
c. el estado de salud basada en el comportamiento
d. la capacidad cardiorespiratoria de la persona

30. Fisiopatología y aspectos psicológicos del envejecimiento

726. Tal como se entiende el concepto de geriatría, en su definición se contempla a las personas ancianas de forma:

a. integral, en situación de salud y de enfermedad
b. integral, en situación de enfermedad
c. integral, en situación de salud
d. Ninguna de las anteriores

727. Las personas ancianas de las civilizaciones antiguas, dependiendo de los recursos para la supervivencia del grupo:

a. Suponían una carga
b. Podían suponer o no una carga
c. No suponían una carga
d. Depende de la edad cronológica de la persona

728. 'Edad cronológica' es:

a. La edad en relación con el grado de envejecimiento
b. La edad marcada por circunstancias económicas, laborales y familiares
c. La edad determinada por los rasgos psicológicos de cada grupo de edad
d. La edad que tiene una persona según la fecha de su nacimiento

729. 'Envejecimiento primario' se refiere:

a. A que se añade una enfermedad al envejecimiento propio de los años
b. A las situaciones sociales, económicas o culturales que pueden modificar el proceso de envejecimiento
c. A que existe una alteración por el abuso de drogas, incluyendo fármacos
d. Al proceso fisiológico que ocurre con el normal devenir de los años

730. Qué modificaciones morfológicas provoca el envejecimiento fisiológico:

a. El aumento de tejidos grasos
b. El aumento del tono y masa muscular
c. La disminución de los tejidos grasos
d. Ninguna de las tres

731. Las mujeres adultas mayores experimentan cambios en su aparato reproductor:

a. Las paredes vaginales se vuelven más elásticas y lubricadas
b. Los periodos menstruales no cesan a lo largo de la vida de la mujer
c. Los ovarios dejan de producir estrógenos y progesterona
d. Ninguna de las anteriores

732. Sobre el «envejecimiento secundario»:

a. Es el proceso fisiológico que ocurre con el normal devenir de los años
b. Es resultado de las situaciones sociales, económicas o culturales que pueden modificar el proceso de envejecimiento
c. Se añade alteración por el abuso de drogas, incluyendo fármacos
d. Es resultado de la enfermedad, el abuso o desuso corporal

733. 'Envejecimiento' es:

a. Un proceso dinámico que comienza con la concepción y termina con la muerte
b. Un proceso gradual de degradación del organismo que no es consecuencia de enfermedades o accidentes
c. Comporta una serie de cambios estructurales y funcionales que aparecen con el paso del tiempo
d. Las tres son correctas

734. Cuál de estos factores contribuye al envejecimiento de una población:

a. El descenso de la natalidad
b. El descenso de la mortalidad infantil
c. Los movimientos migratorios y los avances tecnológicos
d. Todos los factores incluidos en las respuestas anteriores son parte causante del envejecimiento de la población

735. 'Envejecimiento terciario' es:

a. El proceso fisiológico que ocurre con el normal devenir de los años
b. El resultado de una enfermedad o incapacidad
c. Las situaciones sociales, económicas o culturales que pueden modificar el proceso de envejecimiento
d. La alteración por el abuso de drogas, incluyendo fármacos

736. La caída de los párpados que es debida, por un lado, a la disminución de la fuerza muscular de la musculatura palpebral y, por otro, a la flaccidez de la piel en las personas ancianas, se denomina:

a. Ablefaria palpebral
b. Ptosis palpebral
c. Entropión
d. Midriasis

737. Ciencia que se ocupa del envejecimiento desde el ámbito psicológico:

a. psicogerontología
b. psicoterapia
c. psicología
d. geriatría

738. Hablamos de 'envejecimiento adicional' (complete el enunciado):

a. Cuando ocurre con el normal devenir de los años

b. Cuando se añade un enfermedad o incapacidad

c. Cuando las situaciones sociales, económicas o culturales pueden modificar el proceso de envejecimiento

d. Cuando se añade alteración por el abuso de drogas, incluyendo fármacos

739. Factores ambientales que influyen en el envejecimiento:

a. La alimentación y ejercicio físico

b. El estrés psíquico

c. Ambas son correctas

d. Ninguna lo es

740. Cuando una persona a lo largo de su vida ha estado expuesta a factores tóxicos como el tabaco o el alcohol:

a. Su proceso de envejecimiento va más rápido

b. Su proceso de envejecimiento se desarrolla más lentamente

c. El consumo de tabaco y alcohol no afecta al envejecimiento

d. No sabemos cómo afectan esos factores al envejecimiento

741. Entre los factores que favorecen una adaptación positiva a la vejez nos encontramos:

a. El presentar poco interés en el mundo de hoy

b. El que la persona tenga una aceptación de uno mismo

c. Que la persona tenga poco contacto social

d. Que la persona tenga diabetes

742. Al envejecer, el organismo sufre modificaciones en sus órganos, como por ejemplo:

a. Las válvulas del corazón se vuelven gruesas y más rígidas

b. Desaparecen las arrugas de la piel

c. El aumento del tono y masa muscular

d. Aumenta la cantidad de nefronas en los riñones y por lo tanto su capacidad de filtrar la sangre

743. Podemos afirmar que uno de los factores que influyen positivamente en las personas mayores para una buena adaptación a la vejez es:

a. Que estas personas presenten poco interés en el mundo de hoy

b. Que estas personas presenten poco contacto social

c. Que estas personas posean recuerdos positivos

d. Que estas personas presenten una destreza motora reducida

744. Qué ámbito de la medicina estudia las enfermedades de la gente mayor, y por lo tanto el diagnóstico, tratamiento y pronóstico de las mismas':

a. El ámbito de la gerontología

b. El ámbito de la geriatría

c. El ámbito de la pediatría

d. El ámbito de la neurociencia

745. Asociados al envejecimiento observamos cambios funcionales como:

a. Un mayor riesgo de arritmias

b. Una menor destreza motora

c. Más probabilidad de padecer diabetes

d. Todos los cambios funcionales mencionados en los anteriores apartados se asocian al envejecimiento

746. Relacionado con la postura de las personas mayores, podemos observar:

a. Aumenta la amplitud de cada paso

b. Aumento de la cifosis dorsal

c. Mayor facilidad para mantener el equilibrio

d. Todas son verdaderas

747. Qué factores determinan el buen estado psicológico de las personas adultas mayores:

a. La existencia de intereses y motivaciones, tener relaciones sociales

b. Tener un mal estado de salud

c. No disponer de apoyo emocional

d. Ninguna respuesta es cierta

748. Una de las variables más relevantes que influye en la conducta sexual de las personas mayores es:

a. La disponibilidad de pareja, de igual manera en hombres que en mujeres

b. La disponibilidad de pareja, especialmente en el hombre

c. La disponibilidad de pareja, especialmente en la mujer

d. La pérdida de orgasmos

749. Qué cambios fisiológicos importantes afectan a las relaciones sexuales de los hombres mayores:

a. Disminuye el periodo refractario

b. Pérdida de orgasmos

c. El aumento de orgasmos

d. Aumenta el periodo refractario

750. Hay más:

a. hombres viudos

b. mujeres viudas

c. Una proporción similar

d. Depende de la provincia

31. Terapia ocupacional y enfermedad de Parkinson

751. La enfermedad de Parkinson fue descrita por primera vez por el médico inglés James Parkinson en:

a. 1825   b. 1812   c. 1817   d. 1832

752. El Parkinson afecta principalmente al sistema:

a. sanguíneo

b. nervioso

c. inmunológico

d. sensitivo

753. Sobre el Parkinson:

a. Persiste a lo largo del tiempo (crónico)

b. Sus síntomas empeoran con el tiempo (progresivo)

c. Afecta de forma diferente a las personas que la padecen (diversidad sintomatológica)

d. El Parkinson es una enfermedad crónica, progresiva y presenta diversidad sintomatológica

754. En el estadío 3 de la enfermedad de Parkinson se manifiesta una afectación:

a. bilateral con equilibrio normal

b. severa

c. bilateral con alteración del equilibrio

d. unilateral

755. Tratamiento farmacológico más efectivo para mejorar los síntomas del Parkinson:

a. Levodopa

b. Apomorfina

c. Anticolinérgicos

d. Realizar una estimulación cerebral profunda

756. Una alteración motora característica de las personas con Parkinson es la acinesia y consiste en:

a. La persona presenta movimientos involuntarios relacionados con la medicación

b. Las personas presenta una dificultad para iniciar el movimiento

c. La persona tiene enlentecimiento del movimiento

d. La persona presenta cierta rigidez muscular

757. Uno de los objetivos de Terapia Ocupacional para las personas afectadas por la enfermedad de Parkinson es:

a. Evitar el uso de ayudas técnicas

b. Que la persona haga el menor número de tareas posible para no provocar más temblor y rigidez

c. Enseñar el uso de ayudas técnicas

d. Mantener las capacidades motoras y cognitivas que aún conserva la persona afectada

758. Estadío clínico de la enfermedad de Parkinson en el que aparecen síntomas leves que afectan sólo a una mitad del cuerpo:

a. 1   b. 0   c. 2   d. 3 o más

759. Una persona con Parkinson se encuentra en fase 'On' cuando:

a. Reaparecen los síntomas y se altera la función motora
b. Aparecen movimientos involuntarios en forma de sacudidas
c. Hay un control satisfactorio de los síntomas parkinsonianos y es posible una actividad motora normal
d. Aparecen problemas conductuales

760. Las personas con Parkinson que manifiestan 'hipomimia' sufren:

a. Disminución de las horas de sueño
b. Disminución de la expresividad de la cara
c. Aparición de depresión
d. Disminución de las habilidades comunicativas

761. Entre las recomendaciones que se dan en TO a las personas con parkinson, relacionadas con la actividad de vestirse, está:

a. usar siempre zapatos con cordones
b. vestirse de pie o tumbado
c. vestirse sentados, evitando vestirse de pie para disminuir el riesgo de perder el equilibrio
d. vestirse siempre con supervisión

762. Recomendación para las personas con Parkinson durante el baño y aseo:

a. colocar un taburete frente al lavabo para apoyar brazos evitando el cansancio
b. Dben usar un cepillo de dientes eléctrico
c. colocar una alfombra antideslizante en el suelo de la bañera o ducha
d. Las tres

763. Enlentecimiento del movimiento que se observa en las personas afectadas por el Parkinson:

a. Bradicinesia
b. Discinesia
c. Acinesia
d. Hipomimia

764. La rigidez y la alteración de la movilidad que se da en las personas con Parkinson provocará durante la marcha:

a. Un excesivo balanceo de brazos
b. Que la persona de pasos cortos y rápidos
c. Que la marcha se haga con pasos largos y bien definidos
d. La persona deba usar una ayuda como un bastón o un andador

765. Una persona afectada por enfermedad de parkinson tendrá más facilidad para vestirse si:

a. Sustituye los botones por velcros
b. Coloca anillas en las cremalleras
c. Utiliza un calzador de mango largo
d. Todas las anteriores

766. Una persona con enfermedad de Parkinson en el estadío 5:

a. Tiene un ligero enlentecimiento para las actividades de la vida diaria
b. Su lenguaje todavía no está afectado
c. La persona es altamente dependiente
d. Es independiente

767. Recomendaremos a las personas con Parkinson:

a. Utilizar un tejido antideslizante debajo del plato para que no se mueva
b. Evitar el uso de vasos y platos irrompibles
c. Usar cubiertos pesados y de mango largo
d. Ninguna de las anteriores

768. Un tratamiento completo para una persona con enfermedad de Parkinson incluye:

a. Tratamiento farmacológico
b. El someterse a tratamiento quirúrgico
c. Que la persona acuda a tratamientos de rehabilitación (terapia ocupacional, fisioterapia, logopedia, psicología…)
d. Todas las anteriores

769. A una persona con enfermedad de Parkinson que todavía pueda conducir le recomendaremos:

a. Utilizar un coche sin dirección asistida
b. Conducir en la fase 'On' de la enfermedad
c. Utilizar un coche que no tenga cambio de marchas automático
d. No usar las zonas de aparcamiento especial

770. El paciente de Parkinson manifiesta trastornos cognitivos, como:

a. Alteración de la atención y enlentecimiento del procesamiento de la información
b. Alteración de la memoria y de las funciones ejecutivas
c. Disminución de la velocidad de procesamiento de respuesta al calculo
d. Son correctas A y B

771. el paciente con enfermedad de Parkinson en fase 'Off':

a. No manifiesta síntomas y función motora normal
b. No presenta dificultades comunicativas y de deglución
c. Presenta síntomas y una función motora alterada
d. Ninguna de las tres

772. Algunos problemas psicológicos relacionados con la enfermedad de Parkinson que debemos tener en cuenta durante el tratamiento son:

a. Falta de atención, concentración y memoria
b. Apatía, depresión, ansiedad y fobia social
c. Bradifenia e hipomimia
d. Ninguna de las anteriores

773. Es un síntoma característico del parkinson:

a. El temblor acentuado en estado de reposo
b. La rigidez
c. Trastornos del equilibrio y anomalías al andar
d. Todas las anteriores

774. El paciente con enfermedad de Parkinson en estadío 1:

a. Es prácticamente autónomo en las actividades básicas de la vida diaria
b. Tiene episodios de incontinencia
c. Necesita mucha ayuda para el aseo, vestido y alimentación
d. Requiere un tiempo excesivo para realizar las actividades básicas de la vida diaria

775. Objetivo de la TO en el tratamiento de personas con Parkinson:

a. Adiestrar en las actividades de la vida diaria
b. Asesorar sobre adaptaciones y ayudas técnicas
c. Ayudar a la persona afectada y su familia a organizar la rutina diaria
d. Todas las anteriores

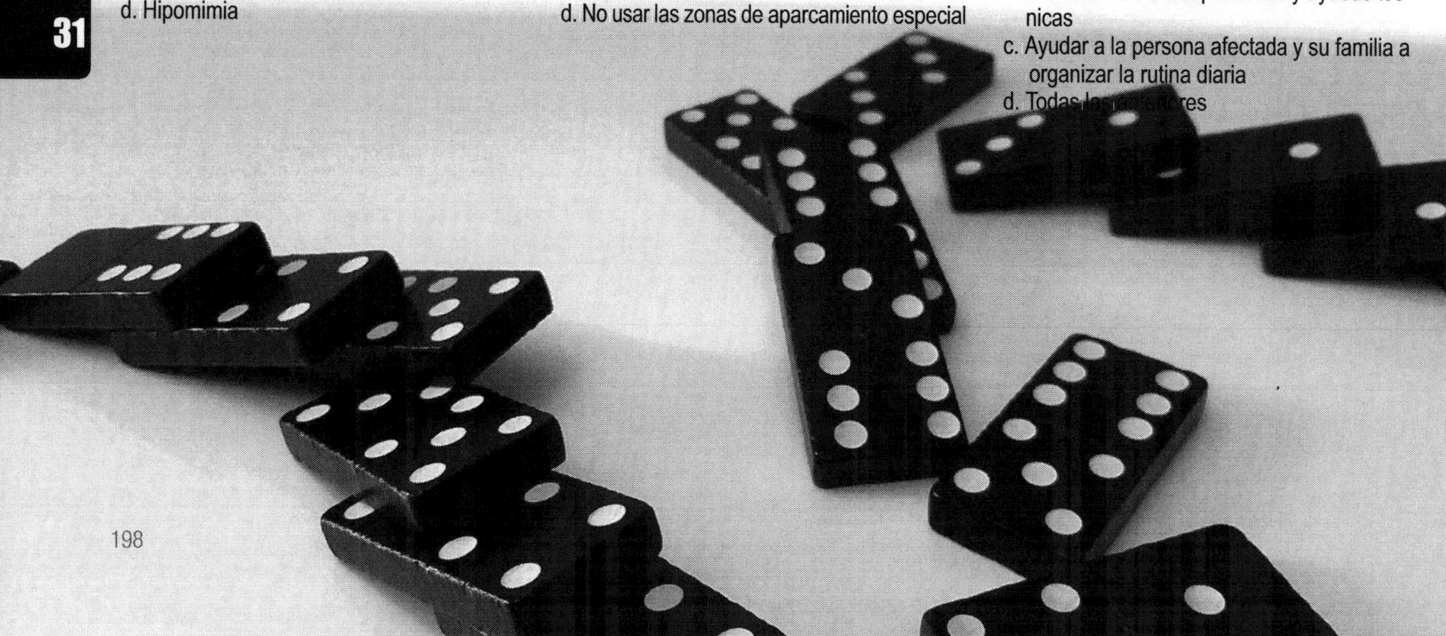

32. Terapia ocupacional y demencias

776. Una paciente con demencia que presenta problemas para la comprensión del lenguaje tanto hablado como escrito, incapacidad para denominar objetos y repetir palabras que se le dicen, habla fluida incomprensible con parafasias semánticas y fonémicas sufre:

a. Afasia global
b. Afasia de Wernicke
c. Afasia de Broca
d. Afasia transcortical sensitiva

777. En el síndrome de Wallemberg, – producido habitualmente por la isquemia de la región dorso-lateral del bulbo– NO aparece qué síntoma:

a. Disfonía
b. Disfagia
c. Piramidalismo
d. Ataxia

778. Sobre las demencias frontales:

a. En las demencias frontales, la atrofia cerebral se sitúa en el lóbulo occipital
b. En las demencias frontales, están afectados sobre todo los lóbulos temporales
c. Todas las demencias que existen son de tipo frontal
d. En la demencia frontal, la atrofia cerebral se sitúa en los lóbulos frontales

779. Una persona con demencia presenta estereotipias si realiza:

a. Gestos bucolinguales extraños
b. Movimientos muy aparatosos que aumentan la expresividad de los gestos
c. Gestos aparatosos acompañados de palabras soeces
d. Repeticiones reiteradas e innecesarias de un acto

780. A lo largo de la fase GDS 7 (Escala de deterioro global) se produce:

a. Una pérdida de todas las capacidades verbales
b. Una pérdida de la capacidad de caminar y pérdida de todas las capacidades verbales
c. Una pérdida de visión de un solo ojo
d. Ninguna persona con demencia tipo Alzheimer llega a esta fase

781. Fototest o test de las fotos es un instrumento que detecta el deterioro cognitivo y la demencia. Este instrumento:

a. Es de fácil aplicación, se puede usar incluso con personas analfabetas
b. El test consta de 5 tareas independientes para evaluar
c. Su autor es Isaacs y Akhtar
d. Es una herramienta diseñada por terapeutas ocupacionales en varias fases

782. El Test del Dibujo del Reloj (TDR) es usado en el ámbito de la Terapia Ocupacional Geriátrica:

a. Es un sistema de clasificación fácil de realizar
b. Es una prueba de cribado sencilla, rápida y de fácil aplicación
c. Su adaptación española fue realizada por Polonio en 1986
d. Fue puesta en marcha por la Universidad Complutense de Madrid

783. Entre las herramientas de trabajo que usamos en TO Geriátrica, nos encontramos la Global Deterioration Scale (GDS):

a. Establece 3 estadios posibles según el deterioro cognitivo
b. GDS-3 corresponde al deterioro cognitivo muy grave
c. Es un sistema de clasificación fácil de realizar, simple y útil para la estimación de la gravedad de la demencia
d. No es una herramienta usada por la Terapia Ocupacional

784. El estadio GDS-3, según la Global Deterioration Scale (GDS), corresponde a:

a. déficit cognitivo leve
b. normalidad: ausencia de deterioro cognitivo
c. deterioro cognitivo muy grave
d. GDS-3 no es un sistema de medida

785. En relación con la Terapia de Orientación a la realidad:

a. Es un tipo de asesoramiento, que ayuda al anciano/a a expresar lo que siente
b. Se basa en los principios de repetición y reorientación para mejorar la compresión de las demandas ambientales y del entorno personal inmediato
c. Se basa en la provocación controlada de recuerdos remotos
d. Ninguna de las tres

786. La terapia de reminiscencia es una técnica usada en Terapia Ocupacional:

a. Es un tipo de asesoramiento, que ayuda al anciano/a a expresar lo que siente
b. Se basa en los principios de repetición y reorientación para mejorar la compresión de las demandas ambientales y del entorno personal inmediato
c. Se basa en la provocación controlada de recuerdos remotos
d. Es un tipo de intervención que sólo se debe usar en Demencias Vasculares

787. Conjunto de técnicas simples de comunicación multimodal basadas en una actitud de respeto y empatía hacia la persona con demencia:

a. Terapia de validación
b. Terapia de orientación a la realidad
c. Terapia de comunicación asertiva
d. Terapia de la ética interpersonal

788. Terapia usada por terapeutas ocupacionales en el ámbito de las demencias y que se centra en la reestructuración del ambiente no físico de la persona usuaria:

a. Terapia de Validación
b. Terapia BrainMetric
c. Terapia Gradior
d. Terapia Millieu

789. Entre los criterios diagnósticos de demencia tipo Alzheimer, y según DSM-IV-TR (Manual diagnóstico y estadístico de los trastornos mentales):

a. La persona debe presentar insomnio o hipersomnia casi todos los días
b. La persona deber presentar fatiga o pérdida de energía casi todos los días
c. La persona presenta un déficit de vitamina B12
d. El comienzo que se debe de dar de la enfermedad debe ser gradual y el curso continuo

790. Según los criterios diagnósticos de demencia tipo Alzheimer (DSM-IV-TR o Manual diagnóstico y estadístico de los trastornos mentales), encontramos en la persona afectada manifestaciones de:

a. Insomnio o hipersomnia casi todos los días
b. Agitación o enlentecimientos psicomotores casi todos los días
c. Ninguna de las dos
d. Ambas son correctas

791. Característica común entre demencia y depresión en las personas mayores:

a. Que la persona presente un sustrato funcional afectado
b. La persona mayor con demencia lo principal es que adapte su entorno
c. La presencia de elevados niveles de dependencia de la persona mayor
d. No es un síntoma que se dé en la demencia

792. Los problemas que presentan las personas afectadas por demencia para el desempeño de las actividades son producidos por el déficit en:

a. las habilidades que presenta
b. los hábitos que tienen estas personas
c. la volición
d. el rol que desempeñan de mayor

793. Según el punto de vista de la Terapia de Validación, debemos:

a. Intentar modificar conductas
b. No enfrentarse al sujeto y orientarlo hacia el espacio y el tiempo actual
c. Crear un buen clima con la familia de los pacientes
d. No enfrentarse al sujeto, ni pretender orientarlo hacia el espacio y el tiempo actual

794. 'Conjunto de síntomas relacionados con una disminución de la capacidad intelectual en comparación con el nivel previo de función, normalmente acompañada de cambios psicológicos y del comportamiento':

a. esquizofrenia
b. demencia
c. Parkinson
d. déficit de aminoácidos

795. Uno de los principales factores de riesgo que hace más probable padecer la enfermedad de Alzheimer es:

a. Un nivel educativo alto
b. La edad
c. La hipotensión arterial
d. El tabaquismo

796. Para evitar las caídas en la casa de una persona con Alzheimer:

a. abrillantar el suelo
b. quitar las barandillas de las escaleras
c. guardar las alfombras y dejar libres los espacios de paso
d. poner espejos en cada habitación

797. Polonio (2002) afirma que, el objetivo principal de la intervención con las personas con demencia es:

a. Apoyar a las personas cuidadoras
b. Disminuir las actividades sociales
c. Recuperar las capacidades cognitivas perdidas
d. Ninguna de las anteriores

798. Alteración psicológica y del comportamiento que puede presentar las personas con Alzheimer son:

a. Delirios y alucinaciones
b. Depresión y ansiedad
c. Cambios de personalidad y agresividad
d. Todas las anteriores

799. Al intervenir la demencia, y desde la perspectiva de la Terapia de Validación, el terapeuta ocupacional:

a. Ha de intervenir para prevenir sentimientos de desorientación
b. Debe de dirigirse al paciente y tratar de orientarlo hacia el espacio y el tiempo actual
c. Ha de darle confianza presentándole a todo el equipo del centro
d. Ha de respetar su realidad, aunque la persona esté desorientada y confusa

800. La terapia a través de los recuerdos (Terapia de reminiscencia) se basa en:

a. Que se debe aplicar siempre de manera individual, para proteger la intimidad de la persona
b. La provocación controlada de recuerdos remotos de la vida de la persona
c. La imposibilidad de aplicarla en estadios avanzados de demencia
d. Ninguna de las tres

33. Terapia ocupacional y Enfermedad Pulmonar Obstructiva Crónica (EPOC)

801. La Bronquitis Crónica es una entidad anatomopatológica con un cuadro clínico muy característico. Cuál de estos puntos nos permite diagnosticar Bronquitis Crónica exclusivamente a partir de la sintomatología:

a. La presencia de tos no productiva durante más de 90 días durante dos años consecutivos
b. La presencia de tos productiva o expectoración durante más de 90 días al año, al menos durante dos años de forma consecutiva
c. La existencia de tos no productiva a los largo de 60 días
d. La existencia de tos productiva a los largo de 60 días

802. Desde un punto de vista epidemiológico la Bronquitis Crónica afecta:

a. más a los hombres que a las mujeres
b. más a los varones de más de 50 años que a los más jóvenes
c. al 25% de los varones mayores de 40 años en España
d. Las tres son ciertas

803. Sobre la anatomía patológica de la Bronquitis Crónica, es FALSO:

a. Existe una hiperemia de la mucosa bronquial con tumefacción y aumento del esputo
b. Existe una disminución de las glándulas seromucosas y facilidades para el drenaje de la luz bronquial
c. Existe una hiperplasia de las células caliciformes
d. Existe una hiperplasia del epitelio bronquial

804. Gérmenes más habituales de infección del moco en la Bronquitis Crónica simple:

a. Haemophilus Influenzae
b. Neisseria sp
c. Estreptococo pneumoniae
d. Los tres lo son

805. El paciente con Bronquitis Crónica simple puede producir alteraciones en la fisiopatología del individuo. Tras realizadas las pruebas funcionales, en qué grupo lo encuadraríamos:

a. Pruebas normales. No hay disnea de esfuerzo
b. Pruebas anormales. Disnea de esfuerzo grado I
c. Pruebas anormales. Disnea de esfuerzo grado II
d. Pruebas anormales. Disnea de esfuerzo grado III

806. La Alianza Mundial contra las enfermedades crónicas respiratorias (GARD) comenzó su andadura en de:

a. 2005 en Beijing, República Popular China
b. 2010 en Nueva York
c. 2006 en Beijing, República Popular China
d. 2007 en Nueva York

807. Sobre la función ventilatoria en la Bronquitis Crónica:

a. No existe ninguna alteración a nivel ventilatorio
b. Son similares en la Bronquitis Crónica simple y en la Bronquitis Crónica obstructiva
c. Los flujos mesoespiratorios FEV 25-75 está más afectados que el VEMS o el FEV 1
d. La resistencia que ofrecen estos bronquios pequeños en condiciones normales suele valorarse en el espirómetro

808. Paciente de 60 años que expectora durante el invierno desde hace 4 años. Presenta tos y disnea de pequeños esfuerzos. Diagnóstico más probable:

a. EPOC
b. Enfisema bronquial
c. Asma alérgico
d. Neoplasia pulmonar

809. Consecuencia de bronquitis crónica:

a. Padecer infecciones respiratorias
b. Padecer de bronquitis
c. La aparición de disnea de esfuerzo
d. Las tres

810. Un paciente de 75 años de edad con una bronquitis crónica, refiere la ausencia de esputos. Tras una buena anamnesis, qué deberíamos concluir:

a. El paciente presenta tabaquismo y la tos la achaca al mismo
b. La tos es fácil y blanda y permite su deglución
c. El cultivo del esputo sería purulento
d. Ninguna de las tres

811. Etiología más frecuente de la bronquitis crónica:

a. La existencia de polvo ambiental
b. El hábito de tabaquismo
c. El padecimiento de infecciones víricas
d. El padecimiento de infecciones bacterianas

812. Es una regla para la simplificación de las actividades en Terapia Ocupacional para usuarios con EPOC:

a. Habrá que poner un programa intensivo de actividades pesadas
b. Se pondrá en marcha un plan de movimientos que faciliten la disnea
c. Se evitarán los movimientos que produzcan disnea, además se alternarán actividades pesadas con actividades ligeras
d. El objetivo de la Terapia Ocupacional, no será simplificar y limitar, sino mejorar la capacidad de trabajo del enfermo EPOC

813. Grupos de riesgo para padecer bronquitis crónica:

a. Personas con hábitos de tabaquismo
b. Que la persona sea cardiópata y/o neumópata
c. Que la persona padezca de asma alérgico
d. Los tres

814. Qué ocupaciones laborales NO afectan a la bronquitis crónica:

a. Panadería
b. Lavadero de coches
c. Minería
d. Manipulador de granos

815. Síntoma clínico que nos indica que la persona sufre hipoxemia:

a. Presencia de inflamación de tobillos
b. Que la piel tenga un color azulado
c. Que la persona tenga resfriados frecuentes
d. Aparición de una infección en los miembros inferiores

816. Un paciente con bronquitis crónica de varios años de evolución podemos esperar que tenga:

a. Presencia de un Empiema
b. La existencia de Cor pulmonale
c. Padecimiento de Insuficiencia cardiaca
d. Las tres cosas

817. Una persona con diagnostico de EPOC comienza a tener una serie de trastornos, con cuál de los siguientes , se le debe consultar al médico:

a. Cuando empiece con la expectoración respiratoria
b. Cuando tenga tos
c. Si se diera Insuficiencia cardiaca
d. Cualquiera de los tres

818. Según la Nota descriptiva 315 de la OMS sobre EPOC, de octubre de 2014 , 'Se prevé, en ausencia de intervenciones para reducir los riesgos, y en particular la exposición al humo del tabaco, las muertes por EPOC aumenten en la próxima década en más de un..'

a. 20%
b. 40%
c. 30%
d. 50%

819. Los parámetros siguientes nos indican que existe cronicidad con las personas que presentan bronquitis crónica, EXCEPTO UNO:

a. El aumento exacerbado crónico del flujo aéreo
b. La limitación crónica del flujo aéreo
c. La reducción del FEV1 o el volumen espiratorio máximo en el primer segundo
d. Aumento del Índice de Tiffenau

820. En las pruebas de función pulmonar el espirómetro sirve para:

a. determinar si es obstructiva o restrictiva
b. valorar si es correcto el intercambio gaseoso
c. valorar PCO o dióxido de Carbono en la sangre arterial
d. ver la PO2 o el oxigeno disuelto en el plasma

821. Según los datos estadísticos que se recoge en WHO (World Health statistics) del 2010, la EPOC era:

a. la segunda causa de muerte en el mundo y la OMS estima que será la cuarta en el año 2030
b. la quinta causa de muerte en el mundo y la OMS estima que se mantendrá en el año 2030
c. la cuarta causa de muerte en el mundo y la OMS estima que será la tercera en el año 2030
d. No se analiza la EPOC en dicho informe

822. En el tratamiento de la EPOC mediante actividades instrumentales de la vida diaria recomendaremos que la actividad se realice, a poder ser:

a. en sedestación
b. en bipedestación
c. con supervisión de un familiar
d. por varias personas conjuntamente

823. Una de las reglas para la simplificación de las actividades que se enseña al usuario con EPOC será que las áreas de trabajo donde se realice la actividad deben estar:

a. desorganizadas
b. organizadas
c. supervisadas por un familiar
d. Ninguna de las tres

824. Una de las reglas para la simplificación de las actividades en Terapia Ocupacional para usuarios con EPOC, será:

a. Comenzar el tratamiento con un bloque de movimientos impulsivos y vigorosos, para luego terminar con algunos más suaves
b. En general, los movimientos deberán fuertes y bruscos
c. En general, los movimientos deberán ser fluidos y suaves. Habrá que trasformar los movimientos impulsivos y vigorosos en lentos y armónicos
d. Ninguna de las tres ya que el objetivo de la Terapia Ocupacional, no será simplificar y limitar, sino mejorar la capacidad de trabajo del enfermo EPOC

825. El «Día Mundial de la EPOC se celebra qué día de noviembre:

a. 7   b. 17   c. 27   d. 30

34. Terapia ocupacional y actividad física en mayores:

826. Según la OMS a partir de los 65 años se deben realizar cuantos minutos semanales de actividades físicas moderadas:

a. 60 min
b. 160 min
c. 180 min
d. 150 min

827. La OMS recomienda que una persona adulta mayor con movilidad reducida para mejorar su equilibrio e impedir las caídas realice actividades físicas al menos:

a. Una vez a la semana
b. Tres días o más a la semana
c. No define frecuencia pero sí que siempre se realice bajo la supervisión de un profesional sanitario
d. Estas personas deben dejar de realizar actividades físicas

828. Tipo de ejercicio que mejora la potencia y aumenta la masa muscular:

a. anaeróbico
b. aeróbico
c. de flexibilidad
d. el que se realiza con ayuda

829. La OMS ofrece una evidencia disponible que demuestra de forma contundente que, en comparación con los adultos mayores menos activos , los personas físicamente activos tienen un perfil de biomarcadores...

a. ...menos favorable para la prevención de las enfermedades cardiovasculares
b. ...más favorable para la prevención de la diabetes de tipo 2
c. ...menos favorable para la prevención de la diabetes de tipo 2
d. Todas las respuestas anteriores son falsas

830. Tipo de actividad física que mejora la capacidad cardiorrespiratoria:

a. Lúdica
b. Anaeróbica
c. Aeróbica
d. Ocupacional

831. Ejemplo de actividad aeróbica:

a. Caminar
b. Correr
c. Nadar
d. Las tres

832. En aspectos como régimen alimentario, actividad física y salud de la OMS, nos encontramos entre las recomendaciones generales, que cuando el adulto mayor de edad no pueda realizar la actividad física recomendada por su estado de salud:

a. Se le aplicarán masajes terapéuticos
b. Se le protegerá de lesiones a través de férulas
c. Se mantendrá físicamente activo en la medida en que se lo permita su estado
d. Se le recomienda inmovilizaciones de los miembros más afectados

833. 'Actividad en la que los grandes músculos del cuerpo se mueven rítmicamente durante un período de tiempo':

a. Lúdica
b. aeróbica
c. anaeróbica
d. Ocupacional

834. Un MET son cuántos milímetros por Kg de peso corporal y por minuto:

a. 2   b. 4,5   c. 4   d. 3,5

835. Al prescribir ejercicio, el TO puede hacerlo utilizando las escalas de percepción subjetiva de la intensidad del esfuerzo (RPE), obra de:

a. Borg
b. Karvonen
c. Tanaka
d. Pollock

836. Según la American College of Sports Medicine (ACSM, 1998), hay tres grupos fundamentales de actividades físico deportivas. Las que pueden mantenerse a intensidad constante, que tienen una variabilidad interindividual y un gasto energético relativamente bajo, son:

a. Los deportes de raqueta
b. Caminar, trotar, ciclismo
c. natación, esquí de fondo, correr rápidamente
d. Deportes de equipo, como fútbol y baloncesto

837. Herramienta desarrollada en Canadá, por la Canadian Society for Exercise Physiology, ampliamente conocida y utilizada en TO. En ella se identifican los individuos de alto riesgo de cardiopatía y exige como requisito la contestación de todas las preguntas:

a. Test 'Get up and go'
b. SHD- Q Sports Heart Diseases Questionnaire (Cuestionario Nivel cardiaco deportivo)
c. HD-Q Heart Disease Questionnaire (Cuestionario de nivel Cardiaco)
d. PAR-Q Physical Activity Readinnes Questionnaire (Cuestionario de Preparación para la Actividad Física)

838. «Según la American College of Sports Medicine (ACSM, 1998) se consideran tres grupos fundamentales de actividades físico deportivas. Las actividades que pueden mantenerse a una intensidad constante, pero con una variabilidad interindividual del gasto energético elevada, en relación a las habilidades del individuo», como:

a. natación, esquí de fondo, correr a ritmo rápido
b. deportes de equipo: fútbol, baloncesto...
c. deportes de raqueta
d. caminar, trotar, ciclismo

839. Para estimar la frecuencia cardiaca máxima teórica para la edad, Qué autor diferencia con dos fórmulas diferentes según el sexo de la persona:

a. Pollock y Wilmore (1990)
b. Whaley et al. (1992)
c. Hopkins y Rodriguez (2002)
d. Tanaka et al. (2001)

840. Realizó la clasificación de las actividades aeróbicas en función del impacto que pueden representar para las articulaciones implicadas:

a. Tanaka et al. (2001)
b. Pollock y Wilmore (1990)
c. Hopkins y Rodriguez (1980)
d. Whaley et al. (1992)

841. Acuño el término «condición metabólica», para describir el estado de los sistemas metabólicos y de las variables predictoras para el riesgo de diabetes y enfermedad cardiovascular:

a. Després et al
b. Hopkins
c. Kielhofner
d. Rodriguez et al

842. Una Actividad física de más de 6 MET puede considerarse:

a. leve
b. moderada
c. grave
d. intensa

843. La actividad física suelen clasificarse en términos de su intensidad, utilizando el MET (Unidad Metabólica de Reposo) como referencia, una actividad física moderada son aproximadamente:

a. > 7 MET
b. 2-3 MET
c. 3-6 MET
d. 6-7 MET

844. Ejercicio que ayuda a aumentar la eficacia mecánica del corazón, de manera que aumenta el volumen cardiaco:

a. ejercicio aeróbico
b. ejercicio anaeróbico
c. ejercicio de flexibilidad
d. Ninguno de los tres

845. La eficacia mecánica del corazón, aumentando el grosor del miocardio se produce gracias al:

a. El ejercicio no produce cambios el grosor del miocardio
b. El ejercicio anaeróbico
c. Con el ejercicio de flexibilidad
d. La actividad propositiva

846. El 'MET' (Unidad Metabólica de Reposo) son las siglas de equivalente metabólico, y un MET se refiere a:

a. La tasa de consumo de energía en estado de reposo
b. La tasa de consumo de energía en 100 (+/- 20) pulsaciones
c. Cantidad de energía necesaria para levantar un Miembro contra la gravedad
d. La tasa de consumo de energía mientras se realiza cuando tipo de actividad aeróbica

847. Una evidencia disponible según la OMS demuestra de forma contundente que, en comparación con los adultos mayores menos activos, los físicamente activos presentan:

a. un mayor riesgo de caídas
b. un menor riesgo de caídas
c. un mayor riesgo de limitaciones funcionales moderadas y graves
d. el mismo riesgo que cualquier otro grupo

848. En su 'Estrategia mundial sobre régimen alimentario, actividad física y salud' la OMS recomienda un tiempo mínimo por cada sesión de actividad física en adultos de:

a. 30 min
b. 20 min
c. 10 min
d. 5 min

849. Busca identificar a los individuos de alto riesgo de cardiopatía, aunque también identifica problemas musculoesqueléticos o farmacológicos:

a. Test 'Get up and go'
b. SHD- Q Sports Heart Diseases Questionnaire (Cuestionario Nivel cardiaco deportivo)
c. HD-Q Heart Disease Questionnaire (Cuestionario de nivel Cardiaco)
d. PAR-Q Physical Activity Readinnes Questionnaire (Cuestionario de Preparación para la Actividad Física)

850. Para estimar la frecuencia cardiaca máxima teórica para la edad, Tanaka et al. (2001) propone una fórmula que es recomendada para el trabajo de personas mayores:

a. FC máx. (estimada) = 220 - edad (en años)
b. FC máx. (estimada) = 208 – (0,7*edad)
c. FC máx. (estimada) = 205– (0,65*edad)
d. Ninguna de las tres

35. Terapia ocupacional y accidentes cerebrovasculares

851. Un accidente cerebrovascular (ACV) hemorrágico ocurre cuando:

a. Un vaso sanguíneo del cerebro es bloqueado por un coágulo de sangre

b. Se forma un coágulo en alguna parte del cuerpo y se mueve hasta el cerebro

c. Se forma una sustancia pegajosa que tapona las arterias

d. Un vaso sanguíneo de una parte del cerebro se debilita y se rompe

852. La instauración de un ACV es:

a. brusca y dura menos de 24 h

b. progresiva y dura menos de 24 h

c. brusca y dura más de 24 h

d. progresiva y dura más de 24 h

853. La gravedad de un ACV depende de:

a. La región del cerebro que haya sido afectada y la extensión del daño

b. La rapidez con la que el organismo logra restablecer el flujo sanguíneo a partes lesionadas del cerebro

c. La rapidez con la que las zonas intactas del cerebro logran compensar, suplir o asumir las funciones que antes eran realizadas por la zona lesionada

d. Todos los factores que se mencionan en las respuestas anteriores, son factores que determinan la gravedad de un accidente cerebrovascular

854. Tras un accidente cerebrovascular aparecen la heminegligencia, la agnosia y la apraxia, que son trastornos:

a. motores

b. de la percepción

c. sensitivos

d. de la comunicación

855. Principal factor de riesgo de ACV:

a. La presión arterial alta

b. La diabetes

c. El colesterol

d. Ser mayor de 55 años

856. Tras un ACV es probable que aparezcan alteraciones del habla, como:

a. Agnosia

b. Apraxia

c. Afasia

d. Hemiparepsia

857. Síntoma habitual tras sufrir ACV:

a. Debilidad motora súbita y unilateral

b. Parálisis facial unilateral

c. Alteraciones del habla y del discurso

d. Todas los síntomas que presentan las respuestas anteriores son típicos de personas que han sufrido un accidente cerebrovascular

858. Para valorar las ABVD de una persona con ACV, debemos:

a. No será necesaria la observación de la ejecución de las actividades cotidianas por parte del paciente

b. No habrá que tener en cuenta la información facilitada por la familia y personas cuidadoras, dado que también estarán afectados por el estrés del momento

c. Esperar 15 días, tras la llegada a su domicilio para intervenir

d. Tener en cuenta la información facilitada por la familia y personas cuidadoras, además de observar directamente la ejecución de las actividades cotidianas por parte del paciente

859. Si observamos debilidad o entumecimiento del rostro, del brazo y de la pierna en una mitad del cuerpo, es síntoma característico de:

a. Una cardiopatía

b. Un accidente cerebrovascular

c. La fibromialgia

d. Una enfermedad pulmonar

860. Por qué se produce el ACV de tipo isquémico:

a. Porque un vaso sanguíneo que irriga al cerebro resulta bloqueado por un coágulo de sangre

b. Por la acumulación de mielina provocan la ruptura de un vaso sanguíneo

c. Por la acumulación de sustancias colinérgicas provocan la ruptura de un vaso sanguíneo

d. Por acumulación de sustancias dopaminérgicas que provocan la ruptura de un vaso sanguíneo

861. Si un paciente que ha sufrido un accidente cerebrovascular tiene apraxia del vestido presentará problemas para:

a. No presenta problemas para orientar la ropa en el espacio y con respecto al cuerpo

b. Tiene dificultades para la designación de lo que es cada prenda del vestido

c. Diferenciar el derecho del revés y la izquierda de la derecha, además en la orientación de la ropa con respecto al cuerpo

d. Dificultades para la bipedestación

862. La imagen corporal, es un aspecto valorado en las personas que han sufrido un accidente cerebrovascular. Esto quiere decir que se valora:

a. La sensibilidad táctil

b. La localización de las partes del cuerpo y la relación entre ellas

c. El equilibrio y el control postural

d. La limitación articular de miembros superiores e inferiores

863. En una intervención dirigida a pacientes con accidente cerebrovascular que presenten dificultades para realizar las ABVD:

a. Habrá que comenzar el tratamiento por actividades sencillas

b. Habrá que desglosar la actividad paso a paso y reforzar los pasos mediante la repetición

c. Será muy importante implicar a la familia y/o personas cuidadoras

d. Todas las anteriores son correctas

864. 'Accidente cerebrovascular (ACV)' es:

a. Una enfermedad cerebral que afecta los vasos sanguíneos que riegan el cerebro

b. Una patología cardiaca

c. Un coágulo de sangre que no permite la circulación por algunas zonas del cuerpo

d. Un infarto en la totalidad del cerebro

865. Sobre el tratamiento motor del miembro superior de una persona con accidente cerebrovascular:

a. Se comenzará el tratamiento del sentido proximal al distal

b. Se comenzará el tratamiento del sentido distal al proximal

c. Se realizará el tratamiento de los miembros superiores antes de haber logrado un buen control de tronco

d. Se comenzará el tratamiento con actividades asimétricas de ambos brazos

866. Qué debemos valorar en el domicilio de una persona que ha tenido un accidente cerebrovascular:

a. Valorar un posible cambio de domicilio si el suyo no se encuentra adaptado

b. Pedir a la familia y/o personas cuidadoras que no le ayuden en las actividades básicas de la vida diaria

c. Valorar las barreras arquitectónicas, indicar modificaciones a realizar y asesorar sobre ayudas técnicas

d. Ninguna de las anteriores

867. Una correcta valoración motora de pacientes con accidente cerebrovascular incluye:

a. Una valoración del equilibrio y control postural

b. Habrá que comprobar la existencia de contracturas y deformidades

c. El profesional debe comprobar la presencia de flacidez o de espasticidad

d. Las tres cosas

868. Los sentimientos de frustración, depresión y ansiedad que se dan tras sufrir un accidente cerebrovascular son trastornos:

a. De la comunicación

b. De la percepción

c. De la sensibilidad

d. Emocionales y psicológicos

869. Quienes han padecido un accidente cerebrovascular presentan el «síndrome de negligencia», que es:

a. Un fallo a la hora de informarse, responder u orientarse hacia un estímulo en el espacio contralateral al lado de la lesión cerebral
b. Un defecto para manejar y usar objetos
c. Una incapacidad para ejecutar movimientos voluntarios
d. Una dificultad para manejar conceptos espaciales

870. Tras haber padecido un ACV un buen pronóstico depende de:

a. El tipo de accidente cerebrovascular y la cantidad de tejido cerebral dañado
b. De qué funciones corporales han resultado afectadas
c. La prontitud para recibir el tratamiento
d. Las tres cosas

871. La apraxia que puede observarse tras un accidente cerebrovascular es una incapacidad para:

a. Reconocer objetos familiares
b. Efectuar movimientos complejos o con propósito, a pesar de que la movilidad, la sensación y la coordinación se encuentren intactas
c. La sensibilidad propioceptiva
d. La realización de las actividades básicas de la vida diaria

872. Los ACV:

a. Suponen la segunda causa de fallecimiento en Europa Occidental
b. Suponen la cuarta causa de fallecimiento en mujeres de EE UU
c. Suponen la tercera causa de fallecimiento entre hombres de EE UU
d. No existen estudios sobre este tipo de accidentes cerebrovasculares

873. Trastorno motor que se manifiesta tras un accidente cerebrovascular:

a. Un debilitamiento o paralización del hemicuerpo contralateral a la lesión
b. Una correcta coordinación entre ambas manos
c. La heminegligencia
d. Ninguna de las tres

874. Sobre la Plasticidad cerebral:

a. Aún no existen estudios con animales que muestren este mecanismo de recuperación
b. Favorece la modificación de circuitos neuronales y la reorganización cortical
c. La edad de la persona no influye en este mecanismo de recuperación
d. Las hormonas de la persona no influyen en este mecanismo de recuperación

875. Etiología más frecuente de daño cerebral adquirido:

a. las enfermedades infecciosas
b. los traumatismos craneoencefálicos
c. el accidente cerebrovascular
d. la tosferina o tos convulsa

36. Terapia ocupacional y patología osteoarticular

876. 'Conjunto de características que debe disponer un entorno, producto o servicio, para ser utilizable en condiciones de confort, seguridad e igualdad por todas las personas y, en particular, por aquellas que tienen alguna discapacidad':

a. Adaptación del entorno
b. Eliminación de barreras arquitectónicas
c. Funcionalidad
d. Accesibilidad

877. Las Ciencias de la Ocupación guían el razonamiento clínico del profesional hacia una visión integral del tratamiento, qué NO debemos hacer:

a. actuar con rapidez, pues la primera impresión es la que cuenta
b. Conocer su historia ocupacional, que significaron sus experiencias, que es para él un buen amigo
c. No se debe conformar con saber datos concretos o cuantitativos de la persona
d. Ampliar la información al respecto del paciente, y si es necesario solicitar a las personas tratadas o a sus familiares datos, como pueden ser objetos familiares

878. Para determinar la altura del respaldo de una silla de ruedas definitiva, el terapeuta ocupacional tendrá en cuenta:

a. El control del tronco
b. El control de la cabeza
c. La musculatura de los miembros inferiores
d. El nivel de dependencia para las transferencias

879. Con respecto a la artritis:

a. Afecta solo a personas mayores de 65 años
b. Tiene distintas causas y efectos
c. Suele ser de corta duración
d. Dura toda la vida

880. En relación a otros goniómetros, el de Devore tiene la particularidad de que:

a. Mide diferencias de un grado
b. Es más difícil de utilizar
c. Es más grande y por ello para la evaluación de ABVD (actividades básicas de la vida diaria)
d. Se adapta mejor a las articulaciones de la muñeca

881. Qué instrumentos de medida se utilizan para evaluar la fuerza de prensión de las pinzas de los dedos:

a. El dinamómetro
b. El pinzómetro
c. El goniómetro
d. El diapasón

882. 'Amplitud de movimiento' (ROM):

a. Grado de movimiento pasivo de una articulación
b. Recorrido articular con la fuerza de la gravedad eliminada
c. Arco de movilidad que describe una articulación en las rotaciones
d. Arco de movilidad que describe una articulación o una serie de articulaciones

883. En los muñones de brazo, posición más adecuada:

a. de 45º de abducción y rotación externa
b. de 90º de abducción
c. de 70º de abducción y rotación intermedia en el plano frontal
d. neutra del muñón en todos los planos

884. La gonartrosis produce dolor...

a. ...en la parte anterior o interna de la rodilla. Puede acompañarse de chasquidos durante la marcha y si es severa provoca cojera, y puede producir deformidad en varo o en valgo
b. ...en la parte anterior o interna de la rodilla. Nunca se acompaña de chasquidos y no provoca cojera porque antes ya se ha operado por el dolor
c. ...en la parte anterior o interna de la cadera, y provoca cojera desde el primer estadío
d. ...irradiado al tobillo, y provoca cojera por el dolor en el tobillo

885. Para medir la fuerza muscular en patologías articulares:

a. Es conveniente el uso de dinamómetro y complementariamente usar otros goniómetros
b. No es conveniente utilizar el dinamómetro, evaluando la fuerza muscular isométricamente y no isotónicamente
c. Es conveniente utilizar el dinamómetro, evaluando la fuerza muscular isométricamente y no isotónicamente
d. No es conveniente utilizar el dinamómetro, evaluando la fuerza muscular isotónicamente y no isométricamente

886. En Artritis Reumatoide, el terapeuta ocupacional recomendará:

a. El uso de férulas correctoras muy poco tiempo alternando con grandes espacios de reposo (los periodos de actividad irán incrementándose a medida que el paciente vaya adquiriendo más resistencia) en los periodos subagudos de la enfermedad
b. El uso de férulas correctoras la mayor parte del día, alternando espacios de reposo (los periodos de actividad irán incrementándose a medida que el paciente vaya adquiriendo más resistencia) en los periodos subagudos de la enfermedad
c. En el periodo subagudo de la enfermedad no tendrá que hacer corrección articular en lo posible al realizar los ejercicios activos
d. Cuando más trabaje con el paciente será en la fase aguda inflamatoria de la enfermedad

887. Escala sencilla, cuyos grados reflejan niveles de conducta en seis funciones, cuyo carácter jerárquico permite evaluar el estado funcional global de la persona de forma ordenada, comparar individuos y grupos y detectar cambios en el tiempo:

a. La Escala de Lawton y Brody
b. El Índice de Barthel
c. El Indice de Katz
d. El Cuestionario de Pfeiffer

888. La valoración articular sirve para:

a. Comparar el miembro derecho con el izquierdo
b. Comparar el recorrido articular con la fuerza muscular
c. Comparar el miembro afecto con el miembro sano
d. Conocer la amplitud articular

889. Cuando se miden fuerzas musculares en sujetos diestros normales la fuerza de la mano derecha es:

a. superior en un 20%
b. superior en un 15%
c. superior en un 10%
d. inferior en un 5%

890. Patología articular más frecuente en las unidades de terapia ocupacional y dado a su cronicidad:

a. artritis infecciosa b. artrosis
c. fibromialgia   d. artritis reumatoide

891. En casos de artritis reumatoide juvenil, en la fase de recuperación funcional de las secuelas invalidantes, la terapia ocupacional basará su asistencia en

a. En la realización de ejercicios activos sin gravedad
b. En implementar técnicas de protección articular y economía de gestos
c. Principalmente en el reposo articular
d. El terapeuta tendrá que intercalar periodos de descanso entre las actividades

892. En la intervención de personas con enfermedad osteoarticulares, será preferible una articulación:

a. ligeramente móvil, dolorosa pero no funcional
b. ligeramente no funcional y dolorosa
c. ligeramente rígida pero funcional que una articulación móvil, dolorosa pero no funcional
d. Ninguna de las anteriores

893. La Escala de Katz, evalúa las ABVD:

a. No siendo sensible a los cambios en el estado de salud declinante
b. Será muy útil para la creación de un lenguaje común acerca del funcionamiento del individuo para todo el equipo involucrado en la atención de salud del adulto mayor
c. No dispone de mucha utilidad para evaluar el estado funcional en la población de edad mayor
d. Ninguna de las anteriores

894. En la fase aguda de la Artritis Reumatoide Juvenil, el TO basará su tratamiento rehabilitador en mantener posturas adecuadas así como:

a. ejercicios activos sin gravedad y ejercicios isométricos
b. evitanr el reposo articular y ejercicios activos sin gravedad
c. ejercicios activos sin gravedad y orientación laboral
d. ejercicios activos con gravedad y ejercicios isométricos

895. Según los principios de doble oblicuidad de la mano, las férulas deben ser:

a. Más bajas y cortas por el lado radial
b. Más altas y largas por el lado radial
c. Más altas y largas por el lado cubital
d. Más largas por el lado radial y más altas por el lado cubital

896. Un principio de protección articular es:

a. Que habrá que evitar posiciones que produzcan deformidad
b. Habrá que evitar posiciones sostenidas
c. No se deberá comenzar lo que no se puede detener
d. Todos los anteriores

897. El Índice de Barthel es la escala más utilizada internacionalmente y evalúa cuántos tipos de ABVD:

a. 8   b. 11   c. 10   d. 14

898. Un principio de protección articular es:

a. Utilizar las articulaciones más fuertes para el trabajo pesado
b. Utilizar las articulaciones para obtener la mayor ventaja mecánica
c. Respetar el dolor
d. Todos los anteriores

899. En la Escala de Robert Lovett, 'Grado 1' es:

a. Que no se observa ni se siente contracción al aplicar la escala
b. Que existe una contracción visible o palpable sin movimiento muscular significativo
c. Se alcanza la amplitud total de movimiento al eliminar la gravedad, cuando se aplica la escala
d. Al aplicar la escala, se alcanza la amplitud total disponible de movimiento contra la gravedad y es capaz de mantener una resistencia máxima

900. Qué mide el Goniómetro:

a. La amplitud de movimiento articular
b. La existencia o no de Edema
c. La fuerza muscular
d. La prensión digital

37. Terapia ocupacional e incontinencias

901. Factor asociado a un incremento de incontinencia urinaria femenina:

a. El estar en una edad elevada
b. El que haya tenido un número de hijos superior a tres o cuatro
c. Que la mujer tenga el acompañamiento de meteorismo importante
d. Los tres están asociados

902. La prevalencia del estreñimiento se asocia principalmente a:

a. La edad, siendo más frecuente en los jóvenes
b. A la dieta pobre en fibras
c. El sexo, siendo más frecuente en la mujer
d. El ritmo de la sociedad actual que impide defecar a la hora a la que el organismo lo pide

903. Alimento que tiene un efecto perjudicial sobre la cistitis intersticial:

a. El alcohol y las especias
b. El agua
c. Los plátanos por su elevado nivel de potasio
d. Ningún alimento influye

904. Paciente de 83 años que presenta una fuga de orina generalmente en pequeños estallidos provocados por el aumento de la presión abdominal que se produce cuando tose, ríe, etc. Causa más probable de esta incontinencia:

a. psicofarmacológica
b. por impulsos
c. por estrés
d. por exceso de flujo

905. Mecanismo fisiopatológico de la incontinencia urinaria por estrés:

a. Debilidad del esfínter urinario
b. En las mujeres se produce un descenso de la resistencia al flujo de orina a través de la uretra por lo general debido a la carencia de estrógenos
c. Alteraciones anatómicas provocadas por parto múltiple ó cirugía pélvica
d. Todos los mecanismos fisiopatológicos nombrados en las respuestas anteriores pueden ser causantes de incontinencia urinaria por estrés

906. 'Tipo de incontinencia urinaria por formación de orina en la vejiga que se vuelve demasiado grande, parece que el esfínter urinario hace una insuficiencia y la orina se derrama de forma intermitente sin provocar sensación nerviosa en las paredes de la vejiga:

a. Incontinencia por estrés
b. Incontinencia total
c. Incontinencia por exceso de flujo
d. Incontinencia psicógena

907. NO está relacionada con la incontinencia por exceso de flujo:

a. La debilidad muscular de la pared vesical
b. Los disturbios emocionales
c. Los fármacos
d. Las malformaciones neurológicas

908. Una persona con incontinencia urinaria debe saber que:

a. Debe eliminar bebidas y aumentar la toma de excitantes para poder concentrar la orina y que no se irrite la vejiga
b. Debe eliminar todos los fármacos que esté tomando para poder valorar cual es el causante
c. Los tipos de absorbentes de los que pueden hacer uso
d. Debe de saber que la mayoría de los casos evolucionan bien sólo con terapia conductista y que cada 2-3 horas tiene que ir al baño y de esta manera tener la vejiga vacía

909. NO debilita los músculos pelvianos:

a. El embarazo
b. El parto
c. El sobrepeso
d. Una infección de orina

910. Técnica para ejercitar el tono de la musculatura de la zona pélvica:

a. Los ejercicios de Kegel
b. Los ejercicios de Valsalva
c. Los ejercicios de Fallopio
d. Los ejercicios de Eustaquio

911. La 'cistitis intersticial' es:

a. la condición aguda de la vejiga con dolor
b. una enfermedad de la vejiga que comienza a raíz de una infección
c. la condición crónica de la vejiga con dolor
d. Las tres cosas

912. Ante un paciente que presenta incontinencia urinaria, primera intervención a realizar:

a. Valorar el volumen residual de la vejiga por ecografía o por sondaje urinario
b. Realizar un análisis de orina
c. Colocar una sonda en la vejiga para valorar la presión vesical
d. Valorar la obstrucción al flujo

913. 'Repentino y fuerte deseo de orinar que no se puede diferir':

a. incontinencia urinaria de urgencia
b. incontinencia urinaria de estrés
c. incontinencia urinaria mixta
d. incontinencia nocturna

914. Encontramos una prevalencia sobre la incontinencia:

a. Siendo la incontinencia muy elevada, entre un 70-80% de las mujeres
b. Siendo la incontinencia muy variable, desde un 10 a un 40% de las mujeres
c. La incontinencia es muy elevada, entre un 70-80% de los hombres
d. La incontinencia es muy variable, desde un 10 a un 40% de hombres

915. En la mujer NO es un factor de riesgo para padecer incontinencia urinaria:

a. La edad
b. El parto vaginal
c. La obesidad
d. La menopausia

916. Patología causante de estreñimiento crónico a partir de los 70 años:

a. La ansiedad
b. La depresión
c. La disfunción cognitiva
d. Las tres

917. Sobre la incontinencia fecal:

a. Es la incapacidad de controlar las evacuaciones de la vejiga
b. Es la incapacidad de controlar las evacuaciones del intestino
c. También se le llama 'incontinencia uriperianal'
d. Ninguna de las anteriores es correcta

918. Para prevenir y retrasar la aparición de incontinencia urinaria:

a. Evitar las comidas picantes, el café y el alcohol
b. Beber mucho líquido durante varias horas antes de ir a dormir
c. Es conveniente tener algo de sobrepeso para retener líquidos
d. Mejor si se va a beber algo, decantarse por el consumo de bebidas carbonatadas

919. Cómo se puede intervenir el estreñimiento de manera no farmacológica:

a. Dando masajes, dado que el masaje mejora el estreñimiento
b. Realizando ejercicio físico, dado que éste ayuda a mejorar el estreñimiento
c. La persona ha de saber que el reposo o la necesidad de una silla de ruedas empeora el estreñimiento, teniéndolo que evitar si pueden
d. Todas las medidas subrayadas en las respuestas anteriores son medidas no farmacológicas de intervenir sobre el estreñimiento

920. Frecuencia diaria de micción normal en una persona sana:

a. 5 a 6 veces
b. Más de 12 veces
c. 7 a 9 veces
d. 10 a 12 veces

921. Sobre la incontinencia:

a. Los pacientes incontinentes no tienen por qué padecer más infecciones
b. Su autoestima no se ve afectada
c. Anatómicamente, las mujeres están más protegidas ante la posibilidad de sufrirla
d. Anatómicamente, los hombres están más protegidos ante la posibilidad de sufrirla

922. Cómo se produce el vaciado vesical:

a. Por la contracción del detrusor y la relajación coordinada de la uretra
b. Por la contracción de la uretra y la relajación coordinada del detrusor
c. Por la contracción de la uretra
d. Ninguna de las tres

923. La sensación de repleción vesical (deseo de orinar) viaja por las vías sensitivas del nervio erector o pélvico hasta:

a. Las metámeras dorsal 10 a lumbar 1
b. Las metámeras S2-S3-S4 de la médula (sacro 2-sacro 3-sacro 4)
c. La metámera S1 (sacro 1)
d. Ninguna de las tres

924. Los receptores que están presentes en toda la vejiga y la uretra, y son especialmente numerosos en el cuerpo vesical, son de tipo:

a. Alfa –receptores
b. Beta-receptores
c. Colinérgicos
d. Gamma- receptores

925. Antes de seleccionar un absorbente u otro deberemos valorar:

a. El volumen de orina emitido
b. La emisión diurna o nocturna
c. Las condiciones personales de la persona afectada
d. Las tres cosas

926. En qué porcentaje de personas ancianas institucionalizadas podemos esperar una caída:

a. 25-50%
b. 50-60%
c. 60-70%
d. más del 70%

927. La inestabilidad aumenta con el paso de los años debido a la alteración en las vías sensoriales...

a. eferentes y la inadecuada respuesta motora asociada al enlentecimiento de los procesos de coordinación centrales
b. aferentes y la inadecuada respuesta motora asociada al enlentecimiento de los procesos de coordinación centrales
c. aferentes y la adecuada respuesta motora asociada al enlentecimiento de los procesos de coordinación centrales
d. eferentes y la adecuada respuesta motora asociada al enlentecimiento de los procesos de coordinación centrales

928. Para reducir las caídas en una residencia de mayores, debemos:

a. Realizar un estrecho seguimiento de los/las residentes de alto riesgo
b. Reducir los riesgos ambientales
c. Usar protectores adecuados
d. Todas las medidas que se mencionan en las respuestas anteriores forman parte de una serie de medidas para reducir caídas en un centro residencial

929. Una persona con demencia se cae más frecuentemente:

a. Por la inestabilidad de la marcha
b. Por la deambulación nocturna
c. Por las alteraciones cognitivas
d. Por todas las anteriores

930. El trastorno de la marcha y la inestabilidad postural se asocian con:

a. Declinación cognitiva
b. Menor aparición de alteraciones cutáneas
c. Menor incidencia de caídas
d. Las tres son correctas

931. La inestabilidad de la marcha se asocia con un descenso del sistema:

a. dopaminérgico
b. colinérgico
c. adrenérgico
d. noradrenérgico

932. Cuál de estos factores de riesgo de caídas en pacientes con deterioro cognitivo, NO está relacionado con alteraciones del equilibrio y la marcha:

a. La existencia de alteraciones visuales
b. La alteración del sistema vestibular
c. El poseer una hipotensión ortostática
d. Tener alteración del tiempo de reacción

933. Cuál de estos medicamentos NO provoca alteración de la marcha:

a. Dopaminérgicos
b. Benzodiacepinas
c. Neurolépticos
d. Antidepresivos

934. La caída es:

a. La precipitación al suelo voluntaria o involuntaria con lesión secundaria
b. La precipitación al suelo que ocurre de forma repentina e involuntaria, con o sin lesión secundaria, en la que está involucrado el paciente
c. La precipitación al suelo voluntaria sin lesión secundaria
d. Ninguna es correcta

935. Un paciente con 75 años toma un tratamiento con neurolépticos, qué efecto NO debería aparecer:

a. Alteración del sistema del equilibrio
b. Hipotensión
c. Síndrome extrapiramidal
d. Efectos dopaminérgicos

936. Una paciente de 65 años toma un tratamiento con antidepresivos, qué efecto podría aparecer:

a. Parkinsonismo
b. Alteración cognitiva
c. Hipotensión ortostática
d. Todos los efectos de las respuestas anteriores pueden darse en el tipo de paciente que refleja la pregunta

937. Las personas con demencia tienen un alto riesgo de sufrir caídas. Tras una caída la persona con demencia tiene:

a. el mismo pronóstico
b. peor pronóstico
c. mejor pronóstico
d. La demencia no modifica la caída

938. Las caídas son una causa importante de:

a. Sufrir lesiones
b. Pérdida de confianza
c. Aumento de morbimortalidad
d. Todas las anteriores

939. Cuál de estos factores de riesgo para sufrir una caída se puede considerar intrínseco:

a. Padecimiento de una discapacidad visual
b. El poseer deterioro cognitivo
c. Padecimiento de incontinencia
d. Todas las anteriores

940. Consecuencia más frecuente tras haber sufrido una caída:

a. Fallecimiento
b. Ingreso en residencia
c. Hospitalización
d. Ninguna lo es

941. Para prevenir caídas en la casa de una persona anciana:

a. Usar zapatillas anchas y bien holgadas
b. Poner una escalera en la cocina para alcanzar los muebles altos
c. Colocar asideros en la bañera y al lado del inodoro
d. Poner alfombras en los lugares de paso

942. En relación con las caídas, prevalencia entre sexos:

a. dos varones por cada mujer
b. tres varones por cada mujer
c. cuatro varones por cada mujer
d. similar en ambos casos

943. Ante un paciente con Alzheimer que se resbala repetidamente debido al vagabundeo nocturno:

a. Colocar una estera oscura en el pasillo, para que el residente lo confunda con un agujero
b. Encender todas las luces para que el residente se oriente
c. Explicarle que el resto de los residentes están descansando
d. Ninguna es cierta

944. Qué medida terapéutica debemos tomar en el caso de una paciente con demencia que se cae de la cama por la noche para ir a orinar:

a. Colocar alfombras en el pasillo
b. No colocar testigos de luz en el pasillo, para no incitar a que se levante
c. Dejar testigos de luz y quitar alfombras del pasillo
d. Sondar urgentemente a la paciente

945. Si una paciente se tira de la cama repetidamente a lo largo de la noche, primera actuación a tomar:

a. Siempre utilizaremos sujeciones mecánicas
b. Colocaremos barandillas protectoras
c. Avisar a la familia de que las sujeciones son para inmovilizarla completamente
d. Las tres son correctas

946. Paciente de 80 años que presenta inestabilidad en el comienzo de la marcha. Cuál NO se puede relacionar con la causa de su inestabilidad:

a. Que tenga hipotensión postural
b. Que exista una enfermedad cerebelosa
c. Que tenga diabetes mellitus
d. Padecimiento de una alteración multisensorial

947. Tiene mayor riesgo de caída:

a. varón de 65 años que vive en casa
b. varón de 75 años que vive en casa
c. mujer de 65 años que vive en residencia
d. mujer de 75 años que vive en residencia

948. Enfermedad que hace a las personas más propensas a romperse un hueso si se caen:

a. Ceguera
b. Osteoporosis
c. Hipertensión
d. Diabetes Mellitus

949. NO nos aporta valoración ni juicio clínico ante el riesgo de caídas en las personas ancianas

a. El examinar los músculos supraespinosos
b. La valoración de ortostatismo
c. La exploración de la columna cervical
d. El estudio de vértigos y mareos

950. Cuál de estos factores de riesgo de caídas NO es intrínseco:

a. La inestabilidad
b. Las alteraciones de órganos y sistemas
c. Las alteraciones cognoscitivas
d. Los factores derivados de la actividad cotidiana

39. Terapia ocupacional y síndrome de inmovilidad

951. Puede causar inmovilidad aguda:

a. La enfermedad de Parkinson
b. Tomar medicamentos
c. Una bacteria del sistema nervioso
d. Las tres cosas

952. Enrique Gavilán y cols., en su estudio sobre «Polimedicación y prescripción de fármacos inadecuados en pacientes ancianos inmovilizados..» concluye que:

a. Los hombres tomaban significativamente más fármacos inapropiados que los varones
b. La prevalencia de inadecuación terapéutica es baja
c. La prevalencia de inadecuación terapéutica es alta
d. No existe relación con la calidad de las prescripciones y la calidad de vida de estos pacientes

953. Respecto a una persona con inmovilidad absoluta:

a. En esta persona disminuye la masa y la fuerza muscular
b. Esta persona presentará una marcha senil
c. En esta persona aumentará el retardo de la velocidad de conducción neuronal
d. Todas las anteriores son correctas

954. Sobre los cambios fisiológicos, los terapeutas ocupacionales observan que al aparecer envejecimiento e inmovilismo, qué ocurre en el sistema músculo esquelético:

a. Existe una disminución de la masa y fuerza muscular
b. Aumento del retardo en la velocidad de conducción motora
c. Se produce una marcha Senil
d. Las tres cosas

955. El envejecimiento cardiaco provoca varios cambios fisiológicos, Cuál es el menos frecuente:

a. Aumento de la frecuencia cardiaca
b. Disminución de la fracción de eyección
c. Disminución del gasto cardíaco
d. Disminución de la distensibilidad del ventrículo izquierdo

956. La inmovilización provoca sobre el aparato respiratorio:

a. Disminución de la producción de moco
b. Neumonías por aspiración
c. Aumento de la motilidad ciliar
d. Ninguna es cierta

957. Es un cambio fisiológico del aparato respiratorio que ocurre durante el envejecimiento:

a. Alteración del reflejo tusígeno
b. Aumento de la elasticidad de la pared torácica
c. Aumento de la PO2 o presión parcial de oxigeno
d. Los tres

958. Complicación cutánea más importante en la persona mayor inmovilizada:

a. Debilidad muscular
b. Úlceras por decúbito
c. Descenso de la capacidad vital
d. A nivel cutáneo no suelen darse complicaciones

959. En un paciente con síndrome de inmovilidad qué consecuencia cardiovascular es más grave:

a. La disminución de la tolerancia al ejercicio
b. El descenso del volumen circulatorio
c. El trombroembolismo pulmonar
d. La hipotensión ortostática

960. Qué test NO está relacionado con los estudios de inmovilidad de un paciente:

a. Escala de OARS
b. Test de Tinetti
c. Test Get Up and go
d. Test de Apgar

961. Cómo se manifiestan las complicaciones de la circulación venosa en el anciano inmovilizado:

a. Con fibrosis capsular
b. Con varices y tromboflebitis
c. Úlceras por presión
d. Ninguna de las anteriores

962. Para prevenir las complicaciones gastrointestinales en un paciente inmovilizado, qué NO haremos:

a. Revisar el estado de dentición de la boca
b. Favorecer un patrón horario de defecación, esforzándonos en que lo haga en nuestra presencia
c. Potenciar la comida fuera de la cama
d. Incorporar al paciente encamado para evitar broncoaspiraciones

963. El manejo de una muleta axilar puede provocar:

a. La compresión del plexo braquial
b. Cierta dificultad para abrir puertas
c. El síndrome del túnel carpiano
d. Un aumento del número de caídas

964. Efecto positivo del ejercicio físico:

a. Aumenta de la capacidad cardiovascular
b. Disminuirá la tendencia a sufrir depresión
c. Disminuirá la ansiedad
d. Los tres lo son

965. 'Inmovilismo' es:

a. la abolición de la capacidad para desempeñar la actividad de la vida diaria por deterioro de las funciones personales
b. una disminución de la capacidad para desempeñar la actividad de la vida diaria por deterioro de las funciones motoras
c. la abolición de la capacidad para desempeñar actividades extraordinarias por deterioro de las funciones normales
d. la disminución de la capacidad para desempeñar actividades extraordinarias por deterioro de las funciones normales

966. Cuándo aconsejará el uso de un bastón inglés:

a. Cuando exista debilidad muscular de miembros inferiores
b. Para aliviar los dolores secundarios en la marcha
c. Para ampliar la base de sustentación
d. En los tres casos

967. Según la foma de presentación en el adulto mayor, las alteraciones de la movilidad pueden ser:

a. Súbita y Aguda
b. Súbita o Gradual
c. Aguda y crónica
d. Superior o inferior

968. Puede causar inmovilidad aguda:

a. La enfermedad de Parkinson
b. Uso de restricción o sujeciones
c. La osteoporosis
d. Por las tres cosas

969. Qué causas neurológicas usualmente provocan un cuadro de inmovilidad:

a. La disnea
b. Los impedimentos visuales
c. El dolor en la cadera
d. Enfermedades degenerativas del sistema nervioso

970. Causa pulmonar que usualmente provoca un cuadro de inmovilidad:

a. Enfermedad de Parkinson
b. Enfermedad pulmonar obstructiva crónica severa
c. Enfermedad pulmonar obstructiva crónica leve
d. Enfermedades degenerativas del sistema nervioso

971. Es factor intrínseco predisponente a la inmovilidad en el anciano:

a. La hospitalización
b. La osteoartrosis
c. La falta de apoyo social
d. Todas las anteriores

972. El 'Síndrome de inmovilidad' en el paciente geriátrico se caracteriza por:

a. La pérdida del mecanismo automático de la deambulación
b. La reducción marcada de la intolerancia al ejercicio
c. El mantenimiento del tono muscular o espasticidad
d. La abolición de los reflejos motores y sensitivos

973. Causas cardiovascular que usualmente provocan un cuadro de inmovilidad:

a. La osteoporosis
b. Las fracturas (cadera o fémur)
c. La ansiedad y el nerviosismo
d. Ninguna de las tres

974. Causa músculo-esqueléticas que usualmente provoca un cuadro de inmovilidad:

a. La insuficiencia cardiaca crónica severa
b. La enfermedad coronaria (angina frecuente) y Enfermedad vascular periférica (claudicación frecuente)
c. La osteoporosis
d. Ninguna de las tres

975. Cambios que suscita la inmovilidad sobre el sistema nervioso:

a. Se produce intolerancia al ejercicio (bajo gasto cardíaco para un ejercicio máximo) e Intolerancia ortostática (nauseas, mareo, taquicardia sudación)
b. Existe tendencia a la depresión, ausencia de motivación, trastornos de la atención y alteraciones mnésicas
c. El ascenso del diafragma con disminución del tamaño torácico
d. Se produce hipotensión ortostática, trombosis venosa profunda y contracturas

40. Conceptos básicos sobre drogodependencias

976. En psicosis, los estudios de evaluación de la detección e intervención temprana concluyen que:

a. La progresión a la psicosis está predeterminada
b. Los mejores predictores de transición a la psicosis son los criterios farmacológicos
c. Es posible proporcionar atención a jóvenes con riesgo de desarrollar un episodio psicótico
d. No existen tratamientos psicosociales y biológicos que parezcan efectivos

977. 'Patología dual' es la coexistencia:

a. de estados maniacos y depresivos
b. de un trastorno psicótico y un trastorno del estado del ánimo
c. de un trastorno somático y un trastorno por el uso habitual de sustancias piscoactivas
d. de un trastorno psiquiátrico y un trastorno por el uso habitual de sustancias psicoactivas

978. La ausencia o inestabilidad en el proyecto vital, la negación a la participación, los niveles muy bajos de autoestima, son aspectos a valorar en el diseño de programas de intervención de TO relacionados con:

a. La competencia ocupacional
b. Los ambientes de competencia ocupacional
c. La ausencia de filosofía de rehabilitación
d. La identidad ocupacional

979. El Plan Nacional se instauró en:

a. 1978   b. 1985   c. 1990   d. 2001

980. Estereotipo aplicado a los drogodependientes:

a. víctima
b. delincuente
c. enfermo
d. Los tres

981. En adicciones, 'Efecto Flashback':

a. Reacción inmediata a las drogas
b. Alteraciones sociales
c. Efecto ocurrido pasadas varias horas o días
d. Sensación de grandeza experimentada

982. Con respecto a las drogas, qué características debemos valorar:

a. El tipo
b. La pureza
c. La dosis
d. Las tres

983. El estadio de cambio para dejar de consumir que precede a los demás en el proceso de cambio es:

a. Estadio de contemplación
b. Estadio de preparación
c. Estadio de acción
d. Estadio de mantenimiento

984. En el argot de la calle, 'heroína':

a. Farlopa
b. Cristal
c. Caballo
d. Speed

985. Estadio en el que hay poca o ninguna consideración de cambio del actual patrón de conducta adictiva, en el futuro previsible:

a. Estadio de contemplación
b. Estadio de precontemplación
c. Estadio de preparación
d. Estadio de acción

986. En el argot de la calle, 'anfetaminas':

a. Farlopa
b. Caballo
c. Cristal
d. Speed

987. Estadio en el que el individuo implementa el plan, da pasos para cambiar el actual patrón de conducta adictiva y comienza a crear uno nuevo:

a. Estadio de acción
b. Estadio de preparación
c. Estadio de precontemplación
d. Estadio de contemplación

988. Variable psicosocial que identifica la relación entre los pros y los contras para el cambio de la conducta adictiva, y se muestra como un importante indicador del avance a través de los estadíos iniciales del cambio:

a. Reactancia cognitiva
b. Disonancia cognitiva
c. Balance decisional
d. Resistencia motivacional

989. Proceso de cambio que consiste en adquirir información sobre el actual patrón de conducta adictiva, o de la potencial nueva conducta:

a. Incremento de conciencia
b. Liberación social
c. Relieve dramático
d. Autoliberación

990. Estudiando los procesos cognitivos y conductuales que por sí mismos desarrollaban las personas que dejaban de fumar, qué modelo psicoterapéutico se desarrolló:

a. El modelo sistémico
b. El modelo de la Gestalt
c. El modelo Conductista
d. El modelo Transteórico

991. Proceso de cambio en adicciones que consiste en revisar y evaluar cómo el status quo o el nuevo comportamiento está de acuerdo o en desacuerdo con los valores personales:

a. Contracondicionamiento
b. Incremento de conciencia
c. Autoreevaluación
d. Control de estímulos

992. 'Tolerancia frente a las drogas' es:

a. Que el organismo se habitúa a cierta toxicidad
b. Acompaña al uso-abuso-dependencia
c. Negarse a probar cualquier tipo de drogas
d. Ninguna de las anteriores

993. Estadio en el que el individuo examina el actual patrón de conducta adictiva y el potencial para cambiar en un análisis de riesgos-recompensas:

a. Contemplación
b. Precontemplación
c. Preparación
d. Acción

994. Qué aspectos culturales inciden sobre las drogodependencias:

a. Políticas, educativas, laborales y sociales
b. Legislación en relación al tráfico y consumo de drogas
c. Alternativas sociales a las conductas que se distancian de la norma
d. Todas son ciertas

995. Variable psicosocial que describe la confianza en sí mismo para la realización de una nueva conducta, y que es un importante predictor de la acción y del éxito a largo plazo del mantenimiento del cambio de comportamiento:

a. Resiliencia
b. Autoeficacia
c. Autoconcepto
d. Autonomía

996. Proceso de cambio en adicciones que consiste en reconocer los efectos positivos y negativos que el status quo, o el nuevo comportamiento, tienen sobre los demás y su entorno:

a. Revaluación ambiental
b. Contracondicionamiento
c. Incremento de conciencia
d. Control de estímulos

997. Para abarcar los problemas de las drogodependencias desde TO tendremos en cuenta la relación de esa persona con:

a. la sustancia
b. el entorno social
c. su sistema de creencias
d. Los tres

998. En el argot de la calle, 'cocaína':

a. Caballo
b. Farlopa
c. Cristal
d. Speed

999. Cuando el individuo adquiere un compromiso para pasar a la acción de cambiar el actual patrón de conducta adictiva, desarrollando un plan y una estrategia para el cambio:

a. Estadio de contemplación
b. Estadio de precontemplación
c. Estadio de preparación
d. Estadio de acción

1000. Cuál ha sido históricamente la droga más consumida en España:

a. La heroína
b. El alcohol
c. La cocaína
d. Las drogas de síntesis

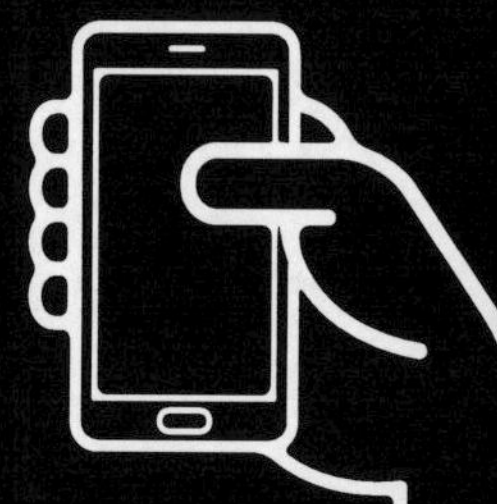

También puedes repasar online estas preguntas desde tu móvil en:

www.**cacahuetest**.com

Aprovecha el código de barras al dorso de la última página en blanco

Made in the USA
Monee, IL
07 July 2026

56644417R00116